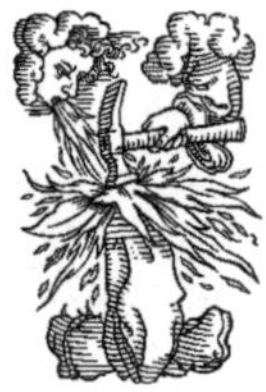

Beiträge zu Friedrich Nietzsche

Quellen, Studien und Texte
zu Leben, Werk und Wirkung Friedrich Nietzsches

Andreas Urs Sommer (Hg.)

Band 20

Isabelle Wienand, Patrick Wotling (Hg.)
Unter Mitarbeit von Florian Häubi und Philip Mills

Die Frage der Medizin in Nietzsches Philosophie / La question de la médecine dans la philosophie de Nietzsche

IX. Internationale GIRN-Tagung /
IXe Congrès International du GIRN

Schwabe Verlag

Gedruckt mit grosszügiger Unterstützung von der Elisabeth-Jenny-Stiftung, der französischen Botschaft in der Schweiz und des Institutes für Bio- und Medizinethik, Universität Basel.

FSC
www.fsc.org
MIX
Papier aus verantwortungsvollen Quellen
FSC® C083411

Bibliografische Information der Deutschen Nationalbibliothek
Die Deutsche Nationalbibliothek verzeichnet diese Publikation in der Deutschen Nationalbibliografie; detaillierte bibliografische Daten sind im Internet über http://dnb.dnb.de abrufbar.

Umschlaggestaltung: icona basel gmbh, Basel
Layout: icona basel gmbh, Basel
Satz: 3w+p, Rimpar
Druck: CPI books GmbH, Leck
Printed in Germany
ISBN Printausgabe 978-3-7965-3921-3
ISBN eBook (PDF) 978-3-7965-4013-4
DOI 10.24894/978-3-7965-4013-4
Das eBook ist seitenidentisch mit der gedruckten Ausgabe und erlaubt Volltextsuche. Zudem sind Inhaltsverzeichnis und Überschriften verlinkt.

rights@schwabe.ch
www.schwabe.ch

Inhalt / Table des matières

Vorwort 9

Avant-propos 17

Danksagung 25

Remerciements 26

I Nietzsche und die antike Tradition des «philosophischen Arztes» / Nietzsche et la tradition antique du « philosophe médecin »

Céline Denat « *Être son propre médecin* » : des sources antiques de l'image nietzschéenne du « médecin philosophe » 29

Florian Häubi Nietzsche und die «medi-cynische» Erkenntnis 49

Marta Faustino Philosophy as therapy: Nietzsche's revaluation of hellenistic *therapeia* 71

Andreas Urs Sommer Nietzsche als Pathologe und Therapeut in *Jenseits von Gut und Böse* 91

II Medizin, Therapie und Gesundheit: kontextuelle Analyse / Médecine, thérapie et santé : analyse contextuelle

Martine Béland « Anéantir l'opéra » pour guérir la musique ? Critique et thérapeutique dans l'esthétique musicale de Nietzsche 111

Isabelle Wienand L'usage du vocabulaire médical dans *Le gai savoir* 127

Clademir Araldi Die Physiologie, die Medizin und das Problem der Werte in *GM* I 139

Scarlett Marton « Je fis de ma volonté de santé, de *vivre*, ma philosophie… » Nietzsche et le problème de la médecine dans *Ecce homo* 153

III Psychologie und Therapie / Psychologie et thérapie

Emmanuel Salanskis La psycho-diététique de Nietzsche 171

Éric Blondel Dr Sigmund Nietzsche ? Quelques remarques sur les psychologies et les médecines comparées du philosophe médecin Nietzsche et du Dr Freud 185

Anne-Gaëlle Argy Le Nietzsche du développement personnel. Enquête 203

IV Physiologie und Nietzsches therapeutisches Projekt / Physiologie et le projet thérapeutique nietzschéen

Laurent Esmez Les métaphores médico-physiologiques de Nietzsche : la question des fonctions organiques 233

Wilson Frezzatti La physiopsychologie de Nietzsche : le diagnostic et l'élévation de la culture 255

Ivo da Silva Júnior Saúde, doença e eugenia em Nietzsche 269

Eduardo Nasser Das europäische Gift: Nietzsche und das Alkoholproblem 281

V Das therapeutische Projekt der Philosophie Nietzsches / Le projet thérapeutique de la philosophie nietzschéenne

Jesús Conill-Sancho La voz del cuerpo sano: Medicina y Educacion .. 309

Alexandre Fillon Le philosophe médecin : une réforme de la *praxis* philosophique ? 329

Philip Mills Nietzsche et Wittgenstein, la philosophie comme thérapie 347

Patrick Wotling « On ne réfute pas une maladie ». La modélisation médicale et la nature du questionnement philosophique selon Nietzsche 367

Epilog / Épilogue

Andrea Bollinger Basileophobie? Nietzsches Leben und Leiden in Basel, 1869–1879 389

Abkürzungsverzeichnis / Liste des abréviations 405

Zu den Autoren 407

Présentation des auteurs 411

Vorwort

Die zwanzig Beiträge dieses Bandes beleuchten die vielfältigen und komplexen Beziehungen zwischen der Medizin und Nietzsches Denken. Bei den Beiträgen handelt es sich um Vorträge, die an der GIRN-Tagung mit dem Titel *Die Frage der Medizin in Nietzsches Philosophie / La question de la médecine dans la philosophie de Nietzsche* in Basel vom 20. bis 22. Juni 2016 gehalten wurden. Die Konferenz stellte die Frage nach der Bedeutung der Medizin in Nietzsches Denken. Zwar wird das Thema in der *Nietzsche-Forschung*[1] breit diskutiert, doch lässt sich beobachten, dass die bisher erschienenen Monographien dieses oft in inhärenter Beziehung zu Nietzsches *Moralkritik* behandelt haben.[2] Des Weiteren wird die Frage nach der Medizin oft aus Sicht eines bestimmten Gedankens behandelt, insbesondere des Gedankens

1 Unter den zahlreichen, wissenschaftlichen Veröffentlichungen, siehe zum Beispiel: Andreas Urs Sommer «Die Kunst des Pathologisierens: Nietzsche – Wagner – Sokrates – Jesus – Nietzsche», in *Nietzsche. Les textes sur Wagner*, Céline Denat, Patrick Wotling (Hg.), Reims, Editions et Presses Universitaires de Reims (EPURE), 2015, S. 135–161; Tobias Dahlkvist «Nietzsche and medicine», in *Handbuch Nietzsche und die Wissenschaften: Natur, geistes- und sozialwissenschaftliche Kontexte*, Helmut Heit, Lisa Heller (Hg.), Berlin/Boston, de Gruyter, 2014, S. 138–154; Gregory Moore «Nietzsche, medicine and meteorology», in *Nietzsche and Science*, Gregory Moore, Thomas H. Brobjer (Hg.), Aldershot, Ashgate, 2004, S. 71–90; Abraham Olivier «Nietzsche and neurology», *Nietzsche-Studien*, Bd. 32, 2003, S. 124–141; Thomas A. Long «Nietzsche's philosophy of medicine», *Nietzsche-Studien*, Bd. 19, 1990, S. 112–128; Malcolm Pasley «Nietzsche's use of medical terms», in *Nietzsche, Imagery and Thought: A Collection of Essays*, Malcolm Pasley (Hg.), London, Methuen, 1978, S. 123–158.

2 Zu den kürzlich erschienenen Publikationen zählt: Diana Aurenque *Die medizinische Moralkritik Friedrich Nietzsches. Genese, Bedeutung und Wirkung*, Wiesbaden, Springer, 2018.

der «grossen Gesundheit»[3], oder anhand eines Vergleichs zwischen Nietzsche und anderen Autoren[4], vor allem Michel Foucault.[5] Und schliesslich wird in der Forschung die Medizin in Zusammenhang mit Nietzsches eigener Krankheit thematisiert.[6] Alle diese Untersuchungen leisten einen wertvollen Beitrag für weitere Forschungen und so beziehen sich die vorliegenden Beiträge auf die Ergebnisse dieser Arbeiten. Ziel dieser Publikation ist es, die unterschiedlichen Textquellen, Methoden und Interpretationen zusammenzutragen, um die Besonderheiten der therapeutischen Dimension von Nietzsches Philosophie besser erfassen zu können.

Die versammelten Aufsätze sind thematisch in fünf Teile geordnet und werden durch einen Epilog abgerundet. Der erste Teil untersucht Nietzsches Philosophie als Anknüpfung an die antike Tradition der Philosophie als Medizin der Seele (I). Der zweite Teil behandelt die Beziehungen zwischen Medizin, Therapie und Gesundheit, und die Beiträge gehen dabei insbesondere auf Textpassagen, Kapitel oder Schriften von Nietzsches Werk ein (II). Der dritte Teil befasst sich mit der Psychologie als bevorzugter Disziplin, um die Frage nach der Gesundheit zu untersuchen (III). Im vierten Teil wird die zentrale Bedeutung des Körpers im Rahmen von Nietzsches therapeutischen Vorhaben erhellt (IV). Die im fünften Teil versammelten Aufsätze stellen allgemein die Frage nach der therapeutischen Dimension von Nietzsches Philosophie (V). Der Band schliesst mit einem Epilog, der sich anhand historischer und kultureller Bezüge auf die Pfade von «Nietzsches Leben und Leiden in Basel» begibt.

---

3 Siehe z.B. Didier Raymond (Hg.) *Nietzsche ou la grande santé*, Paris, L'Harmattan, 1999.

4 Siehe z.B. Anton Neumayr *Luther, Wagner, Nietzsche im Spiegel der Medizin*, Wien, Pichler, 1999; Günter Gödde *Traditionslinien des «Unbewussten»: Schopenhauer – Nietzsche – Freud*, Giessen, Psychosozial-Verlag, 2009.

5 Siehe z.B. Orsolya Friedrich, Diana Aurenque, Galia Assadi, Sebastian Schleidgen (Hg.) *Nietzsche, Foucault und die Medizin. Philosophische Impulse für die Medizinethik*, Bielefeld, Transcript Verlag, 2016.

6 Siehe v. a. Pia Daniela Volz *Nietzsche im Labyrinth seiner Krankheit. Eine medizinischbiographische Untersuchung*, Würzburg, Königshausen und Neumann, 1990; Mirella Carbone et Joachim Jung (Hg.) *Friedrich Nietzsche. Die Kunst der Gesundheit*, Freiburg, Verlag Karl Alber, 2014.

I Nietzsche und die antike Tradition des «philosophischen Arztes»

In ihrem Beitrag «‹*Être son propre médecin*›: des sources antiques de l'image nietzschéenne du ‹médecin philosophe›» analysiert Céline Denat die Bedeutung des Ausdrucks «médecin philosophe», den Nietzsche im Jahr 1888 häufig benutzt, um seine Aufgabe von den antiken Philosophen zu unterscheiden. Sie zeigt auf, dass für Nietzsche ein richtiger Arzt der Kultur fähig sein muss, seine eigenen Krankheiten zu meistern und zu überwinden. Damit greift Nietzsche eine lange Tradition von Aischylos bis Montaigne auf und will sich als ein Ausnahme-Individuum ausweisen, das «son propre médecin» werden kann.

Florian Häubi untersucht in «Nietzsche und die ‹medi-cynische› Erkenntnis» die Beziehung zwischen Medizin und Zynismus in Nietzsches Philosophie. Er zeigt auf, wie sich Nietzsches Denken als Demaskierung der niedrigeren, tierischen Herkunft der moralischen Gefühle und Begriffe in die Tradition des antiken Zynismus einfügt. Anschliessend argumentiert er, inwiefern sich Nietzsche aufgrund seiner Auffassung der Scham von der antiken Tradition unterscheidet.

In ihrem Aufsatz «Philosophy as therapy: Nietzsche's revaluation of hellenistic *therapeia*» problematisiert Martina Faustino Nietzsches Ambivalenz in Hinsicht auf die antike Konzeption der Philosophie als Therapie. Die Autorin erläutert zum einen den Einfluss der hellenistischen Philosophie auf Nietzsches Vorstellung des Philosophen als Arzt der Kultur und zum anderen Nietzsches Kritik an diesen antiken Philosophen, nämlich dass sie für die zeitgenössische Krankheit verantwortlich sind. Mit dem Versuch, aufzuzeigen, wie aus Nietzsches Sicht eine prophylaktische Philosophie aussehen könnte, schliesst der Aufsatz.

In seinem Beitrag «Nietzsche als Pathologe und Therapeut in *Jenseits von Gut und Böse*» setzt sich Andreas Urs Sommer mit der Figur des Philosophen als Arzt auseinander. Der Autor zeigt, dass in *Jenseits von Gut und Böse* Nietzsche dem Philosophen, verstanden «*als Arzt der Cultur*», im Vergleich zur Antike neue Eigenschaften und eine andere Funktion zuschreibt. Zugleich verbindet diese *Philosophie der Zukunft* die diagnostische Funktion der Philosophie mit deren therapeutischer Funktion.

II Medizin, Therapie und Gesundheit: kontextuelle Analyse

Der Beitrag von Martine Béland, «‹Anéantir l'opéra› pour guérir la musique? Critique et thérapeutique dans l'esthétique musicale de Nietzsche», fragt, weshalb Nietzsche in der Verneinung der Oper eine Bedingung für die Genesung der Kultur sieht. Ihre Analyse von §19 aus *Die Geburt der Tragödie* und des kulturellen Kontextes zu Beginn des Jahres 1870 betont die heilende Wirkung, welche die Musik – im Gegensatz zu Wagners Opern – hat. Martine Béland hebt damit die therapeutische Dimension der ästhetischen Reflexionen des jungen Nietzsche hervor.

Isabelle Wienand widmet sich in ihrem Beitrag mit dem Titel «L'usage du vocabulaire médical dans *Le gai savoir*» dem §120 aus *Die fröhliche Wissenschaft.* Sie vertritt die These, dass Nietzsches medizinische Semantik eine polemische Dimension – Nietzsche widerspricht einer normativen Konzeption der Gesundheit – und eine philosophische Dimension hat. Im Text «Gesundheit der Seele» beabsichtigt Nietzsche einerseits, dem Individuellen eine epistemologische und ethische Legitimation zuzuschreiben, um die Voraussetzungen und Bedingungen seiner eigenen Gesundheit zu bestimmen, und intendiert andererseits, die Beziehung zwischen Körper und Seele neu zu denken und die Macht der Leidenschaften als *conditio humana* zu reflektieren.

Clademir Araldi konzentriert sich in seinem Beitrag «Die Physiologie, die Medizin und das Problem der Werte in *GM* I» auf die erste Abhandlung von *Zur Genealogie der Moral.* Der Autor zeigt auf, wie sich Nietzsche auf die Medizin und Physiologie beruft, um die Kultur des Ressentiments zu kritisieren und zugleich eine Behandlung des Problems des Nihilismus aufzufinden.

Scarlett Marton untersucht in ihrem Aufsatz «‹Je fis de ma volonté de santé, de *vivre*, ma philosophie…› Nietzsche et le problème de la médecine dans *Ecce homo*», warum sich Nietzsche sowohl als Heiler als auch als Kranker darstellt. Ausgehend vom ersten Kapitel von *Ecce homo* beleuchtet Scarlett Marton die fundamentale Beziehung zwischen Philosophie und Leben, auf die Nietzsche in dieser ungewöhnlichen Autobiographie immer wieder eingeht.

III Psychologie und Therapie

In «La psycho-diététique de Nietzsche» kommentiert Emmanuel Salanskis die Gründe, weshalb Nietzsche die Wirksamkeit seiner Psycho-Diätetik anpreist, und erläutert die zu Grunde liegenden philosophischen Begründungen. Der Autor vertritt die Ansicht, dass Nietzsches Diätetik nicht die üblichen therapeutischen Absichten verfolgt; denn zum einen verschreibt der diätetische Philosoph keine universelle Behandlung und zum anderen bezweckt er nicht die Unterdrückung des Leidens. Die Diät des Philosophen aus Sils Maria kann also, somit schliesst der Autor seinen Aufsatz, dem *décadent* nicht passen.

Éric Blondel greift in seiner Darlegung die Frage nach der begrifflichen Filiation zwischen Nietzsche und Freud und deren jeweiligen medizinischen und psychologischen Ansätzen auf. Nebst dem ähnlichen Vokabular gilt es auch zu verstehen, welche gemeinsame Fragstellung die beiden Autoren verbindet. Der Beitrag «Dr Sigmund Nietzsche? Quelques remarques sur les psychologies et les médecines comparées du philosophe médecin Nietzsche et du Dr Freud» sieht das wesentliche Bindeglied zwischen Nietzsche und Freud in der Philosophie Schopenhauers: für Nietzsche in Bezug auf seine Doktrin und für Freud in Bezug auf seinen Einfluss im Zeitgeist der Epoche.

Anne-Gaëlle Argy geht den Gründen nach, weshalb bestimmte Philosophen, und Nietzsche im Besonderen, in zeitgenössischen Publikationen über Persönlichkeitsentwicklung aufgegriffen werden. In ihrem Aufsatz «Le Nietzsche du développement personnel. Enquête» analysiert, wie Begriffe und Argumentationstechniken der Philosophie überarbeitet werden, damit sie als Selbsttherapien allen zur Verfügung sein können. Nebst der Irritation, die eine dekontextualisierte Verwendung bekannter Passagen hervorruft, weist Anne-Gaëlle Argy auf den Widerspruch zwischen diesen übereilten Lesarten und der Tugend des «Wiederkäuens» hin.

IV Physiologie und Nietzsches therapeutisches Projekt

Laurent Esmez analysiert die Auswirkung von Nietzsches Aufruf, den Leib zu bedenken, in seinem Aufsatz «Les métaphores médico-physiologiques de Nietzsche: la question des fonctions organiques». Er zeigt, worin das privilegierte Mittel der organischen Funktion für eine Überwindung der modernen Krankheit, d. h. des Mitleids, besteht. Nietzsches Projekt, «den Menschen in die Natur zurückübersetzen», erhält in diesem Zusammenhang seine philosophische Dringlichkeit.

In seinem Artikel «La physio-psychologie de Nietzsche: le diagnostic et l'élévation de la culture» klärt Wilson Frezzatti zunächst Nietzsches Idee einer Physio-Psychologie: alle kulturellen Produkte des Menschen sind Ausdruck von Trieben, die um einen Machtzuwachs kämpfen. Diese Konzeption, so der Autor, ist zentral für das Verständnis von Nietzsches Diagnostik, aufgrund derer er den Grad der Gesundheit oder Krankheit einer Kultur ausmachen und eine Therapie ausarbeiten will. Nietzsches Philosophie der Medizin unterscheidet sich vom traditionellen Verständnis des Philosophen als Arztes dadurch, dass sie keine Medizin der Seele ist. Nietzsches Aufmerksamkeit gilt der Negation der Realität als Ausdruck eines schwachen Organismus.

In seinem Aufsatz «Saúde, doença e eugenia em Nietzsche» fragt Ivo da Silva Júnior nach Nietzsches strategischen Gründen zur Zeit von *Die fröhliche Wissenschaft*, die Kategorien von Gesundheit und Krankheit entgegenzusetzen. Gemäss Ivo da Silva ist es dieser hermeneutische Rahmen, der es erlaubt, Nietzsches Kritik an der Modernität sowie die eugenetische Dimension seiner kritischen Analyse zu verstehen.

In seinem Beitrag «Das europäische Gift: Nietzsche und das Alkoholproblem» thematisiert Eduardo Nasser die Bedeutung, die der Alkoholkonsum für Nietzsche im Rahmen seiner Reflexionen über die Ursachen und Symptome des Kulturzerfalls Europas hat. Der Autor erläutert die Gründe, weshalb Nietzsche hinsichtlich der Bestimmung der Ursachen und Wirkungen von Alkohol und einer entsprechenden Behandlung zögert.

V Das therapeutische Projekt der Philosophie Nietzsches

In seinem Aufsatz «La voz del cuerpo sano: Medicina y Educacion» stellt Jesús Conill-Sancho die Frage, inwiefern die von Nietzsche ins Auge gefasste Erziehung durch die «Stimme des gesunden Leibes» einer traditionellen Erziehung, die im moralischen Gewissen gründet, vorzuziehen ist. Dazu analysiert der Autor Nietzsches biohermeneutische Methode, die Bedeutung der «grossen Gesundheit» und schliesslich die Folgen für eine zukünftige Erziehung, die auf einem neuen Existenzbezug basiert.

Alexandre Fillon untersucht die Verbindung zwischen Medizin und philosophischer Praxis in seinem Beitrag «Le philosophe médecin: une réforme de la *praxis* philosophique?». Zum einen legt er die Ressourcen der medizinischen Metapher, die es erlaubt, die kritische Dimension von Nietzsches philosophischer Praxis besser zu verstehen, dar: die Bedeutung des Körpers, die Aufgabe einer Geneaologie der Werte und der Glaubenssätze. Zum anderen erläutert der Autor die Grenzen der medizinischen Metapher, indem der Typus des Philosophen der Zukunft als Schaffer neuer Werte thematisiert wird.

Der Beitrag «Nietzsche et Wittgenstein, la philosophie comme thérapie» von Philip Mills bestimmt und erläutert die Gemeinsamkeiten zwischen Nietzsche und Wittgenstein in Hinblick auf deren Auffassung der Philosophie als Therapie der Kultur. Im ersten Teil verdeutlicht Philip Mills, was die beiden Philosophen unter Therapie der Kultur verstehen, und vergleicht und bewertet im zweiten Teil die entsprechenden Diagnostiken. Der dritte Teil seines Beitrags konzentriert sich auf Gemeinsamkeiten der angedachten Therapien.

Patrick Wotling fragt nach der Rolle und Bedeutung von Nietzsches Verwendung eines medizinischen Modells für die Bestimmung des Wesens der Philosophie. In «‹On ne réfute pas une maladie›. La modélisation médicale et la nature du questionnement philosophique selon Nietzsche» vertritt Wotling die Auffassung, dass der Rückgriff auf das Bild der Medizin, entgegen der platonischen Konzeption, zeigt, dass die Philosophie eine inhärent praktische Tätigkeit darstellt und deren Gegenstände der Analyse Dinge betreffen, die sich nicht widerlegen lassen, d. h. die Werte, oder anders gesagt, die Lebensgrundlage.

Epilog

Im abschliessenden Beitrag geht Andrea Bollinger den wichtigsten Stationen des Lebensweges von Nietzsche als jungem Philologie-Professor an der Universität und am *Pädagogium* in Basel nach (1869–1879). Sie dokumentiert die zahlreichen Therapien, Medikamente und Diäten, mit denen sich Nietzsche behalf, um seine chronischen Schmerzen zu lindern. Die Autorin hebt hervor, dass diese in intellektueller und menschlicher Hinsicht prägenden Jahre es Nietzsche ohne jeden Zweifel erlaubten, den Weg und das Leben eines freien Geistes zu wählen. Das heisst auch, dass, wenn Nietzsche den zerstörerischen Einfluss des Mikroklimas in Basel auf seine Gesundheit beschreibt («Basileophobie»), dies in vielerlei Hinsicht zugleich eine dankbare Anerkennung Basels bedeutet.

Avant-propos

Les vingt contributions qui composent ce livre mettent en lumière les multiples et complexes rapports entre la médecine et la pensée de Friedrich Nietzsche. Plus précisément et conformément au titre de la conférence du GIRN (Bâle, 20–22 juin 2016) au cours de laquelle ces contributions ont été initialement présentées, *Die Frage der Medizin in Nietzsches Philosophie / La question de la médecine dans la philosophie de Nietzsche*, elles répondent à la question de la place qui revient à la médecine dans la pensée du philosophe allemand. La question n'est naturellement pas inédite dans la *Nietzsche-Forschung*.[1] On peut observer néanmoins que les monographies publiées jusqu'à présent l'ont souvent abordée comme une dimension quasi intrinsèque à la *Moralkritik* de Nietzsche.[2] La question de la médecine a souvent été traitée à partir d'une idée particulière, notamment l'idéal de la « grande

---

1 Parmi les nombreuses publications scientifiques, voir par exemple Andreas Urs Sommer « Die Kunst des Pathologisierens : Nietzsche – Wagner – Sokrates – Jesus – Nietzsche », in *Nietzsche. Les textes sur Wagner*, Céline Denat, Patrick Wotling (dir.), Reims, Editions et Presses Universitaires de Reims (EPURE), 2015, pp. 135–161 ; Tobias Dahlkvist « Nietzsche and medicine », in *Handbuch Nietzsche und die Wissenschaften : Natur-, geistes- und sozialwissenschaftliche Kontexte*, Helmut Heit, Lisa Heller (dir.), Berlin/Boston, de Gruyter, 2014, pp. 138–154 ; Gregory Moore « Nietzsche, medicine and meteorology », in *Nietzsche and Science* Gregory Moore, Thomas H. Brobjer (dir.), Aldershot, Ashgate, 2004, pp. 71–90 ; Abraham Olivier « Nietzsche and neurology », *Nietzsche-Studien*, Bd. 32, 2003, pp. 124–141 ; Thomas A. Long « Nietzsche's philosophy of medicine », *Nietzsche-Studien*, Bd. 19, 1990, pp. 112–128 ; Malcolm Pasley « Nietzsche's use of medical terms », in *Nietzsche, Imagery and Thought : A Collection of Essays*, Malcolm Pasley (dir.), London, Methuen, 1978, pp. 123–158.

2 Voir par exemple parmi les publications récentes Diana Aurenque *Die medizinische Moralkritik Friedrich Nietzsches. Genese, Bedeutung und Wirkung*, Wiesbaden, Springer, 2018.

santé »[3], ou encore au travers d'une comparaison entre Nietzsche et d'autres penseurs[4], en particulier Michel Foucault.[5] Enfin, la thématique médicale a également été analysée à partir du prisme de la maladie de Nietzsche.[6] Toutes ces études sont naturellement précieuses en ce qu'elles enrichissent les réflexions du chercheur. Les présentes contributions se sont appuyées sur le résultat de ces travaux de recherche. Le but du présent ouvrage est de rassembler de manière synthétique les différents textes, méthodes et interprétations afin de mieux saisir les spécificités de la dimension thérapeutique de la philosophie de Nietzsche.

Les éclairages proposés ont été regroupés thématiquement, en cinq parties et en un épilogue. La première partie explore les filiations entre la tradition antique et la conception nietzschéenne de la philosophie comme une médecine de l'âme (I). La deuxième partie se consacre à l'étude des connexions entre médecine, thérapie et santé à partir d'analyses de passages, de chapitres ou d'ouvrages de l'œuvre de Nietzsche (II). La psychologie comme thérapie privilégiée pour aborder la question de la santé fait l'objet de la troisième partie (III). La quatrième partie éclaire l'importance centrale du corps dans le projet thérapeutique nietzschéen (IV). Les contributions regroupées dans la cinquième partie s'interrogent sur la dimension thérapeutique de la philosophie nietzschéenne dans son ensemble (V). L'épilogue clôt l'ouvrage par une promenade historique et culturelle sur les pas de « Nietzsches Leben und Leiden in Basel ».

3 Voir par exemple Didier Raymond (dir.) *Nietzsche ou la grande santé*, Paris, L'Harmattan, 1999.

4 Voir par exemple Anton Neumayr *Luther, Wagner, Nietzsche im Spiegel der Medizin*, Wien, Pichler, 1999 ; Günter Gödde *Traditionslinien des « Unbewussten » Schopenhauer – Nietzsche – Freud*, Giessen, Psychosozial-Verlag, 2009.

5 Voir par exemple Orsolya Friedrich, Diana Aurenque, Galia Assadi, Sebastian Schleidgen (dir.) *Nietzsche, Foucault und die Medizin. Philosophische Impulse für die Medizinethik*, Bielefeld, Transcript Verlag, 2016.

6 Voir en particulier Pia Daniela Volz *Nietzsche im Labyrinth seiner Krankheit. Eine medizinischbiographische Untersuchung*, Würzburg, Königshausen und Neumann, 1990 ; Mirella Carbone et Joachim Jung (éds.) *Friedrich Nietzsche. Die Kunst der Gesundheit*, Freiburg, Verlag Karl Alber, 2014.

I Nietzsche et la tradition antique du philosophe médecin

Dans sa contribution intitulée « ‹ Être son propre médecin › : des sources antiques de l'image nietzschéenne du ‹ médecin philosophe › », Céline Denat analyse le sens de l'expression « médecin philosophe » dont Nietzsche use fréquemment pendant l'année 1888 pour distinguer sa tâche, en particulier de celle des philosophes antiques. Elle met en évidence que l'authentique médecin de la culture doit être selon Nietzsche capable de confronter et dépasser ses propres maladies. Ainsi Nietzsche s'inspire-t-il d'une longue tradition allant d'Eschyle à Montaigne en vue de s'établir comme un individu exemplaire capable de devenir « son propre médecin ».

Florian Häubi examine les rapports entre médecine et cynisme dans la philosophie de Nietzsche. Sa contribution, intitulée « Nietzsche und die ‹ medi-cynische › Erkenntnis », suggère que l'entreprise nietzschéenne de démasquer avec impudeur les ressorts animaux de la moralité humaine s'inscrit dans la tradition du cynisme grec. Florian Häubi s'attache ensuite à montrer que l'articulation complexe de la pudeur (*Scham*) dans la pensée de Nietzsche le distingue de la tradition antique.

Dans son article intitulé « Philosophy as therapy : Nietzsche's revaluation of hellenistic *therapeią* », Marta Faustino problématise l'ambivalence de Nietzsche à l'égard de la conception antique de la philosophie comme thérapie. L'auteure explicite l'influence de la philosophie hellénistique sur le projet nietzschéen du philosophe comme médecin de la culture. Elle expose également les griefs que Nietzsche adresse à ces mêmes philosophes antiques : ils seraient en grande partie responsables de la maladie contemporaine. L'article se termine par une esquisse de ce que serait d'un point de vue nietzschéen une philosophie véritablement prophylactique.

C'est à la figure du philosophe médecin qu'Andreas Urs Sommer consacre son article intitulé « Nietzsche als Pathologe und Therapeut in *Jenseits von Gut und Böse* ». L'auteur montre que *Par-delà bien et mal* illustre la nouveauté et l'originalité – par rapport au modèle grec – des caractéristiques et fonctions que Nietzsche confère au philosophe « *als Arzt der Cultur* ». Cet ouvrage de la maturité connecte également les fonctions diagnostique et thérapeutique de la philosophie.

II Médecine, thérapie et santé : analyse contextuelle

La contribution de Martine Béland, « ‹ Anéantir l'opéra › pour guérir la musique ? Critique et thérapeutique dans l'esthétique musicale de Nietzsche », interroge les raisons pour lesquelles Nietzsche voit dans l'anéantissement de l'opéra une condition pour la guérison de la culture. Son analyse du §19 de *La naissance de la tragédie* et du contexte culturel du début des années 1870 met en exergue la fonction curative que la musique – à l'opposé de l'opéra wagnérien – exerce sur la culture. Martine Béland révèle ainsi le souci thérapeutique des réflexions esthétiques du jeune Nietzsche.

Isabelle Wienand consacre sa contribution intitulée « L'usage du vocabulaire médical dans *Le gai savoir* » au §120 de ce même livre. Elle suggère que le recours nietzschéen à la sémantique médicale revêt une fonction polémique – Nietzsche conteste la conception normative de la santé – et philosophique : dans « Santé de l'âme », Nietzsche ne vise pas seulement à accorder à l'individuel une légitimité épistémologique et éthique afin d'élaborer sa propre norme de santé, mais aussi à repenser les rapports entre le corps et l'âme, et à méditer sur la puissance des passions comme condition de l'existence humaine.

Clademir Araldi focalise sa contribution intitulée « Die Physiologie, die Medizin und das Problem der Werte in *GM* I » sur le premier essai de la *Généalogie de la morale.* L'auteur montre la manière dont Nietzsche convoque la médecine et la physiologie pour critiquer la culture du ressentiment et apporter un traitement satisfaisant au problème du nihilisme.

Scarlett Marton examine dans sa contribution intitulée « ‹ Je fis de ma volonté de santé, de *vivre*, ma philosophie… › Nietzsche et le problème de la médecine dans *Ecce homo* » les raisons pour lesquelles Nietzsche se présente à la fois comme guérisseur et malade. Prenant comme point de départ l'analyse des premiers chapitres de *Ecce homo*, Scarlett Marton élucide la relation fondamentale à laquelle Nietzsche ne cesse de revenir dans cette autobiographie inouïe, à savoir les rapports entre la philosophie et la vie.

III Psychologie et thérapie

Dans sa contribution intitulée « La psycho-diététique de Nietzsche », Emmanuel Salanskis commente les raisons pour lesquelles Nietzsche vante l'efficacité de sa psycho-diététique et explicite les justifications philosophiques qui la sous-tendent. L'auteur suggère ensuite que la diététique nietzschéenne ne vise pas de buts thérapeutiques au sens habituel du terme, puisque le diététicien philosophe ne prescrit aucune médication universelle, ni ne vise à supprimer la douleur. En d'autres termes, conclut Emmanuel Salanskis, la diététique du philosophe de Sils Maria ne saurait convenir au décadent.

Dans son exposé, Éric Blondel reprend la question de la filiation conceptuelle entre Nietzsche et Freud et leurs approches respectives de la médecine et de la psychologie. Au-delà des similitudes de vocabulaire, l'auteur s'efforce de comprendre en quoi les deux auteurs partagent des problématiques similaires. Sa contribution intitulée « Dr Sigmund Nietzsche ? Quelques remarques sur les psychologies et les médecines comparées du philosophe médecin Nietzsche et du Dr Freud », suggère que le chaînon essentiel est le rapport que Freud et Nietzsche entretiennent à la pensée de Schopenhauer : pour Nietzsche, la doctrine, et pour Freud une influence dans l'esprit de l'époque.

Anne-Gaëlle Argy propose une réflexion sur les raisons pour lesquelles les philosophes, et Nietzsche en particulier, sont convoqués dans les ouvrages contemporains sur le développement personnel. Dans sa contribution, « Le Nietzsche du développement personnel. Enquête », l'auteure identifie les stratégies d'appropriation des concepts et techniques de la philosophie en vue de permettre au lecteur non-philosophe d'affronter son mal-être. Au-delà de l'irritation devant l'utilisation décontextualisée de passages bien connus, Anne-Gaëlle Argy rappelle l'incompatibilité de fait entre ces lectures hâtives et caricaturales et la vertu de la « rumination ».

IV Physiologie et le projet thérapeutique nietzschéen

Laurent Esmez analyse les répercussions de l'injonction nietzschéenne à penser le corps dans son exposé intitulé « Les métaphores médico-physiologiques de Nietzsche : la question des fonctions organiques ». Il montre en quoi les fonctions organiques offrent un moyen privilégié pour surmonter la maladie de la modernité, à savoir la pitié. C'est dans ce cadre que le projet nietzschéen de « retraduire l'homme en nature » acquiert toute sa pertinence philosophique.

Dans son article intitulé « La physio-psychologie de Nietzsche : le diagnostic et l'élévation de la culture », Wilson Frezzatti clarifie dans un premier temps l'idée nietzschéenne de physio-psychologie : toutes les productions culturelles humaines sont des expressions de pulsions en lutte pour l'accroissement de la puissance. Cette conception, comme l'auteur le montre, est centrale pour comprendre le diagnostic que Nietzsche établit, en vue de sonder le degré de santé ou de morbidité de la culture, et la thérapie qu'il préconise. Le philosophe médecin nietzschéen s'oppose au médecin de la tradition philosophique, en ce qu'il n'est pas un médecin des âmes. Nietzsche a comme objectif de soigner la négation de la réalité, l'expression d'un organisme affaibli.

Dans son essai « Saúde, doença e eugenia em Nietzsche », Ivo da Silva Júnior s'interroge sur les raisons stratégiques pour lesquelles Nietzsche oppose, surtout à partir de l'époque du *Gai savoir*, les catégories de santé et de maladie. Selon Ivo da Silva, ce cadre herméneutique permet de comprendre la critique nietzschéenne de la modernité, ainsi que les dimension eugénistes de son analyse critique.

Dans sa contribution « Das europäische Gift : Nietzsche und das Alkoholproblem », Eduardo Nasser thématise l'importance que Nietzsche accorde au problème de la consommation d'alcool dans le contexte des réflexions plus larges du philosophe sur les causes et symptômes du déclin de la culture européenne. L'auteur explique les raisons pour lesquelles Nietzsche tergiverse quant aux causes et effets de l'alcool, et sur les traitements à préconiser.

V Le projet thérapeutique de la philosophie nietzschéenne

Dans son essai intitulé « La voz del cuerpo sano : Medicina y Educacion », Jesús Conill-Sancho soulève la question de savoir dans quelle mesure l'éducation par la « voix du corps sain » préconisée par Nietzsche est préférable à l'éducation traditionnelle fondée sur la conscience morale. Pour ce faire, l'auteur analyse la méthode bioherméneutique de Nietzsche, la signification de la « grande santé », et enfin les implications pour une éducation de l'avenir fondée sur un nouveau rapport à l'existence.

Alexandre Fillon analyse le sens du lien entre la médecine et l'activité philosophique dans sa contribution intitulée « Le philosophe médecin : une réforme de la *praxis* philosophique ? ». Il montre d'une part les ressources de la métaphore médicale qui permet de mieux comprendre la dimension critique de la pratique nietzschéenne de la philosophie : l'influence du corps, l'enquête généalogique des valeurs et des croyances. D'autre part, l'auteur explicite les limites de la métaphore médicale en thématisant la figure du philosophe de l'avenir, créateur de nouvelles valeurs.

Dans son essai intitulé « Nietzsche et Wittgenstein, la philosophie comme thérapie », Philip Mills identifie et explique les similarités entre Nietzsche et Wittgenstein concernant leur conception de la philosophie comme thérapie de la culture. Dans un premier temps, Philip Mills explique ce que les deux philosophes entendent par thérapie de la culture, puis il compare et évalue les diagnostics respectifs. La troisième partie de sa contribution se concentre sur les caractéristiques communes des thérapies préconisées.

Patrick Wotling s'interroge sur le rôle et la signification de l'usage nietzschéen du modèle médical pour définir la nature de la philosophie. Dans sa contribution intitulée « ‹ On ne réfute pas une maladie ›. La modélisation médicale et la nature du questionnement philosophique selon Nietzsche », Patrick Wotling suggère que le recours à l'image de la médecine montre, à rebours de la conception platonicienne, que la philosophie est une activité éminemment pratique dont l'objet d'analyse concerne précisément les choses qui ne se réfutent pas, les valeurs, autrement dit, les conditions de vie.

Épilogue

Dans sa contribution conclusive, Andrea Bollinger revisite les étapes principales de la vie de Nietzsche, jeune professeur de philologie à l'Université et au *Pädagogium* de Bâle (1869–1879). Elle documente les nombreuses thérapies, médications et régimes diététiques auxquels Nietzsche a recours pour pallier ses douleurs chroniques. L'auteure rappelle également que ces années intellectuellement et humainement formatrices ont sans nul doute permis à Nietzsche de choisir la voie et la vie de l'esprit libre. Ainsi, si Nietzsche décrie l'influence délétère du microclimat de Bâle sur sa santé (« Basileophobie »), il est aussi reconnaissant à Bâle, à bien des égards.

Danksagung

Ein Grossteil der Beiträge wurden an der IX. Tagung des Groupe International de Recherches sur Nietzsche (GIRN) an der Universität Basel vom 20. bis 22. Juni 2016 vorgetragen. Diese wissenschaftliche Veranstaltung wurde durch den Schweizerischen Nationalfonds (SNF), die französische Botschaft in der Schweiz und die Universität Basel (Institut für Bio-und Medizinethik, Philosophisches Seminar) unterstützt.

Die Publikation dieses Bandes wurde grosszügig durch die Elisabeth-Jenny-Stiftung, die französische Botschaft in der Schweiz und durch die Universität Basel (Institut für Bio- und Medizinethik) gefördert. Für die erhaltene Unterstützung danke ich ihnen von Herzen.

Mein Dank gilt den Autoren, die zum Erscheinen dieses Bandes beigetragen haben, und besonders Florian Häubi und Philip Mills für die Durchsicht der Beiträge und die Übersetzungsarbeiten.

Bedanken möchte ich mich auch beim Schwabe Verlag, insbesondere bei Odine Oßwald, Christian Barth, Florian Besthorn, Fabienne Forster und Christian Weibel für ihr wertvolles Fachwissen, ihre Lektoratsarbeit und ihre Geduld. Schliesslich danke ich Andreas Urs Sommer für die Aufnahme dieser Publikation in die beachtenswerte Reihe *Beiträge zu Friedrich Nietzsche*, die er herausgibt.

Isabelle Wienand, Basel/Bern, März 2020

Remerciements

Une grande partie des contributions a été présentée au IXe Congrès du Groupe International de Recherches sur Nietzsche (GIRN). Celui-ci s'est tenu les 20–22 juin 2016 à l'Université de Bâle. Cette manifestation scientifique a été soutenue par le Fonds national suisse de la recherche scientifique (FNS), l'Ambassade de France en Suisse, et l'Université de Bâle (Département de philosophie et Institut d'éthique biomédicale).

La publication de cet ouvrage a bénéficié du généreux soutien de la fondation Elisabeth-Jenny-Stiftung, de l'Ambassade de France en Suisse et de l'Université de Bâle (Institut d'éthique biomédicale). Je leur adresse mes vifs remerciements

J'exprime également ma reconnaissance à tous les auteurs qui ont contribué à cet ouvrage.

Le travail de relecture a été effectué par Florian Häubi et Philip Mills. Qu'ils en soient sincèrement remerciés.

Mes remerciements vont également à la maison d'édition Schwabe, en particulier Odine Oßwald, Christian Barth, Florian Besthorn, Fabienne Forster et Christian Weibel pour leur conseils judicieux, leur travail de lectorat, et leur patience. Enfin je remercie chaleureusement Andreas Urs Sommer d'accueillir cet ouvrage dans la remarquable collection qu'il dirige, *Beiträge zu Friedrich Nietzsche.*

Isabelle Wienand, Bâle/Berne, mars 2020

I Nietzsche und die antike Tradition des «philosophischen Arztes» / Nietzsche et la tradition antique du « philosophe médecin »

« *Être son propre médecin* » : des sources antiques de l'image nietzschéenne du « médecin philosophe »

Céline Denat

In many texts, particularly in 1888, Nietzsche requires that the authentic "philosopher *physician*" (*The Gay Science*, Preface, § 2) be capable of experimenting sickness and curing himself, before he pretends to cure others. While ancient "physicians of the soul" were only quack doctors, unmindfully spreading their own illnesses (*Dawn*, § 52), the physician of culture should first put his competencies to the test by confronting and overcoming his own diseases. This study shows how, relying on a long tradition going from Aeschylus to Montaigne, Nietzsche aims at establishing himself as such an exemplum of an exceptional individual, capable of becoming "his own physician".

Introduction

On sait que Nietzsche a, dès les débuts de sa carrière philosophique, caractérisé le philosophe comme un « guérisseur de la culture » (*Giftmischer der Kultur*)[1], comme le « médecin de la culture » (*Arzt der Cultur*)[2], et qu'une telle image trouve ses racines dans la pensée grecque antique – à commencer par la philosophie de Platon, qui présentait le philosophe comme un « médecin de l'âme »[3], comme celui qui par là aussi peut être tout à la

1 *Fragments posthumes des Considérations inactuelles* I-II / *KSA* 7, 23 [16].

2 *Fragments posthumes des Considérations inactuelles* I-II / *KSA* 7, 23 [15] et 30 [8].

3 Cf. Platon *Hippias Mineur*, 372e-373a, trad. Léon Robin, Paris, Gallimard, 1950 : « ne te refuse pas à être le médecin de mon âme ; car c'est assurément un plus grand service que tu me rendras, en me débarrassant l'âme de l'ignorance, que si c'était mon corps, d'une maladie ».

fois le « bon médecin et bon législateur »[4] de la Cité. Aux dires de Diogène Laërce, l'analogie du philosophe médecin caractérise si bien Platon, qu'elle donna lieu à cette épigramme inscrite sur le tombeau du philosophe : « tout comme Asclépios [...] guérit notre corps, de même c'est l'âme immortelle que guérit Platon »[5].

On sait aussi qu'une analogie similaire se retrouve chez bien des penseurs qui, à leur tour, conçoivent la pratique philosophique comme une thérapie de l'âme – ainsi d'Épicure (qui affirme que philosopher revient à « assurer la santé de son âme »[6]), aussi bien que d'Épictète (selon lequel « l'école du philosophe est un cabinet médical »[7]), de Sextus Empiricus (qui compare les arguments sceptiques à ces « remèdes purgatifs » qui « éliminent les humeurs du corps, mais sont eux-mêmes expulsés avec les humeurs »[8]), ou plus tard encore de Cicéron (« Assurément il existe une ‹ médecine de l'âme › : la philosophie »[9]) : autant de textes qui témoignent de ce que l'analogie qui relie la philosophie à la médecine pour en faire un « moyen de guérison », une « thérapie de l'âme »[10], est un lieu commun de la littérature

4 Platon *République*, VIII, 564bc, trad. Georges Leroux, Paris, GF, 2002. La métaphore médicale parcourt l'ensemble de l'ouvrage, voir notamment : I, 341c-342d ; II, 389 bd ; V, 459cd, etc.

5 Diogène-Laërce *Vies et doctrines des philosophes illustres*, III, 45, trad. Marie-Odile Goulet-Cazé et al., Paris, Livre de Poche, 1999, p. 423.

6 Épicure *Lettre à Ménécée*, 122, in *Lettres et Maximes*, trad. Marcel Conche, Paris, PUF, 1987, p. 217. Voir également la *Sentence vaticane* 54 : « Il ne faut pas faire semblant de philosopher, mais philosopher pour de bon ; car nous n'avons pas besoin de paraître en bonne santé, mais de l'être vraiment ».

7 Épictète *Entretiens*, III, 23, trad. Robert Muller, Paris, Vrin, 2015, p. 353.

8 Sextus Empiricus *Esquisses pyrrhoniennes*, I, 206, trad. Pierre Pellegrin, Paris, Seuil, 1997, p. 171.

9 Cicéron *Tusculanes*, t. 2, III, III-6, trad. Jules Humbert, Paris, Les Belles Lettres, 1968, p. 5.

10 Pierre Hadot *Qu'est-ce que la philosophie antique ?*, Paris, Gallimard, 1995, p. 192, p. 330. Voir aussi Michel Foucault « L'herméneutique du sujet », in *Dits et écrits II. 1976–1988*, Paris, Gallimard, 2001, pp. 1172–1184, p. 1176 : l'exigence antique du « souci de soi » a « une fonction curative et thérapeutique. Elle est beaucoup plus proche du modèle médical et thérapeutique que du modèle pédagogique ».

antique[11], dont Nietzsche avait assurément connaissance et auquel il fait, à son tour, écho.

Il est manifeste toutefois qu'il ne se contente pas, ce faisant, de reprendre à son compte l'ancienne analogie, qu'il dépasse tout au contraire dans le moment même où il la mobilise : le philosophe tel que le conçoit Nietzsche n'est en effet plus, de manière seulement analogique, le médecin *de l'âme*, mais il est bien, et à la lettre, un médecin *du corps* – du corps individuel entendu comme totalité physio-psychologique (puisque « l'homme est corps, et rien de plus »), du corps de la culture dont il étudie les symptômes maladifs, et pour lequel il entend rechercher et prescrire les remèdes adéquats. Dans un contexte nietzschéen, la médecine n'est donc plus un simple *analogue* de la tâche philosophique : raison pour laquelle Nietzsche en vient en certains textes à donner la prééminence à la référence médicale – ainsi par exemple lorsqu'il se plaint de son ignorance « *in physiologicis* » et regrette de ne s'être pas adonné à l'étude de la médecine[12], ou lorsqu'il appelle de ses vœux, dans la Préface ajoutée en 1886 au *Gai savoir*, non pas un « philosophe médecin » mais un « *médecin* philosophe [*ein philosophischer* Arzt] au sens exceptionnel du mot – un homme qui aura à étudier le problème de la santé d'ensemble d'un peuple, d'une époque, d'une race, de l'humanité »[13].

Or ceci revient à mettre en lumière un problème essentiel : ce fut certes un *topos* pour un certain nombre de penseurs, que de se présenter eux-mêmes comme « médecins ». Mais cette caractérisation a-t-elle toujours été légitime ? En se concevant eux-mêmes comme médecins *de l'âme*, en ne portant pas d'emblée attention au *corps*, ces philosophes n'ont-ils pas trahi la tâche qui était censée être la leur ? En d'autres termes encore : comment le philosophe peut-il faire la preuve de ce qu'il est authentiquement médecin, c'est-à-dire effectivement capable de redonner la santé aux individus ? Et en

11 Cf. André-Jean Voelke *La philosophie comme thérapie de l'âme*, Paris, Cerf, 1993, p. 72 : « dans l'antiquité l'idée que le philosophe doit traiter l'âme à l'aide d'une thérapeutique conçue sur le modèle de l'art médical est un lieu commun », même si « cette fonction thérapeutique de la philosophie s'exerce selon des modalités fort diverses ».

12 Cf. *Ecce Homo*, « Pourquoi je suis si avisé » / *EH*, « Warum ich so klug bin », § 2.

13 *Le gai savoir*, « Préface », trad. Patrick Wotling, Paris, GF, 1997, rééd. 2007 / *FW*, « Vorrede », § 2.

retour : qu'est-ce donc qui pourrait autoriser Nietzsche lui-même à revendiquer ce statut ?

L'hypothèse de recherche qui guide le présent travail concerne un aspect déterminant de la solution à cette difficulté : le mauvais médecin se reconnaît à ce que, ayant la prétention de soigner les autres, il demeure néanmoins aveugle à ses propres maux, et s'avère incapable de prendre soin de soi ; authentiquement médecin est en revanche celui qui a tout à la fois la capacité d'affronter la maladie, et de s'en guérir lui-même. Cette exigence, pour qui se prétend médecin, d'être aussi et d'abord médecin *de soi-même* afin de faire la preuve de sa rigueur, de sa cohérence ainsi que de son efficacité, trouve elle aussi son origine dans une longue tradition dont on s'attachera par ailleurs ici à remonter le fil, jusqu'à ses racines antiques, qui se déploient sur un plan à la fois philosophique, poétique, et médical.

I La critique des « charlatans »

On trouve, régulièrement parsemée dans les écrits de Nietzsche, une critique réitérée de ces hommes dangereux qui, se prétendant médecins, ne font pourtant que dispenser des remèdes qui s'avèrent pires que le mal – ainsi que l'affirme notamment le paragraphe 52 d'*Aurore*, selon lequel il convient de reconnaître que, paradoxalement,

> la maladie la plus grave des hommes a résulté du combat contre leurs maladies, et les semblants de remèdes ont produit à la longue plus de dégâts que le mal qu'ils devaient servir à éliminer.[14]

Ce sont les termes péjoratifs de « charlatan » (*Scharlatan*, *Quacksalber*) et de « charlatanisme » (*Quacksalberei*) que Nietzsche mobilise parfois pour dénoncer, de façon brutale, ceux dont la thérapeutique ne fait en réalité que susciter ou aggraver un état maladif – ainsi dans les dernières lignes du même paragraphe d'*Aurore* qui, après avoir dénoncé ces traditionnels « médecins de l'âme » qui ont constamment fait que, « malade jusqu'à un certain point, on ne guérissait plus », demande pour finir :

14 *Aurore*, trad. Éric Blondel et al., Paris, GF, 2012 / *M*, § 52.

> quel sera enfin celui qui [...] prendra au sérieux les antidotes à ces maux et clouera au pilori la scandaleuse charlatanerie [*Quacksalberei*] par laquelle, sous les noms les plus ronflants, l'humanité a eu coutume jusqu'ici de traiter ses maladies de l'âme ?[15]

C'est, entre autres, contre Socrate – et le type de philosophie et de thérapeutique auquel il donna naissance –, que cette critique se tourne parfois, et l'examen de ce « cas » particulier mais central permet en retour de mieux la comprendre. Ainsi que le rappelle le *Crépuscule des idoles*, la fascination opérée par la personnalité socratique tient en effet non seulement à ce qu'il se présentait comme « un médecin, un sauveur » pour les Athéniens[16], mais en outre, à ce qu'il leur apparaissait comme l'exemple d'un homme qui avait su se guérir *lui-même*, grâce à une « astuce personnelle d'auto-conservation » (*Selbst-Erhaltung*)[17]. Mais quelle fut cette « astuce », ce « traitement » que Socrate opposa à la décadence de la culture grecque contemporaine, soit à la dissolution et à « l'anarchie » des instincts ? Il ne consista nullement, selon Nietzsche, en un moyen de retrouver une authentique maîtrise de soi, mais dans la volonté de se détourner des instincts que l'on n'avait justement plus la force de maîtriser, en leur substituant « le grand jour de la raison »[18]. C'est-à-dire que ce prétendu traitement ne fut lui-même rien d'autre que l'expression nécessaire d'un état de faiblesse qui rendait justement incapable de considérer la complexité de la vie et des instincts qui la sous-tendent. Pour cette raison, il ne pouvait qu'aggraver le mal initial – jusqu'à ce qu'il ne reste pour ultime remède qu'à mettre radicalement fin à la vie elle-même, ainsi que fut amené à le faire Socrate. Celui-ci avait donc *l'apparence* d'un médecin (« il *semblait* être un médecin », écrit Nietzsche), mais il dut lui-même reconnaître pour finir que n'ayant jamais été qu'un

15 *Aurore* / *M*, § 52. Une critique similaire se retrouve dans le paragraphe 534 du même ouvrage, cette fois à propos de la dangereuse (car trop brutale) thérapeutique que constitue l'idée de « révolution ».

16 *Crépuscule des idoles*, « Le problème de Socrate » / *GD*, « Das Problem des Sokrates », § 11.

17 *Crépuscule des idoles*, « Le problème de Socrate » / *GD*, « Das Problem des Sokrates », § 9.

18 *Crépuscule des idoles*, « Le problème de Socrate » / *GD*, « Das Problem des Sokrates », § 10.

malade, ses remèdes ne pouvaient être autre qu'une manière de coupe empoisonnée : « Socrate n'est pas médecin, se dit-il à mi-voix : seule la mort est ici médecin… Quant à Socrate, il ne fut que longtemps malade… »[19].

Dans les textes les plus critiques qui lui sont consacrés, Épicure apparaîtra à son tour comme un malade bien plus que comme un médecin[20] – ou en tout cas comme un médecin auquel son état de maladie interdit de penser convenablement et la nature de la santé, et, par conséquent, les remèdes susceptibles de la faire advenir. Pour celui qui est affaibli au point d'être incapable de supporter les souffrances inhérentes à la vie humaine, la santé ne peut plus se concevoir que comme *aponia* et *ataraxia* , comme un état de paix auquel doit permettre d'accéder le rejet de tout ce qui trouble ou fait souffrir, de tout ce que l'on n'a justement plus la force de supporter : les remèdes issus d'un état maladif ne font qu'aggraver sans cesse celui-ci, ce qui est le propre de ceux que Nietzsche caractérise comme « *décadents* » dans ses écrits tardifs[21]. Ceux qui « aspirent à la quiétude parfaite déracinent leurs meilleures activités », tandis que « l'inquiétude de l'âme, que les esprits philosophiques maudissent, est peut-être justement la disposition d'où jaillit leur productivité supérieure »[22], remarque Nietzsche dès 1876, avant d'énoncer en 1886, dans la Préface du *Gai savoir*, le diagnostic qui suit :

> Toute philosophie qui place la paix plus haut que la guerre, toute éthique présentant une version négative du concept de bonheur, toute métaphysique et toute physique qui connaissent un *finale*, un état ultime de quelque sorte que ce soit […] autorise à demander si ce n'est pas la maladie qui a inspiré le philosophe.[23]

---

19 *Crépuscule des idoles*, « Le problème de Socrate » / *GD*, « Das Problem des Sokrates », § 12. Sur la mort, « suicide camouflé », de Socrate, voir également : *Opinions et sentences mêlées* / *VM*, § 94 ; *La naissance de la tragédie* / *GT*, § 13 ; et *Le gai savoir* / *FW*, § 340.

20 Sur ce point, voir l'étude désormais classique de Richard Roos « Nietzsche et Épicure : l'idylle héroïque », in *Lectures de Nietzsche*, Jean-François Balaudé, Patrick Wotling (dir.), Paris, Livre de Poche, 2000, pp. 283–350, en particulier pp. 340–343.

21 *L'Antéchrist* désigne ainsi Épicure comme le « *décadent* typique* » (*L'Antéchrist* / *AC*, § 30).

22 *Fragments posthumes de Humain, trop humain* I / *KSA* 8, 17 [57] et 18 [16].

23 *Le gai savoir*, « Préface », / *FW*, « Vorrede », § 2.

Une médecine *inspirée* par la maladie et qui ne fait que rendre malade : telle est aussi celle de la morale chrétienne et de ceux que Nietzsche désigne justement parfois comme les « charlatans chrétiens de la morale » (*die christlichen Moral-Quacksalber*), dont la « thérapeutique » consiste à amputer ces « organes » indispensables à une vie saine que sont par exemple « les convoitises et les passions fortes », à affaiblir et « ruiner » l'homme sous couvert de le rendre « meilleur »[24]. C'est bien dans cette perspective que se situe la critique que Nietzsche adresse à la survalorisation chrétienne de la pitié : présentée comme une panacée, elle est en son fond un pâtir qui affaiblit et accroît toujours plus la souffrance (puisque la pitié suppose que l'on reprenne à son compte la souffrance de l'autre)[25], raison pour laquelle Nietzsche discerne en elle le germe d'une « contagion »[26], un « instinct dépressif » qui « contrarie les instincts qui visent à conserver et à valoriser la vie », soit un instrument majeur d'« aggravation de la *décadence** »[27].

On voit bien quelle est la difficulté en jeu en chacun de ces cas : aux yeux de Nietzsche, la plupart de ceux qui se sont présentés comme « médecins » de l'humanité s'avèrent être de dangereux charlatans dont les remèdes ne font que nier les conditions mêmes de la vie (les instincts, les passions, le corps), et aggraver un mal préexistant (l'anarchie des instincts, l'absence de maîtrise de soi, la souffrance passive). Ce n'est pas tant qu'ils aient toujours lucidement et délibérément voulu nuire à l'humanité : mais bien plutôt qu'étant eux-mêmes malades sans le savoir, ils ont confondu santé et maladie, remèdes et poisons, et recommandé à d'autres les toxiques dont eux-mêmes s'abreuvaient.

La conséquence de ce premier constat est la suivante : l'authentique « *médecin* philosophe » doit être capable de découvrir l'antidote aux différents poisons ainsi répandus, suivant en cela l'exigence du paragraphe 52 d'*Aurore* ; mais pour ce faire, il doit avant tout ne pas céder à la même faute que ses prédécesseurs, c'est-à-dire ne pas présupposer qu'il est lui-même dans

---

24 *Fragments posthumes* XIV / *KSA* 13, 14 [164] ; *Crépuscule des idoles*, « Ceux qui rendent l'humanité ‹ meilleure › » / *GD*, « Die ‹ Verbesserer › der Menschheit », § 2.

25 *Aurore* / *M*, §§ 134, 137.

26 *Fragments posthumes* XII / *KSA* 12, 7 [4].

27 *L'Antéchrist* / *AC*, § 7, voir également les §§ 9 et 52.

un parfait état de santé. Il doit savoir reconnaître le degré de maladie qui est le sien, et se montrer capable de trouver pour lui-même les remèdes adéquats – faisant ainsi d'abord la preuve, à l'égard de lui-même, de ses talents en matière de diagnostic et de thérapeutique.

II Le médecin de soi-même : de Montaigne à Eschyle

Or une telle exigence, si elle s'inscrit nécessairement, d'une part, dans la logique de la réflexion nietzschéenne, apparaît aussi d'autre part comme la reprise d'un thème éminemment classique. Ainsi que l'ont en effet mis en évidence plusieurs études[28], le thème du « médecin de soi-même » a une longue histoire, qui ne doit pas seulement être reconduite à la formule évangélique fameuse (« Médecin, guéris-toi toi-même »[29]), mais dont les racines plongent, plus lointainement, dans la culture grecque antique. Si cette exigence est affirmée par Descartes dans sa correspondance (« je suis de l'opinion de Tibère, qui voulait que ceux qui ont atteint l'âge de trente ans eussent assez d'expérience des choses qui peuvent leur nuire ou profiter, pour être eux-mêmes leurs médecins »[30]) et, avant lui, par Montaigne (« Tybere disoit, que quiconque avoit vescu vingt ans, se devoit respondre des choses qui luy étaient nuisibles ou salutaires, et se savoir conduire sans médecine… »[31]), on voit que c'est chaque fois en renvoyant le lecteur à une source ancienne, à savoir tout d'abord aux *Annales* de Tacite[32], dans le texte de Descartes comme dans celui de Montaigne ; mais aussi, dans la suite de ce dernier, à Socrate, tels que l'ont représenté Platon et Xénophon – car c'est,

28 Cf. Pierre-Maxime Schuhl « Le médecin de soi-même, de Socrate à la reine Christine », in *Etudes platoniciennes*, Paris, PUF, 1960, et « Encore le médecin de soi-même », *Revue philosophique de la France et de l'Étranger*, T. 165, n°2, 1975, pp. 147–152.

29 Évangile de Luc 4, 23.

30 Descartes *Lettre au Marquis de Newcastle, octobre 1645*, in *Œuvres*, III, Paris, Classiques Garnier, 2010, p. 624.

31 Montaigne *Essais*, III, 13, Gallimard, La Pléiade, 2007, p. 1126.

32 Tacite *Annales*, VI, XLVI, 5, trad. Pierre Wuilleumier, Paris, Les Belles Lettres, 1975, p. 125 : Tibère était « habitué à railler les pratiques des médecins, en se moquant de ceux qui, passé trente ans, avaient besoin, pour reconnaître ce qui était utile ou nuisible à leur corps, des conseils d'autrui ».

selon Montaigne, de Socrate que Tibère pouvait bien avoir appris ce principe :

> Et le pouvoit avoir apprins de Socrates : lequel conseillant à ses disciples [...] l'estude de leur santé, adjoustoit, qu'il estoit malaisé qu'un homme d'entendement, prenant garde à ses exercices à son boire et à son manger, ne discernast mieux que tout médecin, ce qui luy estoit bon ou mauvais. [...] Ainsi Platon avait raison de dire que pour estre vray médecin, il seroit nécessaire que celuy qui l'entreprendroit, eust passé par toutes les maladies qu'il veut guérir, et par tous les accidens et circonstances dequoy il doit juger. C'est raison qu'ils prennent la vérole, s'ils la veulent sçavoir penser. Vrayment je m'en fierois à celuy là.[33]

En effet, selon les *Mémorables* de Xénophon – que Nietzsche connaissait, admirait, et disait préférer aux écrits platoniciens eu égard à leur description de Socrate[34], celui-ci

> insistait fortement pour que ses compagnons veillent sur leur santé en apprenant auprès de ceux qui s'y connaissent tout ce qui est à leur portée, et en s'observant chacun lui-même , pendant toute sa vie, pour identifier ce qui lui profitait le mieux en fait de nourriture, de boisson et d'activité physique, et comment, par leur usage, il pourrait se maintenir en parfaite santé. Il disait que c'était toute une tâche, pour celui qui s'observe ainsi lui-même, de trouver quelqu'un qui discerne mieux que lui ce qui favorise sa santé.[35]

C'est en effet le propre de l'homme noble, de l'homme libre, ainsi que le rappelle également Platon dans la *République*, que de ne pas sans cesse dépendre d'un autre eu égard à la conservation de sa santé, tandis qu'il est

33 Montaigne *Essais*, III, 13, Gallimard, La Pléiade, 2007, p. 1126.

34 Cf. *Fragments posthumes* des *Considérations Inactuelles* III-IV / *KSA* 8, 5 [192] ; *Fragments posthumes* de *Humain, trop humain* I / *KSA* 8, 18 [47] : « Le Socrate de Platon est à proprement parler une caricature [...] En revanche, les *Mémorables* de Xénophon en donnent une image vraiment fidèle, aussi intelligente que l'était le modèle » ; voir encore *Le voyageur et son ombre* / *WS*, § 86.

35 Xénophon *Mémorables*, IV, 7, 9, trad. Louis-André Dorion, Paris, Les Belles Lettres, 2015, pp. 184–185.

tout à fait « honteux » au contraire d'être constamment soumis à cet égard à une autorité extérieure à soi.[36]

Dans le même ouvrage, Platon affirme en outre que les véritables médecins doivent avoir non seulement observé, « dès leur jeunesse », de nombreux cas de « constitutions physiques déficientes », mais qu'il leur faut aussi avoir eux-mêmes « été affligés de plusieurs maladies » et n'être donc « pas naturellement dotés d'une constitution physique parfaitement saine »[37] : ils doivent avoir *expérimenté* les états de faiblesse et de maladie, et fait la preuve de leur capacité à les surpasser.

Ainsi, tout homme bien éduqué doit pouvoir se faire médecin de lui-même ; le médecin de profession, à plus forte raison, se doit, en vertu d'une exigence d'expérimentation d'une part, et de cohérence d'autre part, d'avoir été d'abord été lui-même malade, et capable de se guérir lui-même : ce serait donc là encore au sein de la réflexion platonicienne que se trouverait l'une des sources déterminantes de ce réquisit nietzschéen. Il n'est pas indifférent d'ailleurs de noter que, si Nietzsche refuse, en particulier dans le *Crépuscule des idoles*, de considérer Socrate comme un véritable médecin – des autres ou de soi –, il lui arrive en revanche de présenter Platon comme un homme qui sut avec sagesse user de moyens thérapeutiques adaptés à son idiosyncrasie : « tout idéalisme philosophique », lit-on en ce sens dans *Le gai savoir*, « fut jusqu'à présent quelque chose comme une maladie lorsqu'il ne fut pas, comme dans le cas de Platon, la précaution d'une santé opulente et dangereuse, la peur de sens *surpuissants*, la sagesse d'un sage socratique »[38].

Mais il faut ajouter à cela que l'image du médecin de soi, en tant qu'image représentative à la fois de l'indépendance, et de la cohérence dont se doit de faire preuve le penseur, déborde aussi la seule œuvre platonicienne, et qu'à cet égard les sources sont, ainsi qu'on a déjà commencé de l'entrevoir, multiples plutôt que simples – soulignons ici pour finir deux points importants.

Il faut noter, tout d'abord, que la pensée platonicienne elle-même est informée par des principes issus de la médecine hippocratiques – principes

36 Cf. Platon *République*, III, 405a-d, p. 194–195, voir également 406d-e, p. 196.

37 Platon *République*, III, 408d-e, pp. 199–200.

38 *Le gai savoir* / *FW*, § 372.

qui ont eux-mêmes durablement influencé la médecine occidentale, et se sont même vus revivifier durant la seconde moitié du dix-neuvième siècle. S'il semble certain que Nietzsche n'avait que fort peu de connaissances directes à l'égard du *corpus hippocraticum*, il reste qu'il ne pouvait méconnaître certains *topoï* hippocratiques que toute une tradition s'est durablement assimilés.[39] Parmi ceux-ci, mentionnons deux énoncés issus du *corpus* hippocratique – une œuvre majoritairement composée d'aphorismes (et la première à user explicitement de ce terme même[40]), dont le premier s'ouvre sur une formule si bien connue que l'on en est venu à en ignorer souvent l'origine :

> La vie est courte, l'art est long, l'occasion prompte à s'échapper [...]. Il faut non seulement faire soi-même ce qui convient ; mais encore [être secondé par] le malade, par ceux qui l'assistent et par les choses extérieures.

La fin de l'aphorisme évoque un principe qui sera énoncé à plusieurs reprises dans le *corpus* : ce n'est pas le médecin seul qui soigne son malade, mais le processus de guérison est toujours aussi le fait du patient lui-même, le fait de sa « nature », ou de la nature en lui :

> La nature est le médecin des maladies. La nature trouve pour elle-même les voies et les moyens, non par intelligence ; tels sont le clignement, les offices que la langue accomplit, et les autres actions de ce genre ; sans instruction [*apaïdeutos*] et sans savoir la nature fait ce qui convient.[41]
> Aucune nature n'a à recevoir d'enseignement.[42]

Le corps est une multiplicité d'humeurs, et la maladie tout à la fois le déséquilibre qui s'installe au sein de cette multiplicité, *et* le combat interne

39 Cf. Joel E. Mann « Prescribing Positivism: The Dawn of Nietzsche's Hippocratism », *The Journal of Nietzsche Studies*, 45–1, Spring 2014, pp. 54–67, p. 58.

40 Sur ce point, voir les remarques de J. Marsden « Nietzsche and the Art of Aphorism », in *A Companion to Nietzsche*, K. Ansell-Pearson (dir.), London, Blackwell, 2006, p. 22–37, p. 24.

41 Hippocrate *Epidémies*, VI, 5, in *Œuvres complètes*, trad. Littré, t. V, Paris, Baillière, 1845, p. 315.

42 Hippocrate *De l'aliment*, xxxix, trad. R. Joly, in *Hippocrate*, VI 2, Paris, Les Belles Lettres, 1872, p. 145.

que mène l'organisme pour revenir à un état d'équilibre – un combat que le médecin peut tout au plus accompagner, et qu'il ne doit en aucun cas entraver. C'est la nature même du patient qui, sans instruction ni enseignement externes, se caractérise par la capacité de *s'éduquer* elle-même, pour *se guérir* elle-même.[43] *Vis naturae medicatrix*, « la nature est le médecin des malades », et la technique médicale ne fait que prolonger et soutenir cette thérapeutique spontanée[44] : tel est précisément le principe, multiplement repris au long des siècles, auquel Nietzsche faisait allusion dans le tout premier chapitre de *La naissance de la tragédie*, lorsqu'il évoquait le « pouvoir thérapeutique et secourable de la nature qui s'exerce dans le sommeil et le rêve »[45]. Telle est aussi l'idée qui sous-tend la notion de *Krisis*, elle-même d'origine hippocratique, à laquelle il fait parfois appel dans ses écrits ultérieurs pour thématiser sa propre capacité à surmonter la maladie[46] : le retour à la santé ne consiste pas dans l'élimination d'un mal conçu comme un objet étranger, mais il émane du mouvement de lutte qui caractérise la maladie elle-même et qui culmine dans un moment *critique* – moment où le déséquilibre et la maladie s'aggravent, s'affaiblissent ou se métamorphosent.[47] Tels seraient justement les principes qui se situent, historiquement, au « fondement du thème du médecin de soi-même »[48].

Par ailleurs, s'il est vrai que Montaigne nous renvoie déjà explicitement à Tacite, Xénophon et Platon, il se peut qu'il ait, tout comme Nietzsche lui-

---

43 On se reportera sur cette idée aux analyses de Werner Jaeger *Paideia. Die Formung des griechischen Menschen*, III, 2 (« *Die griechische Medizin als Paideia* »), pp. 555–557.

44 Voir notamment sur cette idée les remarques de Georges Canguilhem dans *Le normal et le pathologique*, Paris, PUF, 1999, pp. 12–13.

45 *La naissance de la tragédie* / *GT*, § 1. Schopenhauer évoquait de son côté, dans l'« Essai sur les apparitions », le « pouvoir guérisseur de la nature (*vis naturae medicatrix*) », *Parerga et Paralipomena*, trad. Jean-Pierre Jackson, Paris, Coda, 2005, p. 196.

46 *Ecce Homo*, « Humain, trop humain » / *EH*, « Menschlisches, Allzumenschliches », § 1.

47 Voir la définition donnée par le traité hippocratique *Des affections*, in *Œuvres complètes d'Hippocrate*, trad. Émile Littré, t. VI, Paris, J. B. Baillière, 1849, p. 217 : « une crise dans les maladies, c'est ou une exacerbation, ou un affaiblissement, ou une métaptose, ou la fin ».

48 Evelyne Aziza-Schuster *Le médecin de soi-même*, Paris, PUF, 1972, p. 35.

même, rencontré dans plusieurs traités de Plutarque une formule d'apparence proverbiale, qui permet à ce dernier de rappeler l'exigence de cohérence qui s'impose à ceux qui entendent juger, blâmer ou éduquer autrui – mais qui pour ce faire doivent avant tout s'assurer qu'ils ne souffrent plus eux-mêmes des mêmes faiblesses :

> qu'un homme léger et sans valeur morale se mette à parler franc, on peut lui rétorquer :
> « Médecin d'autrui [*allôn iatros*], mais couvert lui-même d'ulcères. »[49]

> « Tu veux guérir autrui [*allôn iatros*], quand tu es tout couvert de plaies toi-même… »[50]

> Celui qui a vieilli dans les procès, les divisions, les luttes avec ses frères et qui exhorte ses fils à la concorde,
> « Médecin d'autrui et lui-même couvert d'ulcères »,
> affaiblit par ses actes ses discours. [51]

Ce qu'indique nettement la dernière citation, c'est que la *crédibilité* et l'*autorité* du médecin ou de l'éducateur suppose qu'il ait su se guérir lui-même de ses maux avant que d'avoir la prétention de s'occuper d'autrui – et tel sera bien aussi, on le verra plus loin, le souci de Nietzsche, particulièrement durant les dernières années de son œuvre.

Mais ce serait encore d'un poète tragique, ainsi que le précise Plutarque lui-même[52], que proviendrait cette formule – à savoir dans un fragment d'Euripide issu d'une œuvre dont le titre nous est inconnu.[53] Et il n'est pas improbable, enfin, que cette sentence d'Euripide ne soit, à son tour, que

49 Plutarque *Comment distinguer le flatteur d'avec l'ami,* 71E, trad. Jean Sirinelli, in *Œuvres morales*, t. I. 2, Paris, Les Belles Lettres, 1989, p. 134.

50 Plutarque *Comment on peut tirer profit de ses ennemis*, 88D, trad. Robert Klaerr, in *Œuvres morales*, t. I. 2, Paris, Les Belles Lettres, 1989, p. 201.

51 Plutarque *De l'amour fraternel*, trad. Jean Dumortier in *Œuvres morales*, t. VII. 1, Paris, Les Belles Lettres, 1975, p. 148.

52 Cf. Plutarque *Comment on peut tirer profit de ses ennemis*, 88D, trad. Robert Klaerr, in *Œuvres morales*, t. I. 2, Paris, Les Belles Lettres, 1989, p. 201.

53 Cf. Euripide *Fragments de drames non identifiés*, fr. 1086, in *Tragédies*, t. VIII. 4, trad. François Jouan, Paris, Les Belles Lettres, 2003, p. 106.

l'écho d'un passage du *Prométhée enchaîné* d'Eschyle : le Titan, rappelant avec orgueil qu'il fut l'éducateur de l'humanité, l'inventeur des sciences et des arts – et entre autres de l'art médical –, se voit cependant forcé de reconnaître que celui « qui a pour les mortels trouvé de telles inventions ne possède pas aujourd'hui le secret qui le délivrerait lui-même de sa misère présente » – ce pourquoi le Coryphée le caractérise, à son tour, en ces termes :

> Tu subis là un humiliant malheur : ton esprit abattu s'égare et, tel un mauvais médecin tombé malade à ton tour, tu te décourages et ne peux trouver pour toi-même le remède qui te guérirait.[54]

Le mauvais médecin se reconnaît à ce qu'il n'est pas même capable de se guérir lui-même, et seul peut s'enorgueillir d'être l'éducateur ou le médecin d'autrui celui qui sait d'abord se corriger et se transformer lui-même : telle est la leçon que Nietzsche aura peut-être apprise, dès ses premières lectures de la tragédie d'Eschyle[55], qu'il tenait pour le « poème le plus haut de la civilisation »[56].

III « Je suis moi-même de loin mon meilleur médecin »

On peut dès lors tenter de retracer, au sein des écrits nietzschéens, l'émergence progressive de l'exigence d'être « médecin de soi », jusqu'à son point culminant en 1888, dans *Ecce Homo.* Ce faisant, on apercevra que, si Nietzsche s'approprie en effet un *leitmotiv* ancien, ce n'est que dans la mesure où il lui permet de dire de façon métaphorique, en prolongeant et spécifiant l'image plus générale du philosophe médecin, les exigences philosophiques qui sont d'abord proprement les siennes.

---

54 Eschyle *Prométhée enchaîné*, vv. 469–475, trad. Paul Mazon, Paris, Les Belles Lettres, 1984, p. 177.

55 Voir sur ce point les remarques éclairantes de Malcolm Pasley dans son étude « Nietzsche's use of medical terms », in *Nietzsche, Imagery and Thought : A Collection of Essays,* Malcolm Pasley (dir.), London, Methuen, 1978, pp. 123–158.

56 *Fragments posthumes de Humain, trop humain* I / *KSA* 8, 22 [88].

C'est à partir du début des années 1880, et tout d'abord dans sa correspondance, que Nietzsche formule de façon explicite ce réquisit : être capable de ne pas seulement se soumettre aux règles édictées par d'autres, mais d'être à soi-même son propre médecin. Cette exigence se comprend, d'une part, comme un prolongement de la volonté d'indépendance qui est celle du philosophe à l'esprit libre :

> Je veux être mon propre médecin [*mein eigner Arzt*] et cela suppose chez moi que je sois au plus profond des choses fidèle à moi-même et que je cesse d'écouter des voix étrangères.[57]

C'est non seulement qu'il faut se défier de ces *autres* médecins dont la légitimité n'apparaît pas toujours suffisamment fondée, ou dont l'expérience atteste même la dangerosité, ainsi qu'on l'a vu précédemment – Nietzsche dénonçant aussi bien à cet égard la « charlatanerie »[58] de certains des médecins du corps auxquels il s'est trouvé confronté dans sa vie personnelle, que celle des anciens philosophes-médecins de l'âme. Mais cette exigence, qui ne se déploie pas seulement au plan biographique, est aussi l'expression de la volonté plus profonde, qui est celle du philosophe, de ne pas céder à la facilité de dépendre, sans plus d'interrogation, des prescriptions d'un autre, et d'avoir à l'inverse le courage de scruter avec rigueur les fluctuations de son propre état, ainsi que l'indique le paragraphe 322 d'*Aurore*, dont le titre affirme d'emblée qu'il faut « *vivre si possible sans médecin* », avant d'en indiquer les raisons :

> J'ai le sentiment qu'un malade agit davantage à la légère lorsqu'il a un médecin que lorsqu'il s'occupe lui-même de sa santé. Dans le premier cas, il lui suffit de s'en tenir rigoureusement à toutes les prescriptions ; dans le second cas, nous sommes beaucoup plus attentifs à ce que visent ces prescriptions, à notre santé, nous sommes plus scrupuleux et plus vigilants, nous nous imposons et nous interdisons beaucoup plus de choses qu'il n'en résulterait des ordres du médecin.[59]

---

57 *Carte à Franziska et Elisabeth Nietzsche du 24 novembre 1880*, trad. Jean Lacoste, Correspondance IV, Paris, Gallimard, 2015 / *KSB* 6, p. 51.

58 *Lettre à Franziska et Elisabeth Nietzsche du 9 juillet 1881* / *KSB* 6, p. 102.

59 *Aurore* / *M*, § 322.

Ce sont la rigueur et l'effectivité du traitement qui sont ici mises en question. Se soumettre à des prescriptions dont on n'a jamais examiné la pertinence, voilà qui est tout d'abord, ainsi que le soulignait déjà *Le voyageur et son ombre*, synonyme d'une « dépendance à l'égard des médecins » et d'une « servitude honteuse »[60] (ainsi que l'indiquait déjà Platon dans la *République*), qui va contre tout ce qui peut être attendu d'un esprit libre.

La détermination d'un remède adéquat implique, par ailleurs, d'être suffisamment attentif à soi-même, à la singularité de sa nature, de son état ou plutôt de ses états successifs, de façon à opérer les choix les plus pertinents (ainsi que le recommandait le Socrate des *Mémorables*). Il s'agit par là d'échapper à cette faute dont Nietzsche fait en effet aussi le reproche aux anciens « médecins de l'âme », qui conçoivent à tort un état de santé et, par suite, des règles thérapeutiques généraux, là où il faudrait au contraire prêter attention à ce que le patient a de singulier : il faut renoncer à la « croyance si décriée et profane à une médecine universelle »[61], car, ainsi que le précisera *Le gai savoir*,

> il n'y a pas de santé en soi, et tous les essais pour définir ce type de chose ont échoué misérablement. C'est de ton but, de ton horizon, de tes pulsions, de tes erreurs et en particulier des idéaux et des fantasmes de ton âme que dépend la détermination de *ce que* doit signifier la santé même pour ton *corps*. Il existe donc d'innombrables santés du corps ; et plus on permet au nouveau, à l'individuel et à l'incomparable de lever la tête, plus on se défait du dogme de l' « égalité des hommes », et plus il faut aussi que nos médecins se débarrassent du concept de santé normale, et en outre de régime normal, de cours normal de la maladie.[62]

C'est précisément le fait du charlatan que de prétendre appliquer à chacun des normes qui pourraient bien n'être que les siennes, et dispenser pour ce faire à tous les mêmes régimes et remèdes : dangereuse thérapeutique qui risque tout à la fois d'uniformiser les individus, et de les empêcher d'atteindre à l'état le plus favorable, mais toujours singulier, qui pourrait être celui de chacun d'eux. L'attention que le malade est susceptible de prêter à la spécificité de *ses* propres expériences, de *ses* réactions (à tel aliment, climat,

60 *Le voyageur et son ombre* / *WS*, § 5.

61 *Le voyageur et son ombre* / *WS*, § 83.

62 *Le gai savoir* / *FW*, § 120.

remède, etc.) est le gage d'une telle prise en compte de son individualité. Et le meilleur médecin pourrait bien être alors celui qui saura considérer son patient avec la même attention et la même rigueur qu'il aura dans un premier temps su prêter à son propre état, ainsi que Nietzsche l'indique encore dans sa correspondance :

> Il faut d'abord que je cherche à faire disparaître les effets néfastes de toutes des fausses méthodes de traitement qu'on m'a appliquées si longtemps. [...] je tiens à tout prix à être désormais mon propre médecin [*mein eigner Arzt*], et les hommes finiront par reconnaître que j'ai été un *bon* médecin - et pas seulement pour moi.[63]

On comprend dès lors, enfin, pour quelle raison Nietzsche s'attache avec tant d'insistance, en plusieurs de ses écrits, à se représenter comme un homme qui a su non seulement affronter l'épreuve de la maladie (puisque « la volonté exclusive de santé » doit être tenue pour « un préjugé, une lâcheté »[64] de la part de ceux qui n'ont pas la force d'affronter cette nécessaire dimension de l'existence), mais aussi s'en guérir lui-même :

> « De l'aide » — qui pourrait m'aider ! Je suis moi-même de loin mon meilleur médecin (*Ich selber bin bei weitem mein bester Arzt*). Et *le fait que* je tienne et que *j'impose* ma volonté parmi de nombreuses résistances constitue ma preuve *dans ce domaine.*[65]

C'est, d'une part, que l'épreuve de la maladie n'est pas l'autre, mais au contraire la condition même d'une santé convenablement entendue, la condition aussi d'une authentique liberté de l'esprit, qui suppose de traverser des états et ainsi des perspectives variés. Mais il s'agit aussi, d'autre part, de faire la preuve de son degré de force, et surtout de ses capacités diagnostiques et thérapeutiques - c'est-à-dire de montrer à ses lecteurs qu'il est digne d'être considéré comme le « *médecin* philosophe » que la Préface du *Gai savoir* appelle de ses vœux. C'est d'ailleurs dans les Préfaces de 1886, destinées à présenter ses ouvrages et lui-même à ses lecteurs, pour mieux asseoir leur

63 *Lettre à Franziska et Elisabeth Nietzsche du 9 juillet 1881* / *KSB* 6, p. 103.

64 *Le gai savoir* / *FW*, § 120.

65 *Lettre à Malwida von Meysenbug du 26 mars 1885*, trad. Ludovic Frère, *Correspondance avec Malwida von Meysenbug*, Paris, Allia, 2005, p. 231 / *KSB* 7, p. 29.

autorité, que Nietzsche développe le plus longuement cette idée – en particulier dans les Préfaces ajoutées aux deux volumes de *Humain, trop humain*. La Préface du premier volume insiste ainsi sur l'idée que l'esprit libre doit avoir durablement traversé l'épreuve de la maladie et su progressivement s'en guérir, pour être véritablement tel :

> [sa]nté débordante se plaît à recourir à la maladie elle-même, moyen et hameçon de la connaissance, jusqu'à cette liberté de l'esprit, mais mûre, qui [...] ouvre la voie à des manières de penser multiples et opposées – [...] jusqu'à cette surabondance de forces plastiques, gage de la guérison complète, de guérison et de rétablissement, cette surabondance qui est justement l'indice de la *grande santé* [...][66]

C'est en supportant durablement le mal, tout en cherchant longuement à le maîtriser et à s'en guérir, que l'on accède à des états et « des manières de penser multiples », que l'on exerce aussi progressivement son savoir médical tout autant que sa force – raison sans doute pour laquelle Nietzsche peut affirmer qu'

> [il] y a de la sagesse, une sagesse vitale, à ne s'administrer soi-même la santé qu'à petites doses pendant longtemps.[67]

Dans la Préface du deuxième volume de *Humain, trop humain*, Nietzsche se décrit pareillement comme celui qui a su se faire « *médecin et patient en une seule personne* » pour, suite à un rigoureux examen de soi-même, « [s'] impos[er] de force un *climat de l'âme* radicalement différent et vierge »[68] pour se débarrasser de la pathologie du pessimisme. C'est là se présenter comme un homme doué tout à la fois d'un degré de santé et de liberté supérieur, et comme cet authentique médecin qui, ainsi que le voulait déjà

66 *Humain, trop humain* I, « Préface » / *MA* I, « Vorrede », § 4.

67 *Humain, trop humain* I, « Préface » / *MA* I, « Vorrede », § 5. Pour un approfondissement de ce thème des « petites doses », dont on peut dire qu'elles s'opposent en outre aux thérapeutiques violentes des « charlatans » (cf. *Aurore* / *M*, § 534), on se reportera à l'étude de Keith Ansell-Pearson « The Need for Small Doses : Nietzsche, Fanaticism and Epicureanism », in *Aurore, tournant dans l'œuvre de Nietzsche ?*, Céline Denat, Patrick Wotling (dir.), Reims, EPURE, 2015, pp. 193–227.

68 *Humain, trop humain* II, « Préface » / *MA* II, « Vorrede », § 5.

Platon, se doit d'avoir souffert de la maladie et d'avoir su s'en guérir lui-même.

On comprend alors pourquoi *Ecce Homo* développera plus largement encore, en 1888, cette même idée : Nietzsche y insiste en effet longuement sur son expérience de la maladie et de la *décadence** (« Je les ai épelées d'un bout à l'autre, et dans les deux sens »[69]), mais sur sa capacité aussi à revenir à la santé, et à choisir précisément pour cela les « remèdes indiqués » :

> Cette énergie qui me permit de m'isoler complètement, de me détacher totalement des conditions habituelles, la contrainte que je m'imposai pour ne plus me laisser domestiquer, dorloter et *droguer* par de douteux docteurs – voilà qui trahit une absolue sûreté d'instinct quant à *ce qui*, alors, faisait avant tout besoin. Je me suis pris moi-même en main, je me suis rendu à moi-même la santé : la condition de cette réussite – tout physiologiste me l'accordera – c'est d'être *fondamentalement sain.*[70]

On voit que l'exigence d'être médecin de soi s'articule avant tout, de façon cohérente, à une série d'exigences caractéristique de la pensée nietzschéenne : volonté d'indépendance ; souci de la singularité contre toute tentation de la généralité et de l'uniformité ; souci de l'autorité, c'est-à-dire aussi des effets thérapeutiques, de ses écrits. En se présentant comme médecin de lui-même, Nietzsche se démarque des prétendus guérisseurs qui n'ont cessé de rendre l'humanité malade sous couvert de la rendre « meilleure » et qui font l'objet de ses critiques. Il entend tout à la fois asseoir sa propre autorité en matière de thérapeutique de l'humanité, tout en encourageant aussi chacun à adopter la même responsabilité et le même rôle qu'il a lui-même d'abord fait siens : reconnaître que « chacun a sa propre mesure, souvent entre les limites les plus étroites et les plus subtiles »[71], apprendre à « lire en soi, comme on le ferait sur instrument de mesure sensible et sûr »[72], et refuser dès lors de « [se] laisser domestiquer, dorloter et *droguer* par de douteux docteurs », pour apprendre au contraire à se « rend[re] à [s]oi-même la santé »[73]. Si le

69 *Ecce Homo*, « Pourquoi je suis si sage » / *EH*, « Warum ich so weise bin », § 1.
70 *Ecce Homo*, « Pourquoi je suis si sage » / *EH*, « Warum ich so weise bin », § 2.
71 *Ecce Homo*, « Pourquoi je suis si avisé » / *EH*, « Warum ich so klug bin », § 1.
72 *Ecce Homo*, « Pourquoi je suis si avisé » / *EH*, « Warum ich so klug bin », § 2.
73 *Ecce Homo*, « Pourquoi je suis si sage » / *EH*, « Warum ich so weise bin », § 2.

médecin de soi-même peut prétendre se faire médecin de la culture, c'est aussi parce qu'il enseigne à chacun, par son exemple même, la nécessité de prendre soin de soi.

Nietzsche und die «medi-cynische» Erkenntnis

Florian Häubi

In *Ecce homo*, Nietzsche breaks off his diagnosis of a physiological sickness by distancing himself from an attitude he calls "medi-cynical". This paper examines the relation between medicine and cynicism in Nietzsche's philosophy. Based on BGE 26, I claim that Nietzsche is a cynic by unashamedly uncovering the human animality in morality. However, in analysing the virtue of *Redlichkeit* in terms of *parrhesia*, I point out that the dynamics of shame is far more complex in Nietzsche's philosophy than the simple opposition between a shameful hiding of truths and a shamelessness for the sake of knowledge.

Einleitung

Nietzsches Auffassung und Bewertung des Cynismus scheinen uneinheitlich zu sein. Die expliziten Erwähnungen des Ausdrucks «Cynismus», aber auch die Bezugnahmen auf Tropen des Cynismus, finden sich über sein ganzes Schaffen zerstreut; beginnend mit Nietzsches früher philologischen Auseinandersetzung mit Diogenes Laertios bis hin zu Nietzsches Charakterisierung seiner Werke in seinen späten Schriften als «welthistorischer Cynismus». Insbesondere Niehues-Pröbsting hat auf die Unbestimmtheit von Nietzsches Cynismus-Auffassung hingewiesen und mehrere Elemente hervorgehoben, die bei Nietzsche manchmal zu unterschiedlichen Zeitpunkten seines Schaffens unterschiedlich bewertet wurden. Die ambivalente Stellung Nietzsches zum «Cynismus» kommt unter anderem dadurch zum Ausdruck, dass die nun mittlerweile gängige Unterscheidung zwischen einem oft pejorativ verstandenen Zynismus und der antiken philosophischen Strömung und «Schule» des Kynismus bei Nietzsche oft verwischt. Angebrachter, wenn auch nicht unproblematischer, scheint in Bezug auf Nietzsche die Unterscheidung zwischen einem negativ behafteten Cynismus-Begriff und einer affirmativen

Auffassung des Cynismus, einem «Cynismus der Stärke»[1]. In diesem Beitrag soll einerseits Nietzsches ambivalenter Einstellung gegenüber dem Cynismus nachgegangen werden und andererseits die Beziehung zwischen Cynismus und Medizin näher untersucht werden.

Als Ausgangspunkt dient eine Stelle in *Ecce homo*, an der Nietzsche seine Diagnose eines «physiologischen Übelstandes» und die Darstellung eines Krankheitsbildes der Vermoralisierung mit folgender Bemerkung abbricht: «– ich sage nicht Alles, ich würde sonst medi-cynisch werden»[2]. Die auch ironisch zu verstehende Wortschöpfung «medi-cynisch» deutet eine Verbindung zwischen Medizin und Cynismus an, die einen wesentlichen Aspekt von Nietzsches psycho-physiologischem Denken erhellt und der im Folgenden nachgegangen wird. (I.) Anhand des Abschnitts 26 in *Jenseits von Gut und Böse*[3] soll anschliessend aufgezeigt werden, inwiefern sich der Cynismus – verstanden als das schonungslose und unverschämte Aufdecken der menschlichen Animalität – in Nietzsches Bemühen um eine Vernatürli-

1 Siehe Heinrich Niehues-Pröbsting «Der ‹kurze Weg›: Nietzsches ‹Cynismus›», *Archiv für Begriffsgeschichte*, Bd. 24, 1980, S. 103–122.

2 *EH*, «Warum ich so gute Bücher schreibe», § 5. Zum Ausdruck «medi-cynisch» heisst es bei Andreas Urs Sommer «Kommentar zu Nietzsches *Der Antichrist, Ecce homo, Dionysos-Dithyramben, Nietzsche contra Wagner*», in *Historischer und kritischer Kommentar zu Friedrich Nietzsches Werken*, Bd. 6/2, Berlin/Boston, Walter de Gruyter, 2013, S. 475: «Die Worttrennung ist nicht dem Zeilenumbruch im Druck von KGW u. KSA geschuldet, sondern steht so im Manuskript (genauer: ‹medi=cynisch›, Dm fol. 45). Bei diesem Hapax legomenon in N.s Schriften, der ‹medicinisch› und ‹cynisch› launig zusammenzieht, handelt es sich nicht um eine sprachschöpferische Innovation N.s. Der Ausdruck ist — ohne Worttrennstrich notabene — bereits belegt in der ‹Comedia medico-practica› *Die Metamorphosen des Trigeminus* des Longus Supinator (vulgo: Rückwärtswendermuskel der Hand), die 1864 uraufgeführt wurde und 1866 im Druck erschien. Dort sagt Pompholyx zu Calomel: ‹Pfui, lassen Sie Ihre zartfühlenden Anspielungen und werden Sie nicht cynisch.› Dieser erwidert: ‹Bloss medicynisch, werthgeschätzter Herr.› (Longus 1866, 38).»

3 Im Folgenden verwende ich «Abschnitt» anstelle von «Aphorismus» zur Bezeichnung der einzelnen Textteile in *Jenseits von Gut und Böse.* Siehe Andreas Urs Sommer «Kommentar zu Nietzsches *Jenseits von Gut und Böse*», in *Historischer und kritischer Kommentar zu Friedrich Nietzsches Werken*, Bd. 5/1, Berlin/Boston, Walter de Guyter, 2016, S. 26.

chung des Menschen einordnet; ein Bemühen, das sich gegen die Krankheit der platonisch-christlichen Moral richtet. (II.) Dabei wird zu klären sein, an welchem Punkt Nietzsche die cynische Betrachtungsweise zurückweist, ihr aber aufgrund seiner Redlichkeit nicht gänzlich zu entkommen scheint. (III.)

I Cynismus, Krankheit und der historische Sinn

Die Verbindung von Cynismus und Medizin kommt bereits in der zweiten *Unzeitgemässen Betrachtung* deutlich zur Sprache. Die Betrachtung *Vom Nutzen und Nachteil der Historie für das Leben* sollte ursprünglich «Vom Arzt der Kultur» heissen[4], wodurch ein wesentliches Selbstverständnis dessen, was für Nietzsche Philosophie sein sollte, zum Ausdruck kommt. Diese Philosophieauffassung, auch wenn die Bedeutung der Frage nach einer Erneuerung und Erhöhung der Kultur in Zusammenhang mit einer «Gesundheitslehre des Lebens» in den Hintergrund rückt, ist auch in Nietzsches späteren Schriften noch präsent, so unter anderem in der Vorrede zu *Die fröhliche Wissenschaft*, wo eine gewisse Erwartung an einen «philosophischen Arzt im ausnahmsweisen Sinne des Wortes»[5] geknüpft wird.

Der Cynismus kommt in *Vom Nutzen und Nachteil der Historie für das Leben* in zweifacher Bedeutung vor. Gleich zu Beginn der Betrachtung schreibt Nietzsche vom Zusammenhang zwischen Vergessen, Erinnern und Glück und setzt dies in ein Verhältnis zwischen Mensch und Tier einerseits und dem Historischen und Unhistorischen andererseits:

> Wenn ein Glück, wenn ein Haschen nach neuem Glück in irgend einem Sinne das ist, was den Lebenden im Leben festhält und zum Leben fortdrängt, so hat vielleicht kein Philosoph mehr Recht als der Cyniker : denn das Glück des Thieres, als des vollendeten Cynikers, ist der lebendige Beweis für das Recht des Cynismus.[6]

---

4 *KSA* 7, 23 [15]. Siehe Paul van Tongeren «Vom ‹Arzt der Kultur› zum ‹Arzt und Kranken in einer Person›», in *Nietzsche, Philosoph der Kultur(en)?*, Andreas Urs Sommer (Hg.), Berlin/New York, Walter de Gruyter, 2018, S. 11–29.

5 *FW*, «Vorrede», § 2.

6 *HL*, § 1. Siehe auch *KSA* 7, 29 [143]: «Wenn Glück das Ziel wäre, so stünden die Thiere am höchsten. Ihr Cynismus liegt im Vergessen: das ist der kürzeste Weg zum Glücke, wenn auch zu einem, das nicht viel werth ist.»

Hier erscheint der Cynismus in der Bedeutung der antiken Schule des Kynismus in Form einer Glückslehre. Dass Nietzsche dieser Lehre nicht vollumfänglich zuzustimmen scheint, geht aus den folgenden zwei Gründen hervor. Zum einen enthält die gerade zitierte Stelle einige Formulierungen, die auf Vorbehalte schliessen lassen. So lässt Nietzsche offen, ob es wirklich das Glück ist, das den Lebenden zum Fortleben anhält und ob also der cynische Philosoph mit seiner Lebensform im Recht wäre. Zum anderen geht es Nietzsche im weiteren Verlauf der Betrachtung unter anderem darum, zu zeigen, dass erst seine «plastische Kraft» den Menschen zum Menschen macht und dass dies hinsichtlich der weiterführenden Frage nach der «Gesundheit eines Menschen, eines Volkes, einer Cultur» zu erörtern ist und sich demnach nicht auf eine individuelle Diätetik beschränkt.

Dass die Historie nicht bis zu jedem Grade dem Leben dienlich und förderlich ist, wird ab dem fünften Abschnitt deutlich, wo Nietzsche zu Beginn auf das Feindliche und Gefährliche für eine mit Historie übersättigter Zeit hinweist. Nietzsche nennt dort «die gefährliche Stimmung der Ironie über sich selbst» und «die noch gefährlichere des Cynismus». Ein Übermass an Historie, so geht aus dem Abschnitt hervor, bringt in einem Volke und einer Kultur den Glauben hervor, Epigonen zu sein. Diese Kultur entwickelt ein «ironisches Selbstbewusstsein», nämlich die trübe Ahnung, «dass ihr Leben ein Unrecht sei, da ihm kein kommendes Leben Recht geben kann»[7]. Da es diesem antiquarischen Spätling schwerfällt, es in dieser ironischen Stimmung auszuhalten, flüchtet er in den Cynismus. So schreibt Nietzsche:

> Hier und da geht man noch weiter in's *Cynische* und rechtfertigt den Gang der Geschichte, ja der gesammten Weltentwicklung ganz eigentlich für den Handgebrauch des modernen Menschen, nach dem cynischen Kanon: gerade so musste es kommen, wie es gerade jetzt geht, so und nicht anders musste der Mensch werden wie jetzt die Menschen sind, gegen dieses Muss darf sich keiner auflehnen.[8]

Der Cynismus erscheint damit als ein resignatives Spätzeit-Bewusstsein und als das Symptom einer Krankheit. Die lebensfeindliche Endzeitstimmung einer überhandnehmenden Historie wird auch in Abschnitt 223 von *Jenseits*

7 *HL*, § 8.
8 *HL*, § 9.

von Gut und Böse wieder aufgegriffen, wenn auch anders gedeutet und gewertet. Der «historische Geist» des modernen Menschen bereite einen «Karneval grossen Stils» und eine «aristophanische Weltverspottung» vor. Nietzsche weist damit auf eine Schwäche des hässlichen Plebejers hin, nirgendwo mehr echt und ganz sein können. Dennoch, im letzten Satz, und hier scheint sich eine neue Deutung des Cynismus anzudeuten, sieht Nietzsche gerade hier noch die Möglichkeit, in einem «Reich unsrer *Erfindung*»: original sein zu können: «etwa als Parodisten der Weltgeschichte und Hanswürste Gottes, – vielleicht dass, wenn auch Nichts von heute sonst Zukunft hat, doch gerade unser *Lachen* noch Zukunft hat!»[9].

Nietzsche scheint damit das Bewusstsein einer ernsten Kostümierung des modernen Menschen mit fremden und aus der Geschichte übernommenen «Moralen, Glaubensartikel, Kunstgeschmäcker und Religionen» noch überbieten zu wollen. Sofern man in den «Parodisten der Weltgeschichte» und den «Hanswürsten Gottes» die Figur des spottenden, heiteren Cynikers erkennen darf[10], erscheint der Cynismus als die angemessene Haltung gegenüber dem «historischen Geist» des modernen Menschen und dessen «histo-

9 Damit wird scheinbar einer Gefahr entgegen gewirkt, die Nietzsche in *Vom Nutzen und Nachtheil der Historie für das Leben* wie folgt darstellt, *HL*, § 8: «Dächten wir uns aber solche antiquarische Spätlinge plötzlich die Unverschämtheit gegen jene ironisch-schmerzliche Bescheidenheit eintauschen; denken wir sie uns, wie sie mit gellender Stimme verkünden: das Geschlecht ist auf seiner Höhe, denn jetzt erst hat es das Wissen über sich und ist sich selber offenbar geworden – so hätten wir ein Schauspiel, an dem als an einem Gleichniss die räthselhafte Bedeutung einer gewissen sehr berühmten Philosophie für die deutsche Bildung sich enträthseln wird. [...] Wahrhaftig, lähmend und verstimmend ist der Glaube, ein Spätling der Zeiten zu sein: furchtbar und zerstörend muss es aber erscheinen, wenn ein solcher Glaube eines Tages mit kecker Umstülpung diesen Spätling als den wahren Sinn und Zweck alles früher Geschehenen vergöttert, wenn sein wissendes Elend einer Vollendung der Weltgeschichte gleichgesetzt wird.»

10 Dafür gibt es zwei Anzeichen. Erstens waren es nach Nietzsche die antiken Cyniker, welche die *satura Menippea* erfanden (*GD*, «Was ich den Alten verdanke», § 2), also unter anderem eine Form der Parodie. Zweitens ist für Nietzsche der Kynismus eine Philosophie des Narren. Siehe Heinrich Niehues-Pröbsting «‹Welthistorischer Cynismus›?», *Nietzscheforschung. Jahrbuch der Nietzsche-Gesellschaft: Bildung – Humanitas – Zukunft bei Nietzsche*, Bd. 12, 2005, S. 175, der ebenfalls die Figur des Narren, Possenreissers und Hanswursts bei Nietzsche mit dem Cynismus verknüpft sieht.

rischen Sinn», den Nietzsche im II. Abschnitt als «unsere grosse Tugend» bezeichnet. Der Cynismus erscheint hier also nicht als Krankheitsdiagnose eines überbordenden historischen Bewusstseins, das mittels einer fatalistischen Wendung eine indifferente Haltung einnimmt und alles der Gleichgültigkeit preisgibt. Der Parodist und Hanswurst, erkennend, dass es für den modernen Menschen und Plebejer keine Einheit und Originalität des Stils geben kann, findet seine Höhe im Spiel mit den Kostümen und Maskeraden, den ihnen der historische Sinn zur Hand gibt.[11] Allerdings: wie der Hinweis auf den gemeinen Menschen und der Vorbehalt, dass es nur «vielleicht» so sein wird, deutlich machen, lässt sich Nietzsche nicht auf diese cynische Figur festlegen, sondern ist eher als eine zeitweilige und vorläufige Praxis der Lebensklugheit für bestimmte Geister bestimmt, die mitten in der Verzweiflung des historischen Sinns ihre Freiheit und Heiterkeit suchen.

II Cynismus, Menschenkenntnis und die Tugend der Redlichkeit

Der erste Teil hat aufgezeigt, dass während Nietzsche in *Vom Nutzen und Nachtheil der Historie für das Leben* den Cynismus als eine Krankheit diagnostiziert, er in der cynischen Figur des Parodisten und Hanswurstes in *Jenseits von Gut und Böse* eine angemessene Haltung im Umgang mit der Tugend des historischen Sinns exemplifiziert sieht.

In diesem Teil wird nun gezeigt, dass Nietzsche den Cynismus auch mit der Tugend der Redlichkeit in Verbindung bringt und damit den aufklärerischen Impetus der antiken Cyniker aufgreift. Es wird ferner zu erläutern sein, inwiefern sich «unsere» Redlichkeit, das heisst die Redlichkeit von Nietzsche und den freien Geistern, von der cynischen Erkenntnis abgrenzt. Ich werde mich dabei auf zwei Aspekte begrenzen, nämlich einerseits auf die Scham und andererseits auf die Menschenkenntnis. Es wird sich zeigen, dass Nietzsche gute Gründe hat, nicht «medi-cynisch» zu werden.

Wenn Nietzsche von der Menschenkenntnis spricht, so verwendet er dabei, oft in Zusammenhang mit der Psychologie oder mit dem Psychologen,

11 Siehe Wolfgang Müller-Lauter *Nietzsche. Seine Philosophie der Gegensätze und die Gegensätze seiner Philosophie*, Berlin/New York, Walter de Gruyter, 1971, S. 47.

ein Vokabular aus der Medizin. In Abschnitt 26 geht Nietzsche unter anderem auf die Frage nach dem Verhältnis zwischen dem Erkennenden und seinem Erkenntnisobjekt, dem gemeinen Menschen, ein. Der Abschnitt besteht, aus zwei Teilen. In einem ersten Teil beschäftigt sich Nietzsche mit der Frage und dem Problem der Menschenkenntnis. Im zweiten Teil betrachtet er dann einige typologische Fälle des Cynikers und inwiefern sie dem Erkennenden Aufschluss über den Menschen geben. So schreibt Nietzsche:

> Das Studium des *durchschnittlichen* Menschen, lang, ernsthaft, und zu diesem Zwecke viel Verkleidung, Selbstüberwindung, Vertraulichkeit, schlechter Umgang […]: das macht ein nothwendiges Stück der Lebensgeschichte jedes Philosophen aus […] Hat er aber Glück, wie es einem Glückskinde der Erkenntnis geziemt, so begegnet er eigentlichen Abkürzern und Erleichterern seiner Aufgabe, – ich meine sogenannten Cynikern, also Solchen welche das Thier, die Gemeinheit, die «Regel» an sich einfach anerkennen und dabei noch jenen Grad von Geistigkeit und Kitzel haben, um über sich und ihres Gleichen *vor Zeugen* reden zu müssen: […][12]

Nach Nietzsche weicht der zur Erkenntnis vorherbestimmte, auserlesene Mensch trotz der damit verbundenen Last und Unlust nicht dem Verkehr mit den Menschen aus, sondern wird instinktiv auf die Regel «Mensch» gestossen; ansonsten ist er, so Nietzsche, kein Erkennender im grossen und ausnahmsweisen Sinne.[13] Dies steht gerade dem auserlesenen Menschen mit seinem guten Geschmack entgegen, der instinktiv nach seiner Burg und Heimlichkeit trachtet.[14] Demjenigen nun aber, dem es aufgegeben ist, den

12 *JGB*, § 26.

13 Siehe *JGB*, § 218: «[…] studirt, ihr Psychologen, die Philosophie der ‹Regel› im Kampfe mit der ‹Ausnahme›: da habt ihr ein Schauspiel, gut genug für Götter und göttliche Boshaftigkeit! Oder noch deutlicher: treibt Vivisektion am ‹guten Menschen›, am ‹homo bonae voluntatis›…»

14 Siehe *JGB*, § 269: «Je mehr ein Psycholog – ein geborner, ein unvermeidlicher Psycholog und Seelen-Errather – sich den ausgesuchteren Fällen und Menschen zukehrt, um so grösser wird seine Gefahr, am Mitleiden zu ersticken: […] Die Verderbniss, das Zugrundegehen der höheren Menschen, der fremder gearteten Seelen ist nämlich die Regel: es ist schrecklich, eine solche Regel immer vor Augen zu haben. […] Man wird fast bei jedem Psychologen eine verrätherische Vorneigung und Lust am Umgange mit alltäglichen und wohlgeordneten Menschen wahrnehmen: daran verräth sich, dass er immer einer Heilung bedarf […]»

durchschnittlichen Menschen zu studieren, dem erweist der Cyniker einen dankbaren Dienst in Bezug auf die Erkenntnis der Regel «Mensch». Denn er verbirgt nicht seine Animalität, seine Gemeinheit und anerkennt sie, nicht nur für sich, sondern, durch einen geistigen Kitzel, auch vor Zeugen. Warum aber stellt der kurze Weg, der hier ein kurzer Weg zur Erkenntnis und nicht, wie es der Ausspruch des Kynikers Diogenes von Sinope will, zur Tugend ist, eine Erleichterung der Aufgabe für den Erkennenden dar? Er ist hier wohl zu deuten als eine Vorsichtsmassnahme gegen die Gefahr des Mitleids und des Ekels[15], aber ebenso gegen die Ansteckung durch die Gemeinheit.[16] Nun stellt der Cyniker allerdings nicht nur ein besonders lehrreicher Fall hinsichtlich der «Regel ‹Mensch›» dar, sondern als Cynismus auch eine Erkenntnisform, die bei Nietzsche, wenn auch mit Vorbehalten, auf Sympathien stiess. Bereits in einem Abschnitt in *Der Wanderer und sein Schatten* stellt sich Nietzsche hinsichtlich der Menschenkenntnis folgende Frage: «Der moderne Diogenes. – Bevor man den Menschen sucht, muss man die Laterne gefunden haben. – Wird es die Laterne des Cynikers sein müssen? –»[17]. Nietzsches Zurückhaltung in der Beantwortung dieser Frage kommt in *Jenseits von Gut und Böse* noch deutlicher zum Ausdruck. So heisst es dort:

> Cynismus ist die einzige Form, in welcher gemeine Seelen an Das streifen, was Redlichkeit ist; und der höhere Mensch hat bei jedem gröberen und feineren Cynismus die Ohren aufzumachen und sich jedes Mal Glück zu wünschen, wenn gerade vor ihm der Possenreisser ohne Scham oder der wissenschaftliche Satyr laut werden.[18]

Das cynische Denken wird hier ausgezeichnet, insofern es eine gewisse Nähe zur Redlichkeit, dieser für Nietzsche zentralen Tugend des freien Geistes,

---

15 In der Vorstufe war *JGB*, § 26 noch überschrieben mit «Von der Überwindung des Ekels». Ferner heisst es in *JGB*, § 26: «Wer nicht im Verkehr mit Menschen gelegentlich in allen Farben der Noth, grün und grau vor Ekel, Überdruss, Mitgefühl, Verdüsterung, Vereinsamung schillert, der ist gewiss kein Mensch höheren Geschmacks [...]».

16 *JGB*, § 284: «[...] die Einsamkeit ist bei uns eine Tugend, als ein sublimer Hang und Drang der Reinlichkeit, welcher erräth, wie es bei Berührung von Mensch und Mensch – ‹in Gesellschaft› – unvermeidlich-unreinlich zugehn muss. Jede Gemeinschaft macht, irgendwie, irgendwo, irgendwann – ‹gemein›.»

17 *WS*, § 18.

18 *JGB*, § 26.

aufweist. Für die gemeine Seele, und hier greift Nietzsche den Topos des Cynikers als Plebejer und Sklave auf, ist der Cynismus ein zeitweiliges Hilfsmittel gegen die eigene Verlogenheit. Diesen Cynismus schreibt Nietzsche im weiteren Verlauf des Abschnitts verschiedenen Typen zu. Am häufigsten geschieht es, dass

> der wissenschaftliche Kopf auf einen Affenleib, ein feiner Ausnahme-Verstand auf eine gemeine Seele gesetzt ist, – unter Ärzten und Moral-Physiologen namentlich kein seltenes Vorkommnis.[19]

Man wird dahinter vielleicht Paul Rée oder Herbert Spencer, oder zumindest die Moral-Genealogen und englischen Psychologen, wie sie in der Vorrede in *Zur Genealogie der Moral* beschrieben werden, vermuten dürfen.[20] Wodurch zeichnet sich nun diese Aufrichtigkeit des Cynismus aus, die der Redlichkeit zumindest nahe kommt? Es sind dies hauptsächlich zwei Punkte. Zum einen, dies wurde bereits angedeutet, redet der Cyniker ohne Entrüstung und ohne Erbitterung, nämlich vielmehr harmlos und, in Anführungszeichen, «schlecht» vom Menschen. Er redet, so kann man sagen, schamlos, ohne sich bei seiner Sicht auf den Menschen von gesellschaftlichen Konventionen leiten oder sich, und dies ist entscheidend, von der Moral das Wort verbieten zu lassen. Griechisch ausgedrückt ist der Cyniker *ainedai* und seine *parrhesia* verstösst gegen die *aidos*, also, nach dem Verständnis der griechischen Antike, gegen den Inbegriff der Sittlichkeit. Zum anderen, und damit einhergehend, ist die cynische Sicht auf die Regel «Mensch» bestimmt durch eine

---

19 *JGB*, § 26.

20 In *GM* I, § 1 schreibt Nietzsche, dass die englischen Psychologen selber interessant seien und formuliert in der Folge einige Verdachtsmomente hinsichtlich ihrer Motive, die sie immer dazu treibt, «die partie honteuse unsrer inneren Welt in den Vordergrund zu drängen und gerade dort das eigentliche Wirksame, Leitende, für die Entwicklung Entscheidende zu suchen, wo der intellektuelle Stolz des Menschen es am letzten zu finden *wünschte* [...]» Und Nietzsche schreibt weiter, er wünsche, «dass diese Forscher und Mikroskopiker der Seele im Grund tapfere, grossmüthige und stolze Thiere seien, welche [...] sich dazu erzogen haben, der Wahrheit alle Wünschbarkeit zu opfern, *jeder* Wahrheit, sogar der schlichten, herben, hässlichen, widrigen, unchristlichen, unmoralischen Wahrheit ...».

Reduktion auf die animalische Natur des Menschen. So heisst es im Abschnitt 26:

> Und wo nur Einer [...] vom Menschen redet als von einem Bauche mit zweierlei Bedürfnissen und einem Kopfe mit Einem; überall wo Jemand immer nur Hunger, Geschlechts-Begierde und Eitelkeit sieht, sucht und sehn will, als seien es die eigentlichen und einzigen Triebfedern der menschlichen Handlungen ; [...] da soll der Liebhaber der Erkenntnis fein und fleissig hinhorchen [...][21]

Der Cynismus scheint also insofern eine gewisse Wahrhaftigkeit beanspruchen zu dürfen, als dass er gerade den Menschen ohne moralische Verklärung zu erkennen sucht. So nahe dies auch an der Intention Nietzsches zu sein scheint, insofern hier der Cyniker den Menschen auf seine animalische Natur reduziert, so ist doch der Cynismus für Nietzsche nicht das Vorbild der Wahrhaftigkeit. Dieser Vorbehalt hat drei Gründe.

Erstens stellen die Cyniker selbst nur einen exemplarischen und besonders deutlichen Fall der Regel «Mensch» dar. Was der Cyniker inhaltlich über diese Regel zu sagen hat, scheint weniger relevant. Interessant ist er als Typus. Dies lässt sich daran erkennen, dass Nietzsche im obigen Zitat schreibt, dass der «Liebhaber der Erkenntnis» dort fein zuhören soll, wo jemand nur Hunger, Geschlechts-Begierde und Eitelkeit sehen *will.* Das «will» ist dabei hervorgehoben, womit der Fokus stärker auf die Person gelegt wird, die etwas in einer bestimmten Weise sehen will und weniger darauf, was sie sieht. Zweitens spricht der Cyniker «schlecht» vom Menschen und scheint dadurch zu beschämen. Nach Nietzsche verrät der Cyniker durch seinen Drang zu beschämen gerade seine eigene Niedrigkeit und Schlechtigkeit.[22] Es wird weiter unten noch zu zeigen sein, inwiefern sich die beschämende Schamlosigkeit des Cynikers von einer redlichen Schamlosigkeit des freien Geistes abgrenzt. Der dritte und letzte Punkt, warum der Cynismus als Erkenntnisform nicht mit der Tugend der Redlichkeit verwechselt werden darf, besteht darin, dass er *zu wenig* Scham hat. So äussert

---

21 *JGB*, § 26.

22 Nietzsche weist das Beschämen als unmenschlich zurück. So z. B. in *FW*, § 273: «*Wen nennst du schlecht?* Den, der immer beschämen will.» Und in *FW*, § 274: «*Was ist dir das Menschlichste?* Jemandem Scham ersparen.»

sich Nietzsche äusserst kritisch über die Schamlosigkeit der Gelehrten und Wissenschaftler, welche in Abschnitt 26 von *Jenseits von Gut und Böse* «Ärzte» und «Moral-Physiologen» genannt werden. So heisst es zum Beispiel in Abschnitt 263:

> Es ist Viel erreicht, wenn der grossen Menge [...] jenes Gefühl endlich angezüchtet ist, dass sie nicht an Alles rühren dürfe; dass es heilige Erlebnisse giebt, vor denen sie die Schuhe auszuziehn und die unsaubere Hand fern zu halten hat, – es ist beinahe ihre höchste Steigerung zur Menschlichkeit. Umgekehrt wirkt an den sogenannten Gebildeten, den Gläubigen der «modernen Ideen», vielleicht Nichts so ekelerregend, als ihr Mangel an Scham, ihre bequeme Frechheit des Auges und der Hand, mit der von ihnen an Alles gerührt, geleckt, getastet wird [...][23]

Diese drei Punkte scheinen darauf hinzudeuten, dass Nietzsche sich in *Jenseits von Gut und Böse* gänzlich von den Cynikern distanziert und ihnen hinsichtlich der Menschenkenntnis nur einen mittelbaren Wert für den Philosophen zuschreibt, insofern sie ihm seine Aufgabe erleichtern. Es wird hier ersichtlich, dass sich Nietzsches Redlichkeit in einer Spannung zwischen Scham und Schamlosigkeit hält und sich dadurch von den modernen Gelehrten, den «Ärzten» und «Moral-Physiologen» abgrenzt.[24] Wir können hier hinsichtlich unserer Ausgangsfrage vorläufig festhalten, dass es in *Jenseits von Gut und Böse* eine Form von Scham ist, die Nietzsche davon abhält, «medi-cynisch» zu werden.

III Cynismus, Parrhesia und die Überwindung der Scham

Der zweite Teil hat gezeigt, dass der als Arzt oder Moral-Physiologe redende Cyniker insofern an die Redlichkeit streift, als dass er vom durchschnittlichen Menschen, von der Regel «Mensch» zeugt und zwar unverhüllt durch moralische Verkleidungen. Dies rückt den Cyniker nahe an Nietzsches Psycho-Physiologie, deren Aufgabe nach Abschnitt 230 im Folgenden besteht:

---

23 *JGB*, § 263.

24 Zur Spannung zwischen Scham und Schamlosigkeit siehe Gerard Visser «Nietzsche. Tussen schaamte en schaamteloosheid», *Tijdschrift voor Filosofie*, 42(3), 1980, S. 443–481.

> Den Menschen nämlich zurückübersetzen in die Natur; über die vielen eitlen und schwärmerischen Deutungen und Nebensinne Herr werden, welche bisher über jenen ewigen Grundtext homo natura gekritzelt und gemalt wurde [...][25]

Mit dieser Aufgabe stellt sich der freie Geist «jenseits von Gut und Böse», und die Redlichkeit des freien Geistes teilt mit dem Cynismus die Einsicht, dass in Bezug auf die Erkenntnis die Scham ein Hemmnis und deren Überwindung eine Herausforderung für den Erkennenden darstellt. Diese Analyse teilt auch Bracht Branham, wenn er schreibt:

> Nietzsche's interest in Cynicism as a philosophical option [...] leads him to embrace the shamelessness of the Cynic *parrhesiast* as a model of enlightened truth-telling about the animal nature of man, and ultimately to identify himself literally with the biting laughter of the dog-philosopher [...][26]

Bracht Branham formuliert die These, dass Nietzsche die philosophische Option des Cynismus für sich in Betracht zieht und damit auch die Schamlosigkeit und cynische Parrhesia annimmt und gutheisst. Im Folgenden soll diese These überprüft werden, indem einerseits nach der mutmasslichen Schamlosigkeit von Nietzsches Redlichkeit (1.) und andererseits nach deren Verhältnis zur Praxis der Parrhesia (2.) gefragt wird. Es wird sich zeigen, dass sich dadurch in Hinblick auf Nietzsches Verhältnis zum Cynismus als philosophische Haltung ein differenzierteres Bild ergibt, als dies Bracht Branham nahelegt.[27]

(1.) Nietzsche weist an mehreren Stellen auf die Verbindung von Erkenntnis und dem Phänomen der Scham hin. So heisst es in einer Sentenz in *Jenseits von Gut und Böse*: «Der Reiz der Erkenntnis wäre gering, wenn

---

25 *JGB*, § 230.

26 Robert Bracht Branham «Nietzsche's Cynicism: Uppercase or lowercase?», in *Nietzsche and Antiquity. His Reaction and Response to the Classical Tradition*, Paul Bishop (Hg.), New York, Camden House, 2004, S. 180. Der letzte Satz, wonach sich Nietzsche mit dem Lachen des Cynikers *identifiziert*, muss gemäss den obigen Ausführungen im ersten Teil relativiert werden. Diesbezüglich hegt Nietzsche gegenüber dem Cynismus als möglicher philosophischer Weltsicht starke Vorbehalte.

27 Das heisst freilich nicht, dass Bracht Branham in seinem Aufsatz nicht eine differenzierte Analyse von Nietzsches Bezugnahmen auf den Cynismus gibt.

nicht auf dem Wege zu ihr so viel Scham zu überwinden wäre»[28]. Nietzsche deutet die Überwindung der Scham als ein Ansporn des Erkennens und greift damit ein aufklärerisches Element des Cynismus auf. Nietzsche sieht darin allerding nicht nur eine Hemmung, sondern auch einen eigentümlichen Reiz der Erkenntnis. Damit ist zum einen gesagt, dass die Erkenntnis gewisser Dinge durch die Scham behindert wurde, gerade aber diese verhüllende, verbergende Scham zur Erkenntnis reizt. Diese Psychologie deckt sich mit der des «nitimur in vetitum». Zur Redlichkeit gehört demnach eine Überwindung der Scham und eine Schamlosigkeit, die einen zusätzlichen Reiz für den Erkennenden bedeutet.[29]

Die Aufgabe, den Menschen in die Natur zurückzuübersetzen, ihn zu vernatürlichen, geht somit mit einer Überwindung von Schamschranken einher.[30] Der Denker soll die Scham verlernen, welche die Instinkte und Triebe des Getiers «Mensch» verneinen möchte und ihm einredet: «du bist mehr! du bist höher! Du bist anderer Herkunft!»[31]. Eine Nachlassstelle von 1887 führt dies weiter aus:

> Man soll das Reich der Moralität Schritt für Schritt verkleinern und eingrenzen; man soll die Namen für die eigentlichen hier arbeitenden Instinkte an's Licht ziehen und zu Ehren bringen, nachdem sie die längste Zeit unter heuchlerischen Tugendnamen versteckt wurden; man soll aus Scham vor seiner immer gebieterischer

---

28 *JGB*, § 65.

29 In *KSA* 13, 15 [52] hält Nietzsche fest: «alles, was auf Ehrfurcht sich gründet, bedarf, um bekämpft zu werden, seitens der Angreifenden eine gewisse verwegene, rücksichtslose, selbst schamlose Gesinnung … Erwägt man nun, dass die Menschheit seit Jahrtausenden nur Irrthümer als Wahrheiten geheiligt hat, dass sie selbst jede Kritik derselben als Zeichen der schlechten Gesinnung brandmarkte, so muss man mit Bedauern sich eingestehen, dass eine gute Anzahl *Immoralitäten* nöthig war, um die Initiative zum Angriff, will sagen zur *Vernunft* zu geben …».

30 In *GM* II, § 7 werden der «müde pessimistische Blick, das Misstrauen zum Räthsel des Lebens» und «das eisige Nein des Ekels am Leben» als Sumpflanzen bezeichnet, die erst in einem Sumpf gedeihen können. Mit diesem Sumpf meint Nietzsche «die krankhafte Verzärtlichung und Vermoralisirung, vermöge deren das Gethier ‹Mensch› sich schliesslich aller seiner Instinkte schämen lernt».

31 *JGB*, § 230.

redenden «Redlichkeit» die Scham verlernen, welche die natürlichen Instinkte verleugnen und weglügen möchte.[32]

Nietzsche hält darin Forderungen fest, die, so kann man annehmen, aufeinander bezogen werden. Das «Reich der Moralität» verkleinern bedeutet, die Instinkte und Triebe ans Licht zu bringen und zu benennen, die bisher mit dem Namen einer Tugend geadelt und moralisch verklärt wurden. Allerdings scheint dabei eine Scham im Wege zu stehen, die gerade die Natürlichkeit des Menschen, das heisst seine Triebe und Instinkte, weglügen möchte. Die Überwindung dieser Scham wird angetrieben durch die Scham vor der eigenen, «immer gebieterischer redenden ‹Redlichkeit›». Wir wollen hier danach fragen, was mit einer «Scham vor der Redlichkeit» gemeint ist und zeigen, dass sich vielleicht dadurch die freien Geister von den Cynikern aus Abschnitt 26 unterscheiden.

Man könnte vielleicht zunächst vermuten, dass «Scham vor der Redlichkeit» hier eine Art venerative Scham bedeutet, etwa im Sinne einer Ehrfurcht vor der Redlichkeit. Diese Lesart scheint zwar naheliegend, doch regt sich der Verdacht, dass sich diese Formulierung angesichts Nietzsches Problematisierung des Willens zur Wahrheit allzu sehr mit dem klassischen philosophischen Topos der nackten Wahrheit deckt. Betrachtet man die Formulierung «Scham vor der Redlichkeit», so weist dies zunächst darauf hin, dass die Redlichkeit hier eine Instanz oder Autorität bezeichnet, vor der man Scham hat und die ein adhortatives Moment enthält. Allerdings wird man zu weit gehen, wenn man hier das Verhältnis zwischen dem freien Geist und seiner Redlichkeit, das mittels der Scham ausgedrückt wird, durch die Ehrfurcht oder Achtung ersetzt. Dieses Moment mag zwar ebenfalls enthalten sein, doch wird es dabei einseitig überbetont. Es soll hier eine andere Interpretation vorgeschlagen werden, die zeigt, dass es sich bei den zwei Nennungen der Scham – «Scham vor der Redlichkeit» einerseits und «Scham, welche die Instinkte verleugnet», andererseits – nicht zwingend um zwei verschiedene Formen der Scham handelt.[33] Der Fokus liegt dabei hauptsächlich auf der Haltung des freien Geistes seiner Redlichkeit gegenüber.

---

32 *KSA* 12, 10 [45].

33 Diese Ansicht vertritt Paul van Tongeren «Nietzsches Hermeneutik der Scham», *Nietzsche-Studien*, Bd. 36, 2007, S. 151: «Aber neben der (negativen) Scham (*aischynè*)

Das andere Moment dieser Scham vor der Redlichkeit liegt in der Erkenntnis des freien Geistes, dass er etwas ist oder an etwas gebunden ist, von dem er sich frei denken möchte. Die Scham drückt hier ein schmerzliches Erleben aus und nicht nur eine achtungsvolle Ehrfurcht vor etwas, das geehrt wird. Der Gedanke und die Struktur der Forderung: «Man soll aus Scham vor seiner immer gebieterischer redenden ‹Redlichkeit› die Scham verlernen, welche die natürlichen Instinkte verleugnen und weglügen möchte» könnte wie folgt formuliert werden: Das Reich der Moralität behauptet und verteidigt sich gegen das Aufdecken der natürlichen Instinkte mittels der Scham. Diese Scham soll verlernt werden. Das Sollen ist nicht nur durch die Redlichkeit, sondern durch die Scham vor der Redlichkeit bestimmt. Diese Scham ist eine Scham angesichts des Rests Moralität in der eigenen Redlichkeit.[34] Der freie Geist schämt sich seiner dem moralischen Bereich zugehörigen Redlichkeit, und diese Scham vor der gebietenden Redlichkeit hält ihn dazu an, die Scham vor dem natürlichen Bereich zu verlernen. Anders gesagt: Der freie Geist soll aus Scham vor dem Moralischen, die Scham vor dem Natürlichen verlernen. Dies bedeutet aber auch, dass die überwundene Scham, welche die natürlichen Instinkte im Bereich der Moral entlarvt, auch jene natürlichen Instinkte derjenigen Moralität aufdeckt, derer sich der freie Geist als letztes noch schämt. Vielleicht ist damit eine Überwindung der Scham durch Scham angezeigt. Diese Bewegung führt zu einer gewissen, wenn auch nicht endgültigen Befreiung. Wenn die Redlichkeit als moralisches Phänomen gefasst wird, so muss sich die Forderung, dass man «das

über Unwahrhaftigkeit gibt es auch die positive Scham (*aidos*) vor der Ehrlichkeit: ‹man soll aus Scham vor seiner immer gebieterischer redenden «Redlichkeit» die Scham verlernen, welche die natürlichen Instinkte verleugnen und weglügen möchte. Diese ‹positive› Scham ist wichtiger und sie kann mit Auszeichnung als die ‹Tugend› des Denkers bezeichnet werden.»

34 Es kann an dieser Stelle nicht näher auf die Redlichkeit als selbstunterminierendes moralisches Ideal eingegangen werden. Siehe dazu Volker Gerhardt «Die Moral des Immoralismus. Nietzsche Beitrag zu einer Grundlegung der Ethik», in *Die Funken des freien Geistes. Neuere Aufsätze zu Nietzsches Philosophie der Zukunft*, Volker Gerhadt (Hg.), Berlin/New York, Walter de Gruyter, 2011, S. 193–223 und Paul van Tongeren *Die Moral von Nietzsches Moralkritik. Studie zu* Jenseits von Gut und Böse, Bonn, Bouvier, 1989.

Reich der Moralität Schritt für Schritt eingrenzen» und «die Namen für die eigentlichen hier arbeitenden Instinkte an's Licht ziehen und zu Ehren bringen» soll, auch auf die Redlichkeit selbst beziehen. Auf diese Weise ist auch die Mahnung an die freien Geister in Abschnitt 227 zu verstehen, dafür zu sorgen, dass die Redlichkeit «nicht unsre Eitelkeit, unser Putz und Prunk, unsre Grenze, unsre Dummheit werde!»[35] Die Scham des freien Geistes wäre dann als Gegenstück zur Eitelkeit und Stolz hinsichtlich der Redlichkeit zu verstehen. Die Scham vor der Redlichkeit schafft damit eine Distanz zu dieser Tugend und verhindert, dass der freie Geist mit seiner Redlichkeit zu einem moralischen Ungeheuer wird.

Diese Ausführungen zur Tugend der Redlichkeit zeigen auf, dass Nietzsche die cynische Schamlosigkeit nur bedingt gutheisst. Zwar reizt auch den Cyniker die Überwindung der Scham zur Erkenntnis, wobei er die Scham vor der Natürlichkeit des Menschen ablegt, doch handelt es sich dabei um einen «indiskreten Bock und Affen», der Lust daran hat, zu beschämen. Mehr noch: Er beschämt sich selbst und geniesst es, sich auf dem eigenen Mist zu wälzen. Dadurch unterscheidet sich der Cyniker als «gemeine Seele» von dem höheren und vornehmen Menschen, der «Ehrfurcht vor sich»[36] hat und es versteht, «nicht an falscher Stelle Psychologie und Neugierde zu treiben»[37]. Bei den freien Geistern hingegen wird die Überwindung der moralischen Scham zu Gunsten einer Psycho-Physiologie von einer Scham vor der eigenen Redlichkeit geboten. Es scheint diese Scham zu sein, die den freien Geist davor bewahrt, sich selbst und vor Zeugen zu beschämen. Damit wird eine Bewegung des Denkens in Gang gesetzt, das sich zu sich selbst in Distanz setzt, aber zugleich bewahrt.

Wir haben damit nun zeigen können, warum die Cyniker als gemeine Seelen nur an die Redlichkeit streifen und dass Nietzsche die Schamlosigkeit des Cynismus als philosophische Option letztlich zurückweist. Wir können damit nun zum zweiten Punkt unserer Untersuchung, dem Begriff der Parrhesia übergehen.

35 *JGB*, § 227.

36 *JGB*, § 287.

37 *JGB*, § 270.

(2.) Im Folgenden soll gezeigt werden, dass es, in Übereinstimmung mit Bracht Branham einige Anhaltspunkte gibt, dass Nietzsche in *Jenseits von Gut und Böse* seine Redlichkeit als eine Form der Parrhesia auffasst, die allerdings aufgrund der obigen Ausführungen nur eingeschränkt mit dem Cynismus zu identifizieren ist. Es wird die These vertreten, dass Nietzsches Ausführungen zum «Weib an sich» im siebten Hauptstück (Aphorismen 232–239) eine exhibitionistische Geste darstellen, insofern eine Redlichkeit als Wahrsprechen vorgeführt wird.[38] Dieser Exhibitionismus wird mittels des Begriffs der Parrhesia auf die Scham hin untersucht[39]. Wir werden uns dabei auf eine Auslegung des Abschnitts 231, der eine Art Einleitung zum nachfolgenden Abschnitt darstellt, beschränken. Der Abschnitt 231 beginnt mit der

38 Siehe Jean-Luc Nancy «‹Unsre Redlichkeit› (Über Wahrheit im moralischen Sinn bei Nietzsche)», in *Nietzsche aus Frankreich*, Werner Hammacher (Hg.), Frankfurt a.M./Berlin, Philo Verlagsgesellschaft, 2003, S. 233: «Genauer: jene Redlichkeit, die in *Ecce homo* gipfelt, vollzieht sich durch die Exhibition: die Ausstellung und die Demaskierung eines Subjektes – und also durch die Exhibition eines Schauspielers, ohne dabei eine gewisse Schauspielerei auszuschliessen –: eines Subjekts, sofern es die Wahrheit des in aller Wertung tätigen Wertenden ist [...]» Siehe Éric Blondel «Ruminations. Notes de lecture sur quelques aphorismes de Nietzsche», in *Lectures de Nietzsche*, Jean-François Balaudé / Patrick Wotling (Hg.), Paris, 2000, S. 401: «La connaissance, donc, nargue le plaisir banal et la pudeur: elle est le curieux plaisir d'aller au-delà d'un déplaisir. [...] Mais pourquoi parler de pudeur? La pudeur, c'est la crainte devant la révélation de ce qu'il vaut mieux tenir caché, qu'il s'agisse de mes secrets, de ma vie personnelle, sensible, privée ou de mon intimité corporelle et de mon corps. [...] La connaissance, dit-il ici, dans son acception la plus profonde – et il entend par là la psychologie, la généalogie, voire la philosophie –, est voyeurisme et exhibitionnisme, au fond; il faut montrer et révéler ce que l'on veut tenir caché.»

39 Zur Bedeutung der Parrhesia in der Antike siehe: Arnaldo Momigliano «Freedom of Speech in Antiquity», in *Dictionary of the History of Ideas: Studies of Selected Pivotal Ideas*, Philip P. Wiener (Hg.), Bd. 2, New York, C. Scribner's Sons, 1973–74, S. 252–263 und Arlene W. Saxonhouse *Free Speech and Democracy in Ancient Athens*, Cambridge, CUP, 2006. Besonders prominent wurde die Parrhesia in Bezug auf die Frage nach dem Verhältnis von Wahrheit und Subjekt von Foucault in mehreren seiner späten Vorlesungen in den 80er Jahren diskutiert. Zum einen die Vorlesungen im Herbst 1983 an der Universität Berkeley/Kalifornien, die unter dem Titel *Diskurs und Wahrheit* auf Deutsch erschien und zum anderen zwei Vorlesungen von 1983/84, die Foucault am Collège de France in Paris hielt, erschienen als *Mut zur Wahrheit*.

Feststellung, dass das Lernen, wie auch die Ernährung, nicht bloss erhält, sondern uns verwandelt. Diese Verwandlungs- und Wandelbarkeit des Geistes kontrastiert mit etwas Unbelehrbarem, einem «Granit von geistigem Fatum». Das heisst:

> [...] im Grunde von uns, ganz «da unten», giebt es freilich etwas Unbelehrbares, einen Granit von geistigem Fatum, von vorherbestimmter Entscheidung und Antwort auf vorherbestimmte ausgelesene Fragen. Bei jedem kardinalen Probleme redet ein unwandelbares «das bin ich»; über Mann und Weib zum Beispiel kann ein Denker nicht umlernen, sondern nur auslernen, – nur zu Ende entdecken, was darüber bei ihm «feststeht».[40]

In der Folge wird das Auslernen in einen zeitlichen Ablauf gebracht, wobei man zwar «bei Zeiten» zu gewissen «Lösungen von Problemen» kommt und diese dann seine Überzeugungen nennt, später aber ...

> [...] sieht man in ihnen nur Fusstapfen zur Selbsterkenntnis, Wegweiser zum Probleme, das wir *sind*, – richtiger, zur grossen Dummheit, die wir sind, zu unserem geistigen Fatum, zum *Unbelehrbaren* ganz «da unten».[41]

Der Weg zur Antwort auf vorherbestimmte Fragen und zur Lösung von kardinalen Problemen, der über die Selbsterkenntnis führt, ist allerdings nicht so geradlinig und ungebrochen, wie es auf den ersten Blick erscheinen mag. Wenn Nietzsche sagt, dass bei jedem kardinalen Problem ein «das bin ich» mitspricht, so muss die Lösung von diesen Problemen in dem zu finden sein, was einen auszeichnet und was die eigenen «Überzeugungen» sind. Allerdings führt diese Bewegung zu einem grundlegenderen Problem, nämlich «zum Probleme, das wir *sind*». Die Lösungen dieses Problems mögen «uns» zwar «starken Glauben» machen, insofern sie vielleicht Zeugnis von der Art der «freien Geister» ablegen, doch sind auch diese nur Ausdruck der «grossen Dummheit», die wir sind. Am Schluss des Abschnitts schreibt Nietzsche:

> Auf diese reichliche Artigkeit hin, wie ich sie eben gegen mich selbst begangen habe, wird es mir vielleicht eher schon gestattet sein, über das «Weib an sich» einige

40 *JGB*, § 231.
41 *JGB*, § 231.

> Wahrheiten herauszusagen: gesetzt, dass man es von vornherein nunmehr weiss, wie sehr es eben nur – *meine* Wahrheiten sind.[42]

Es ist aufgrund des bisher Gesagten zweifelhaft, ob es sich bei diesen Wahrheiten um eine endgültige Mitteilung von Wahrheiten der erlangten Selbsterkenntnis handelt. Es bleibt in gewisser Weise offen, welchen Status diese Wahrheiten in Hinblick auf die Selbsterkenntnis haben. Dennoch: Nietzsche weist sie explizit als seine Wahrheiten aus, die er sich gestattet, über das «Weib an sich» zu äussern.

Das Verb «heraussagen» scheint auf ein Moment der Redlichkeit zu verweisen, insofern es dabei auch um die Mitteilung geht. Das Heraussagen, wie sie Nietzsche in Abschnitt 231 ankündigt, sei ihm erlaubt, weil er mit seinen Ausführungen und seinem Bekenntnis, dass es «etwas Unbelehrbares, einen Granit von geistigem Fatum, von vorherbestimmter Entscheidung und Antwort auf vorherbestimmte ausgelesene Fragen» giebt, eine «reichliche Artigkeit» gegen sich selbst begangen hat. Diese performative Art der Redlichkeit, das Wahrsprechen, soll nun anhand des Begriffs «Parrhesia» näher betrachtet werden.[43]

Sowohl Foucault als auch Nehamas führen *parrhêsia* etymologisch auf «pan» (alles) und «rhema» (das Gesagte) zurück und weisen darauf hin, dass die geläufige Übersetzung im Englischen «free speech» die Parrhesia allzu sehr in die Nähe eines Rechts im Sinne der Redefreiheit rückt.[44] Demge-

42 *JGB*, § 231.

43 Siehe Nina Tolksdorf «Riskante Redlichkeit – Wahrsprechen in Nietzsches *Also sprach Zarathustra*», in *Nietzsche als Kritiker und Denker der Transformation*, Sigridur Thorgeirsdottir / Helmut Heit (Hg.), Berlin/Boston, Walter de Guyter, 2016, S. 37–48.

44 Siehe Michel Foucault *Diskurs und Wahrheit: Die Problematisierung der Parrhesia: 6 Vorlesungen, gehalten im Herbst 1983 an der Universität von Berkeley/Kalifornien*, Joseph Pearson (Hg.), Mira Köller (Übers.), Berlin, Merve-Verlag, 1996, S. 10 und Alexander Nehamas *The Art of Living: Socratic Reflections from Plato to Foucault*, Berkeley, University of California Press, 1998, S. 164. Zur Unterscheidung von Parrhesia und Redefreiheit siehe Arnaldo Momigliano «Freedom of Speech in Antiquity», in *Dictionary of the History of Ideas: Studies of Selected Pivotal Ideas*, Philip P. Wiener (Hg.), Bd. 2, New York, C. Scribner's Sons, 1973–74, S. 260: «Isêgoria implied equality of freedom of speech, but did not necessarily imply the right to say everything. On the other hand, parrhê-

genüber lege der antike Begriff den Schwerpunkt eher auf einer Praktik des Wahrsprechens, das heisst, auf die Äusserung der eigenen, wahren Meinungen.[45] Den Unterschied hebt Saxonhouse wie folgt hervor:

> By allowing the anachronistic language of rights to surface in a consideration of the ancient pattern of *parrhêsia*, one loses two important aspects of this practice: 1) the daring and courageous quality of the practice; those who spoke openly in Athens may have been at risk of legal action if they spoke on behalf of proposals contrary to the established laws and if they questioned the fundamental principles of their system of government; and 2) the unveiling aspects of the practice that entailed the exposure of one's true thoughts, the resistance to hiding what is true because of deference to a hierarchical social and political world or a concern with how one appears before the gaze of others, that is, shame. [...] *Parrhêsia* is, we can say, the democratic practice of shamelessness. [...] As an unveiling practice, free/frank speech, the «saying all», is the opposite of shame [...] Shame hides and covers while *parrhêsia* opens and reveals.[46]

Unschwer sind in Nietzsches Redlichkeit die beiden Elemente des Mutes und der Schamlosigkeit wieder erkennbar, und dennoch wird man sagen müssen, dass die Redlichkeit als Parrhesia, wie sie im Abschnitt 231 eingeleitet und angekündigt wird, nur weniges mit der Praxis des Cynismus gemein hat. Was die beiden trennt ist zum einen, dass die Redlichkeit bei Nietzsche durch die Scham zu Einsicht und Aufklärung über sich selbst gelangt. Nietzsches Überwindung der moralischen Scham unterscheidet sich von der beschämenden Schamlosigkeit des Cynikers dadurch, dass sie von einer Scham vor der Redlichkeit geführt ist. Zum anderen ist Bracht Branham

---

sia looks like a word invented by a vigorous many for whom democratic life meant freedom from traditional inhibitions of speech.»

45 Arlene W. Saxonhouse *Free Speech and Democracy in Ancient Athens*, Cambridge, CUP, 2006, S. 88. Fn. 12 weist auf Bernard Williams (*Truth and Truthfulness. An Essay in Genealogy*, Princeton, PUP, 2002, S. 11–12) hin, der ohne die Parrhesia explizit zu nennen, den Begriff wie folgt auf den Punkt bringt: «Truthfulness implies a respect for the truth [...] you do the best you can to acquire true beliefs, and what you say reveals what you believe [...]».

46 Arlene W. Saxonhouse *Free Speech and Democracy in Ancient Athens*, Cambridge, CUP, 2006, S. 88 f.

durchaus Recht zu geben, wenn er als ein Element dieser Redlichkeit das Wahrsprechen hervorhebt, das an die cynische Praxis der Parrhesia anknüpft. Allerdings wird man bei diesem Wahrsprechen berücksichtigen müssen, dass es sich dabei nur um eine «persönliche» Wahrheit über das Wesen einer Sache handelt.

IV Schlussfolgerung

Der Aufsatz hat auf einen zweifachen Zusammenhang zwischen Cynismus und Medizin hingewiesen. Es wurde gezeigt, dass Nietzsche den Cynismus in *Vom Nutzen und Nachtheil der Historie für das Leben* als eines krankhaften und schwachen Zustandes, dessen Ursache ein Übermass der Historie ist, bewertet. In *Jenseits von Gut und Böse* hingegen stellt der Cynismus eine zukünftige Diätetik angesichts «unserer grossen Tugend des historischen Sinns» dar. Im Anschluss wurde aufgezeigt, dass Nietzsche die Figur des Cynikers auch in die Nähe «unserer» Tugend der Redlichkeit rückt, sich aber angesichts der Schamlosigkeit der cynischen Ärzte und Moral-Physiologen davon abgrenzt. Nietzsches Redlichkeit teilt zwar mit dem Cyniker die Überwindung der moralischen Scham, doch ist es wiederum eine Scham angesichts der eigenen Tugend der Redlichkeit, die von der Beschämung und Selbstverkleinerung des Menschen abhält. Allerdings, dies wurde anhand der Praxis der Parrhesia gezeigt, neigt Nietzsche dazu, seine eigenen Wahrheiten zu entblössen. Wenn er ankündigt, seine Wahrheiten über das «Weib an sich» herauszusagen, so lässt sich dies als eine exhibitionistische Geste deuten, wodurch die Tugend der Redlichkeit unverhüllt dar- und ausgestellt wird.

In *Jenseits von Gut und Böse* teilen also zwar sowohl die Tugend des historischen Sinns als auch die Redlichkeit einige Elemente mit dem Cynismus und der Figur des Cynikers, und dennoch scheint es unangebracht, Nietzsche schlichtweg als einen Neo-Cyniker zu lesen. Nietzsche weist deutlich genug darauf hin, dass er gute Gründe hat, auch angesichts der Aufgabe einer Vernatürlichung des Menschen und einer redlichen Psycho-Physiologie nicht «medi-cynisch» zu werden.

Philosophy as therapy: Nietzsche's revaluation of hellenistic *therapeia*

Marta Faustino

This essay discusses Nietzsche's ambivalent stance towards the Ancient tradition of thought that understood philosophy as a kind of therapy. While on the one hand his conception of the philosopher as a "physician of culture" was clearly influenced by his study of Hellenistic philosophy, on the other hand Nietzsche holds previous physicians – including philosophical ones – to a great extent responsible for the cultural sickness he diagnoses. After outlining both the similarities and the dissimilarities between Nietzsche's therapeutic endeavour and the Hellenistic therapies of the soul, the article presents, from a Nietzschean point of view, the basic conditions for, and features of, a truly prophylactic philosophy.

I Introduction

Nietzsche's relationship with philosophers from the Hellenistic tradition was complex and ambivalent from the start, retaining its ambiguity from the earlier texts to the end of his productive life. While on the one hand he praised the practical wisdom expressed in the philosophies from this period and the particular way in which philosophers committed their lives to them, on the other hand he also saw them as clear signs and expressions of the degeneration and decline of Greek culture and philosophy. Thus, despite their extraordinary influence on his thought and the admiration he often expresses towards some of their representatives, Nietzsche is also extremely critical of the schools from this period, not so much because of the conceptual elements that separate them, but rather because of the characteristics and features that they share. This ambivalence becomes all the more interesting when we consider that, as a "physician of culture"[1], Nietzsche drew inspira-

1 Cf. *KSA* 7, 23 [15] and *KSA* 7, 30 [8]. On Nietzsche as a "physician of culture", see especially Daniel Ahern *Nietzsche as Cultural Physician*, Pennsylvania, The Pennsylvania

tion for his own conception and practice of philosophy precisely from this tradition of thought.[2]

In this essay, I would like to discuss Nietzsche's evaluation of the Hellenistic schools precisely from the standpoint of a "philosophical physician"[3] who evaluates other philosophers with the same therapeutic orientation. This perspective seems particularly relevant insofar as it is precisely in this regard that Nietzsche's evaluation of Hellenistic philosophers reaches the maximum level of ambivalence. While on the one hand his conception of the philosopher as a "physician of culture" was clearly influenced by his study of Greek philosophy, on the other hand it is well known that Nietzsche was highly critical of previous physicians – including philosophical ones – and held them to a great extent responsible for the cultural sickness he diagnoses. This essay will thus track Nietzsche's revaluation of Hellenistic *therapeia*. Following Nietzsche's hints in his earlier texts on the subject, I begin by outlining the basic traits of the Hellenistic conception of philosophy, focusing particularly on the two schools that seem to have had the greatest impact on Nietzsche's thought – namely the Stoics and the Epicureans – and complementing Nietzsche's insights into these texts with Hadot's and Foucault's

---

University Press, 1995; Patrick Wotling *Nietzsche et le problème de la civilisation*, Paris, PUF, 1995, pp. 111–135; Paul van Tongeren "Vom 'Arzt der Cultur' zum 'Arzt und Kranken in einer Person'. Eine Hypothese zur Entwicklung Nietzsches als Philosoph der Kultur(en)", in *Nietzsche – Philosoph der Kultur(en)?*, Andreas Urs Sommer (ed.), Berlin/New York, De Gruyter, 2008, pp. 11–29.

2 On the influence of Hellenistic philosophers in Nietzsche's thought, see Martha Nussbaum "Pity and Mercy: Nietzsche's Stoicism", in *Nietzsche, Genealogy, Morality: Essays on Nietzsche's* On the Genealogy of Morals, Richard Schacht (ed.), Berkeley/Los Angeles/London, University of California Press, 1994, pp. 139–167; Andrea Bertino "Nietzsche und die hellenistische Philosophie. Der Übermensch und der Weise", *Nietzsche-Studien*, Bd. 36, 2007, pp. 95–130; Michael Ure *Nietzsche's Therapy – Self-Cultivation in the Middle Works*, New York, Lexington Books, 2008; Keith Ansell Pearson "For Mortal Souls: Philosophy and *Therapeia* in Nietzsche's Dawn", in *Philosophy as Therapeia*, Jonardon Ganeri & Clare Carlisle (eds.), Royal Institute of Philosophy Supplement, 66, 2010, pp. 137–163; Jessica Berry *Nietzsche and the Ancient Skeptical Tradition*, Oxford, Oxford University Press, 2011.

3 *The Gay Science*, trans. Josefine Nauckhoff, Cambridge, Cambridge University Press, 2008, "Preface" / *FW*, "Vorrede", § 2.

famous characterizations of this philosophical tradition (Section II). I then outline Nietzsche's criticism of both schools, contrasting his own therapeutic model with the model originally proposed by this tradition. It should become clear that Nietzsche's main points of criticism of both the Stoics and the Epicureans are very similar to those he would go on to raise against Christianity and as such concern the very idea of therapy as traditionally conceived (Section III)[4]. Finally, I infer more specific conclusions from Nietzsche's general revaluation of Hellenistic therapies and I determine from a Nietzschean point of view the basic conditions for, and features of, a truly prophylactic philosophy (Section IV).

II Nietzsche's reading and evaluation of Hellenistic philosophy

Nietzsche begins dealing with the Hellenistic philosophers early on in his work, namely in the context of his first studies of Ancient philosophy. Even though there is already evidence of his ambivalence toward the Hellenistic period at this time, it is interesting to note that in these earlier texts on the Greeks, as well as in the fragments from the same period, we mostly find positive remarks on both the Stoics and the Epicureans. In *Philosophy in the Tragic Age of the Greeks*, for example, Nietzsche names the Stoics as an example of "living philosophically with that simple loyalty which compelled an ancient, no matter where he was or what he was doing", in contrast to modern times, when nobody ventures "to fulfil philosophy's law with his own person" and philosophy is largely dependent on and determined by

4 Nietzsche frequently places the Stoics, the Epicureans and Christians in the same group (or treats Christians as Epicureans, or Stoic ideals as Christian ideals, etc.). Cf. for example *The Gay Science* / *FW*, § 370: "Thus I gradually came to understand Epicurus, the antithesis of a Dionysian pessimist, and equally the 'Christian', who really is simply a kind of Epicurean and, like him, essentially a romantic […]." Cf. also *KSA* 9, 7 [217]; *KSA* 10, 7 [97]; *KSA* 11, 44 [6].

"governments, churches, academies, custom, fashion and human cowardice, all of which limit it to a fake learnedness"[5].

This may very well have been the aspect of Nietzsche's assessment of both the Stoics and the Epicureans that remained constant throughout his work, something he continued to admire even after and beyond the strong objections he would direct to them in his later philosophy. In *Human All Too Human,* for example, Nietzsche praises the way in which Epicurus "actually *lived*", ascribing to him the invention of "an heroic-idyllic mode of philosophizing"[6], and in a fragment from the same period Nietzsche writes that "wisdom hasn't advanced even one step beyond Epicurus – and frequently has even gone many thousand steps back"[7]. In fact, if something distinguishes these philosophers in the history of philosophy, it is the way in which their philosophies were completely merged with life itself: they were not an intellectual exercise or a tool for the acquisition of knowledge but rather an "art of living" or a "way of life", to use Pierre Hadot's expressions[8], something which Nietzsche never stopped associating with a certain nobility and heroism in life and philosophy.[9]

On the other hand, however, as early as *Philosophy in the Tragic Age of the Greeks,* Nietzsche draws an important distinction between pre-Platonic and post-Platonic philosophers – a distinction which would remain throughout his work and which provides us with a hint for understanding Nietzsche's later strong opposition to both schools. In the second section of this text, Nietzsche tells us that the pre-Platonic philosophers are "pure types", whereas the philosophers after Plato are "mixed types" in the sense that the latter combine, both in their philosophies and in their personalities, several elements from the previous "'republic of creative minds', from Thales

5 Cf. *Philosophy in the Tragic Age of the Greeks*, trans. Marianne Cowan, Washington, Regnery Publishing, 1962 / *PHG*, § 2.

6 Cf. *Human All Too Human*, trans. Reginald John Hollingdale, Cambridge, Cambridge University Press, 2005/*MA*, "WS", § 295.

7 *KSA* 8, 23 [56].

8 Cf. Pierre Hadot *What is Ancient Philosophy?*, trans., Michael Chase, Harvard, Harvard University Press, 2002.

9 Cf. For example *KSA* 8, 28 [15].

to Socrates"[10]. Most importantly, however, these mixed types were, in Nietzsche's words, "founders of sects, and that sectarianism with its institutions and counter-institutions was opposed to Hellenic culture and its previous unity of style"[11]. According to Nietzsche, what distinguishes the post-Platonic philosophers from the pre-Platonic ones is that the latter "sought salvation [...] only for the individual or for a small inside group of friends and disciples", whereas the older philosophers, "(though they were quite unconscious of it) tended toward the healing and the purification of the whole"[12]. This distinction implies that the healing character of these pre-Platonic philosophies was quite unintentional and accidental, almost like a prophylactic side-effect of philosophies that were themselves born out of the purest health Greece has ever known.[13] By contrast, later philosophies were intentionally and explicitly conceived as therapies in the strictest sense of the word, that is, as a set of methods and prescriptions that were meant to restore to individuals a health that had already been lost. In this sense, if the period before Plato represents for Nietzsche "the highest authority for what we may term cultural health"[14], all the schools after Plato remain, on the contrary, a clear sign of the decline of Greek health and sovereignty.

Except for Nietzsche's inclusion of Socrates in the first group, this turning point in the history of philosophy is generally accepted, and a distinction between the two phases based on similar grounds was made particularly famous by the works of Pierre Hadot and Michel Foucault.[15] According to these authors, Socrates in fact introduces a new shift of focus in philosophy, replacing its previous object, contemplation and knowledge of the whole, with contemplation and knowledge of the individual, having the transformation of the individual as its aim. Knowledge thus becomes dependent on an ethical imperative, just as wisdom becomes inextricably linked to the spiritual transformation of the individual. Accordingly, as Hadot and Fou-

10 *Philosophy in the Tragic Age of the Greeks* / *PHG*, § 2.

11 *Philosophy in the Tragic Age of the Greeks* / *PHG*, § 2.

12 *Philosophy in the Tragic Age of the Greeks* / *PHG*, § 2.

13 Cf. *Philosophy in the Tragic Age of the Greeks* / *PHG*, § 1.

14 *Philosophy in the Tragic Age of the Greeks* / *PHG*, § 1.

15 Cf. Hadot *What is Ancient Philosophy?*, and Michel Foucault *L'herméneutique du sujet. Cours au Collège de France, 1981–1982*, Paris, Gallimard, 2001.

cault have convincingly shown, all philosophical communities from Plato onwards – be it the Academy, the Lyceum, the Garden of Epicurus or the school of the Stoa (what Nietzsche calls "sects" in the passage quoted above) – were designed to be intellectual and spiritual communities, the aim of which was to train new human beings, purify the mind, learn to lead a "good life" and thereby ensure the "salvation of the soul"[16].

If this can already be attested in Plato and Aristotle, it is even clearer in the period that concerns us here, when, according to Foucault, the tradition of the "care of the self" reaches its "Golden Age"[17] and philosophy is directly and explicitly presented, for the first time, as a therapy of the soul. Individuals are now depicted as essentially sick with regards to how they lead their lives, and philosophy is conceived as the only means to achieve a cure. As a consequence, the scope of those needing philosophy is expanded to involve any possible individual, just as the definition of philosophy is considerably restricted in its aim: following Epicurus' famous analogy[18], philosophy is to the soul as medicine is to the body; its main aim is to relieve the soul from its suffering and (re)direct it to a state of health, which is defined as a state of complete peace and tranquillity without any kind of pain, torment or anxiety (*ataraxia* for the Epicureans, *apatheia* for the Stoics). Following Aristotle's lead, these schools view our inability to achieve happiness and consequently to rid ourselves of the suffering and sickness of our souls as being due to our fundamental ignorance regarding the nature of the human being and his or her final purpose in life. Misguided by widespread false opinions and values, individuals tend to pursue the wrong goods and ends – goods and ends which not only do not lead to happiness but even increase the suffering of their souls. Using the tools on which philosophy has traditionally relied – rationality, logic, argumentation and commitment to the truth – philosophers from these schools thus devote themselves to defining the nature and end of the human being, from which they set out to derive a set of prescriptions on how to fulfil this end and achieve happiness. Given the urgency

16 Cf. for example Hadot *What is Ancient Philosophy?*, pp. 59–61.

17 Cf. Foucault *L'herméneutique du sujet*, p. 9.

18 Cf. Epicurus Fragment 54, in *Epicurus: The Extant Remains*, Cyril Bailey (ed.), Hildesheim, Georg Olms Verlag, 1989.

of this task, which is considered to have priority over all others, along with philosophy's unique ability to meet it, reflection on human life and the quest for the good life, *eudaimonia* or happiness, become not only a priority, but the very object of all philosophical enquiry.

Precisely this transition with regard to philosophy's target, aim and orientation marks for Nietzsche, according to *Philosophy in the Tragic Age of the Greeks*, an insuperable break in the history of philosophy and, in particular, the beginning of a decline from which it would never recover. Although it is precisely around this time (1872/73) that Nietzsche presents his famous depiction of the "philosopher as physician of culture"[19], this time also marks the beginning of a form of criticism that would only increase throughout his work, to the point of his identification of all previous "physicians of the soul" as fundamental promoters of sickness. As is well known, Nietzsche accuses them on several occasions of having made worse what they were supposed to heal and of having created a new sickness which was worse than the one they had originally purported to cure. In his words,

> It has been the means of comfort which have bestowed upon life that fundamental character of suffering it is now believed to possess; the worst sickness of mankind originated in the way in which they have combated their sicknesses, and what seemed to cure has in the long run produced something worse than that which it was supposed to overcome.[20]

In what follows, I would like to specify the reasons for this negative evaluation of previous physicians of the soul, stressing the continuity between Hellenistic and Christian therapies, on the one hand, and contrasting them to Nietzsche's own therapeutic endeavour and to what can be called Nietzsche's revaluation of Hellenistic *therapeia*, on the other.

19 *KSA* 7, 23 [15]. Cf. also *KSA* 7, 30 [8].

20 *Daybreak*, trans. Reginald John Hollingdale, Cambridge, Cambridge University Press, 2005/*M*, § 52; see also *KSA* 9, 4 [318].

III Nietzsche's therapy: criticism and revaluation of Hellenistic *therapeia*

Before entering into the details of Nietzsche's therapy and revealing its dissimilarities to Hellenistic therapies, it is important to stress the formal resemblance and affinities between Nietzsche's conception of philosophy and the tradition described above. Like the Hellenists, Nietzsche conceived of himself (and his ideal philosopher) as a philosophical physician, similarly motivated by his diagnosis of a general sickness affecting human beings. Thus, like the Hellenists, Nietzsche adopted as his main target and goal the healing of this sickness, oriented his therapeutic endeavour around a certain conception of what human health or flourishing is, and believed that philosophy was the best (if not the only) means to restore the culture of his time to health.[21] Indeed, Nietzsche identified this rehabilitation of culture as his task.[22] Connecting it directly to the "revaluation of all values" and "a moment of highest self-examination, a *great noon* ", Nietzsche explains that

> this task follows necessarily from the insight that humanity has *not* put itself on the correct path, that it has absolutely *no* divine governance, that instead, the instinct of negation, of corruption, the decadence-instinct has been seductively at work, and precisely under humanity's holiest value concepts.[23]

---

21 On Nietzsche's therapeutic endeavour, see Michael Ure *Nietzsche's Therapy – Self-Cultivation in the Middle Works*, New York, Lexington Books, 2008; Martine Beland *Kulturkritik et philosophie thérapeutique chez le jeune Nietzsche*, Montréal, Les Presses de l'Université de Montréal, 2012; Horst Hutter, Eli Friedland (ed.) *Nietzsche's Therapeutic Teaching*, London/New Delhi/New York/Sydney, Bloomsbury, 2013 and Marta Faustino "Nietzsche's Therapy of Therapy", *Nietzsche-Studien*, Bd. 46, 2017, pp. 82–104.

22 See for example *KSA* 7, 19 [33]: "My task: *to comprehend the internal coherence and the necessity of any true culture.* The preservatives and remedies of a culture, and its relation to the genius of the people." It is difficult to define in an unequivocal way what Nietzsche conceived as his "task", given his own multiple characterizations of it. On this topic, see the excellent study by Patrick Wotling "La culture comme problème. La redétermination nietzschéenne du questionnement philosophique", *Nietzsche-Studien*, Bd. 37, 2008, pp. 1–50.

23 *Ecce Homo*, trans. Judith Norman, Cambridge, Cambridge University Press, 2006, Daybreak / *EH*, "Morgenröthe", § 2.

Thus, with very similar premises to those of the Hellenistic schools, Nietzsche also believed, first, that human beings were not on the right track in terms of their flourishing and that the reason for this failure was their adoption of misguided value judgements when it came to how to conduct their lives. Second, civilization or culture was largely responsible for this failure, since the values that are promoted in Western contemporary societies are strongly at odds with individual needs and aims; and finally philosophy should have as its main aim the denouncement and correction of current value judgments, with a view to the health or flourishing of individuals.

Indeed, the formal resemblance and affinity between Nietzsche's project and the conception of philosophy promoted by the Hellenists is so impressive that one could even say, with Michael Ure, that "Nietzsche's account seems to merely recycle the ancient Hellenistic schools' model of philosophy"[24]. On closer inspection, however, one can see that Nietzsche's therapeutic project departs in significant ways from it, so that in the end it does not simply recycle but may even bring into question that very model and tradition.

A first – and perhaps the most notable – fundamental difference between Nietzsche's therapeutic endeavour and the Hellenistic approach concerns their respective characterisations of "philosophical physicians": whereas the Hellenists present themselves as "physicians of the soul", Nietzsche characterizes himself as a "physician of culture". This difference is not irrelevant and has several implications regarding the understanding and the practice of philosophy. A first implication concerns the target of therapy: unlike the Stoic or the Epicurean therapies, the target of Nietzsche's therapy is not primarily directed at particular individuals for the purpose of promoting their health, flourishing or happiness, as was the case with the Hellenists. Rather, the sickness that Nietzsche diagnoses – nihilism – is a social, cultural and historical one, and it is precisely this social, cultural and historical sickness that Nietzsche's therapy is meant to address. This is what his self-description as a "physician of culture" primarily indicates: his target is cul-

24 Michael Ure & Thomas Ryan "Nietzsche's Post-Classical Therapy", *Warwick Journal of Philosophy*, 26, 2014.

ture or mankind as a whole.[25] Consequently, and because this therapy demands structural, cultural, and civilizational changes, its temporal scope is also wider than the scope of previous therapies. It is not accomplishable in the lifetime of an individual but requires several generations, as well as the contribution of future philosophers who can carry it further. For these two reasons – the wider target and temporal scope of Nietzsche's project – Nietzsche's grounds for thinking that philosophy offers the best means for accomplishing his therapy are also slightly different from those identified by the Hellenistic philosophers. For Nietzsche, the therapeutic role of the philosopher and his capacity to correct and transform value judgments has less to do with logic, rationality and commitment to truth than with his ability to arrive at a circumspect vision of multiple human, cultural and ethical realities and to use this knowledge to revalue old systems of values and create new ones that are more respectful of human nature and that are able to promote individual and cultural flourishing – the famous "revaluation of all values"[26].

Although significant, these differences do not on their own justify Nietzsche's strong opposition to both the Stoics and the Epicureans or the accusation that they fundamentally promoted sickness in Western culture. Nietzsche's strongly negative assessment seems instead to be due to his opposition to three key aspects that previous philosophical therapies share with other kinds of therapy – especially Christianity – and which his own therapy is meant to revalue and, to a great extent, correct and overcome.

The first aspect is directly connected to Nietzsche's rejection of their self-characterization as "physicians of the soul" and their corresponding contempt for and neglect of the body. As is well known, Nietzsche rejects any

25 Cf. *Beyond Good and Evil*, trans. Judith Norman, Cambridge, Cambridge University Press, 2002 / *JGB*, § 61: "The philosopher as *we* understand him, we free spirits —, as the man with the most comprehensive responsibility, whose conscience bears the weight of the overall development of humanity [...]". See also *The Gay Science*, "Preface" / *FW*, "Vorrede", § 2; *Ecce Homo*, Daybreak / *EH*, "Morgenröthe", § 2.

26 On the relationship between Nietzsche's therapy and the "revaluation of all values", see Marta Faustino "The *Great Noon* of Humanity. Breeding, Revaluation and Therapy in Nietzsche's *Daybreak*", in *Aurore, tournant dans l'œuvre de Nietzsche?*, Céline Denat, Patrick Wotling (eds.), Reims, EPURE, 2015, pp. 99–119.

form of metaphysical dualism or essentialism that takes the soul to hold an individual's identity, subjectivity or essence. In Nietzsche's worldview, the human being is an organism and thus, in the expression of Zarathustra, a "body [...] and nothing besides", the soul being, if one wishes to maintain the distinction, just "a word for something about the body"[27], totally dependent on and subordinate to it. There is no such thing as a "health of the soul" that could be sought independently of – or in contraposition to – the "health of the body", since the state of the so-called "soul" will always be dependent on, and influenced by, the state of the body to which it belongs.[28] For this reason, Nietzsche situates the body as the starting point and aim of therapy, denouncing all previous therapeutic discourses that, aiming to cure or save the soul, have despised and sacrificed the body.[29]

This is evidently the case in most Hellenistic therapies, which, in order to ensure the tranquillity of the soul and the elimination of suffering, prescribed an extremely ascetic lifestyle. In the case of Epicurus, this involved the radical reduction of desire to the furthest extent possible; in the case of the Stoics, this implied the complete eradication of every passion of the soul. As is well known, Nietzsche considers any extreme measure a sign of sickness and degeneration. In direct opposition to the healthy instinctual life of the Greeks in their tragic age, and much like the later development of Chris-

27 *Thus Spoke Zarathustra*, trans. Adrian del Caro, Cambridge, Cambridge University Press, 2006, "On the Despisers of the Body" / Za, "Von den Verächtern des Leibes".

28 Cf. *KSA* 12, 9 [121] (80): "Progress of the nineteenth century against the eighteenth. [...] More and more decidedly prioritising the question of *bodily health* over the health of 'the soul': understanding the latter as a state that results from the former, the former at the very least the precondition – – –". On the interrelationship between the health of the body, the soul and the spirit, see Werner Stegmaier *Nietzsches Befreiung der Philosophie. Kontextuelle Interpretation des V. Buches der Fröhlichen Wissenschaft*, Berlin/Boston, De Gruyter, 2012, pp. 184–191, 602–604.

29 Cf. *Ecce Homo*, "Daybreak" / *EH*, "Morgenröthe", § 2: "When you divert seriousness from the self-preservation and energy accumulation of the body, *which is to say: of life*, when you construct an ideal out of anaemia and 'salvation of the soul', out of contempt for the body, what is that if not a *recipe* for decadence?" Cf. also *Twilight of the Idols*, trans. Judith Norman, Cambridge, Cambridge University Press, 2006, "Skirmishes of an Untimely Man" / *GD*, "Streifzüge eines Unzeitgemässen", § 47: "Christianity, which despised the body, has been the greatest disaster for humanity so far. –"

tian asceticism, this need to sanctify reason and to wage war against all possible instincts, passions and desires corresponds to the understanding that something has gone out of control and cannot be dominated in any other way – be it an excessive desire in the case of Epicurus, the uncontrolled passions in the case of the Stoics, or even the "anarchy of the instincts" in the case of Socrates.[30] In this sense, their prescriptions – the overvaluation of reason and virtue on the one hand and the need to fight human instincts (Socrates), to reduce desire to its minimum (Epicurus), and to completely eradicate the passions of the soul (the Stoics) on the other hand – are themselves already, in Nietzsche's expression, "pathologically conditioned"[31].

Because they were pathologically conditioned, the prescriptions of these therapists of the soul, in turn, and simultaneously, perversely promoted sickness. Nietzsche compares those who promote "healing" practices that consist in the radical extermination of any form of instinct, desire or passion to dentists who pull out teeth to stop them from hurting – with the difference, however, that dentists actually do eliminate the pain, whereas such therapists of the soul only mask, transform, refine and actually increase it.[32] It is in this sense that, reflecting on "these soul-doctor's prescription and their praise for a severe, radical cure" and referring in particular to the Stoics, Nietzsche rhetorically asks: "is our life really so painful and burdensome that it would be advantageous for us to trade it for a fossilized Stoic way of life? Our situation is *not bad enough* for us that we have to feel bad in the Stoic style!"[33].

30 Cf. *Twilight of the Idols*, "The Problem of Socrates" / *GD*, "Das Problem des Sokrates", §§ 4, 9.

31 *Twilight of the Idols*, "The Problem of Socrates" / *GD*, "Das Problem des Sokrates", § 10: "[...] The moralism of Greek philosophers from Plato onwards is pathologically conditioned [...]."

32 Cf. *Human All Too Human* / *MA*, "WS", § 83; *Daybreak* / *M*, § 425: "It is through *errors* as to its origin, its uniqueness, its destiny, and through the *demands* that have been advanced on the basis of these errors, that mankind has raised itself on high and again and again 'excelled itself': but through these same errors an unspeakable amount of suffering, mutual persecution, suspicion, misunderstanding, and even greater misery for the individual in and for himself, have come into the world. Men have become *suffering* creatures as a consequence of their moralities [...]"

33 *The Gay Science* / *FW*, § 326, translation modified.

Not denying the suffering associated with desire and the passions, Nietzsche suggests that such suffering is nonetheless overestimated by all the "preachers of morality" in order to convince us of the need for their therapies.[34] At the same time, he viewed these discourses as devaluing and ignoring the richness, creativity and fruitfulness of the healthy breeding of the passions, instincts and desires.[35] Even though they profess to be faithful followers of nature, by grounding their therapies in the eradication of instincts, passions and desires, Hellenistic therapies are thus, like Christianity, anti-nature and "*hostile to life*"[36]. Against the presuppositions of both Socrates' prescriptions and the Hellenistic therapies, Nietzsche considers that "rationality at any cost", "a cold, bright, cautious, conscious life without instinct, opposed to instinct" is itself a sickness, "another sickness", and "in no way a return [...] to 'health' [or] happiness"[37]. Thus, contrary to the castratory extirpation of the passions and the maximal reduction of desire that, for Nietzsche, characterize Hellenist therapeutic practices, Nietzsche insists on the cultivation and spiritualization of the instincts, drives and passions with a view to promoting the overall health and flourishing of the organism. To the extent that this is the basic presupposition of any "healthy morality"[38], it is also, for Nietzsche, a condition of the possibility of the health of the body, of individuals, and consequently, of the entire culture.

The second major point of contrast between Nietzsche's therapeutic model of philosophy and the previous one is formal and concerns the universality of Hellenistic therapies. Nietzsche clearly rejects the idea of a universal final end from which a single conception of health and the respective means for attaining it might be derived. For Nietzsche, there is no such "final end" corresponding to a supposedly eternal essence or nature of human beings, abstracting from the absolute multiplicity and diversity among them. For the same reason, there is also no "health in itself", and any therapeutic

---

34 Cf. *The Gay Science* / *FW*, § 326.

35 Cf. *Daybreak* / *M*, § 560; *The Gay Science* / *FW*, § 326; *Twilight of the Idols*, "Morality as Anti-Nature" / *GD*, "Moral als Widernatur", § 3; *KSA* 9, 15 [55].

36 *Twilight of the Idols*, "Morality as Anti-Nature" / *GD*, "Moral als Widernatur", §§ 1, 4.

37 *Twilight of the Idols*, "The Problem of Socrates" / *GD*, "Das Problem des Sokrates", § 11.

38 *Twilight of the Idols*, "Morality as Anti-Nature" / *GD*, "Moral als Widernatur", § 4.

attempt based on such a conception is, on his account, doomed to failure.[39] On Nietzsche's conception, health is absolutely individual, depending on the absolute singularity of each person, such that the number of possible healths (and human ends) is potentially infinite. Far from being an absolute, fixed and unchangeable concept which can be brought into a general definition and universally applied, health should be thought of as a deeply fluid and relative concept which must be adapted to each individual's characteristics, needs and aims.[40] By not respecting the individual character of health, previous (philosophical and religious) therapies have strongly discouraged diversity and have likely been damaging to most individuals since, according to Nietzsche, what counts as health for one individual might equate to sickness for another.[41] Because it is so personal and individual, health is, for Nietzsche, absolutely undefinable and undeterminable.

Thus, unlike previous philosophical therapies, and quite unconventionally, Nietzsche's therapy is neither universal nor prescriptive. Consequently, nowhere in his work do we find a set of prescriptions, values or rules of behaviour recommended to every individual who wishes to be "cured" or "saved". Since there is no norm of health that applies universally to every individual, there is also no common path to achieve it. Both health and the path to it are individual matters, such that only the individual can find and determine what promotes his or her health and what constitutes the best way to achieve it. Nietzsche's therapy is thus mainly negative, consisting in the criticism and rejection of precisely this idea of a universal norm of health and the prescriptions (values) of previous therapies, such that the health and the individual path to health of *each individual* might become possible. Difficult and scary though it may be, this absolute responsibility for one's own

39 See *The Gay Science / FW*, § 120: "For there is no health as such, and all attempts to define such a thing have failed miserably".

40 It is in this sense that, explicitly criticizing the Stoics, Nietzsche claims that "the popular medical formulation of morality [...], 'virtue is the health of the soul', would, in order to be useful, have to be changed at least to read 'your virtue is the health of your soul'" (*The Gay Science / FW*, § 120). The same would obviously apply to Epicurus' conception of pleasure, as well as to these schools' general understanding of health as *ataraxia* or tranquillity of mind.

41 Cf. *The Gay Science / FW*, § 120; *Human All Too Human / MA*, § 286.

individual path, one's own virtues and values, one's own health of body and soul, is perhaps the most relevant result of Nietzsche's therapeutic revaluation.

Finally, the third major objection to Hellenistic therapies concerns their definition of happiness and relationship to suffering. As mentioned above, for both the Stoics and the Epicureans, happiness is a permanent state of pure peace of mind and tranquillity: the complete absence of pain, suffering, anxiety or any torment of the soul. Such a conception overlooks the essential connection between pleasure and pain, however, and thus – like all other conceptions that use pleasure and pain as ultimate criteria of value – remains superficial and naïve.[42] Because one of the elements is preferred while the other is conceived of as something that should be eliminated, or at least reduced to a minimum, such a conception of happiness reflects a sickly approach to existence. As Nietzsche writes in the late Preface to *The Gay Science*,

> [e]very philosophy that ranks peace above war, every ethic with a negative definition of happiness, every metaphysics and physics that knows some *finale*, a final state of some sort, every predominantly aesthetic or religious craving for some Apart, Beyond, Outside, Above, permits the question whether it was not illness that inspired the philosopher.[43]

What is particularly sick about this conception of happiness and totally at odds with the tragic worldview, according to Nietzsche, is its negative representation of pain, which overestimates its harmful character and devalues its life-promoting and life-affirming value.[44] This is so clear in both the Stoics and the Epicureans that Nietzsche ascribes to them, as the motivation and

42 Cf. *Beyond Good and Evil* / *JGB*, § 225. Cf. also *Ecce Homo*, "Why I Am a Destiny" / *EH*, "Warum ich ein Schicksal bin", § 4; *KSA* 12, 8 [2].

43 *The Gay Science*, "Preface" / *FW*, "Vorrede", § 2. Cf. also *Human All Too Human* / *MA*, *VM*, § 349; *Beyond Good and Evil* / *JGB*, § 200: "A man like this, of late cultures and refracted lights, will typically be a weaker person: his most basic desire is for an end to the war that he *is*. His notion of happiness corresponds to that of a medicine and mentality of pacification (for instance the Epicurean or Christian); it is a notion of happiness as primarily rest, lack of disturbance, repletion, unity at last and the 'Sabbath of Sabbaths' […]"

44 Cf. *KSA* 9, 15 [55]; *KSA* 12, 8 [2].

starting point of their philosophies, a terrible phobia of pain, reducing their therapies to a set of narcotics and anaesthetics. For example, Nietzsche says the following about Stoicism:

> I think one misunderstands Stoicism. The essential in this disposition – that's what it is, even before philosophy has conquered it – is the attitude towards pain and representations of displeasure: a certain *gravity*, *compression force* and *lethargy* are elevated to their maximum, in order to feel less pain: *hardness* and *coldness* are stratagems, that is, anaesthetics. [...] Petrification as remedy against suffering [...][45]

When it comes to Epicurus and his school, who defined happiness itself as the absence of pain, this conclusion is even easier to draw. As Nietzsche asks, "what other pleasure did he have except that the pain *would stop?*"[46] Note that, given the necessary, unavoidable and pervasive character of suffering in every human life, such a conception of health or happiness implies a fundamental rejection of life in its factual conditions. In other words, the conception of suffering as something negative and noxious, which should be eliminated or at least reduced to its minimum, implies the nihilistic idea that life as it is, is not worth living – or, in other words, that life itself is a sickness that needs a cure. This overestimation of suffering and the consequent devaluation of life is, according to Nietzsche, the basic presupposition and starting point of all "soul-doctors", this being his main reason for considering them the greatest promotors of the sickness he diagnoses.[47] And even if this nihilistic worldview was only ever institutionalized by Christianity – which perpetuated the notion that the ideal life is a life without pain through the promise of an afterlife redeemed of all suffering – Nietzsche clearly situates its roots in post-Platonic philosophers, particularly the Hellenistic schools, which created a certain kind of framework and set of mind that led to Chris-

45 *KSA* 9, 15 [55]. Cf. also *The Gay Science* / *FW*, § 12; *KSA* 9, 7 [207].

46 *KSA* 11, 25 [17].

47 Cf. *The Gay Science* / *FW*, § 326: "All preachers of morals, and all theologians, share one bad habit: they all try to talk people into thinking they are in a very bad way and need some severe, final, radical cure. And since humanity has for centuries far too eagerly lent its ear to these doctrines, something of this superstition of being very badly off has finally stuck, so that they are now only too ready to sigh and find nothing good in life and make sad faces together, as if life were really quite hard to *endure*."

tianity and ultimately could be fulfilled by it alone. In his words, that "fear of pain, even of infinitesimal amounts of pain – this could end up *only* as a *religion of love…*"[48]

Even though Nietzsche's therapeutic endeavour is still very much related to the problem of existential suffering, its aim is neither to eliminate or reduce suffering nor to justify it or give it meaning. Its purpose is rather to revalue suffering: to give it a new positive value and to change our common relation to it – that is, to breed an attitude towards existence that accepts it as a necessary and even valuable part of life.[49] Thus, in Nietzsche's therapeutic conception, the health of an individual (or culture) is to be measured not by the absence of suffering, pain, or even sickness, but rather by his or her ability to cope positively and affirmatively with those necessary and pervasive elements of existence.[50] Nietzsche's therapeutic revaluation must therefore focus not only on the values that became dominant in Western contemporary societies but also, and especially, on the worldview that lay beyond their creation and promotion in Western culture, which previous therapists intensified and reinforced. At the core of Nietzsche's therapy is thus the transfiguration of our common relation to life and its suffering into an affirmative, tragic-like valuation and use of it – a consequence of which

48 *The Anti-Christ*, trans. Judith Norman, Cambridge, Cambridge University Press, 2006 /*AC*, § 30.

49 Cf. *The Gay Science* / *FW*, § 318: "There is as much wisdom in pain as in pleasure: like pleasure, pain is one of the prime species-preserving forces. If it weren't, it would have perished long ago: that it hurts is no argument against it – it is its essence."; *Beyond Good and Evil* / *JGB*, § 225: "The discipline of suffering, of *great* suffering – don't you know that *this* discipline has been the sole cause of every enhancement in humanity so far?"; *Twilight of the Idols*, "Morality as Anti-Nature" / *GD*, "Moral als Widernatur", § 3; *KSA* 9, 15 [55]; *KSA* 12, 8 [2]: "Brave and creative men *never* consider pleasure and pain as ultimate values – they are epiphenomena: one must *desire* both if one is to achieve anything."

50 Cf. *KSA* 9, 11 [116]; *KSA* 12, 10 [118] (234): "I assess the power of a will by how much resistance, pain, torture it endures and knows how to turn to its advantage […]"

would interestingly be the elimination of the need for a transcendent or even immanent therapy for life.[51]

In fact, by denouncing the noxious effects of previous therapies on the one hand and by strongly encouraging both the autonomy of the individual and his or her ability to cope with existential suffering on the other, Nietzsche's revaluation of Hellenistic *therapeia* paradoxically leads to the superfluity and undesirability of therapy itself, which is why, even though it developed from the Hellenistic conception of philosophy, Nietzsche's therapy not only departs from it but indeed brings the entire tradition into question.

IV Conclusion

Be it because of their radical opposition to the instinctive, emotional, passionate life and their consequent devaluation of the world and factual life, because of the universality of their therapies and their corresponding neglect of the individuality and differences between human beings, or because of their condemnation of suffering and their desire to eliminate it (or at least justify it with a supposed end or purpose for human existence) – all philosophical therapies after Socrates stand in direct opposition to the worldview of the tragic age and can be credited for having directly paved the way for the emergence and triumph of Christianity.[52] In all of them, Nietzsche recog-

51 This is possible because Nietzsche explicitly rejects Schopenhauer's thesis that the human "metaphysical need" is inborn and eternal (cf. Nietzsche, *The Gay Science / FW*, § 151), anticipating Freud's claim that "the idea of life having a purpose stands and falls with the religious system" (Sigmund Freud *Civilization and Its Discontents*, trans. James Strachey, Norton & Company, 1962, p. 23). On the complicated relationship between Freud and Nietzsche, see especially Paul-Laurent Assoun *Freud et Nietzsche*, Paris, PUF, 1980.

52 Cf. *KSA* 13, 11 [375]: "the gathering gloom of the religious-moral pathos, the Stoic self-hardening, the Platonic slandering of the senses, the preparation of the ground for Christianity …" This remains true even though Nietzsche also describes Epicurus as waging war against certain pre-existing Christian features: "[…] *that* is what gained control over Rome, the same type of religion that Epicurus had already waged war against in pre-existent form. You should read Lucretius to see *what* Epicurus had fought, *not* paganism but 'Christianity', I mean the corruption of the soul through the ideas of guilt, punishment and immortality. –

nizes the same vital weakening and impoverishment – the same mistrust and hostility towards life, the world and oneself, the same "will to nothing" – that characterizes Christianity and which, according to Nietzsche, is responsible for the nihilism Western culture has fallen into.

To all these Hellenistic "therapists" one can thus apply the diagnosis that Nietzsche provides concerning the "problem of Socrates": far from having been real doctors or therapists, Epicurus, Epictetus, Seneca and all other Stoics and Epicureans were, like Socrates, ultimately sick; even though they may have enchanted their patients with promises of cures and salvation, as doctors they were mere "misunderstandings" who instead led to the aggravation of disease and to new, even worse, expressions of it.[53] Nietzsche stresses throughout his work that the greatest sickness of mankind arose out of successive attempts to treat other sicknesses and that the apparent remedies came with worse side-effects than the sicknesses they were meant to heal.[54] If this is particularly true of Christianity, which undoubtedly plays the leading role in the "clinical history" of Western culture, the development of philosophy after Plato clearly shows that it was but the culmination of a pathological tendency that had been building long before its advent.

Nietzsche's therapeutic project arises precisely at the edge of this development, such that one of its main aims is to revert the side effects of these (failed) attempts to provide a therapy for human suffering, and to rescue the Western worldview from the nihilistic tendency that these successive "therapies" decisively helped to establish. According to Nietzsche's revaluation of the Hellenistic model of philosophical therapy – which applies not only to Hellenistic philosophies but to all further developments of it –, any therapy based on a set of prescriptions derived from a supposedly eternal essence of human beings, applying equally to all, recommending an ascetic lifestyle and aiming at the elimination or reduction of existential suffering, is not therapeutic but rather noxious to most human beings, and thus promoter of that cultural sickness that

He fought the *subterranean* cults, the whole of latent Christianity, – at that time, to deny immortality was nothing less than *salvation*." (*The Anti-Christ* / *AC*, § 58).

53 Cf. *Twilight of the Idols*, "The Problem of Socrates" / *GD*, "Das Problem des Sokrates", §§ 9, 11–12.

54 Cf. *KSA* 9, 4 [318]. Cf. also *Daybreak* / *M*, § 52.

Nietzsche called nihilism. Thus, a philosophy that effectively intends to be therapeutic must necessarily promote the autonomy of the human being, his or her capacity to determine what constitutes his or her own health and the best means to achieve it, and, most importantly, his or her capacity to face existential suffering without denying it or wanting it to be different than it is – taking creative and fruitful advantage of it to the point where therapy in fact becomes completely unnecessary and undesirable.

It is in this sense that Nietzsche's revaluation of Hellenistic *therapeia* seems to result in the undesirability and superfluity of therapy itself. If Nietzsche's ideal of cultural and individual health were ever to be attained, existence would be not only accepted and tolerated but affirmed, celebrated and glorified in its totality. As a consequence, the pain and suffering associated with it would be transfigured into creative, beautiful, artistic and intellectual forms rather than being denied, reduced or "healed" by therapeutic configurations – configurations which would anyway become absurd in the context of such a tragic-like worldview.[55] Curiously enough, this cultural and individual health is, for Nietzsche, simultaneously the condition of possibility of a truly prophylactic philosophy – the kind of philosophy that could be found in the tragic age of the Greeks, which Nietzsche so greatly admired and which his own therapeutic project is largely meant to restore. Returning to *Philosophy in the Tragic Age of the Greeks*, and giving the last word to Nietzsche:

> If philosophy ever manifested itself as helpful, redeeming or prophylactic, it was in a healthy culture. The sick, it made even sicker. [...] Philosophy is dangerous wherever it does not exist in its fullest right, and it is only the health of a culture – and not every culture at that – which accords it such fullest right.[56]

55 See especially *The Birth of Tragedy*, trans. Ronald Speirs, Cambridge, Cambridge University Press, 1999, "An attempt at Self-Criticism" / *GT*, "Versuch einer Selbstkritik", and *KSA* 13, 14 [89]: "One will see that the problem is that of the meaning of suffering: whether a Christian meaning or a tragic meaning. In the former case, it is supposed to be the path to a holy existence; in the latter case, being is counted as *holy enough* to justify even a monstrous amount of suffering."

56 *Philosophy in the Tragic Age of the Greeks* / *PHG*, § 1.

Nietzsche als Pathologe und Therapeut in *Jenseits von Gut und Böse*

Andreas Urs Sommer

The article asks how Nietzsche has remodelled the idea of the philosopher as the physician of the culture. Obviously, the role model of the philosopher as physician is already ancient; however, Nietzsche did not just adopt it, but transformed it in something completely new. The paper focuses on *Beyond Good and Evil* in order to investigate how Nietzsche introduces the philosopher as physician, where he sees a need for therapy – in religion as well as in a weakness of the will. In what respect could philosophy not only serve as an instrument of diagnosis, but also of therapy?

Einleitung

Bekanntlich wollte der junge Nietzsche dem Thema «*Der Philosoph als Arzt der Cultur*»[1] eine *Unzeitgemässe Betrachtung* widmen. Wie aber ist es um die Rolle des Arztes genauer bestellt?[2] Was tut der Philosoph, wenn er Arzt ist? Dass der Philosoph Arzt sein soll, dass ihm eine diagnostische und therapeutische Rolle im Umgang mit Menschen und Menschenwerk zukomme, ist eine bereits im antiken Philosophie-Verständnis verwurzelte Vorstellung. Da nun Nietzsche tradierte Vorgaben im Rollenbild des Philosophen nicht einfach zu übernehmen pflegte, ist zu erwarten, dass er auch einem «kulturmedizinischen» Philosophie-Verständnis nicht blindlings gefolgt sein wird.

1 *KSA* 7, 23 [15], vgl. Nietzsches Brief an Erwin Rohde, 22. März 1873 / *KSB* 4, 136 und *MA II*, «Der Wanderer und sein Schatten», § 188.

2 Vgl. Paul van Tongeren «Vom ‹Arzt der Cultur› zum ‹Arzt und Kranken in einer›. Eine Hypothese zur Entwicklung Nietzsches als Philosoph der Kultur(en)», in *Nietzsche – Philosoph der Kultur(en)?*, Andreas Urs Sommer (Hg.), Berlin/New York, 2008, Walter de Gruyter, S. 11–29 sowie die Beiträge von Diana Aurenque, Werner Stegmaier, Vanessa Lemm und Stefan L. Sorgner, in *Nietzsche, Foucault und die Medizin. Philosophische Impulse für die Medizinethik*, Orsolya Friedrich, Diana Aurenque, Galia Assadi, Sebastian Schleidgen (Hg.), Bielefeld, Transcript, 2016.

Wenn der Philosoph der Zukunft in so vielem – etwa im Umgang mit dem asketischen Ideal, dessen Schutzfunktion er kaum mehr benötigt[3] – so anders sein soll als der Philosoph der Vergangenheit, würde es sehr überraschen, wenn ausgerechnet die medizinische Rolle völlig identisch geblieben wäre. Wie geht Nietzsche selbst um mit dem klassischen Rollenvorbild des philosophischen Arztes? Besteht der wesentliche Unterschied nur darin, dass Nietzsche in seinem exzessiven Gebrauch medizinischen Vokabulars häufig darauf achtet, den Anschein medizinischer Wissenschaftlichkeit zu erzeugen, also so zu tun, als ob Analyse, Diagnose und Therapie strengen wissenschaftlichen Standards genügten – ein Anschein, der oft zum essayistisch-aphoristischen Erscheinungsbild von Nietzsches Texten in wirkungsvollem Kontrast steht? Überdies liest Nietzsche eine ganze Anzahl von Schriften aus dem breiten Feld von Medizin, Physiologie und Psychologie sowie insbesondere auch Werke, die bereits einen pathologisierenden Zugriff auf kulturelle Phänomene praktizieren. Zu nennen sind da beispielsweise Paul Bourgets *(Nouveaux) Essais de psychologie contemporaine*[4], die die zeitgenössische (französische) Literatur als Symptome einer gesamtkulturellen Krankheit, nämlich der *décadence* deuten.

Dass die Fülle der philosophisch-medizinischen Ambitionen Nietzsches hier nicht ausgebreitet und starr typisiert werden kann, versteht sich von selbst. Stattdessen greife ich ein einzelnes Werk, nämlich *Jenseits von Gut und Böse* heraus, weil darin erstens diese Ambitionen in beispielhafter Weise zu Wort kommen, und zweitens – unter umgekehrten Vorzeichen – bei der frühen Rezeption bereits eine Rolle spielen.[5] So berichtete Erwin Rohde dem

---

3 Vgl. *GM* III, «*Was bedeuten asketische Ideale?*», § 10.

4 Paul Bourget *Essais de psychologie contemporaine*, Paris, Alphonse Lemerre, 1883 (nicht in NPB) sowie Paul Bourget *Nouveaux essais de psychologie contemporaine. M. Dumas fils. M. Leconte de Lisle. MM. de Goncourt. Tourguéniev. Amiel*, Paris, Alphonse Lemerre, 1886 (NPB 148 f.). NPB = Giuliano Campioni/Paolo D'Iorio/Maria Cristina Fornari/Francesco Fronterotta/Andrea Orsucci (Hg.), *Nietzsches persönliche Bibliothek*, Berlin/New York, Walter de Gruyter, 2003.

5 Das Folgende verarbeitet und sortiert Erkenntnisse aus Andreas Urs Sommer *Kommentar zu Nietzsches «Jenseits von Gut und Böse»* = Heidelberger Akademie der Wissenschaften (Hg.), *Historischer und kritischer Kommentar zu Friedrich Nietzsches Werken*, Bd. 5/1, Berlin/Boston, Walter de Gruyter, 2016.

gemeinsamen Freund Franz Overbeck von der eben erfolgten Lektüre von *JGB* am 1. September 1886: «Das Meiste habe ich mit großem Unmuthe gelesen. Allermeist sind das doch Discurse eines Uebersättigten nach dem Essen, durch die Weinanregung hie und da gehoben, aber voll einer widerlichen Verekelung an Allem und Jedem.»[6] Rohde erschien Nietzsches Schrift als Indiz einer intellektuellen Erkrankung. Erheblich distanzierter beurteilte Georg von Gizycki *JGB* in der *Deutschen Rundschau*, als er darin viele Gedanken fand, die «hart an die Sphäre des Pathologischen, Psychiatrischen»[7] streiften. Damit ist nicht gemeint, dass Nietzsche sich als philosophischer Arzt gebärde, sondern dass sein Schreiben selbst einen starken Zug ins Pathologische habe. Die Arbeit des medizinierenden Philosophen scheint also zeitgenössischen Lesern keineswegs selbstverständlich als überzeugendes diagnostisches oder therapeutisches Angebot, sondern selbst der Therapie bedürftig.

Fragen wir zunächst also, wie in *JGB* der Philosoph als Arzt seinen ersten Auftritt gestaltet (I), sodann, was er im Allgemeinen für therapiebedürftig hält (II). Als charakteristische soziale Krankheit erscheint Religion in manchen Ausprägungen (III), aber auch die Schwäche des Willens (IV). Wie jedoch kann Philosophie ernstlich Kulturgebrechen therapieren wollen? Indem sie provoziert (V) und schließlich überhaupt leugnet, dass es auf Leiden ankomme (VI).

I Der Philosoph als Arzt

Bereits die Vorrede zu *JGB* intoniert das medizinisch-philosophische Motiv lautstark, dürfe «man» doch «als Arzt, fragen: ‹woher eine solche Krankheit am schönsten Gewächse des Alterthums, an Plato? hat ihn doch der böse Sokrates verdorben? wäre Sokrates doch der Verderber der Jugend gewesen?

6 Franz Overbeck / Erwin Rohde *Briefwechsel*, hg. und kommentiert von Andreas Patzer. Mit einer Einführung von Uvo Hölscher, Berlin/New York, Walter de Gruyter, 1990, S. 108.

7 Zitiert nach Hauke Reich *Rezensionen und Reaktionen zu Nietzsches Werken 1872–1889*, Berlin/Boston, Walter de Gruyter, 2013, S. 650.

und hätte seinen Schierling verdient?›»[8]. Wenn der Philosoph hier als Arzt der europäischen Kultur auftritt,[9] dann wird Platons Verständnis des Philosophen adaptiert, der die Seele therapieren solle.[10] Dieses medizinische Selbstverständnis wird jetzt gegen Platon selbst umgepolt – und insbesondere gegen den Platonismus. Vom Christentum heißt es gleich darauf, es sei «Platonismus für's ‹Volk›»[11], eine Wendung, die Nietzsche im Druckmanuskript korrigiert hat aus: «Christenthum ist verpöbelter Platonismus»[12]. Genau diese Formulierung benutzte er auch schon in seinem Brief an Overbeck vom 31.03.1885:

> Ich las jetzt, zur Erholung, die Confessionen des h[eiligen] Augustin, mit großem Bedauern, daß Du nicht bei mir warst. Oh dieser alte Rhetor! Wie falsch und augenverdreherisch! [...] Übrigens sieht man, bei diesem Buche, dem Christenthum in den Bauch: ich stehe dabei mit der Neugierde eines radikalen Arztes und Physiologen.[13]

Man würde es sich allerdings zu leicht machen, wollte man die einfache Gleichung aufstellen: «Sokrates/Platon/Platonismus/Christentum = Krankheit». Denn fast zeitgleich zu *JGB* unterscheidet der 372. Abschnitt der *Fröhlichen Wissenschaft* Platons Idealismus von sonstigen Formen des Idealismus, die «Etwas wie Krankheit» seien, grundsätzlich, und zwar als Form des Widerstands gegen die Sinnlichkeit, gegen das Bestimmt-Werden durch die Sinne: «im Falle Plato's» sei Idealismus «die Vorsicht einer überreichen und gefähr-

8 *JGB*, «Vorrede».

9 Vgl. auch *FW*, «Vorrede zur zweiten Ausgabe», § 2; ferner Andreas Urs Sommer *Kommentar zu Nietzsches «Der Antichrist». «Ecce homo». «Dionysos-Dithyramben». «Nietzsche contra Wagner»* = Heidelberger Akademie der Wissenschaften (Hg.), *Historischer und kritischer Kommentar zu Friedrich Nietzsches Werken*, Bd. 6/2, Berlin/Boston, 2013, S. 59 f. und 223 f. sowie Jean-Claude Wolf «Der Richter und Arzt der Kultur. Überlegungen zur Bedeutung fundamentaler Metaphern der Kulturkritik bei Nietzsche», in *Nietzsche und Wagner. Geschichte und Aktualität eines Kulturkonflikts*, Armin Wildermuth (Hg.), Zürich, Orell Füssli, 2008, S. 214–252.

10 Vgl. Platon *Kratylos* 440c.

11 *JGB*, «Vorrede».

12 *KSA* 14, 346.

13 *Brief an Franz Overbeck, 31. März 1885 / KSB* 7, 34.

lichen Gesundheit, die Furcht vor *übermächtigen* Sinnen». «Vielleicht sind wir Modernen nur nicht gesund genug, um Plato's Idealismus *nöthig zu haben?* Und wir fürchten die Sinne nicht, weil – –»[14]. Idealismus kann also durchaus auch immunisierend wirken, so dass es viel zu kurz gegriffen wäre, eine der Nietzsche gerne umgehängten Etiketten wie Sensualismus oder Naturalismus umstandslos mit Gesundheit zu identifizieren. Krankheit und Gesundheit scheinen für den medizinierenden Philosophen situative und keine absoluten Gegebenheiten zu sein.

«Zur Zeit des Sokrates» wiederum, so *JGB*, § 212, sei «vielleicht *Ironie* zur Grösse der Seele nöthig» gewesen, «jene sokratische boshafte Sicherheit des alten Arztes und Pöbelmanns, welcher schonungslos in's eigne Fleisch schnitt, wie in's Fleisch und Herz des ‹Vornehmen›»[15]. Die Ironie des Sokrates wirkt sowohl diagnostisch als auch therapeutisch, wobei bei Nietzsche die therapeutischen Effekte dieser Operation nicht positiv verbucht zu werden pflegen. Andererseits scheint die Ironie auch für die modernen medizinierenden Philosophen ein wesentliches Mittel der Wahl zu sein. Diese Ironie müsste sich von der Ironie des Sokrates aber spezifisch unterscheiden, um nicht bloß als deren Abklatsch zu gelten. Darin müsste sich zeigen, inwiefern Nietzsches philosophische Medizin etwas gänzlich anderes ist als Sokrates' oder Platons philosophische Medizin. Ziehen wir also ein Beispiel Nietzschescher Ironie heran.

II Der ganz normale Irrsinn

JGB, § 156 lautet lapidar: «Der Irrsinn ist bei Einzelnen etwas Seltenes, – aber bei Gruppen, Parteien, Völkern, Zeiten die Regel.»[16] In der ersten Fassung wird die Überlegung noch erweitert mit einem Ausblick auf eine künftige pathographische Geschichtsschreibung: «Der Irrsinn ist selten bei Einzelnen – aber bei Gruppen, Parteien, Völkern, Zeiten die Regel: – und deshalb redeten bisher die Historiker nicht vom Irrsinn. Aber irgend wann werden

14 *FW*, § 372.

15 *JGB*, «Sechstes Hauptstück: wir Gelehrten», § 212.

16 *JGB*, «Viertes Hauptstück: Sprüche und Zwischenspiele», § 156.

die Ärzte Geschichte schreiben.»[17] Wenn Nietzsche später in *GM* die Geschichte der Moral(en), in *AC* die Geschichte des Christentums in umwerterischer Absicht schreibt, übt er sich in derartiger pathographischer Historiographie. Es zählt vielleicht zu den ältesten medizin-philosophischen Topoi, dass die Welt eigentlich ein Irrenhaus sei. Bemerkenswert ist aber die Historisierung dieser Betrachtungsweise in der Vorarbeit zu *JGB*, § 156. Die Welt ist nicht immer ein Irrenhaus, sondern sie lässt sich beschreiben, wann bestimmte psychomentale Devianzen epidemisch werden, so dass von kollektivem Irresein die Rede sein kann. Zu solchen Überlegungen hat sich Nietzsche etwa von William Edward Hartpole Leckys *Geschichte des Ursprungs und Einflusses der Aufklärung in Europa* anregen lassen, wo er beispielsweise die folgende Passage markierte (seine Unterstreichungen):

> Der Wahnsinn ist, seiner Natur nach, während grosser religiösen und politischen Umwälzungen häufig; und im sechszehnten Jahrhundert waren alle seine Formen in das System der Hexerei aufgegangen und nahmen die Farbe der herrschenden Geisteskrankheit an.[18]

Am Rand des zweiten Satzes hat Nietzsche notiert: «Dies ist jetzt die herrschende Geisteskrankheit.»

Nietzsches medizinierender Philosoph hat es offensichtlich im Unterschied zu dem um die Einzelsubjekte bemühten Sokrates wesentlich nicht mit individuellen, sondern mit sozialen Pathologien zu tun. Und diese sozialen Pathologien sind nicht Gebresten, mit der die Menschheit an sich behaftet ist und die zu allen Zeiten auftreten – so wie christliche Theologen die Erbsünde als universelle Krankheit behandeln. Vielmehr tauchen diese sozialen Pathologien unter bestimmten Bedingungen auf; es gibt Faktoren, die sie begünstigen und konkrete Mittel, die sie lindern oder beseitigen. Der Vielfalt dieser Pathologien entsprechend stellt der medizinierende Philosoph keine Universalrezepte aus, sondern passt seine Therapien den konkreten Gege-

17 *KSA* 10, 3 [1].

18 William Edward Hartpole Lecky *Geschichte des Ursprungs und Einflusses der Aufklärung in Europa.* Deutsch von H. Jolowicz. Zweite rechtmäßige, sorgfältig durchgesehene und verbesserte Auflage, Bd. 1, Leipzig/Heidelberg, C. F. Winter, 1873, S. 49 (NPB 341 f.).

benheiten an. Diese Therapien sind historisch-situativ. Die Ironisierung missliebiger Zustände als Irrsinn gehört dazu.

Schauen wir uns jetzt Felder sozialer Pathologien näher an.

III Religiöse Krankheiten

JGB § 47 operiert mit dem Begriff der «religiösen Neurose» und findet sie

> verknüpft mit drei gefährlichen Diät-Verordnungen: Einsamkeit, Fasten und geschlechtlicher Enthaltsamkeit, – doch ohne dass hier mit Sicherheit zu entscheiden wäre, was da Ursache, was Wirkung sei, und *ob* hier überhaupt ein Verhältniss von Ursache und Wirkung vorliege. Zum letzten Zweifel berechtigt, dass gerade zu ihren regelmässigsten Symptomen, bei wilden wie bei zahmen Völkern, auch die plötzlichste ausschweifendste Wollüstigkeit gehört, welche dann, ebenso plötzlich, in Busskrampf und Welt- und Willens-Verneinung umschlägt: beides vielleicht als maskirte Epilepsie deutbar?[19]

Der Begriff der «religiösen Neurose», auf den gleich noch zurückzukommen sein wird, indiziert «Krankheit» – und zunächst könnte es scheinen, als würden die «Diät-Verordnungen» in den Umständen, unter denen diese Neurose auftritt, zu deren Linderung oder Beseitigung eingesetzt. Es wäre, da das «Verhältniss von Ursache und Wirkung» nicht klar ist, ja durchaus auch möglich, dass diese Praktiken der Enthaltsamkeit die «religiöse Neurose» erst hervorbringen. In der zitierten Bemerkung, die auf *KSA* 11, 25 [33] und den 14. Abschnitt der *Morgenröthe* zurückgeht, verdichten sich verschiedene Lektüre-Eindrücke, namentlich aus Francis Galtons *Inquiries into Human Faculty and Its Development*[20], aus Gustav Roskoffs *Das Religionswesen der*

19 *JGB*, «Drittes Hauptstück: das religiöse Wesen», § 47.

20 Francis Galton *Inquiries into Human Faculty and Its Development*, London, Macmillan & Co., 1883 (NPB 238). Vgl. Marie-Luise Haase «Friedrich Nietzsche liest Francis Galton», *Nietzsche-Studien*, Bd. 18, 1989, S. 633–658, hier S. 639–641.

rohesten Naturvölker[21] sowie aus Baumanns *Handbuch der Moral*[22]. Den Begriff «maskirte Epilepsie»[23] entlehnte Nietzsche aus Henry Maudsleys *Zurechnungsfähigkeit der Geisteskranken:*

> Eine andere Form von epileptischem Irrsinn, wobei manchmal ein Mord vorkommt, ist die *maskirte* Epilepsie; die gewöhnlichen Convulsionen werden hier durch eine Mania transitoria ersetzt. Die Affection der motorischen Centren entladet sich nicht durch einen Paroxysmus von Convulsionen, sondern fixirt sich in den Centren der geistigen Thätigkeit und entladet sich in einem maniakalischen Paroxysmus, der sozusagen einen epileptischen Anfall des Geistes darstellt.[24]

Maudsley führt also einen streng fachmedizinischen Diskurs, der sich nicht auf Religion, sondern individuelle physiologische Zustände bezieht; Nietzsche adaptiert Maudsleys Begriff und wendet ihn auf bestimmte religionsgeschichtliche Phänomene an, die zwar soziale Phänomene sind, zugleich aber Zustände, denen einzelne Individuen unterworfen sind. Dabei passt die von Maudsley beschriebene Symptomatik durchaus zu diesen extremen Zuständen.

Der Begriff «religiöse Neurose» stammt nicht von den zitierten Autoren. Im späten 19. Jahrhundert war

> [d]ie Bezeichnung Neurose [...] für alle N[ervenkrankheiten] im Gebrauch, vor allem für solche N[ervenkrankheiten], bei denen anatomische Veränderungen nicht

21 Gustav Roskoff *Das Religionswesen der rohesten Naturvölker*, Leipzig, F. A. Brockhaus, 1880 (nicht in NPB). Vgl. Andrea Orsucci *Orient — Okzident. Nietzsches Versuch einer Loslösung vom europäischen Weltbild*, Berlin/New York, Walter de Gruyter, 1996, S. 195 f.

22 J[ohann] J[ulius] Baumann *Handbuch der Moral nebst Abriss der Rechtsphilosophie*, Leipzig, S. Hirzel, 1879 (NPB 132 u. 136), S. 250 f.

23 Vgl. schon *M*, § 87.

24 Henry Maudsley *Die Zurechnungsfähigkeit der Geisteskranken. Autorisirte Ausgabe*, Leipzig, F. A. Brockhaus, 1875 (NPB 378), S. 224. Vgl. Greg Moore, «Beiträge zur Quellenforschung», *Nietzsche-Studien*, Bd. 27, 1998, S. 535–551, hier S. 547 f.

nachgewiesen werden können, welche wir demnach als funktionelle N[ervenkrankheiten] anzusehen pflegen.[25]

Während sich die «religiöse Neurose» im Deutschen vor Nietzsche nicht nachweisen lässt, kursierte sie unter französischen Intellektuellen, die sich zur Gesellschaftsdiagnose gerne eines medizinischen Vokabulars bedienten, durchaus schon früher. So benutzt sie der von Nietzsche geschätzte Alphonse Daudet in seinem «Roman parisien» *L'évangeliste* von 1883 bereits mit großer Selbstverständlichkeit: «Névrose religieuse … dit Raverand d'une voix grave … C'est Bouchereau qui soigne ça …»[26]. Autoren wie Jean-Martin Charcot und Charles Richet popularisierten die psychiatrischen Termini Hysterie und Neurose, so dass sie als politisch-polemische Werkzeuge nutzbar wurden. In dieser Begriffsschwemme tauchte auch die «névrose religieuse» auf, und zwar zur Denunziation gemeinhin als vorbildlich erachteter Frömmigkeitspraktiken. In einem 1885 erschienenen Artikel von Olga Smirnoff aus der *Nouvelle Revue* – die Nietzsche nachweislich zumindest gelegentlich gelesen hat[27] – fällt nicht nur der Satz: «Si le génie est une névrose, Gogol et Dostoïeswsky étaient fous»[28], sondern Smirnoff hält zu Gogols «folie mystique» («mystischem Wahnsinn») auch fest: «Voilà le grand mot

25 *Meyers Konversations-Lexikon. Eine Encyklopädie des allgemeinen Wissens. Vierte, gänzlich umgearbeitete Auflage*, Leipzig/Wien, Meyer, 1885–1892 (nicht in NPB), Bd. 12, S. 60.

26 Alphonse Daudet *L'évangéliste. Roman parisien. Trente-huitième édition*, Paris, E. Dentu, 1883 (nicht in NPB), S. 282: «Religiöse Neurose … sagt Raverand mit schwerer Stimme … Es ist Boucherau, der sie pflegt …»

27 Andreas Urs Sommer *Kommentar zu Nietzsches «Der Antichrist». «Ecce homo». «Dionysos-Dithyramben». «Nietzsche contra Wagner»*, = Heidelberger Akademie der Wissenschaften (Hg.), *Historischer und kritischer Kommentar zu Friedrich Nietzsches Werken*, Bd. 6/2, Berlin/Boston, Walter de Gruyter, 2013, S. 217.

28 Olga Smirnoff «Études et souvenirs», *La Nouvelle Revue*, Bd. 37, November/Dezember 1885, S. 5–28 u. S. 468–489 (nicht in NPB), hier S. 23: «Wenn das Genie ist, waren Gogol und Dostojewskij verrückt» (meine Übersetzung).

de la fin … la névrose religieuse, l'état pathologique, théorie qui sévit furieusement dans nos cercles littéraires, comme partout»[29].

Religiöse Verhaltensweisen als pathologische Verhaltensweisen zu verdächtigen, kam durchaus nicht erst mit Nietzsche in Mode. Religionskritik versah sich mit dem Anschein der Seriosität, wenn sie auf ein psychiatrisches Vokabular zurückgreifen konnte, dessen Wissenschaftlichkeit außer Zweifel stand. In *JGB* wird freilich nicht nur versucht, die Fassade der Religionskritik wissenschaftlich aufzuhübschen, sondern tatsächlich einen naturwissenschaftlich-medizinisch abgesicherten Zugriff auf die Religion zu erproben. Freilich bleibt offen, wie es um die Kohärenz der in Anspruch genommenen, naturwissenschaftlich-medizinischen Argumentationsbruchstücke bestellt ist. Es wäre durchaus möglich, dass wir es bei diesem Sprachspiel mit einem Anwendungsfall einer neuen philosophischen Ironie zu tun haben – gemünzt auf die Wissenschaftsgläubigkeit der Zeitgenossen, die sich im Gewand der Wissenschaft jeden Bären aufbinden lassen. Bemerkenswert ist auch, dass das der medizinierende Philosoph hier nicht als Therapeut, sondern nur als Diagnostiker in Erscheinung tritt. Gilt ihm die religiöse Neurose als unheilbar – und überdies als eine, deren Hauptwirksamkeit in der Vergangenheit liegt?

IV Krankheiten des Willens

Stärker auf Heilung und Heilbarkeit zielt *JGB* dort ab, wo es um eine in der Gegenwart grassierende Krankheit geht. *JGB*, § 208 diagnostiziert als «[europäische] Krankheit» die «Willenslähmung»[30]. Beredter Ausdruck der Willenslähmung ist bei Nietzsche eine um sich greifende Skepsis, die der Zeitgeist als einzig angemessene Form der Philosophie gutheiße, gebe es doch «anerkanntermaassen heute kein besseres Schlaf- und Beruhigungsmittel, als Skepsis, den sanften holden einlullenden Mohn Skepsis»[31]. Diese Skepsis ent-

29 Ebd., 469 f.: «Hier ist das große Wort des Endes … die religiöse Neurose, der pathologische Zustand, die Theorie, die in unseren literarischen Kreisen wütend durchgreift, wie überall» (meine Übersetzung).

30 *JGB*, «Sechstes Hauptstück: wir Gelehrten», § 208.

31 Ebd.

hält sich jeder eigenen Wertsetzung; besonders schreckt sie vor dem harten Nein zurück. Der Krankheit der Willenslähmung begegnet diese Skepsis nicht therapeutisch, sondern nur narkotisch und palliativ – sie empfindet die Willenslähmung nicht als therapiebedürftige Krankheit, sondern befördert sie noch, wodurch sie, scheinbares Antidot, selbst zum Problem, zum Teil der Krankheit wird. Die europäische Krankheit von Willensschwäche und Skepsis präge sich je nach kultureller Entwicklung unterschiedlich aus: Im modernen Frankreich grassiere sie am schlimmsten, während sich in Russland demgegenüber ein ungeheures Willenspotential aufgestaut habe, das nur darauf warte, aktualisiert zu werden: Am Ende fällt das berühmt-berüchtigte Schlagwort der «grossen Politik»[32]. *JGB*, § 208 vollzieht eine Wendung zum Politischen und impliziert: Durchsetzen soll sich nicht, was die besseren Argumente, sondern, was den stärkeren Willen hat. Wird verlangt, Philosophie habe darauf hinzuwirken, dass ganz Europa «*Einen Willen*»[33] bekomme, dann lässt sich dies als Rückkehr Platons ins intellektuelle Tagesgeschäft deuten. Zwar entfallen die metaphysischen Spezifika des Platonismus, die *JGB*, «Vorrede» als gefährliche Irrtümer gebrandmarkt hat, nicht jedoch dessen dominierendes Strukturelement, möglichst alle Menschen dem Diktat der Philosophie zu unterwerfen und damit einer allgemeinen seelischen Gesundung zuzuführen. Politikfähigkeit, der Nutzen für die Gestaltung des Politischen im Großen und für eine allgemeine kulturelle Genesung macht *JGB*, § 208 zur Nagelprobe valabler Philosophie. Philosophische Medizin taugt offensichtlich vor allem, wenn sie politisch wird – wenn sie der allgemeinen Willenserschlaffung Paroli bieten kann.

Von Flaubert aus den Blick auf den Zustand der Gegenwart als ganze erhebend, bemerkte Paul Bourget in seinen *Essais de psychologie contemporaine:*

> Et comme notre époque est atteinte d'une maladie de la volonté, de là cette vogue d'une littérature dont la psychologie convient si bien aux affaiblissements progressifs du ressort intérieur. Lentement, et dans beaucoup d'esprits soumis à l'éducation des

32 Ebd.

33 Ebd.

> romans nouveaux, s'élabore la conception que l'effort est inutile, et le pouvoir des causes étrangères irresistible.[34]

Diesen Befund einer umgreifenden Willenskrankheit, von Bourget auch mit dem Etikett des «fatalisme»[35] belegt, versuchten andere zeitgenössische Autoren sozialmedizinisch und psychologisch zu erhärten, so etwa Théodule Ribot in seinem mehrfach aufgelegten Buch *Les maladies de la volonté*. Allerdings ist dieses Werk in Nietzsches Bibliothek nicht erhalten. Das Thema lag sichtlich in der Luft: 1886 folgte bereits die zweite Auflage von Georg Friedrichs 1885 erstmals erschienener Abhandlung *Die Krankheiten des Willens*. Friedrich argumentiert, «daß weitaus die Mehrzahl der *Geistesstörungen* auf *Willenskrankheiten* zurückzuführen ist».[36] Auch dies stellt bereits die Verallgemeinerung eines individualmedizinischen Befundes dar, der in der zeitgenössischen populärmedizinischen Literatur häufig auftaucht. In dem von Nietzsche gern konsultierten *Buch vom gesunden und kranken Menschen* aus der Feder Carl Ernst Bocks werden gegen die «Willensschwäche» «Bewegungskuren» verordnet,[37] während August Krauss in seiner unter Nietzsches Büchern ebenfalls erhaltenen *Psychologie des Verbrechens* «Willensschwäche» als Folge des Alkoholismus behandelt.[38] An sich ist das Problem der Willensschwäche unter der Bezeichnung ἀκρασία seit Platon und Aristoteles ein die

---

34 Paul Bourget *Essais de psychologie contemporaine*, Paris, Alphonse Lemerre, 1883 (nicht in NPB), S. 167. «Und da unsere Epoche von einer Krankheit des Willens betroffen ist, kommt von da her diese Woge einer Literatur, der die Psychologie einer fortschreitenden Schwächung des innerlichen Vermögens so gut entspricht. Langsam und in vielen der Erziehung durch die neuen Romane unterworfenen Geistern nimmt die Konzeption Gestalt an, dass die Anstrengung unnütz und die Macht äußerer Ursachen unwiderstehlich seien» (meine Übersetzung).

35 Ebd., S. 166.

36 Georg Friedrich *Die Krankheiten des Willens, vom Standpunkte der Psychologie aus betrachtet, im Anschlusse an die Untersuchung des normalen (gesunden) Willens in Bezug auf Entwicklungsstufen, Ziele und Merkmale*. Zweite Auflage, München, Verlag der Gg. Friedrich'schen Buchhandlung, 1886 (nicht in NPB), Vorwort, III.

37 Carl Ernst Bock *Das Buch vom gesunden und kranken Menschen*. Achte, bedeutend vermehrte Auflage, Leipzig 1870 (NPB 144 f.), S. 446.

38 August Krauss *Die Psychologie des Verbrechens. Ein Beitrag zur Erfahrungsseelenkunde*, Tübingen, H. Laupp, 1884 (NPB 334), S. 69.

Philosophie nachhaltig beschäftigendes Problem. Denn wie kann es sein, dass Menschen etwas nicht tun, was sie als das Gute erkannt haben?[39] Aber der Begriff war, als Nietzsche ihn aufgriff und von 1883 an medizinisch-individualdiagnostische und kulturdiagnostische Befunde darunter subsumierte,[40] längst aus der Philosophie in den allgemeinen Sprachgebrauch eingewandert. Entscheidend ist nun, dass bei Nietzsches Re-Potenzierung der Philosophie es eben nicht bloß bei der kulturkritisch weit verbreiteten Diagnose bleibt, es grassiere allenthalben Willensschwäche. Das Lamento soll nicht der Darstellungs- und Handlungsmodus der Philosophie sein – jener neuen Philosophie, die *JGB* in Aussicht stellt. Vielmehr soll sie therapeutisch wirken: die Willensschwäche beseitigen.

Doch wie könnten Philosophen das zuwege bringen?

V Philosophie als therapeutische Provokation

Ganz offensichtlich steht dem medizinierenden Philosophen nicht das therapeutische Instrumentarium zu Gebote, über das Ärzte verfügen – er glaubt offensichtlich auch nicht, wie später etwa die Psychoanalyse, dass es schon helfe, wenn «wir einfach mal drüber reden». Das therapeutische Mittel der Wahl – und das ist die Steigerung und Überbietung der alten sokratischen Ironie – ist die Provokation, und zwar die Provokation *à tout prix*. Nietzsches philosophische Schriftstellerei, wie sie sich in *JGB* und überhaupt in seinem Spätwerk artikuliert, ist darauf aus, zu provozieren, und zwar Gegenreaktionen, Selbstbehauptungs- und Selbstermächtigungsreaktionen seitens der Leser, die in ihren moralischen Empfindlichkeiten unentwegt verletzt werden. Man könnte sagen, Nietzsches Philosophie stelle eine Art moralischer Schocktherapie dar, die den Leser kaum einen Augenblick lang aus der Nötigung entlässt, sich gegen die Angriffe zu stählen.

Ein Beispiel: *JGB*, § 259 gilt vielen Interpreten als exemplarisches Plädoyer für eine brachiale Identifikation von Leben mit Gewaltsamkeit, Überwältigung, Aneignung. Leben als Verletzung der Lebensinteressen anderer,

39 Vgl. z. B. Aristoteles *Nikomachische Ethik* VII 1–11, bes. VII 3, 1145b.

40 *KSA* 10, 7 [232]; *KSA* 10, 24 [26] u. *KGW* IX 4, W I 3, 126.

ausgeflaggt mit der Signalformel «Wille zur Macht»[41] scheint den Kern einer Philosophie in antizivilisatorischer Absicht auszumachen. Die Ausgangslage ist ein Scharmützel gegen den herkömmlichen Moralkonsens, der sich leicht auf die antiken Formulierungen der Goldenen Regel zurückführen lässt, und dessen Fortsetzung in der etwa von *JGB*, § 186 attackierten Nichtverletzungsmoral Arthur Schopenhauers sowie in der Nichtausbeutungsmoral Eugen Dührings gipfelt. Mit einiger Sorgfalt inszeniert *JGB*, § 259 den für die Leser bei im Pulverdampf tränenden Augen leicht unsichtbar werdenden Fehlschluss, wonach aus konsequenter Anwendung des Prinzips der Selbstzurücknahme völlige Willensverneinung, «Wille zur *Verneinung* des Lebens»[42] folge. Schopenhauer mag seine Version der «laede-neminem-Moral»[43] mit der Willensverneinung systematisch verquickt haben, aber ganz offensichtlich ist eine solche Verquickung nicht verallgemeinerbar, denn Nicht-Verletzung der Interessen anderer impliziert ja keineswegs logisch zwingend, die eigenen Lebensinteressen gänzlich preiszugeben, sondern nur, partiell auf ihre rücksichtslose Durchsetzung zu verzichten. Diese Selbstzurücknahme ist offensichtlich den eigenen Lebensinteressen oft genug unmittelbar dienlich, weil sie verhindert, dass die Reaktion anderer auf das eigene Durchsetzungsbestreben den eigenen Lebensinteressen zuwiderläuft.

Selbst wenn man der Sprecherinstanz probehalber zugesteht, dass «Leben selbst [...] *wesentlich* Aneignung, Verletzung, Überwältigung des Fremden» sei, folgt daraus doch nicht, dass jeder jederzeit um jeden Preis auf «Aneignung» etc. aus sein kann oder soll. Um seine Optionen zu bewahren, um sein Leben zu erhalten – denn jeder muss z.B. einmal schlafen! –, ist es weder sinnvoll noch möglich, dem Aneignungsbedürfnis permanent stattzugeben. Überdies wäre gänzlich unlimitiertes Einverleibungs- und Aneignungsleben als *«Grundprincip der Gesellschaft»*[44] ein Unding, da keine Gesellschaft als permanenter Kampf aller gegen alle zu existieren vermöchte: Die Beschneidung von Lebensinteressen ist, wenn man den hier zugrunde liegenden Lebensbegriff einmal für gesetzt nimmt, unabdingbar, wenn so

41 *JGB*, «Neuntes Hauptstück: was ist vornehm?», § 259.

42 Ebd.

43 *JGB*, «Fünftes Hauptstück: zur Naturgeschichte der Moral», § 186.

44 *JGB*, «Neuntes Hauptstück: was ist vornehm?», § 259.

etwas wie menschliches Zusammenleben möglich sein soll. Der wie eine Rückversicherung eingebaute Hinweis auf den «Körper» einer «gesunden Aristokratie», innerhalb dessen sich «die Einzelnen [...] als gleich behandeln sollen»[45], wirkt eher wie ein frommer Wunsch: Denn weshalb sollte das Individuum, das Teil dieser politischen Körperschaft ist (in Analogie konstruiert zum «Organismus» bei Wilhelm Roux' *Der Kampf der Theile im Organismus*[46]), sich mit den anderen Individuen solidarisieren, um mit ihnen gegen außen gemeinsame Sache zu machen, gegenüber Dritten «Übergewicht [zu] gewinnen»[47]? Ganz offenkundig ist es für diese Konstitution einer Aristokratie gleichberechtigter Individuen notwendig, dass das einzelne Individuum auf das Ausagieren seines Gewaltpotentials gegenüber den anderen Individuen innerhalb seiner Gruppe, der «gesunden Aristokratie» verzichtet, also «seinen Willen dem des Andern» gerade «gleich»[48] setzt. Die Konstitution dieser als entschieden wünschbar dargestellten Aristokratie im Sinne eines politischen «Körpers» kann also nur funktionieren wie die Konstitution jedes anderen politischen Körpers auch, nämlich durch mindestens partiellen Gewalt- und Übergriffsverzicht der beteiligten Individuen, die ihr Gewaltrecht an das Kollektiv abtreten. In ihrer Struktur unterscheidet sich die angeblich gesunde Aristokratie in nichts von ganz gewöhnlichen Staaten, die dem Gewaltpotential der Individuen, aus denen sie bestehen, gleichfalls ein Ventil nach außen schaffen: Entsprechend führen Staaten Eroberungskriege, gesellschaftliche Gruppen Bürgerkriege.

JGB, § 259 baut auf die Fata Morgana einer maximalistischen Ausschließungslogik, als würde es «Leben» entweder nur ganz oder gar nicht, nur ganz verneint oder ganz bejaht geben. Aus der Nähe betrachtet, ist diese Alternative ebenso falsch wie die Monadisierung von «Leben», wonach das Lebensinteresse eines Individuums gegen das Lebensinteresse anderer Individuen steht, dem, sobald es nur auf den geringsten Widerstand stößt, eine Verneinung des eigenen Lebenswillens widerfährt. Das Fortissimo, mit dem

45 Ebd.

46 Wilhelm Roux *Der Kampf der Theile im Organismus. Ein Beitrag zur Vervollständigung der mechanischen Zweckmässigkeitslehre*, Leipzig, W. Engelmann, 1881 (NPB 511, vgl. NPB 730, heute verloren).

47 *JGB*, «Neuntes Hauptstück: was ist vornehm?», § 259.

48 Ebd.

die Ausschließungslogik verkündet wird, hat wohl weniger den Zweck, Proselyten zu machen, die an «das *Ur-Faktum* aller Geschichte»[49] glauben – zu leicht lässt sich die Inkonsistenz der Argumentation doch durchschauen –, als vielmehr die Absicht, zur Destabilisierung des Moralkonsenses einen Beitrag zu leisten und bei den unsanft wachgerüttelten Lesern einen intellektuell-agonalen Selbstbehauptungsprozess auszulösen – den Prozess der eigenen und schließlich der kulturellen Gesundung.

Philosophie als Provokation besteht wesentlich darin, Feststehendes preiszugeben und neue, dynamische Gleichgewichte zu finden. Da gilt dann die Losung, die *JGB*, § 154 ausgibt: «Der Einwand, der Seitensprung, das fröhliche Misstrauen, die Spottlust sind Anzeichen der Gesundheit: alles Unbedingte gehört in die Pathologie.»[50] In einer Notiz aus dem Nachlass von 1882/83 hatte es noch geheißen: «Alles Unbedingte verräth den Kranken.»[51]

VI Leiden und Lust

Mit dem Glauben an das Unbedingte löst sich auch der Gedanke auf, es käme in der philosophischen Medizin auf die Linderung des Leidens an. Wenn sich *JGB*, § 225 gegen die Fixierung zeitgenössischer Philosophien auf die Frage von Lust und Leiden wendet, kann man zugleich die Selbstaufhebung der medizinierenden Philosophie beobachten, denn was hätte sie für einen anderen Sinn als Leiden zu beseitigen oder zu lindern? Stattdessen heißt es: «es giebt höhere Probleme als alle Lust- und Leid- und Mitleid-Probleme; und jede Philosophie, die nur auf diese hinausläuft, ist eine Naivetät»[52]. Aus der Kritik an der Prävalenz des Leidens folgt eine Kritik des Mitleids, die in ein Mitleid der Härte umschlägt. Dabei zeichnen sich Überlegungen ab, die Nietzsche dann in der berüchtigten «*Moral für Ärzte*»[53] ausformulieren sollte. Alle «Denkweisen, welche nach *Lust* und *Leid*, das heisst nach Begleitzuständen und Nebensachen den Werth der Dinge mes-

49 *JGB*, «Neuntes Hauptstück: was ist vornehm?», § 259.
50 *JGB*, «Viertes Hauptstück: Sprüche und Zwischenspiele», § 154.
51 *KSA* 10, 5 [25].
52 *JGB*, «Siebentes Hauptstück: unsere Tugenden», § 225.
53 *GD*, «Streifzüge eines Unzeitgemässen», § 36.

sen, sind Vordergrunds-Denkweisen und Naivetäten»[54]. *JGB*, § 225 gründet die Zurückweisung hedonistisch-eudämonistischer Argumentationsweisen auf das «Künstler-Gewissen» (ebd.) und verlagert damit das Kriterium gelingenden Lebens weg von Lust oder Unlust hin zum Schaffen: Gestalten-Können, Wirkmächtigkeit soll nun die zentrale Stelle in der Wertehierarchie bekommen; Lust und Leiden sind im Verhältnis dazu nur Epiphänomene. Entsprechend bleibt bloß Spott übrig für das Unterfangen «*das Leiden abschaffen*» zu wollen: «*wir* wollen es lieber noch höher und schlimmer haben, als je es war!»[55]. Dieser Einwand an die Adresse der zeittypischen Philosophien ist fundamental und berührt das beileibe nicht nur das moderne Selbstverständnis im Kern: Leidensminimierung scheint nach diesem abendländischen (aber beispielsweise auch buddhistischen) Selbstverständnis eine Grundintuition menschlicher Kulturleistung zu sein, auch wenn das Bemühen sich oft nicht auf alle Menschen erstreckt (beispielsweise nur auf Christen oder nur auf Angehörige eines bestimmten Volkes oder Standes). Der Einwand impliziert die grundlegende, aber zu selten gestellte Frage: Weshalb sollte das Leiden das Kernthema der Philosophie, seine Minderung oder gar Abschaffung ihr praktischer Auftrag sein? Vielleicht geht Leiden die Philosophie nur sekundär, tertiär etwas an – oder als «Zucht des Leidens, des *grossen* Leidens»[56].

Während der Einwand gegen eine Denkweise, die sich der Abschaffung des Leidens verschreibt, zunächst gegen die Dominanz des Leidensthemas *in philosophicis* zugespitzt wird, und es dieser Einwand ermöglicht, die Frage von «*Lust und Leid*»[57] als bloß eine unter vielen möglichen philosophischen Fragen zu entmachten, nimmt gegen Ende von *JGB*, § 225 wieder die Umkehrlogik überhand, die bei Nietzsche in Auseinandersetzung mit der Tradition so häufig Anwendung findet: Galt das Leiden bisherigem Philosophieren als schlecht und abschaffungswürdig, soll es jetzt dem neuen Philosophieren als gut und wünschbar erscheinen. Damit wird freilich die her-

54 *JGB*, «Siebentes Hauptstück: unsere Tugenden», § 225.

55 *JGB*, «Siebentes Hauptstück: unsere Tugenden», § 225.

56 Ebd.

57 Ebd.

kömmliche «Präokkupation durch das Leiden»[58] einfach nur unter umgekehrten Vorzeichen reproduziert. Das zeigt sich an der zweimal wiederholten Formulierung «Zucht des Leidens». Denn das ist eine eingeschliffene christlich-protestantische Sprechweise, derzufolge die «Ueberresten» der «Erbsünde» «durch die Gnade Christi vergeben und durch die göttliche Zucht des Leidens und Sterbens von der erlösten Seele gründlich abgestreift werden»[59].

Auch hier, in der Aufnahme des christlichen Bildes ohne christliches Versprechen, wirkt Philosophie als Provokation. Sie heilt, indem sie verstört – aber sie heilt nicht von Leiden, sondern von Hirngespinsten.

> Es giebt Bücher, welche für Seele und Gesundheit einen umgekehrten Werth haben, je nachdem die niedere Seele, die niedrigere Lebenskraft oder aber die höhere und gewaltigere sich ihrer bedienen: im ersten Falle sind es gefährliche, anbröckelnde, auflösende Bücher, im anderen Heroldsrufe, welche die Tapfersten zu *ihrer* Tapferkeit herausfordern.[60]

---

58 Ebd. Vgl. Andreas Urs Sommer *Kommentar zu Nietzsches «Jenseits von Gut und Böse»* = Heidelberger Akademie der Wissenschaften (Hg.), *Historischer und kritischer Kommentar zu Friedrich Nietzsches Werken*, Bd. 5/1, Berlin/Boston, Walter de Gruyter, 2016, S. 630 f.

59 Ernst Sartorius *Soli Deo gloria! Vergleichende Würdigung evangelisch-lutherischer und römisch-katholischer Lehre nach Augsburgischem und Tridentinischem Bekenntniß mit besonderer Hinsicht auf Möhler's Symbolik*, Stuttgart, Samuel Gottlieb Liesching, 1859 (nicht in NPB), S. 25.

60 *JGB*, «Zweites Hauptstück: der freie Geist», § 30.

II Medizin, Therapie und Gesundheit: kontextuelle Analyse / Médecine, thérapie et santé : analyse contextuelle

« Anéantir l'opéra » pour guérir la musique ? Critique et thérapeutique dans l'esthétique musicale de Nietzsche

Martine Béland

L'auteure dédie cet essai à Ghyslaine Guertin

In *The Birth of Tragedy*, Nietzsche writes of wishing to "destroy opera" (§ 19). Although such a plan may seem surprising at first, it needs to be situated within the wider context of the therapeutic task that Nietzsche assigned to philosophy in his early 1870's essays. The operatic work of art developed out of the recitative style made popular in the Italian Renaissance, and according to Nietzsche it is an incarnation of the drive to knowledge proper to the Platonic conception of music – a non-aesthetic conception that undermines the prophylactic effect that music may (and must) have for culture. If this issue is so important to Nietzsche's cultural criticism, it is because music is essential to human beings as such – whereas philosophy or even *Bildung* are not. This paper shows how Nietzsche's musical aesthetics – which can be best described as *participative* – is related to his *Kulturkritik*, and how his plan to "destroy opera" relates not only to his "Wagnerianism", but more importantly to his critical assessment of the Renaissance and praise of Beethoven.

Introduction

Dans ses écrits bâlois, Nietzsche, en philosophe « médecin »[1], s'intéresse aux symptômes d'un mal culturel. Défini comme culture alexandrine, socratique ou théorique, le monde moderne souffre d'un déséquilibre des pulsions. Ce thème occupe la deuxième moitié de *La naissance de la tragédie*, où Nietzsche arrime ses thèses sur la tragédie à une critique culturelle. La lutte contre

1 *Fragments posthumes* de *La naissance de la tragédie* / *KSA* 7, 23[15], in *Œuvres philosophiques complètes*, Colli et Montinari (éd.), vol. 2, partie 1, trad. Pierre Rusch, Paris, Gallimard, 1990, p. 209.

l'opéra en est une partie centrale : l'opéra est le symptôme de la maladie de la civilisation dans le domaine de l'art. C'est pourquoi Nietzsche, au milieu du § 19, évoque sa destruction : « Quiconque entend anéantir l'opéra doit engager le combat contre cette sérénité alexandrine qui exprime si naïvement en lui son idée maîtresse, puisqu'il est la forme artistique qui lui est propre »[2].

En s'attaquant ainsi à l'opéra, Nietzsche participe à des débats animant théoriciens et compositeurs allemands depuis le début du 19e siècle. Pour préciser son apport à ces discussions, tout en montrant son originalité, ce texte contextualise sa critique de l'opéra à partir du § 19 de *La naissance*, en trois temps : en montrant, d'abord, qu'elle se rattache au projet wagnérien et à la *Kulturkritik* ; ensuite, qu'elle s'intègre à un combat contre l'esthétique musicale moderne ; enfin, qu'elle défend une esthétique participative.

I Critique de l'opéra comme industrie du divertissement

Au § 19 de *La naissance*, Nietzsche affirme que toute forme artistique est la manifestation d'une certaine « forme d'existence »[3]. Critiquer l'opéra, c'est donc critiquer le type qui lui correspond : le type théorique animé d'un optimisme serein. Ce type est représenté dans *La naissance* par la figure de Socrate. Tendances socratiques et tendances opératiques sont donc intimement liées, comme l'annonce la première phrase du § 19 : « On ne saurait caractériser la teneur la plus intime de cette culture socratique avec plus de pénétration qu'en la désignant comme *culture de l'opéra* »[4].

Loin d'être propre à Nietzsche, cette manière de relier socratisme et opéra est un lieu commun wagnérien. Dans *L'art et la révolution* (1849), où Wagner annonce l'avènement d'une forme artistique inspirée de l'art grec, on lit qu'à « la philosophie et non pas à l'art appartiennent les vingt siècles qui se sont écoulés depuis le déclin de la tragédie grecque jusqu'à nos jours »[5].

---

2 *La naissance de la tragédie*, trad. Céline Denat, Paris, GF, 2015 / *GT*, § 19, p. 206.

3 *La naissance de la tragédie* / *GT*, § 19, p. 209.

4 *La naissance de la tragédie* / *GT*, § 19, p. 200.

5 Richard Wagner *L'art et la révolution*, p. 15, cité in Christian Accaoui *Éléments d'esthétique musicale*, Arles, Actes sud, 2011, p. 190.

Pour Wagner, l'opéra est un symptôme de la décadence artistique qui a ses causes dans le déclin de la tragédie grecque et le règne de la pensée théorique. Aussi Wagner identifie-t-il l'œuvre d'art totale « comme l'antidote et le rectificatif à tous les affronts subis par l'art et la société jusqu'en ce siècle romantique, stade ultime du déclin artistique, mais riche en promesse de renouveau »[6]. Le projet wagnérien de substituer le drame à l'opéra préfigure ainsi, jusque dans son diagnostic, la critique culturelle nietzschéenne.

Un lecteur de Wagner qui apprenait, dans *Opéra et drame* (1851), qu'« aucun pacte n'est possible avec la société moderne »[7], pouvait ensuite trouver dans *La naissance* les arguments appuyant cette thèse. Nietzsche y désigne la « société moderne » comme civilisation alexandrine, du nom de la capitale du monde hellénistique : Alexandrie, avec ses bibliothèques, musées et savants, devient l'archétype d'une civilisation animée par la pulsion théorique. L'alexandrin est chez lui dans ce « monde moderne [...] [qui] a pour idéal l'*homme théorique*, qui œuvre au service de la science avec ses forces spéculatives les plus élevées »[8]. Ces forces sont employées pour réaliser le plaisir pris à la connaissance. Or, une course effrénée vers le savoir peut mener à tout le contraire de la civilisation, c'est-à-dire à la barbarie. Pour Nietzsche, il est urgent de montrer et de combattre ces tendances, vu que l'Allemagne, dans la seconde moitié du 19e siècle, connaît une industrialisation rapide, une transformation des médias et une modernisation de l'université. Selon Wagner et Nietzsche, il faut se mettre à l'école des Grecs pour ne plus être « emporté aussi tumultueusement par le présent »[9]. Même les étudiants bâlois en philologie doivent « se demander sérieusement au bout du compte si *l'augmentation du savoir* [...] est finalement un progrès »[10].

6 Christian Accaoui *Éléments d'esthétique musicale*, p. 190.

7 Richard Wagner « Opéra et drame », in *Œuvres en prose*, vol. 5, trad. Jacques-Gabriel Prod'homme, Plan-de-la-Tour, éd. d'Aujourd'hui, 1982, partie III, ch. 7, Table.

8 *La naissance de la tragédie / GT*, § 18, p. 196.

9 *Introduction aux études de philologie classique*, trad. Françoise Dastur et Michel Haar, Fougères, Encre marine, 1994, § 7, p. 103.

10 *Introduction aux études de philologie classique*, § 7, p. 101.

À vingt ans d'écart, Wagner et Nietzsche décrivent ainsi leur époque en des termes identiques : ils vivent dans une *Unkultur* égoïste et utilitariste[11] fondée sur une *Geldtendenz*[12] – une tendance à rechercher des gains ne profitant qu'à une minorité. « Autant de connaissance et de *Bildung* que possible – de là, autant de production et de besoins que possible – de là, autant de bonheur que possible : – voilà à peu près la formule. Nous avons ici l'utilité comme but et fin de la formation, ou plus exactement le profit, le plus gros gain d'argent possible »[13]. Dans cette équation, la pulsion théorique et le désir de bonheur sont rattachés de manière ancillaire au désir du profit financier découlant de la production matérielle de la culture. Or, cette remarque répète précisément la critique que Wagner adresse à l'opéra. Dans *L'art et la révolution*, il écrit que la « véritable nature [de l'opéra] est l'industrie ; son but moral, la conquête de l'argent ; et son prétexte esthétique, la distraction des ennuyés »[14]. L'opéra moderne est une industrie lucrative de pur divertissement.

On peut conclure cette première étape de notre contextualisation en soulignant que le souhait nietzschéen d'anéantir l'opéra se rattache résolument au projet de Wagner, autant en ce qui a trait aux métaphores médicales qu'à la critique du divertissement. Le discours de Nietzsche conserve ainsi des traces du socialisme wagnérien des années 1848–1851 (critique de la domination de l'argent, appel au souci du peuple), en même temps qu'il adopte le ton et les thèmes de la vague de *Kulturkritik* qui « déferle sur

11 Richard Wagner *L'œuvre d'art de l'avenir*, trad. Jacques-Gabriel Prod'homme et F. Holl, Plan-de-la-Tour, éd. d'Aujourd'hui, 1982, p. 249 sq.

12 « L'État chez les Grecs », in *La philosophie à l'époque tragique des Grecs*, Colli et Montinari (éd.), trad. Jean-Louis Backès et al., Paris, Gallimard (Folio), 1990, p. 188 / *CV*. La critique de la culture est la basse continue des écrits de Nietzsche dans la première moitié des années 1870 : cf. Martine Beland *Kulturkritik et philosophie thérapeutique chez le jeune Nietzsche*, Montréal, PUM, 2012 (une partie des propos sur la Renaissance, dans la prochaine section du présent texte, est tirée de cet ouvrage).

13 « Sur l'avenir de nos établissements d'enseignement », in *La philosophie à l'époque tragiques des Grecs*, I, p. 98 (trad. modifiée).

14 Richard Wagner *L'art et la révolution*, p. 25, cité in Accaoui *Éléments d'esthétique musicale*, p. 189.

l'Allemagne à partir des années 1870 »[15] (critique de l'industrie du journalisme, de la culture de masse et de l'enseignement technique et spécialisé).

II Vers une esthétique musicale allemande : critique de l'imitation

On peut maintenant examiner les débats en esthétique musicale au milieu du 19ᵉ siècle. Alors que « la doctrine de l'imitation, tirée de la *Poétique* d'Aristote qui connaît une très large diffusion en Italie à partir du 16ᵉ siècle, a gouverné l'ensemble des beaux-arts de 1550 à 1750 »[16], depuis la fin du 18ᵉ siècle les théoriciens et les compositeurs cherchent à fonder l'autonomie de la musique pour défendre sa prééminence.

Au § 19 de *La naissance*, Nietzsche reprend les termes de ces querelles – et il les rejette. En voulant réduire à néant l'opéra, il s'affiche en effet contre l'esthétique imitative, aristotélicienne (et donc contre l'esthétique des Lumières) ; contre l'esthétique musicale oratoire, platonicienne (et donc contre l'esthétique lyrique de la Renaissance) ; et contre la nouvelle esthétique musicale formelle, allemande. Il se rattache plutôt à l'esthétique musicale de Schopenhauer, qui fut reprise par Wagner.

Mais revenons d'abord un siècle en arrière, alors qu'il ne faisait aucun doute que la musique, comme tous les beaux-arts, devait servir à l'imitation. Le *Dictionnaire de musique* (1749–1767) composé par Rousseau est emblématique. L'entrée « Imitation » précise que « la musique dramatique ou théâtrale concourt à l'*imitation*, ainsi que la poésie et la peinture : c'est à ce principe commun que se rapportent tous les beaux-arts »[17]. Mais comme la musique ne peut dire ni peindre, sa fonction imitative est d'exciter les passions : « l'art du musicien consiste à substituer à l'image insensible de l'objet celle des mouvements que sa présence excite dans le cœur du contemplateur »[18]. De Descartes à Rousseau en passant par Rameau, la tradition française définit ainsi la musique comme l'art expressif par excel-

15 Jacques Le Rider *L'Allemagne au temps du réalisme*, Paris, Albin Michel, 2008, p. 11.

16 Accaoui *Éléments d'esthétique musicale*, p. 228.

17 Jean-Jacques Rousseau *Dictionnaire de musique*, Arles, Actes sud, 2007, p. 250.

18 Jean-Jacques Rousseau *Dictionnaire de musique*, p. 251.

lence[19]. Même à l'époque où Nietzsche rejette l'idée que la fonction de la musique soit d'exprimer des passions individuelles par la voix du chanteur pour susciter des émotions « pathologico-morales »[20] chez le spectateur, l'opéra est encore lié à l'expression du *pathos.*

Rejeter l'esthétique imitative implique aussi de rejeter l'esthétique discursive. Ce modèle nous ramène cette fois non vers la *Poétique* d'Aristote, mais vers Platon. Le livre III de la *République* précise que la musique est faite de paroles, d'harmonie et de rythme. Lorsqu'il discute de l'éducation musicale des gardiens de la cité, Platon annonce que « l'harmonie et le rythme doivent s'accorder aux paroles » (398d), « et non les paroles à la mesure et à la mélodie » (400a-d). Cette primauté de la parole sur l'harmonie, généralisée dans la Grèce antique, fut reprise à la Renaissance par les fondateurs du style représentatif contre lequel Nietzsche s'emporte au début du § 19. La musique récitative, ancêtre de la musique d'opéra, lui semble « superficielle et incapable de recueillement », issue de la « vanité » des chanteurs et d'un désir de « divertissement »[21].

Ici, même au détour d'une question qui lui fait remonter 300 ans d'histoire de la musique, Nietzsche emploie le vocabulaire de la *Kulturkritik.* Mais en opposant ainsi le style représentatif à ce qu'il appelle « la musique indiciblement sublime et sacrée de Palestrina », il reprend aussi les termes de l'historiographie musicale de son époque : avec « l'architecture voûtée »[22] de ses harmonies, Palestrina incarne le contrepoint vocal, alors que les « cercles florentins » qui lui sont contemporains pratiquent, avec le madrigal, une « représentation musicale d'émotions toujours changeantes »[23]. Or, c'est précisément dans cette opposition entre Palestrina et le madrigal (autrement dit entre les harmonies et la poésie) que le 19e siècle représente l'ensemble de la musique de la Renaissance ! Autrement dit, le verdict posé par Nietzsche est typique de l'historiographie de la musique de la Renaissance, qui s'établit, pour la première fois et durablement, au 19e siècle.[24]

19 Cf. Accaoui *Éléments d'esthétique musicale*, p. 230.
20 *La naissance de la tragédie / GT*, § 22, p. 225.
21 *La naissance de la tragédie / GT*, § 19, p. 201.
22 *La naissance de la tragédie / GT*, § 19, p. 201.
23 Accaoui *Éléments d'esthétique musicale*, p. 554.
24 Cf. l'article « Renaissance » in Accaoui *Éléments d'esthétique musicale*, pp. 552–557.

Revenons au « style représentatif ». Au 16e siècle, en parallèle au contrepoint et à la polyphonie, une musique représentative se développe en Italie, à laquelle se rattache madrigaux et récitatifs. Ce style donne forme aux premiers opéras au tournant du 17e siècle. Nietzsche critique « l'élocution semi-musicale » de ce style : « je ne peux me l'expliquer qu'en supposant qu'une *tendance extra-artistique* participe à la constitution de l'essence du récitatif »[25]. Cette tendance non artistique réside dans l'importance accordée au texte, cette musique faisant ainsi appel à autre chose que « le sens musical de l'auditeur »[26]. Cela était d'ailleurs explicitement revendiqué par les madrigalistes italiens ! L'un des membres les plus actifs de la scène florentine, Giulio Caccini (1551–1618), publie de *Nouvelles musiques* en 1601, qu'il fait précéder d'un court traité. Le § 5 est utile à notre propos :

> ces très savants gentilshommes m'ont toujours encouragé, et convaincu par des raisons très claires, de ne pas priser cette sorte de musique qui, en ne laissant pas bien comprendre les paroles, gâte l'idée et le vers, en allongeant ici et en raccourcissant là les syllabes pour s'adapter au contrepoint, [qui est une] lacération de la Poésie, mais de m'en tenir [plutôt] à la manière si louée par Platon et d'autres philosophes, qui affirment que la musique n'est pas autre chose que le texte, le rythme et enfin le son, et non le contraire, et de vouloir qu'elle puisse pénétrer dans l'esprit d'autrui et produire ces merveilleux effets qu'admirèrent les écrivains, et que ne pouvaient faire nos musiques modernes en raison [du] contrepoint [...] car on ne comprenait pas les paroles à cause de la multitude des passages aussi bien sur les syllabes brèves que sur les longues.[27]

Cet extrait montre que Caccini représente tout ce que Nietzsche critique dans la musique représentative[28] : Caccini justifie rationnellement sa pratique de la composition récitative , cite Platon , critique le contrepoint et affirme que la musique doit agir sur l'esprit et parler sa langue. La musique est ainsi subordonnée au concept, dans sa composition et sa réception.

---

25 *La naissance de la tragédie* / *GT*, § 19, p. 201.

26 *La naissance de la tragédie* / *GT*, § 19, p. 202.

27 Guilio Caccini *Le nuove musiche*, trad. Jean-Philippe Navarre, Paris, Cerf, 1997, § 5, p. 49.

28 Nietzsche paraphrase d'ailleurs une lettre de Bardi à Caccini sur le chant et la musique antique : *La naissance de la tragédie* / *GT* § 19, p. 203 sq. et p. 314, n. 10.

Cette pratique de la composition eut un effet durable. Au milieu du 18e siècle, la justification du récitatif est la même, comme le montre l'entrée « Récitatif » de Rousseau : « Les Grecs pouvaient chanter en parlant ; mais chez nous il faut parler ou chanter [...]. C'est cette distinction même qui nous a rendu le *récitatif* nécessaire. La musique domine trop dans nos airs, la poésie y est presque oubliée. [...] Un opéra qui ne serait qu'une suite d'airs ennuierait presque autant qu'un seul air de la même étendue. Il faut couper et séparer les chants par de la parole »[29]. Une œuvre qui ne serait « que musique » ennuierait l'esprit – car selon l'esthétique imitative, les sons, intervalles, mélodies et harmonies ne peuvent susciter seuls un effet dans l'âme de l'auditeur. Nietzsche adresse plusieurs critiques à cette esthétique oratoire. En accordant trop d'importance au langage, ce style « représente un genre artistique *confus*, parce que l'élément dramatique et l'élément musical prennent alternativement le dessus »[30]. C'est dire que les formes musicales qui se sont développées autour du récitatif s'adressent à un public qui n'est pas cultivé musicalement.

Nietzsche rejette donc les trois principaux types d'imitation de l'esthétique musicale : le descriptif, l'expressif et l'oratoire, correspondant respectivement à l'imitation des phénomènes, des émotions et des mots. Or, c'est précisément en détachant l'esthétique musicale de ces objets de représentation que Nietzsche est un homme de son temps.

Examinons donc les débats musicaux du 19e siècle. Ceux-ci sont attisés par divers facteurs, dont les transferts culturels accomplis par des compositeurs expatriés ; la question de la musicalité variable des langues européennes ; le développement de l'esthétique philosophique en Allemagne, de Baumgarten à Goethe et Schiller[31] ; l'émancipation de la musique instrumentale par rapport au texte ; et l'effet de Beethoven (sa musique et sa figure).

---

29 Jean-Jacques Rousseau *Dictionnaire de musique*, p. 400.

30 *Introduction aux leçons sur l'*Œdipe-Roi *de Sophocle*, trad. Françoise Dastur et Michel Haar, Fougères, Encre marine, 1994, § 7, p. 65, nous soulignons. Cette critique rejoint celle adressée à Platon comme *mischmasch Philosoph*, alors que la *Kultur* est « l'unité du style artistique à travers toutes les manifestations de la vie d'un peuple » (*Considération inactuelle I*, Colli et Montinari (éd.), trad. Pierre Rusch, Paris, Gallimard, 2001 / *DS*, § 1, p. 22).

31 Cf. Gérard Raulet *Aufklärung*, Paris, GF, 1995, pp. 415–422.

C'est dans ce contexte que se développent, en Allemagne, des théories sur la musique « absolue » ou « pure ». Avec *La naissance de la tragédie à partir de l'esprit de la musique*[32], Nietzsche s'inscrit explicitement dans l'un des courants principaux sur l'absolu musical, tout en critiquant l'autre.

Commençons par sa critique. Nietzsche rejette la thèse du théoricien autrichien Eduard Hanslick (1825–1904) qui prend part aux débats sur l'autonomie de la musique. Dans l'essai de réforme de l'esthétique musicale qu'il intitule *Du beau dans la musique*[33] (1854), Hanslick avance que le sentiment n'est ni le but ni le contenu de l'art musical, et définit plutôt la musique comme *forme*. Comme « le contenu et l'objet de la musique sont uniquement et seulement des formes sonores mouvantes »[34], on doit considérer la musique dans sa pureté en la séparant du drame et des paroles. Dans l'avant-dernier paragraphe du § 19 de *La naissance*, Nietzsche fait quatre allusions critiques à cette thèse. Il ne nomme pas Hanslick, mais singe son vocabulaire – notamment les mots « forme » et « arabesque ». Nietzsche reproche à Hanslick de maintenir dans le domaine musical deux critères issus des arts représentatifs : beauté et plaisir. En cherchant à définir la musique dans sa « pureté », Hanslick conserve en réalité « les présupposés originels de la culture socratique »[35], affirmant qu'une activité rationnelle oriente le processus de production artistique vers l'effet qu'est le plaisir prit à la contemplation des belles formes. Hanslick est donc incapable de penser la musique en des termes non représentatifs. Il ne peut expliquer l'autonomie de la musique, et c'est pourquoi il ne saisit pas, selon Nietzsche, ce que signifie l'évolution de la musique allemande depuis Bach vers Beethoven et Wagner : il ne voit pas le « *réveil progressif de l'esprit dionysiaque* dans notre monde actuel ! »[36]

Dans le contexte de ces débats sur l'autonomie de la musique, le courant auquel Nietzsche se rattache est celui que développe Schopenhauer dans la dernière section du livre III du *Monde comme volonté et comme représenta-*

---

32 C'est le titre complet que le livre conserve à son 2e tirage et jusqu'en 1886.

33 Ce traité, alors célèbre, eut dix éditions du vivant de Hanslick.

34 Eduard Hanslick *Vom Musikalisch-Schönen*, Leipzig, 1854, ch. 3, p. 32.

35 *La naissance de la tragédie / GT*, § 19, p. 207.

36 *La naissance de la tragédie / GT*, § 19, p. 207.

tion (1819). Schopenhauer précise d'emblée que la musique « est placée tout à fait en dehors des autres arts » : « Nous ne pouvons plus y trouver la copie, la reproduction de l'Idée de l'être »[37]. Délaissant le régime de l'esthétique imitative, Schopenhauer donne la prééminence à la musique comme « langue universelle » qui « n'exprime jamais le phénomène, mais l'essence intime, le dedans du phénomène, la volonté même ». La musique est « l'expression du monde »[38], non sa représentation. Si l'impact de cette thèse sur Wagner et Nietzsche est bien connu, il faut rappeler que Schopenhauer reprend des thèses circulant en son temps. Prenons par exemple Hoffmann : dans un article de 1810 sur la cinquième symphonie de Beethoven, Hoffmann affirme que la musique est un genre autonome : elle « ouvre à l'homme un royaume inconnu *totalement étranger au monde sensible* qui l'entoure, et où il se dépouille de tous les sentiments qu'on peut nommer pour plonger dans l'*indicible* »[39].

Schopenhauer s'inscrit donc dans le mouvement romantique pour démontrer l'autonomie de la musique dans le domaine des arts. Fait moins connu, en amont du romantisme allemand Schopenhauer a aussi un précurseur dans la France des Lumières : Michel-Paul-Guy de Chabanon (1730–1792). Soulignant que la musique s'adresse à l'oreille plutôt qu'à l'esprit, Chabanon rejette l'esthétique de l'imitation et défend la signification intrinsèque de l'art des sons. En 1781, le compositeur et chef à Leipzig Johann Adam Hiller (1728–1804) traduit et publie en allemand le traité de Chabanon intitulé *De la musique considérée en elle-même et dans ses rapports avec la parole, les langues, la poésie et le théâtre.* Ce traité circule en Allemagne sous son titre germanisé : *Über die Musik und deren Wirkungen*[40]. Chabanon et Hiller y défendent des positions que l'on retrouve ensuite chez Hoffmann, Schopenhauer … et Nietzsche.

La thèse principale de Chabanon/Hiller veut que la musique soit un langage universel : elle « fait sens en elle-même, par les éléments intrinsèques

37 Arthur Schopenhauer *Le monde comme volonté et comme représentation*, trad. Auguste Burdeau et Richard Roos, Paris, PUF, 2003, livre III, § 52, p. 327.

38 Arthur Schopenhauer *Le monde comme volonté et comme représentation*, p. 334 sq.

39 E. T. A. Hoffmann « La *Cinquième Symphonie* de Beethoven », in *Écrits sur la musique*, Lausanne, L'âge d'homme, 1985, p. 38, nous soulignons.

40 Hiller se trompe dans l'attribution du nom de l'auteur français !

qui la constituent. [...] Ce discours est parfaitement autonome et ne requiert aucun autre langage [...] pour être traduit ou compris »[41]. En effet, la musique, qui ne sollicite pas l'esprit, fait, selon Chabanon, « une impression aussi prompte, communicative que le coup électrique »[42]. De cette thèse, Chabanon tire des conséquences importantes. D'abord, que la langue de la musique n'est pas celle d'une nation : la langue musicale est métissée, cosmopolite – « elle est une pour tous les peuples de la terre »[43]. Ensuite, que le récitatif, « lourd et ennuyeux »[44], est « nuisible aux effets de la musique »[45] : Chabanon inverse la position de Rousseau ! Aussi, que « le besoin de chercher un sens précis aux sons convient aux auditeurs qui n'ont pas la formation nécessaire pour se référer à l'objet lui-même »[46], c'est-à-dire à la musique pure, dans son caractère d'immédiateté. Enfin, que la musique se sent plus qu'elle ne se raisonne[47]. L'appréciation de la musique ne requiert pas l'intervention de l'esprit, car la musique s'adresse directement au corps : « L'homme, croyez-moi, n'est qu'un instrument ; ses fibres répondent aux fils des instruments »[48]. On constate ainsi qu'en rejetant le règne de l'esthétique des beaux-arts en musique, Chabanon s'oppose à Rousseau, critique le

41 Ghyslaine Guertin « L'universel et le singulier. L'esthétique de Michel-Paul-Guy de Chabanon », *Horizons philosophiques*, vol. 13, n° 2, 2003, pp. 43–50, p. 44.

42 M.-P.-G. de Chabanon *De la musique*, p. 386, cité in Guertin « L'universel et le singulier. L'esthétique de Michel-Paul-Guy de Chabanon », p. 46.

43 Chabanon *Mémoires sur les problèmes d'Aristote concernant la musique*, Paris, 1779, p. 287, cité in Guertin « L'universel et le singulier. L'esthétique de Michel-Paul-Guy de Chabanon », p. 45.

44 Chabanon *De la musique*, p. 166, cité in Guertin « L'universel et le singulier. L'esthétique de Michel-Paul-Guy de Chabanon », p. 44.

45 Guertin « L'universel et le singulier. L'esthétique de Michel-Paul-Guy de Chabanon », p. 44.

46 Guertin « L'universel et le singulier. L'esthétique de Michel-Paul-Guy de Chabanon », p. 45.

47 Cf. Chabanon *De la musique*, pp. 436–447 ; cité in Guertin « L'universel et le singulier. L'esthétique de Michel-Paul-Guy de Chabanon », p. 47.

48 Chabanon *De la musique*, cité in David Charlton « L'orchestre et la métaphore du temps de Mozart », in *Mozart, les chemins de l'Europe*, Brigitte Massin (dir.), Strasbourg, éd. Conseil de l'Europe, 1997, pp. 105–112, p. 108.

récitatif, dénonce les querelles nationales et se concentre sur l'effet physique de la musique comme pur art des sons[49].

III L'esthétique participative : l'effet thérapeutique de la musique

À partir de cette contextualisation, nous proposons cinq remarques. La première est l'hypothèse d'une filiation entre Chabanon et le romantisme allemand.[50] Schopenhauer a-t-il lu Chabanon via Hiller ?[51] Et Nietzsche, lui ? Ces questions, qui restent ouvertes, montrent que la critique nietzschéenne de l'imitation s'inscrit dans le contexte de vifs débats sur l'autonomie de la musique, sa prééminence et son rapport au langage, et ce dans la perspective d'une rupture avec l'esthétique classique. Si c'est bien « en Allemagne [qu'] émerge une esthétique [musicale] de l'indicible, de l'ineffable, de l'inexprimable »[52], à laquelle participent autant Hoffmann et Schopenhauer que Hanslick et Nietzsche –, malgré leurs divergences, il reste qu'avec Hiller, un transfert culturel a bien lieu à partir de la France des Lumières vers l'Allemagne romantique. Cela montre (dans un esprit fidèle au supranationalisme du Créole qu'était Chabanon[53] et de l'expatrié qu'était Nietzsche) que le développement des idées est moins national que le 19e siècle aimait à le penser.

Ensuite, notons que ces débats permettent de circonscrire l'originalité de l'esthétique musicale de Nietzsche à son rejet de la catégorie du beau. Selon

49 Rappelons que lorsqu'il compare les sens, Schopenhauer précise que « les sons peuvent provoquer directement une douleur ; ils peuvent être directement agréables, et cela à titre de simple donnée sensible » (Schopenhauer *Le monde comme volonté et comme représentation*, livre III, § 38, p. 257).

50 Je suis entièrement redevable à mon amie et collègue Ghyslaine Guertin pour cette remarque.

51 Ou même via Marpurg : cf. Carl Dahlhaus *Esthetics of Music*, trad. William Austin, Cambridge University Press, 1995. Cf. Tanehisa Otabe « Chabanon et Hiller, les *Observations sur la musique* en Allemagne », *Musicorum*, n° 6, 2007–2008, qui parle de la « grande influence qu'a exercé le *Traité* de Chabanon en Allemagne. »

52 Accaoui *Éléments d'esthétique musicale*, p. 160.

53 Né à Saint-Domingue, il fut ami et élève du chevalier de Saint-Georges.

lui, on ne peut « exiger de la musique un effet similaire à celui des œuvres de l'art plastique, c'est-à-dire qu'elle suscite *le plaisir pris aux belles formes* »[54]. On reconnaît dans cette formule les mots de Hanslick que Nietzsche associe au « *socratisme esthétique* », dont Euripide fut le premier représentant et dont la « loi suprême s'énonce à peu près ainsi : "Tout doit être intelligible pour être beau" »[55]. Or, rejeter le critère du beau[56] implique de rejeter l'activité traditionnellement reconnue au récepteur d'une œuvre d'art, à savoir la contemplation de la beauté. Car comme l'écrit Schopenhauer, « [d]ire qu'une chose est belle, c'est exprimer qu'elle est l'objet de notre contemplation esthétique »[57].

Cela entraîne une troisième remarque : l'esthétique nietzschéenne ne comprend pas la réception d'une œuvre comme étant contemplative (donc associée au plaisir et à la beauté), mais plutôt comme étant *participative*. Cette idée de participation a deux sens. D'abord, par l'art, l'individu peut saisir « son unité avec le fond le plus intime du monde »[58]. Nietzsche suit ainsi ce que Schopenhauer décrit comme « les effets »[59] de l'art, qui entraînent un état : « c'est le ravissement de l'intuition, c'est la confusion du sujet et de l'objet, c'est l'oubli de toute individualité, c'est la suppression de cette connaissance qui obéit au principe de raison »[60]. Ensuite, ces effets de l'art modifient la définition traditionnelle de la réception. Un carnet de 1888 l'illustre, où Nietzsche écrit que « l'effet des œuvres d'art est de susciter l'*état dans lequel on crée de l'art*,

54 *La naissance de la tragédie* / *GT*, § 16, p. 183.

55 *La naissance de la tragédie* / *GT*, § 12, p. 164.

56 Rappelons que le caractère primordial de l'étalon du beau en musique est mis de l'avant dans *La République*, où Socrate affirme que « la musique doit aboutir à l'amour du beau » (III, 403c).

57 Schopenhauer *Le monde comme volonté et comme représentation*, livre III, § 41, p. 269.

58 *La naissance de la tragédie* / *GT*, § 2, p. 107.

59 Schopenhauer *Le monde comme volonté et comme représentation*, livre III, § 38, p. 254.

60 Schopenhauer *Le monde comme volonté et comme représentation*, p. 253.

l'ivresse… »[61]. Suivant cette esthétique participative[62], l'œuvre musicale doit susciter ce que Nietzsche appelle l'« activité esthétique des auditeurs »[63]. Le « véritable auditeur »[64], celui qui participe au processus esthétique, incarne (à la suite du compositeur) les puissantes « *pulsions artistiques* » « jaillissant de la nature elle-même »[65]. L'humain est ainsi « l'intermédiaire » des pulsions artistiques naturelles, comme compositeur ou auditeur, c'est-à-dire *comme producteur et comme récepteur.* L'humain est alors artiste, *tout comme l'est la nature.* Voilà bien le seul sens, pour Nietzsche, d'une référence à l'imitation en esthétique musicale : « Par rapport à ces états artistiques immédiats de la nature, tout artiste est un "imitateur" »[66] des pulsions naturelles.

Une quatrième remarque découle du rejet de l'étalon du beau. Nietzsche, on l'a vu, déconstruit l'équation entre savoir et beauté, entre rationalité et plaisir. (Rappelons que Wagner faisait l'éloge de Beethoven parce qu'« il n'y a jamais eu d'artiste qui réfléchisse à son art moins que [lui] »[67].) On voit bien que dans le cadre d'une expérience esthétique au cours de laquelle l'auditeur participe à l'œuvre musicale, le jugement est suspendu précisément parce que l'artiste (qu'il s'agisse du musicien ou de l'auditeur) *participe entièrement à l'œuvre.* Or, cette position est encore tenue, au 20e siècle, par des théoriciens et musiciens dont elle a toutefois fait des marginaux. C'est le cas du phénoménologue polonais Roman Ingarden, selon qui l'expérience esthétique ne permet pas de vérifier des « corrélations entre la réalité objective et la réalité présentée »[68] dans l'œuvre. C'est le cas, aussi, du pianiste Glenn Gould

61 *Fragments posthumes* XIV / *KSA* 13, 14 [47].

62 Cf. Martine Béland « Le rire de Tirésias. Une perspective nietzschéenne sur l'extase chez Glenn Gould », *Topique*, n° 109, pp. 245–255.

63 *La naissance de la tragédie* / GT, § 22, p. 224.

64 *La naissance de la tragédie* / GT, § 22, p. 225.

65 *La naissance de la tragédie* / GT, § 2, p. 106 sq.

66 *La naissance de la tragédie* / GT, § 2.

67 Wagner *Beethoven*, trad. Jean Boyer, Paris, Montaigne, 1948, p. 125.

68 Eugene H. Falk *The Poetics of Roman Ingarden*, Chapel Hill, University of North Carolina Press, 1981, p. 160. Sur l'esthétique participative d'Ingarden, cf. Martine Béland « La réception comme expérience esthétique : Nietzsche face aux limites de l'esthétique phénoménologique de Roman Ingarden », in *Nietzsche et la phénoménologie*, Clément Bertot, Jean Leclercq (dir.), Paris, Garnier, 2019, pp. 327–353.

qui défend une esthétique où la participation à l'œuvre interdit la possibilité d'en juger. Il affirmait par exemple ne pas pouvoir poser un jugement esthétique sur la Cinquième Symphonie de Sibelius, dirigée par Karajan : « bien qu'étant conscient d'être témoin d'une expérience intense et émouvante, je n'avais aucune idée quant à savoir si c'était une "bonne" performance ou non. Mes jugements esthétiques étaient simplement mis en suspens »[69]. Par cette analyse rétrospective, Gould affirmait que l'artiste (créateur ou récepteur) n'est pas dans une position de recul qui seule permettrait de poser un regard critique[70] sur l'œuvre : il est plutôt dans un état d'*extase*, de « combustion interne »[71], car l'état esthétique est physique.

Comme dernière remarque, on peut rattacher cette position à la critique des critiques, menée par Gould et par Nietzsche. Pour eux, rompre avec la posture de réception du critique implique de rénover l'institution sociale de la musique pour lui donner une forme suscitant l'expérience esthétique. C'est donc à une complète modification du sens et du rôle du public qu'il faut travailler. Vers la fin de *La naissance*, Nietzsche écrit qu'« [a]vec la renaissance de la tragédie renaît [...] l'*auditeur esthétique*, dont la place au théâtre était jusqu'alors habituellement occupée par un curieux quiproquo aux revendications moitié morales et moitié érudites, par le "critique" »[72]. De manière semblable, Gould espérait l'avènement d'un « *public créatif* » en rupture avec les demandes du marché et les hiérarchies non artistiques représentées par les mots « public » et « artiste »[73]. Mais pour parvenir à l'expérience d'une réception active des œuvres musicales, il y avait encore beaucoup à détruire dans l'institution sociale de la musique dite classique.

69 Glenn Gould « Glenn Gould Interviews ... », in *The Glenn Gould Reader*, Tim Page (dir.), Toronto, Lester & Orpen Dennys, 1984, p. 321. Gould affirme être « réconcilié avec le fait qu'aucun étalon esthétique réel ne relie ses performances telles qu'il les a conçues à l'origine avec la manière dont elles seront écoutées par la suite » (p. 320).

70 Dans une auto-interview, Gould refuse le droit aux jugements esthétiques qui sont le lot des critiques d'art (cf. Gould « Critics » et « Glenn Gould Interviews... », in *The Glenn Gould Reader*, Page (dir.) p. 257 sq. et p. 321 sq.).

71 Glenn Gould « Let's Ban Applause ! », in *The Glenn Gould Reader*, p. 246.

72 *La naissance de la tragédie* / *GT*, § 22, p. 225.

73 Cf. « Glenn Gould Interviews ... », p. 318 sq. Gould rattache explicitement le concept de public créatif aux idées de Marshall McLuhan.

Gould voulait ainsi « interdire les applaudissements » afin que l'on cesse de cantonner la prestation des œuvres à un lieu (le *concert hall*) non approprié à l'expérience esthétique. C'était pour lui une lutte de la plus haute importance, puisque l'art, loin d'être un divertissement, est le moyen permettant à l'humain de travailler à « la construction graduelle, et sur toute une vie, d'un état d'émerveillement et de sérénité »[74].

Cette formule résume l'effet thérapeutique de la musique au plan individuel. C'est en vue de cet effet qu'il faut, selon Nietzsche, réformer l'esthétique musicale. On a vu que pour Nietzsche, « anéantir l'opéra » c'est anéantir la posture de l'auditeur-critique en détruisant la forme-divertissement d'une musique enchaînée au texte, aux émotions, au narcissisme du virtuose et aux demandes du marché. Mais justement, « anéantir l'opéra », c'est anéantir une institution qui place le récepteur en une position où il ne peut être artiste, comme s'il ne pouvait être donné à chacun de sentir en soi la puissance des pulsions créatrices de la nature. « Anéantir l'opéra », c'est donc une mesure thérapeutique visant à rétablir une véritable expérience esthétique, laquelle ne peut être que participative.

74 « Let's Ban Applause ! », p. 246.

L'usage du vocabulaire médical dans *Le gai savoir*

Isabelle Wienand

As abundantly documented by the *Nietzsche-Forschung*, the medical vocabulary constitutes a non-negligible semantic field in Nietzsche's language in his private correspondence, as well as in his philosophical works. Based on the exemplary §120 of *The Gay Science*, the article suggests that the purpose of Nietzsche's medical language is polemical – particularly in relation to the concept of health – and philosophical: in "Health of the Soul", the centre of Nietzsche's attention is not only the necessity to address the issues of morality and health from the basic starting point of the singularity of the individual. Health is also an occasion for him to reconsider the relationship between body and soul, and to reflect upon the powerfulness of the belief in oppositions and of passions as a condition for human life.

Introduction

L'usage nietzschéen du vocabulaire médical est un fait incontesté et bien documenté dans la *Nietzsche-Forschung*. Les raisons pour lesquelles Nietzsche a recours au domaine lexical de la médecine font en revanche l'objet d'interprétations variées. Cet article vise à contribuer à cette problématique en proposant une analyse du §120 du *Gai savoir*, en vue de montrer la variété des raisons qui conduisent Nietzsche à recourir au vocabulaire médical. La correspondance de Nietzsche, en particulier celle de l'année 1877 illustre la manière dont le patient Nietzsche fait usage de ce vocabulaire pour rendre compte de son état de santé (I). Dans l'œuvre de Nietzsche, l'usage de ce vocabulaire a une fonction assez large (II). Dans le § 120 du *Gai savoir*, le terme de « santé » revêt une dimension critique : Nietzsche conteste à la santé une valeur normative (III). L'utilisation de ce champ lexical peut également servir une visée philosophique plus constructive : dans « Santé de l'âme », Nietzsche ne critique pas seulement le dogme médical de la santé, mais il esquisse la singularité éthique de l'individu, et repense l'articulation entre le corps et l'âme et (IV).

I Médecine et santé dans la correspondance de Nietzsche

Nietzsche a recours à la médecine non pas seulement pour penser la philosophie, mais aussi, et surtout, pour se soigner. La correspondance en témoigne avec précision, à longueur de mois et d'années. Le *Tagebuch* de sa maladie, les lettres de Nietzsche touchent le lecteur, mais aussi l'informent sur la manière dont le patient Nietzsche vit, supporte, interprète ses souffrances chroniques.[1] Les années bâloises (1869–1879)[2], et en particulier l'année 1877, sont ponctuées de souffrances continuelles et assujettissantes. Dans une lettre à son ami Franz Overbeck datée du 7 mai 1877, Nietzsche lui fait part, en toute confidence, de la gravité de son état de santé : il doit envisager sa démission de l'Université de Bâle :

> Befinden immer schlechter, so dass ich schnell abreisen muss, ich lag alle 3 Tage zu Bett. [...] Es ist nicht daran zu *denken*, dass ich im Herbst meine Collegien wieder aufnehme : also ! Bitte hilf mir etwas und theile mir mit, an wen (und mit welchem Titel) ich mein *Demissions*-Gesuch zu richten habe. Es bleibe einstweilen Dein *Geheimniss*, der Entschluss ist mir schwer geworden, Frl. v. M<eysenbug> hält ihn aber für absolut geboten. Ich muss mich noch auf Jahre vielleicht meines Leidens gewärtigen.[3]

Cette missive écrite à la veille de son départ de Sorrente – il part pour Ragaz le 8 mai – rend compte des contraintes auxquelles la maladie le soumet. Le lexique médical du diagnostic, des prescriptions médicales, ou encore des obligations que le patient s'impose à lui-même, est à ce titre éloquent : « Befinden immer schlechter », « ich lag alle 3 Tage im Bett », « ich muss », « es ist nicht daran zu denken », « ich habe ... zu richten », « [M. von Meysenbug] hält ihn für absolut geboten ».[4]

Déjà mentionnée dans la lettre précédente, Malwida von Meysenbug – chez qui Nietzsche, en compagnie de son étudiant Albert Brenner, et de Paul

1 Voir l'ouvrage de référence à ce sujet, Pia Volz *Nietzsche im Labyrinth seiner Krankheit : Eine medizinisch-biographische Untersuchung*, Würzburg, Königshausen und Neumann, 1994.

2 Je renvoie à l'article d'Andrea Bollinger dans ce volume.

3 *Lettre à Franz Overbeck du 7 mai 1877* / *KSB* 5.

4 Ibid.

Rée, séjourne à Sorrente de l'automne 1876 au printemps 1877[5] – confirme la gravité de la santé de Nietzsche. Citant le diagnostic du médecin que Nietzsche avait consulté à Naples le 14 février 1877, Malwida von Meysenbug fait part à sa pupille, Olga Monod, des conséquences catastrophiques pour la carrière universitaire et l'activité intellectuelle de Nietzsche.

> Der Arzt hat 2 Alternativen gestellt : entweder das Übel könnte plötzlich aufhören, oder aber es könne eine beinahe völlige Schwächung der Gerhirntätigkeit zur Folge haben, wenn nicht in den guten Tagen die äusserste Schonung beobachtet werde ; seine Augen sind nun schon wieder schlimmer geworden, so dass seine Zukunft als Philologe beinahe jetzt schon als unmöglich erscheint.[6]

Dans une carte postale envoyée à sa mère le 14 juin 1877 de Rosenlauibad, nous ne pouvons que remarquer la précision et la minutie avec lesquelles Nietzsche décrit son état de santé. Le texte retient également notre attention par le style télégraphique, neutre décrivant le voyage quasi interminable entre Sorrente et la Suisse centrale. À la manière d'un sismographe qui transcrit, enregistre les vibrations et les secousses de la terre, le patient Nietzsche note, consigne les variations de son état valétudinaire :

> Letzte Woche in Ragaz schlecht, mehrere böse Tage. Arzt rieth abzureisen, Höhe zu suchen. Ich wollte nicht in's Engadin, weil dies zurück liegt und so reiste ich Sonntag früh um 5 ab, nach Zürich, Luzern mit Eisenbahn, von dort mit Post nach Brienz über den Brünig. Kam mit heftigen Schmerzen Abends 9 Uhr an, hatte böse Nacht und Vormittag. Mittag nach Meiringen mit Post, Nachmittag 3 Stunden zu Fuss mit Führer nach Rosenlauibad. Hier bin ich der einzige bleibende Gast ; wie gewöhn-l<ich>. Sehr schön, ohne Übertreibung. Kein Wind, Tannenwald. Bis jetzt geht es gut. Herzliche Grüsse. Adresse: Rosenlauibad bei Meiringen, Berner Oberland.[7]

Dans le texte de la carte postale que nous venons de citer, c'est sur le conseil du médecin de Ragaz que Nietzsche interrompt la cure de bains thermaux et qu'il se rend dans les hauteurs de l'Oberland bernois, à Rosenlauibad, pour y prendre les eaux. Rosenlauibad se situe, comme il l'écrit à son amie Malwida,

5 Voir à ce sujet Paolo D'Iorio *Le voyage de Nietzsche à Sorrente*, Paris, CNRS éditions, Paris, 2012.

6 *Lettre de Malwida von Meysenbug à Olga Monod du 16 février 1877 / KSA* 15, p. 72.

7 *Lettre à Franziska Nietzsche du 14 juin 1877 / KSB* 5.

à « 4000 Fuss aber wie geschützt, mild, gut für die Augen »[8]. Faut-il établir un contraste entre l'idéal philosophique d'être son propre médecin[9], et l'évidence documentée par Nietzsche lui-même qu'il consulte de nombreux praticiens et spécialistes pour trouver un remède à ses céphalées et douleurs ophtalmologiques ? Si nous portons notre attention au vocabulaire de la lettre du 14 juin 1877, nous remarquons, non pas une contradiction entre la pratique et l'idéal, mais une complémentarité entre la prescription du médecin fondée sur la science et l'expérience (« Arzt rieth abzureisen, Höhe zu suchen ») et la décision de Nietzsche de ne pas se rendre en Engadine, mais dans l'Oberland bernois (« weil dies zurück liegt »). C'est le patient Nietzsche qui décide de suivre les conseils du médecin, et qui choisit la prochaine destination de son voyage. En outre, Nietzsche est en effet son meilleur médecin, en ce qu'il dispose d'une connaissance de soi, d'un point de vue quantitatif et qualitatif, essentiellement supérieure aux informations médicales des spécialistes. « Bis jetzt geht es gut » est l'expression d'un état général, global de l'individu. La précision chronologique et géographique de la description de son état tient à ce qu'elle est menée de l'intérieur, par lui-même. « Bis jetzt geht es gut » : l'ellipse du « mir » ne doit pas faire oublier la dimension personnelle, voire intime de cette déclaration.

Pour conclure ce rappel sur la pertinence quantitative et qualitative de la médecine dans la correspondance et les notes de Nietzsche de l'année 1877, il est important de souligner l'asymétrie entre la langue médicale des spécialistes, et la réponse de Nietzsche. Dans sa lettre à Cosima Wagner, Nietzsche relate son voyage à Francfort et énumère les résultats attristants et inquiétants des examens médicaux. Nietzsche conclut : « Es fehlt mir bis jetzt nicht an Muth ». Le courage n'est pas un concept médical, mais une vertu.

> Nachdem ich ein Jahr lang auf alle Weise gesucht habe, meine Gesundheit wiederzufinden, unterwarf ich mich in den letzten Wochen einer sorgfältigen und andauernden Untersuchung durch drei ausgezeichnete Ärzte [u. a. Otto Eiser, Frankfurt]. Das Resultat ist so traurig als möglich : die Augen sind fast zweifellos als Quelle meiner Leiden, namentlich der schrecklichen Kopfschmerzen, erkannt, zwei entzündliche Processe in denselben constatiert und die Blindheit als unvermeidlich

8 *Lettre à Malwida von Meysenbug du 1er juillet 1877 / KSB* 5.

9 Voir à ce sujet l'article de Céline Denat dans ce volume.

in Aussicht gestellt, – falls ich mich nicht der harten Forderung aller Ärzte unterwerfe : auf mehrere Jahre hinaus absolut weder zu lesen, noch zu schreiben. In diesem Falle kann vielleicht der schwache Schimmer von Augenlicht noch erhalten werden, den ich jetzt noch habe. So kommt eine trübe Zeit voll peinlicher Entscheidungen für mich heran. Es fehlt mir bis jetzt nicht an Muth.[10]

II La question de la santé dans l'œuvre de Nietzsche

Avant de considérer le texte du *Gai savoir*, il est important de rappeler que la santé occupe la réflexion de Nietzsche tout au long de son œuvre et que celle-ci recèle différentes significations.[11]

Dans les œuvres du début des années 1880, Nietzsche a recours au vocable de la santé pour élaborer une conception que l'on peut désigner d'individualisme éthique : le concept de la santé, comme celui du bonheur ne sont pas universalisables. L'erreur de la médecine et de la morale est de penser qu'il y a un concept normatif, ou tout au moins régulateur de la santé et du bonheur. Il en résulte qu'il n'est ni possible, ni souhaitable d'établir une définition générale de la santé, ou un critère universel de celle-ci. Nietzsche s'interroge également à cette période si notre volonté obsessionnelle de n'être qu'en bonne santé ne signale pas au moins un malaise, voire une hantise à l'égard de la maladie et de la mort.

Entre le milieu et la fin des années 1880, Nietzsche développe une conception plus organiciste de la santé, intimement liée au concept de volonté de puissance et à la physiologie moderne.[12] Cette conception de la santé connecte *Gesundheit* à un ordre hiérarchique des instincts, qui contribue au dévelopement d'un organisme fort et sain.[13] Dans les derniers textes et notes posthumes des années 1888 et 1889, Nietzsche applique le concept de santé à son diagnostic de la culture et s'interroge sur les raisons du déclin des

10 *Lettre à Cosima Wagner du 10 octobre 1877* / *KSB* 5.

11 Voir à ce sujet Isabelle Wienand, Janske Hermens « Nietzsche et le relativisme : la conception nietzschéenne de la santé », in *Nietzsche et le relativisme*, P. Stellino, O. Tinland (dir.), Bruxelles, Ousia, 2019, pp. 229–245.

12 Voir à ce sujet les contributions de Clademir Araldi et Wilson Frezzatti dans ce volume.

13 Cf. *Fragments posthumes* XII / *KSA* 12, 5 [71].

peuples et des civilisation.[14] Cette conception de la santé est liée aux réflexions de Nietzsche sur la dégénérescence et la décadence de la culture moderne.[15]

Comme évoqué ci-dessus, les années 1880 sont marquées par une attention particulière à la dimension individuelle de la santé. Nietzsche conteste la thèse de la neutralité de la science médicale, celle-ci se rapportant immanquablement aux représentations et valeurs d'une époque. De nombreux textes soulignent le caractère individuel de la santé en raison des causes différentes[16], des configurations du corps[17], des fluctuations de l'état de chaque individu[18] et des manières différentes dont cet état est perçu[19], enfin de la variation des significations de la santé, à l'instar du beau et du bien.[20] Une autre raison invoquée par Nietzsche dans le § 120 est que l'expérience de la santé, tout comme de la maladie, est exclusivement ressentie par l'individu. Cette expérience n'est ni insignifiante, ni marginale, en ce qu'elle modifie de manière essentielle la vie du corps et de la pensée de l'individu. C'est ce rapport unique et incomparable de l'individu à son état de santé, qu'il soit moral ou physique, que Nietzsche rappelle et revendique contre le discours monopolisant et aliénant de la médecine et de la morale.

III « Santé de l'âme » (*GS*, § 120)

Le § 120 du *Gai savoir* illustre de manière éloquente certaines fonctions essentielles de l'usage nietzschéen du vocabulaire médical. Avant d'analyser ces différentes fonctions, voici le texte :

> Santé de l'âme. – La populaire formule médicale de morale (l'auteur en est Ariston de Chios) « la vertu est la santé de l'âme » – devrait au moins, pour être utilisable, être modifiée de la manière suivante : « ta vertu est la santé de ton âme ». Car il n'y

14 Cf. *Fragments posthumes* XIV / *KSA* 13, 23 [1].
15 Voir à ce sujet les contributions d'Ivo da Silva et d'Eduardo Nasser dans ce volume.
16 Cf. *Humain, trop humain* I / *MA* I, § 38 ; *Le voyageur et son ombre* / *WS*, § 188.
17 Cf. *Fragments posthumes* IV / *KSA* 10, 4 [217].
18 Cf. *Fragments posthumes* IV / *KSA* 9, 11 [37].
19 Cf. *Fragments posthumes* IV / *KSA* 9, 11 [112].
20 Cf. *Fragments posthumes* IV / *KSA* 9, 7 [187].

a pas de santé en soi, et tous les essais pour définir ce type de choses ont échoué misérablement. C'est de ton but, de ton horizon, de tes forces, de tes erreurs et en particulier des idéaux et des fantasmes de ton âme que dépend la détermination de ce que doit signifier la santé même pour ton corps. Il existe donc d'innombrables santés du corps ; et plus on permet à nouveau à l'individuel et à l'incomparable de lever la tête, plus on se défait du dogme de l'« égalité des hommes », et plus il faut aussi que nos médecins se débarrassent du concept de santé normale (*Normal-Gesundheit*) et en outre de régime normal (*Normal-Diät*), de cours normal (*Normal-Verlauf*) de la maladie. Et alors seulement, le temps sera peut-être venu de réfléchir à la santé et à la maladie de l'âme et de placer la vertu propre de chacun dans la santé de celle-ci : laquelle pourrait certes apparaître chez l'un comme le contraire de la santé pour un autre. Enfin la grande question demeurerait encore ouverte : celle de savoir si nous pourrions nous passer de la maladie (*Erkrankung*), même pour le développement de notre vertu, et si en particulier notre soif de connaissance et de connaissance de nous-mêmes n'aurait pas tout autant besoin de l'âme malade que de l'âme saine : bref si la volonté exclusive de santé ne serait pas un préjugé, une lâcheté et peut-être un reste de barbarie et de mentalité arriérée (*Rückständigkeit*) des plus raffinées.[21]

Critique de la « *Normal-Gesundheit* »

La fonction critique vise à démasquer les valeurs culturelles, morales et religieuses que charrie la notion de « santé », ainsi qu'à contester la validité d'une norme de la santé et de la maladie (cf. *Normal-Gesundheit*).[22] Nietzsche remet en cause cette conception essentialiste de la santé : il n'y a pas de santé en soi. Il reconnait la réalité sociologique des représentations dominantes de la santé, mais cette efficacité sociale n'infère en aucun cas que la santé serait une norme universellement valide. Le dogme de la « santé normale », du « cours normal de la santé » ne devrait pas par conséquent être pris pour une vérité indubitable. La critique nietzschéenne de cette conception de la santé concerne d'une part l'apparence d'objectivité scientifique et de neutralité scientifique. Georges Canguilhem dira plus tard, en se référant explicitement

21 *Le gai savoir*, § 120 / *FW*, § 120 (traduction modifiée).

22 Georges Canguilhem reprendra ce même questionnement autour de la notion de norme en médecine dans son essai « Le normal et le pathologique », in *La connaissance de la vie*, Paris, Vrin, 1965, pp. 155–169.

à Nietzsche, que la santé ne peut être un concept scientifique, elle est la « vérité du corps ».[23] D'autre part, Nietzsche cherche à montrer le caractère préjudiciable de la prétention universaliste qu'implique la norme de « santé normale ». Elle empêche « l'individuel et l'incomparable de lever la tête », c'est-à-dire d'établir sa propre norme de santé.[24] Le dogme de la santé prive l'individu d'un véritable rapport à soi. Le discours standardisé de la médecine sur la santé réduit le récit du patient à une information anecdotique, subjective, et sans valeur de vérité scientifique.[25] Ainsi l'individu est-il destitué de son unicité et transformé en patient.[26] En conclusion, les objections de Nietzsche à l'égard de la santé comme norme universellement valable, sont à la fois d'ordre médical et philosophique. « Normal-Gesundheit » est médicalement inopérant (« il faut aussi que nos médecins se débarrassent du concept de santé normale, et en outre de régime normal, de cours normal de la maladie ») et philosophiquement erroné (« C'est de ton but, de ton horizon, de tes forces, de tes erreurs et en particulier des idéaux et des fantasmes de ton âme que dépend la détermination de ce que doit signifier la santé même pour ton corps. ») Le vocabulaire médical et philosophique du §120 illustre en cela le double dessein de Nietzsche.

---

23 Cf. Georges Canguilhem « La santé, concept vulgaire et question philosophique », *Cahiers du séminaire de philosophie*, n° 8, 1988, pp. 119–133.

24 Voir à ce sujet Céline Lefève « La relation médecin-malade chez Georges Canguilhem », *Dialogue : Canadian Philosophical Review / Revue canadienne de philosophie*, vol. 52 /4, 2013, pp. 695–723.

25 Voir l'essai de Martin Winckler « Le patient, le récit et le soignant : littérature et formation médicale », *Les Tribunes de la santé*, vol. 23, no. 2, 2009, pp. 37–42.

26 Martin Winckler, op. cit. : « L'idée qu'un individu n'est pas réductible à ses caractéristiques mesurables relève du simple bon sens. Mais justement, aux yeux professionnels du médecin, le patient (le malade) n'est pas un individu. C'est un ensemble d'informations à analyser, à interpréter, à traiter et à classifier. L'idéal du médecin, c'est un patient qui non seulement répond précisément aux questions qu'on lui pose – si possible en des termes figurant dans la grille sémiologique adéquate – et se laisse examiner à discrétion et sous toutes les coutures, mais qui, en outre, suit sans discuter les prescriptions médicales – et ne pose que les questions destinées à les exécuter au mieux. »

IV La santé comme ouverture vers d'autres problématiques philosophiques

Éthique de la singularité

La critique nietzschéenne soulève la question plus large de la légitimité de l'individuel. Selon Nietzsche, le dogme de la santé normale dessert la singularité de l'individu. Plus précisément, cette conception le prive de connaitre les conditions particulières de sa santé. Ainsi ne peut-il « lever la tête », et disposer de l'autonomie nécessaire pour expérimenter les ressorts de sa santé. En affirmant dans le § 120 que « c'est de ton but, de ton horizon, de tes forces, de tes erreurs et en particulier des idéaux et des fantasmes de ton âme que dépend la détermination de ce que doit signifier la santé même pour ton corps », Nietzsche esquisse ici les grands traits de son individualisme éthique.[27] Il explicite ainsi également la signification de la formule située au début du § 120, « ta vertu est la santé de ton âme », version revue et corrigée de la formule antique, « la vertu est la santé de l'âme ». Même s'il n'est pas certain que Nietzsche souscrive entièrement à cette nouvelle formule (« pour être utilisable »), il est en revanche assez probable de supposer que le philosophe de Sils défende la légitimité éthique de l'individuel dans sa singularité et son incomparabilité.[28] Il en résulte l'affirmation, voire l'injonction morale de respecter le caractère unique des conditions de la santé de chaque individu, et de promouvoir cette autonomie. D'où l'importance d'une réforme du curriculum des Facultés de médecine (« il faut aussi que les médecins se débarrasser du concept de santé normale »). En revanche, aucun élément de ce passage §120 ne nous autorise à en inférer, à l'instar de Thomas Long, une conception élitiste de la santé.

27 Voir l'étude de Jean-Claude Wolf *Zarathustras Schatten. Studien zu Nietzsche*, Fribourg, Press Academic Fribourg, 2004, en particulier le ch. 7.

28 Cette pensée est articulée dans de nombreux textes des années 1880–1882. Cf. *Aurore*, IIème livre, § 108 et mon commentaire, Isabelle Wienand « ‹ Wir kennen ein neues Glück… › », in *Letture della Gaia scienza / Lectures du Gai savoir*, Giuliano Campioni / Céline Piazzesi / Patrick Wotling (dir.), Pise, 2010, pp. 293–305.

> Nietzsche's point in this passage, which begins with the claim that « Your virtue is the health of your soul », is that health is *relative* ; that is, it is impossible, short of ignoring the psychological and physical differences among persons, to specify a psycho-physical state and say that it is the norm of health for everyone. For some individuals (for Nietzsche, very few) health will not consist in the absence of disease or in some feeling of blissful well-being unmixed with suffering. Nietzschean health demands a medicine with a Nietzschean aim, and this medicine will be directed to those individuals who, rather than seeking flight from suffering, have the capacity to genuinely overcome it.[29]

L'interprétation de Long nous rappelle la difficulté de rendre compte des textes de Nietzsche sur la santé. De manière plus générale, la lecture du §120 exemplifie l'importance de la question de la santé, en ce qu'elle soulève des questions philosophiques pérennes, comme celle du statut épistémologique et éthique de l'individuel, celle des rapports entre le corps et l'âme, et celle de la puissance des passions.

Question des rapports entre le corps et l'âme

La question de savoir si la santé ne permet qu'une déclinaison individuelle est centrale dans le § 120. Elle soulève également d'autres problématiques philosophiques plus larges encore. Nietzsche ne se limite pas dans ce texte à la conception dogmatique de la santé et de la médecine, il aborde deux problèmes qui sous-tendent la question de la « santé de l'âme ». Le premier concerne la conception dualiste dominante selon laquelle l'âme aurait un régime de santé indépendant de celui du corps. La pratique raisonnable et consciente de la vertu n'est pas la cause directe de la santé de l'âme, ni la conséquence. Les causes de la santé spirituelle sont corporelles, d'origine obscure. Contre un dualisme statique, Nietzsche semble défendre au moins dans ce texte un interactionnisme dynamique entre l'âme et le corps, qui

29 Thomas A. Long « Nietzsche's Philosophy of Medicine », *Nietzsche-Studien*, Bd. 19, 1990, pp. 112–126.

n'est pas sans rappeler le modèle que Descartes élabore dans son traité des *Passions de l'âme.*[30]

Puissance des passions

Le deuxième problème touche les conditions et les limites de la connaissance. Nietzsche conteste la croyance selon laquelle la réalité serait composée d'oppositions. Il suggère, au contraire, que l'observation attentive ne prouve en rien que la maladie s'oppose à la santé, le vrai au faux, le bonheur à l'absence de souffrances.[31] Le § 120 est ainsi une méditation sur la puissance des croyances et des passions (en particulier la peur de la maladie et de la mort) qui conditionnent la possibilité de l'existence humaine.

Conclusion

L'usage nietzschéen du vocabulaire « médical » est varié, complexe et sa signification s'éclaire contextuellement. Cet exposé s'est efforcé d'illustrer la fécondité interprétative du vocable médical en s'appuyant notamment sur le § 120 du *Gai savoir.* Dans sa correspondance, Nietzsche a recours au lexique médical pour décrire ses douleurs physiques, intellectuelles et morales, et au lexique philosophique pour répondre à ses souffrances. Nietzsche a également recours au vocabulaire de la médecine pour analyser et critiquer des thèses ou des conceptions absolutistes de la morale et de la médecine. Enfin, Nietzsche utilise le vocabulaire médical pour thématiser des questions philosophiques qui ne relèvent exclusivement pas de la médecine : l'éthique de la singularité, le rapport entre corps et âme, et la puissance des passions.

30 Sur les rapports entre Nietzsche et Descartes, voir par exemple Giuliano Campioni *Les lectures françaises de Nietzsche*, ch. 1. « Nietzsche, Descartes et l'esprit français », traduit de l'italien par Christelle Lavigne, Paris, PUF, 2001 et Isabelle Wienand « Discourse on Happiness : A Reading of Descartes and Nietzsche », *Ethical Perspectives*, 2009, pp. 123–128.

31 Voir par exemple Isabelle Wienand « Was ist Glück ? », in *Neue Beiträge zu Nietzsches Moral-, Politik- und Kulturphilosophie*, Isabelle Wienand (dir.), Fribourg, Press Academic Fribourg, 2009, pp. 52–66.

Die Physiologie, die Medizin und das Problem der Werte in *GM* I

Clademir Araldi

This article investigates the way in which Nietzsche articulates the physiological facts with human values in his genealogical approach to morals. The analysis of the first essay of *On the Genealogy of Morals* shows how medicine and physiology are used by the genealogist to criticize moral values that arise from the morals of resentment. The crucial question consists in determining how specific knowledge of physiology and medicine acquired by the genealogist Nietzsche, will be able to offer a satisfactory solution to the problem of value in the face of the nihilistic sickness of the moral being.

Einleitung

Der psychologische Ansatz, in Verbindung mit historischen Studien, ist in der ersten Abhandlung von *Zur Genealogie der Moral* (*GM*) ausgeprägter als die Physiologie und die Medizin. Die Art und Weise, wie Nietzsche diese Abhandlung schließt, führt uns jedoch dazu, die Bedeutung der Physiologie in Bezug auf das Problem der Werte zu überdenken. Ohne die Untersuchung ihrer wirklichen physiologischen Ursachen wäre die Psychologie des Ressentiments leer. Unsere Hypothese ist, dass Nietzsche sein Verständnis der Physiologie mit Blick auf die Medizin artikuliert, weil er den Nihilismus als Krankheit des modernen Menschen diagnostiziert. Diese Bewegung wird erst in der dritten Abhandlung von *GM* entwickelt werden, so dass damit die erste Abhandlung unvollständig und herausfordernd endet.

I Der Kampf der Werte in der *Genealogie*

Im vorletzten Absatz von *GM* I wagt der Genealoge-Philosoph eine Schlussfolgerung («*Kommen wir zum Schluss.*») hinsichtlich der Bestimmung des tausendjährigen schrecklichen Kampfes um die Macht zwischen den beiden gegensätzlichen Werten, «*gut und böse*» in der Sklaven-Moral, und «*gut und schlecht*» in der Herren-Moral. Der Genealoge aber endet die erste Abhandlung bescheiden, mit mehreren noch unbeantworteten Fragen. Die Auslassungspunkte am Ende von § 16, nach der vollständigen Angabe der Hoffnungen zu Napoleon, verstanden als «Synthese von *Unmensch* und *Übermensch* …», wollen den Leser davon überzeugen, dass der Kampf noch nicht vorbei ist, sondern das vornehme Ideal als «fleischgewordne[s] Problem» in Napoleon erscheint. Napoleon hatte die «Gegenlosung vom *Vorrecht der Wenigsten*» der «Lügen-Losung des Ressentiment vom *Vorrecht der Meisten*» entgegengestellt. Der Kampf und die Auseinandersetzung gehen am Anfang von § 17 fort: «–War es damit vorbei? Wurde jener grösste aller Ideal-Gegensätze damit für alle Zeiten ad acta gelegt?»[1]. Nietzsche beschreibt diesen Konflikt nicht nur historisch (Judäa gegen Rom), sondern *engagiert sich* und fordert ein *Engagement* seiner Leser in diesem moralischen Gegensatz. Er ermutigt seine Leser, die Wiederaufnahme dieses Werte-Kampfes zu fördern, indem er die beiden antagonistischen Pole abgrenzt. Der Philosoph Nietzsche befindet sich jenseits von Gut und Böse und stellt somit klar, was er mit seiner gefährlichen Losung will.

Die lange Pause am Ende von § 17 [– –][2] bezieht sich mehr auf Nietzsche selbst, der die Bedeutung dieses Kampfes erkennt: Sie äußert seine Stille und seine absichtliche Unterbrechung der Entwicklung dieses Themas. Die mehreren vorgeschlagenen Fragen (zwei davon, gefolgt von Auslassungspunkten …) zeigen bereits die Richtung der Forschung, das heisst, den alten Konflikt der Ideale zu fördern.

Jedoch schliesst der Genealoge Nietzsche die erste Abhandlung mit einer Anmerkung, in der er *öffentlich* einen «Wunsch» äussert, «dass näm-

1 *GM* I, § 17.

2 Über die Verwendung von Gedankenstrichen in Nietzsches Werk, siehe Werner Stegmaier *Nietzsches Befreiung der Philosophie. Kontextuelle Interpretation des V. Buch der* Fröhlichen Wissenschaft, Berlin/New York, Walter de Gruyter, 2012, S. 175–177. Nach Stegmaiers kontextueller Interpretation von *FW* V haben Gedankenstriche andere Funktion als Auslassungspunkte. Ich bin der Meinung, dass die Verwendung von Gedankenstrichen in *GM* – ausser den üblichen Verwendungen – auch dazu dient, sowohl eine *Pause* anzuzeigen als auch auf eine *Unterbrechung* im Kampf der entgegensetzten Werten hinzudeuten.

lich irgend eine philosophische Fakultät sich durch eine Reihe akademischer Preissausschreiben um die Förderung *moralhistorischer* Studien verdient machen möge [...]». Dies wäre eine Aufgabe für Philologen, Historiker und Philosophen: «Welche Fingerzeige giebt die Sprachwissenschaft, insbesondere die etymologische Forschung, für die Entwicklungsgeschichte der moralischen Begriffe ab?»[3]. Dieser «Wunsch» ist nicht überraschend, da er die Notwendigkeit äussert, die Hauptthemen der ersten Abhandlung weiterzuentwickeln. Ich bin aber daran interessiert, was danach kommt. Man muss nämlich beachten, dass der letzte Absatz von *GM* I mit einem Gedankenstrich[4] beginnt und endet.

> – Andrerseits ist es freilich ebenso nöthig, die Theilnahme der Physiologen und Mediciner für diese Probleme (vom Werthe der bisherigen Werthschätzungen) zu gewinnen: wobei es den Fach-Philosophen überlassen sein mag, auch in diesem einzelnen Falle die Fürsprecher und Vermittler zu machen, nachdem es ihnen im Ganzen gelungen ist, das ursprünglich so spröde, so misstrauische Verhältniss zwischen Philosophie, Physiologie und Medicin in den freundschaftlichsten und fruchtbringendsten Austausch umzugestalten. In der That bedürfen alle Gütertafeln, alle «du sollst», von denen die Geschichte oder die ethnologische Forschung weiss, zunächst der *physiologischen* Beleuchtung und Ausdeutung, eher jedenfalls noch als der psychologischen; alle insgleichen warten auf eine Kritik von seiten der medicinischen Wissenschaft. Die Frage: was ist diese oder jene Gütertafel und «Moral» *werth?* will unter die verschiedensten Perspektiven gestellt sein; man kann namentlich das «werth *wozu?*» nicht fein genug aus einander legen. Etwas zum Beispiel, das ersichtlich Werth hätte in Hinsicht auf möglichste Dauerfähigkeit einer Rasse (oder auf Steigerung ihrer Anpassungskräfte an ein bestimmtes Klima oder auf Erhaltung der grössten Zahl), hätte durchaus nicht den gleichen Werth, wenn es sich etwa darum handelte, einen stärkeren Typus herauszubilden. Das Wohl der Meisten und das Wohl der Wenigsten sind entgegengesetzte Werth-Gesichtspunkte: *an sich* schon den ersteren für den höherwerthigen zu halten, wollen wir der Naivetät englischer Biologen überlassen... *Alle* Wissenschaften haben nunmehr der Zukunfts-Aufgabe

3 *GM* I, § 17.

4 Auch Paul Rée verwendet (meisten am Ende des Absatzes) einen Gedankenstrich in seinem Buch *Der Ursprung der moralischen Empfindungen* (1877), um auf eine Unterbrechung, eine Pause oder ein Zögern hinzudeuten. Vgl. Paul Rée *Der Ursprung der moralischen Empfindungen*, Berlin/New York, Walter de Gruyter, 2004, S. 128–129, 135, 146, 152, 155, 179 und 189–190.

> des Philosophen vorzuarbeiten: diese Aufgabe dahin verstanden, dass der Philosoph das *Problem vom Werthe* zu lösen hat, dass er die *Rangordnung der Werthe* zu bestimmen hat. –[5]

Dies ist kein Dialog Nietzsches mit seinen Lesern. Er drückt darin etwas aus, das für ihn von größter Bedeutung, das in diesem Moment aber noch nicht entwickelt ist. Diese Bedeutung von Gedankenstrichen findet sich in einem Brief an seine Schwester Elisabeth:

> Alles, was ich bisher geschrieben habe, ist Vordergrund; für mich selber geht es erst immer mit den Gedankenstrichen los. Es sind Dinge gefährlichster Art, mit denen ich zu thun habe; daß ich dazwischen in populärer Manier bald den Deutschen Schopenhauern oder Wagner'n anempfehle, bald Zarathustra's ausdenke, das sind Erholungen für mich, aber vor Allem auch Verstecke, hinter denen ich eine Zeit lang wieder sitzen kann.[6]

Es ist klar, dass Nietzsche sich an Physiologen und an «Mediciner» als Mittel für die Aufgabe des Philosophen wendet, die darin besteht, den *Wert* der bisherigen Wertschätzungen zu bestimmen. Dass er diese *ungeheure* Aufgabe zwischen Gedankenstrichen als die «zukünftige Aufgabe des Philosophen» beschreibt, weist darauf hin, dass sie viel Zeit in Anspruch nehmen wird. Allerdings hat der Kampf schon begonnen, und der Philosoph Nietzsche ist mit seiner gefährlichen Losung «Jenseits von Gut und Böse» schon engagiert. Diese notwendige Aufgabe erfordert viel Vorbereitung, denn die Fach-Philosophen sind Vermittler, um die Beziehung zwischen Physiologie, Medizin und Philosophie fruchtbar zu machen. In diesem «Austausch» scheint die Physiologie eine größere Bedeutung unter den Wissenschaften (auch der Psychologie, die der Physiologie subsumiert ist) zu übernehmen, um den Philosophen zur Lösung des Problems des Wertes zu unterstützen. Darin findet sich allerdings ein Unterschied zum Schluss des erstens Hauptstücks von *Jenseits von Gut und Böse*[7], in dem die Psychologie als «Herrin der Wissenschaften» inthronisiert wurde. Die Psychologie in Physio-Psychologie wird jedoch in diesem Werk nicht weiter vertieft.

---

5 *GM* I, § 17.

6 *Brief an Elisabeth Nietzsche, 20. Mai 1885, KSB* 7.

7 Vgl. *JGB*, § 23.

Kehren wir zur Anmerkung von *GM* I, § 17 zurück. Für diese Aufgabe des Philosophen ist es notwendig, dass Physiologen und «Mediciner» sich dem Problem vom Wert der bisherigen Wertungen widmen. Ich werde die Folgen dieser Betonung der Physiologie sowohl für die Kritik der christlichen Moral als auch für die Schaffung neuer nicht-*moralischen* Werte andeuten.

II Die Physiologie und die Psychologie des Ressentiments

Wenn jede Abhandlung von *GM* am Ende «eine neue Wahrheit»[8] enthüllt, drückt die erste Abhandlung die «*Psychologie des Christentums*» aus. Genauer gesagt, das Christentum (die christlichen moralischen Werte) ist aus dem Geist des Ressentiments geboren. Nietzsche bietet keinen umfassenden Ansatz zu diesem psychologischen Mechanismus in *Jenseits von Gut und Böse*. Jedoch behauptet er, dass die Juden den «*Sklaven-Aufstand in der Moral*» ausgelöst hatten, indem sie die aristokratischen Werte umgekehrt haben.[9] In einer direkten Bezugnahme auf *JGB*, § 195, bestätigt er in der *Genealogie* diese Herkunft: Die Juden, dieses Volk von Priestern, waren die Stammväter dieser Umkehrung. Die Christen hatten diese verhängnisvolle Erbschaft meisterhaft fortentwickelt.[10] Es ist bemerkenswert, dass Nietzsche in *GM* die Aufgabe, die christlichen Werte (psychologisch und historisch) zu untersuchen übernimmt; in *Jenseits von Gut und Böse* kümmert er sich mehr um die Auswirkungen des letzten großen «Sklavenaufstandes», der mit der französischen Revolution begann. In diesem Sinne sind die moderne «*Heerdenthier-Moral*» und die «*demokratische* Bewegung» als Erben der Werte-Umkehrung innerhalb der christlichen Bewegung zu verstehen.[11] Hoffnungsvoll weist er die Aufgabe, die «ewigen Werte» umzuwerten, den *neuen Philosophen*[12] zu – ohne selbst eine umfassende Genealogie der christlichen Werte zu geben. (In der Fortsetzung dieses Projektes in *GM* I, § 17 erwähnt er das Wort *Umwertung* allerdings nicht.)

8 Vgl. *EH*, «Warum ich so gute Bücher schreibe», «Zur Genealogie der Moral».

9 Vgl. *JGB*, § 195.

10 Vgl. *GM* I, § 7.

11 Vgl. *JGB*, § 202.

12 Vgl. *JGB*, § 203.

Die Beiträge zur Naturgeschichte der Moral in *JGB* sind keineswegs sterile Spekulationen. Die historische Erforschung der christlichen moralischen Werte aus dem psychologischen Mechanismus des Ressentiments konnte mit den physiologischen und medizinischen Betrachtungen einen weiteren Impuls gewinnen, obwohl wir seinen *Wahrheits*anspruch in Frage stellen. Nietzsche hat meines Erachtens selbst erkannt, dass die Vorstufen für die «*Typenlehre* der Moral» in *JGB* ungenügend waren, das heisst, das zusammengeordnete Material für die Bearbeitung der Grundunterschiede zwischen *Herren-* und *Sklaven-Moral* nicht ausreichte. Der Philosoph mit naturalistischen Ansprüchen hat also erkannt, dass er seine genealogischen Hypothesen weiterentwickeln muss. Die Erläuterungen und Ergänzungen zu *JGB* in der ersten Abhandlung der *GM* verweisen auf die Notwendigkeit, die historischen und psychologischen Forschungen zu vertiefen, da sie die Physiologie und die Medizin, trotz der Anerkennung ihrer Bedeutung in der schlüssigen Anmerkung, kaum entwickeln.

In *GM* I «funktioniert» das Ressentiment als Mechanismus für die Umkehrung der Perspektiven in Bezug auf die Werte und das Leben. So beginnt der Sklavenaufstand in der Geschichte der Moral, wenn «das *Ressentiment* selbst schöpferisch wird und Werthe gebiert [...]»[13]. Es handelt sich um «das Ressentiment solcher Wesen, denen die eigentliche Reaktion, die der That versagt ist, die sich nur durch eine imaginäre Rache schadlos halten». Der Mensch des Ressentiments ist ein *Grundtypus*, auch wenn Nietzsche sich historisch auf die Juden als «eine Rasse solcher Menschen des Ressentiment» bezieht, die mit seinem Geist der Rache die vornehmen Werte umgekehrt haben. Die christliche Liebe wuchs aus dem «Stamme jenes Baums, der Rache und des Hasses», der «*grossen* Politik der Rache» der Juden, mit demselben Ziel, den Sieg der Sklaven zu veranlassen. Jetzt haben wir die Artikulation der historischen und psychologischen Forschungen. Vor allem will der Genealoge die «Umkehrung des werthesetzenden Blicks» erkennen, der sich nach aussen richtet, anstatt nach innen bejahend zu rükken, insbesondere die Wertungsweise der Priester. Nietzsche scheint hier eine physiologische Entsprechung für seine moralische Psychologie gefunden

13 *GM* I, § 10.

zu haben: «Sie (die Sklavenmoral) bedarf, physiologisch gesprochen, äußerer Reize, um überhaupt zu agiren, – [...]»[14].

Welche Werte gebären die Ohnmacht und der Geist der Rache der Priester? Genau die entgegengesetzten Werte der aristokratischen Wertgleichung: «gut = vornehm = mächtig = schön = glücklich = gottgeliebt»[15]. Erst nach der etymologischen Analyse der Bedeutungen von «gut» in einigen Sprachen wird der Genealoge die Verinnerlichung der Gegensätze untersuchen. In einem grundlegenderen Niveau als der reinen sprachlichen Ebene: denn die physiologischen Ursachen (z.B. die Neurasthenie) priesterlicher Aristokratien erzeugen moralische Werte, die den Menschen kränker machen.[16] In diesem Zusammenhang der Genealogie wird die Physiologie verwendet, um die Ursachen, die Symptome, die medizinalen Heilkünste und die Nachwirkungen dieser Krankheit zu diagnostizieren. Wenn er «Neinsagt» zu den verhassten Aristokraten, wenn er sich aus ihrer unglücklichen Existenz nach aussen wendet, *schafft* der Priester nicht, sondern *kehrt* die Werte *um*.[17] Aus dieser grundlegenden Umkehrung etablieren sich die Werte der Sklaven, sowohl ihre «Rezepte», welche die Patienten sogar kränker machen. Wenn Nietzsche die erste Abhandlung abschließt (§ 17) hilft die Kritik der «medicinischen Wissenschaft» für die Diagnose der negativen Nachwirkungen der moralischen Werte der Sklavenmoral in den *Leib* der Menschheit und bei *Individuen*, die von dieser Krankheit des Willens infiziert wurden.

Historisch betrachtet haben die Sklaven mit ihrer «Heerdenthier-Moral» gewonnen. Noch einmal der Verweis auf die Medizin: Dieser Sieg sei eine Vergiftung durch den «ganzen Leib der Menschheit»[18]. Trotzdem beschreibt Nietzsche unermüdlich die typischen Charakterzüge der Aristokraten.[19] Der «Mensch des Ressentiment» als das Gegenteil ist keineswegs ehrlich, naiv, mit sich selber aufrichtig. Er sucht Schlupfwinkel und wird die Rache und die Klugheit ausbilden. Die Moral des Ressentiments gibt dem «Bösen» eine ori-

14 *GM* I, § 10.
15 *GM* I, § 7.
16 *GM* I, § 6.
17 Vgl. *GM* I, § 7.
18 *GM* I, § 9.
19 Vgl. *GM* I, § 10.

ginelle Bedeutung, indem sie aus dem Guten der vornehmen Moral einen *bösen* Feind macht. Hier finden wir, durch die Verneinung der Vornehmen, die Werte und Tugenden der «Herden-Tiere»: «Und gut ist Jeder, der nicht vergewaltigt, der Niemanden verletzt, der nicht angreift, der nicht vergilt [...], gleich uns den Geduldigen, Demüthigen, Gerechten»[20]; es ist ein moralischer Vorgang, durch den die Ohnmacht in «Güte» umformt wird. Die Demuth, der Gehorsam und die Unterwerfung entstehen aus einem ähnlichen Vorgang.[21]

Die Psychologie des Ressentiments ist spekulativ, wenn sie nicht zeigt, wie dieser psychologische Mechanismus wirklich funktioniert. Nietzsche sucht diese Wirklichkeit in der «medizinalischen» Analyse der Erkrankungen (bevor er Féré liest), ähnlich wie er den Nihilismus[22] als eine Krankheit, die auf den ganzen Leib der Menschheit wirkt, zu behandeln sucht. Es gibt eine starke Verbindung zwischen der physiologischen Abneigung gegen «den Menschen» und der historischen Metanarrative des Nihilismus, wie sie in *GM* I, §§ 11,12 erwähnt wird. Im Gegensatz zur «blonden Bestie», die jeder edlen Rasse unterliegt, triumphieren die dekadenten Nachkommen der Sklaven, insbesondere «die vorarische Bevölkerung». Dies ist die grosse Gefahr des Nihilismus: Die Erniedrigung und Nivellierung des europäischen Menschen. Gegen diese nihilistische Müdigkeit will der *therapeutische* Nietzsche den «*Glauben an den Menschen*» wieder aufleben. Die Wiederaufnahme der genealogischen Forschung in *GM* I § 13 verbirgt aber nicht den extremistischen und umfassenden Charakter seiner nihilistischen Interpretation der Geschichte der Moral. Die spärlichen physiologischen und medizinischen Untersuchungen wären für die Diagnose der Krankheit des modernen Menschen notwendig, damit er zwischen der gesunden und krankhaften physiologischen Konstitution unterscheiden kann. In diesem Sinne sind die entgegensetzten Wertungen (von der Herren- und Sklavenmoral) Ausdrücke von physiologischen Bedürfnissen.

20 *GM* I, § 13.

21 Vgl. *GM* I, § 14.

22 In der Vorrede von *GM* gilt die Mitleids-Moral als die «letzte Krankheit» des Willens, welche sich gegen das bejahende Leben wendete und sogar die Philosophen krank machte. Nietzsche stellt dann die Frage, ob diese Symptome einem Umweg zum *Nihilismus* wären ... (*GM*, «Vorrede», § 5).

III Die Diagnose und die Prognose der Krankheit des moralischen Menschen

In *GM* untersucht Nietzsche die physiologischen Ursachen für die *Entstehung* der «Missratenen», so dass er die genealogischen Hypothesen von *JGB* und vom Lenzer-Heide Fragment fortsetzen kann. Zu Beginn von *JGB* will Nietzsche wiederum «die Physiologie mit gutem Gewissen treiben»[23]. Am wichtigsten sind die physiologischen Forderungen, die physiologische Beschaffenheit.[24] Im «Lenzer-Heide Fragment» wendet Nietzsche sein Verständnis der Physiologie zum Problem des Nihilismus an, um die Anamnese, Diagnose und Prognose dieser Erkrankung der Schwachen und Schlechtweggekommenen zu vervollständigen.[25]

Er erklärt «physiologisch» die Ursachen für die Entstehung der Schlechtweggekommenen in der Schrift «Der europäische Nihilismus»: «Was heißt jetzt ‹schlechtweggekommen›? Vor allem *physiologisch*, nicht mehr politisch? Die *ungesundeste* Art Mensch in Europa (in allen Ständen) ist der Boden dieses Nihilismus»[26]. Die physiologische Beschaffenheit der Missratenen wäre sowohl entscheidend für die Geschichte der Ressentiment-Moral, wie auch für die Geschichte des europäischen Nihilismus.

---

23 *JGB*, § 15.

24 Vgl. *JGB*, § 3.

25 Er ist schon sicher von der zentralen Rolle der Physiologie, als er sich den Moral-Studien widmet, d. h. *Mechanik der Wärme*, von J. Robert Mayer (April 1881), sowie seiner Lektüre von W. Roux, O. Caspari, J.G. Vogt, E. Dühring und von O. Liebmann in den folgenden Monaten. Die Indizien von diesen Lektüren sind spärlich aber nachhaltig (z. B. die Lesespuren von Mayer im nachgelassenen Fragment, in dem Nietzsche meint «alle physiologischen Vorgänge sind darin gleich, dass sie Kraftauslösungen sind [...]» (*KSA* 11, 27 [03]). Obwohl er sich in Juli 1886 noch dem Studium der Physiologie im Werke *Die Mechanisch-physiologische Theorie der Abstammungs-Lehre* widmet, lässt sich auch ab 1888 sein wachsendes Interesse aber für die Psychologie von Bourget und Féré und für die Werke von Dostoïevski, Taine, Renan, Stendhal, Spencer und Spinoza dokumentieren. Trotzdem gibt es keine Vereinigung der Physiologie mit der Psychologie. Es ist immer noch gültig, dass die «richtigen Widerlegungen sind physiologische (leibliche)» (*KSA* 11, 26 [316]).

26 *KSA* 12, 5 [71] – 14.

Die Physiologie der Moral[27] würde die physiologische Beschaffenheit der Leidenden und Missratenen entlarven[28], indem sie die kausale Verbindung zwischen der physiologischen Schwäche und den von den Anhängern der Sklaven-Moral (das heiβt, die Missratenen, *physiologisch* gesehen) gezeugten Werten zeigt. Wenn Nietzsche die physiologischen Ursachen und die versteckten physiologischen Phänomene der moralischen Bewertungen mit einem unverborgenen *parti pris* (aus der vornehmen Wertungsweise) untersucht, ist die Genealogie weit davon entfernt, eine axiologisch neutrale Erklärung zu sein. Das Problem ist, dass Nietzsche sich nicht darauf beschränkt, die Herkunft der moralischen Werte aus der menschlichen Physiologie zu erklären. Es wird vorausgesetzt, dass es physiologische «Realitäten», «Werte», «Tatsachen» gibt, als hätten diese drei Instanzen denselben *naturalistischen* Status. Andererseits könnten die moralischen Bewertungen[29] die menschliche Physiologie beeinflussen, wenn sie in einen krankhaften geschichtlichen nihilistischen Verlauf münden. Was ist der Unterschied zwischen physiologischen Tatsachen und psychologischen Prozessen? Sind physiologische Tatsachen physiologische Werte? Es ist hier der vorbereitende Charakter der Nietzscheanischen «Physiologie der Moral». Die entscheidende Frage ist es, die Beschaffenheit der Instinkte zu bestimmen. Instinkte sind komplexe *natürliche* Triebe, die durch Interpretationsprozesse die Werte

27 Über die «Physiologie der Moral», vgl. *KSA* 11, 27 [37].

28 In diesem Sinne verwendet er die Wörter *Schlechtweggekommen* und *Missrathenen* in *KSA* 12, 5 [71] – 12, 14. – Lenzer-Heide Fragment, den 10. Juni 1887; *KSA* 12, 8 [4] und *AC*, § 43.

29 Nach Patrick Wotling und Céline Denat gibt es eine enge Verbindung zwischen «Wert» und «Trieb»: «Les instincts, affects ou pulsions sont les processus interprétatifs réglés sur ces préférences axiologiques dans l'organisation de la vie, et hiérarchisés en fonction de ces préférences. Ils sont des valeurs en acte. Sous l'angle psycho-physiologique, ces préférences fondamentales que sont les valeurs expriment les besoins capitaux de l'organisme qui évalue […]». Céline Denat et Patrick Wotling *Dictionnaire Nietzsche*, Paris, Ellipses, 2013, S. 266. Die Werte sind «unbewusste Neigungen»; die Triebe aber werden die durch die Werte eingesetzten Neigungen übersetzen. In Bezug auf die Sklaven-Moral, wäre es nicht ein «teuflische[r] Zirkel», da die unbewussten Neigungen immer schon krankhaft sind?

äußern. Die Werte drücken somit die Grundbedingungen des interpretierenden Organismus aus.[30]

Demgemäß besteht Nietzsches Beitrag darin, alle menschlichen Triebe als «physiologische Bewegungen»[31] zu beschreiben, das heißt: alle Werte und Urteile von *gut* und *böse* basieren auf «physiologischen Tatsachen»[32]. Seit der Zeit von *JGB* wurden die physiologischen und psychologischen Untersuchungen Nietzsches auf den Begriff vom Willen zur Macht bezogen.[33] Nur der *historisch-physio-psychologische* Moralforscher hätte die Bedingungen (und die Heilkünste), die moralische Hypokrisie der Herde-Instinkte zu entlarven. Nietzsche selbst wäre jedoch nicht in der Lage, den Weg für die schöpferische Zukunft des Menschen zu ebnen. Es gibt keine gründliche Erklärung, wie Werte, Begriffe und moralische Urteile aus physiologischen Zuständen entstanden sind. Die Schwierigkeit besteht darin, die versteckten physiologischen Prozesse in menschlichen Gedanken, Gefühlen und Handlungen zu erklären. Wenn es die Aufgabe der Ethik ist, wie Moore behauptet, «die Werte in Bezug auf die ‹physiologische Rangordnung› zu unterscheiden»[34], gäbe es keinen relevanten Unterschied zwischen Ethik und Physiologie. Sowohl die physiologischen als auch die moralischen Vorgänge der Herrenmoral hätten einen normativ-imperativen Charakter. Weil der Leib eine «ungeheure Synthesis von lebendigen Wesen» ist, ist er in höheren und niederen Tätigkeiten hierarchisch eingeordnet. In diesem Sinne versteht Nietzsche diese «prachtvolle Zusammenbindung» (die Selbstregulierung) des Lei-

30 Somit wäre es möglich, «den Menschen nämlich zurückübersetzen in die Natur; über die vielen eitlen und schwärmerischen Deutungen und Nebensinne Herr werden, welche bisher über jenen ewigen Grundtext *homo natura* gekritzelt und gemalt wurden» (*JGB*, § 230).

31 *KSA* 9, 11 [128].

32 Über die Verwendung der Ausdrücke *physiologische Tatsachen, Vorgänge, Ursachen* vgl. *KSA* 9, 3 [18], 3 [61], 7 [87]; *KSA* 9, 11 [112]; *KSA* 11, 25 [226]; *KSA* 10, 7 [87] und *KSA* 10, 7 [125].

33 Unsere Absicht in diesem Text ist nicht zu untersuchen, ob Nietzsche tatsächlich die Physiologie der Moral in der Physiologie des Willens zur Macht umformt.

34 Vgl. Gregory Moore *Nietzsche, Biology and Metaphor*, Cambridge, Cambridge University Press, 2002, S. 81–82.

bes als ein «moralisches Problem»[35]. Das Problem besteht darin, moralische Begriffe (wie «Gehorchen» und «Befehlen») auf dem Bereich der Physiologie zu übertragen, *als ob* es im Leibe tatsächlich «eine regierende Vielheit», eine «Aristokratie»[36] gäbe, *als ob* zwischen Moral und Physiologie dieselben hierarchischen Kräfte ins Spiel kämen.

Zum Schluss

Am Anfang und am Ende von *GM* I kritisiert Nietzsche die Art und Weise, wie der Plebejismus der modernen Ideen in die Physiologie und in die Naturwissenschaften eingegangen ist, vor allem bei den englischen Psychologen und Biologen.[37] Es besteht kein Zweifel über die Bedeutung der Physiologie[38] in der ersten Abhandlung von *Genealogie der Moral.* In der ersten Abhandlung (sowie in *GM* II und III) wird eher die *beschreibende* Aufgabe betont, die eine Vorbereitung für die kreative Aufgabe der Umwertung aller Werte sei.[39] Wenn das Christentum der große Aufstand gegen die vornehmen Werte war, wird die therapeutische Aufgabe nicht einfach darin bestehen, die Bewertungsweise des Adels der Vergangenheit wiederherzustellen. Nietzsche beschreibt «physiologische Tatsachen» über die «menschliche Natur», und versucht zu erklären, wie die christlichen Werte aus dem Ressentiment der «Missrathenen», stammen. Obwohl er sich zu zeigen bemüht, wie die moralischen Werte des Ressentiments den ganzen Leib der Mensch-

35 *KSA* 11, 37 [4].

36 Vgl. *KSA* 11, 37 [4].

37 Vgl. *GM* I, §§ 2, 4, 17.

38 Trotzdem überschätzt Nietzsche in *Ecce homo* den Wert der Physiologie und der Medizin für sein Spätwerk. Seit der Auffassungszeit von *Menschliches, Allzumenschliches* hätte er eine neue Aufgabe verfolgt: «[...] von da an habe ich in der That nichts mehr getrieben als Physiologie, Medizin und Naturwissenschaften, – selbst zu eigentlichen historischen Studien bin ich erst wieder zurückgekehrt, als die *Aufgabe* mich gebieterisch dazu zwang». *EH*, «Warum ich so gute Bücher schreibe. *Menschliches, Allzumenschliches*», § 3. Wenn Nietzsche diesen Satz ernst meinte, wie können wir *Also sprach Zarathustra* in diesem Zusammenhang verstehen: als eine Abirrung seiner philosophischen Aufgabe?

39 Vgl. *EH*, «Warum ich so gute Bücher schreibe», *Zur Genealogie der Moral.*

heit infiziert haben, entwickelt er kaum die notwendigen physiologischen Ursachen für die Umbildung der zukünftigen Aristokratie. Darüber hinaus forscht der Therapeut Nietzsche wenig, wie die neuen Werte auf die Physiologie und die menschliche Psychologie einwirken können.

Freilich wendet sich Nietzsche in *Zur Genealogie der Moral* gegen den Historiker der Moral Paul Rée. Im Vorwort und in der ersten Abhandlung von *GM* kritisiert Nietzsche die irrigen psychologischen, historischen und physiologischen Ansätze von Rées «altkugen Büchlein» *Der Ursprung der moralischen Empfindungen.* Obwohl das Buch in «*englischer* Art» geschrieben wurde, war es in Betreff des moralischen Fortschritts keinesfalls optimistisch. Wie der pessimistische Altmeister Schopenhauer dachte, werden die Menschen laut Rée nicht besser:

> Dass die Menschen im Laufe der Zeit besser d. h. unegoistischer werden, ist nicht anzunehmen; denn es bleiben weder durch natürliche Zuchtwahl gerade die unegoistischen Individuen oder Völker übrig, noch auch wird das unegoistische Empfinden durch häufige Bethätigung gestärkt.[40]

In der dritten Abhandlung von *Zur Genealogie der Moral* ist die Anwendung der Physiologie zur Behandlung von mehreren Krankheitsfällen des Willens entwickelter: Die physiologischen Beschreibungen der asketischen Narkosen und der Hypnotisierung[41]; ausserdem, die Suche nach der «wirklichen physiologischen Ursächlichkeit des Ressentiment»[42], wie die «Erkrankung des nervus simpathicus»; die Wichtigkeit der Nährung und der Digestion: dies sind gute Beispiele für die Bedeutung der Physiologie für den Genealogen.[43] Wenn die Medikation der asketischen Priester keine «wirkliche Kranken-*Heilung*» im physiologischen Sinne ist, schlägt Nietzsche dem vielversprechenden Projekt eine «*Physiologie der Ästhetik*» vor.[44] Die Bestimmung der «Rangordnung der Werthe» aber ist nicht erwähnt.

40 Paul Rée *Der Ursprung der moralischen Empfindungen*, Berlin/New York, Walter de Gruyter, 2004, S. 209.

41 Vgl. *GM* III, § 17, 20.

42 *GM* III, § 15.

43 Siehe *GM* III, § 16.

44 *GM* III, § 8.

« Je fis de ma volonté de santé, de *vivre*, ma philosophie... » Nietzsche et le problème de la médecine dans *Ecce homo*

Scarlett Marton

In *Ecce homo*, Nietzsche presents himself at the same time as a doctor and a sufferer. If in his writings he conceives the philosopher as the physician of the culture, in this book he also appears as a patient. The present paper aims at questioning about the reasons which lead Nietzsche to adopt this way of doing in *Ecce homo*. Taking as point of departure the analysis of the first chapters of this book, it intends to clarify, first of all, the author's both condition of doctor and of sufferer, exploring in particular his idea of taking himself in hand. Then examining in the light of these analyses the foreword and the last chapter of the book, it attempts to find out what allows Nietzsche to make the transition from his condition of being his own doctor to the condition of physician of the culture. Thereby, it aims at elucidating the fundamental relationship between Nietzsche's conceptions of philosophy and of life.

Introduction

Il est bien connu que Nietzsche conçoit « le philosophe comme médecin de la culture »[1]. Cette expression, qui a été envisagée comme titre d'un ouvrage en 1873, trouve une première élucidation dans les annotations posthumes de cette époque. Au médecin philosophe est alors attribuée une tâche préparatoire, à savoir: celle de détruire, de modérer ou bien encore de libérer certaines tendances, ce en vue du renouvellement du corps de la culture.

Dans ses premiers écrits, Nietzsche cherche déjà à élargir l'idée de système vital, l'appliquant aussi bien aux individus qu'aux peuples. Dans la *Deuxième considération inactuelle*, il écrit : « Il y a un degré d'insomnie, de rumination, de sens historique, au-delà duquel l'être vivant se trouve ébranlé

1 *Fragments posthumes* 1872–1874, trad. Pierre Rusch, Paris, Gallimard, 1990 / *KSA* 7, 23 [15].

et finalement détruit, qu'il s'agisse d'un individu, d'un peuple ou d'une culture »[2]. Incapable d'oublier, un individu ou un groupe ne réussit pas à digérer toutes ses expériences ; en revanche, étant conscient de ce qui lui fait du bien, un être humain ou une culture atteint une condition saine. Diagnostiquant l'exacerbation du sens historique comme un cas de dyspepsie aiguë, Nietzsche soutient qu'elle peut se manifester dans les individus aussi bien que dans les peuples ou dans les cultures.

Au fil du temps, la conception nietzschéenne du philosophe comme médecin de la culture devient plus raffinée. C'est ce que nous donne à voir la préface de 1886 du *Gai savoir*, dans laquelle nous pouvons lire :

> J'attends toujours qu'un médecin philosophe au sens exceptionnel du mot – un homme qui aura à étudier le problème de la santé d'ensemble d'un peuple, d'une époque, d'une race, de l'humanité – ait un jour le courage de porter mon soupçon à son degré ultime et d'oser cette proposition : dans toute activité philosophique, il ne s'agissait absolument pas jusqu'à présent de « vérité », mais de quelque chose d'autre, disons de santé, d'avenir, de croissance, de puissance, de vie…[3]

C'est alors que s'élargit la tâche du philosophe comme médecin de la culture. Elle ne se limite plus à prescrire des modifications des tendances, mais englobe désormais des prescriptions pour la santé du corps. Considérant que les deux types de prescriptions sont du même ordre, Nietzsche envisage dans ses derniers écrits le christianisme et l'alcool comme les deux grands narcotiques de l'Europe.[4] C'est dans le même esprit qu'il affirme dans *Ecce homo* que « le combat pour l'égalité des droits est même un symptôme morbide : tout médecin sait cela »[5].

---

2 *Considération inactuelle* II, trad. Pierre Rusch (modifiée), Paris, Gallimard, 1990 / *HL* § 1.

3 *Le gai savoir*, trad. Patrick Wotling, Paris, GF, 2007 / *FW*, « Vorrede », § 2.

4 Cf. par exemple *Le crépuscule des idoles*, « Ce qui abandonne les Allemands », trad. Patrick Wotling, Paris, GF, 2005 / *GD*, « Was den Deutschen abgeht », § 2. Voir aussi *L'Antéchrist*, trad. Éric Blondel, Paris, GF, 1996 / *AC*, § 60.

5 *Ecce homo*, « Pourquoi j'écris de si bons livres », trad. Éric Blondel, Paris, GF, 1992 / *EH*, « Warum ich so gut Bücher schreibe », § 5. À propos de l'usage des termes médicaux dans les textes nietzschéens, nous renvoyons à l'éclairante analyse de Malcolm Pasley

Parmi les divers aspects de ce livre surprenant, il en est un qui attire particulièrement notre attention : Nietzsche s'y présente à la fois comme un docteur et comme un patient. Si dans ses écrits, il conçoit le philosophe comme le médecin de la culture, c'est aussi en tant que malade qu'il apparaît dans *Ecce homo.* Comprendre les raisons qui l'ont amené à procéder de cette manière, c'est le problème qui conduira notre investigation. Prenant comme point de départ l'analyse des premiers chapitres de cet ouvrage, nous comptons tout d'abord élucider la double condition de son auteur : celle de médecin et en même temps celle de malade, en explorant en particulier son idée de se prendre lui-même en main. Examinant le dernier chapitre à la lumière de ces analyses, nous serons alors en mesure de nous interroger sur ce qui permet que, se faisant médecin de lui-même, Nietzsche se fait aussi le médecin de la culture.

I Un diagnostic de différentes conditions physiologiques

Nietzsche n'hésite pas, au début du premier chapitre *d'Ecce homo,* à mettre le lecteur au courant de ses maux de tête et de ses vomissements, de la faiblesse de son système digestif et de sa quasi-cécité. Mais s'il le fait, c'est pour affirmer immédiatement après, dans le deuxième paragraphe, qu'il est « *fondamentalement sain* »[6]. C'est ce qu'il s'appliquera à donner à voir dans les paragraphes suivants. Nietzsche fait alors le récit de ses attitudes saines : avoir un sens souverain de la distinction (§ 3) ; ne pas prévenir contre lui (§ 4) ; ne jamais exercer des représailles (§ 5) ; être libre de tout ressentiment (§ 6) ; être capable de se comporter en ennemi (§ 7) ; avoir le sens de l'instinct de propreté (§ 8). Jusqu'à présent tout se passe comme si ses attitudes saines découlaient de décisions volontaires – ce qui pourrait renforcer l'idée ancienne qu'*Ecce homo* n'est rien d'autre qu'une sorte de récit

« Nietzsche's use of medical terms », in *Nietzsche : Imagery and Thought : A Collection of Essays*, Malcolm Pasley (dir.), London, Methuen, 1978, pp. 123–158.

6 *Ecce homo*, « Pourquoi je suis si sage », trad. Éric Blondel, Paris, GF, 1992 / *EH*, « Warum ich so weise bin », § 2.

autobiographique.[7] Tout compte fait, l'auteur du livre se propose d'expliquer dans le premier chapitre « pourquoi [il est] si sage ».

Néanmoins, si on les examine de plus près, on voit que les paragraphes qui constituent ce chapitre apportent sans cesse des élucidations d'un autre type. Nietzsche a un sens souverain de la distinction ; se considérant comme une nature supérieure, il revendique une origine plus lointaine, comme c'est le cas de tous les grands hommes. Car « toutes les notions répandues sur les degrés de parenté sont un non-sens physiologique »[8]. Nietzsche ne sait pas prévenir quelqu'un contre lui ; même si dans sa vie il n'y a eu pratiquement aucun indice de mauvaises dispositions à son égard, ses expériences lui ont donné le droit de se méfier en général « des instincts prétendus ‹ désintéressés › ». Nietzsche n'exerce pas de représailles contre celui qui lui fait un affront ; mais exprimant à l'offenseur sa reconnaissance, il est loin de se taire. Car « tous ceux qui ne disent rien sont dyspeptiques ». Nietzsche est libre de tout ressentiment ; face à ce qui risque de le blesser, pour ne pas se consumer trop vite, il ne réagit plus du tout. Car la soif de vengeance entraîne « une dépense rapide de force nerveuse, une augmentation morbide des évacuations nuisibles, par exemple de la bile de l'estomac ». Nietzsche est capable de se comporter en ennemi ; étant d'une nature forte, il envisage tout obstacle comme un stimulus. Car « attaquer, c'est dans [s]es instincts ». Nietzsche a le sens de l'instinct de propreté ; si une telle sensibilité ne facilite pas ses

---

7 Werner Stegmaier et Éric Blondel ont fort justement montré qu'*Ecce homo* ne peut se prêter à cette interprétation. Cf. Werner Stegmaier « Schicksal Nietzsche? Zu Nietzsches Selbsteinschätzung als Schicksal der Philosophie und der Menschheit (*Ecce homo*, Warum ich ein Schicksal bin 1) », *Nietzsche-Studien*, Bd. 37, 2008, pp. 62–114 ; Éric Blondel « Du sujet d'*Ecce homo* : le moi, la belle humeur et l'alcyonien », in « *L'art de bien lire* ». *Nietzsche et la philologie*, Jean-François Balaudé, Patrick Wotling (dir.), Paris, Vrin, 2012, pp. 223–240.

8 *Ecce homo*, « Pourquoi je suis si sage », trad. Jean-Claude Hémery, Paris, Gallimard, 1974 / *EH*, « Warum ich so weise bin », § 3. Cf. aussi *Crépuscule des idoles*, « Incursions d'un inactuel », trad. Patrick Wotling, Paris, GF, 2005 / *GD*, « Streifzüge eines Unzeitgemässen », § 44.

rapports avec les hommes, elle lui permet en revanche de percevoir « physiologiquement [...] le tréfonds, les ‹ entrailles › de n'importe quelle âme »[9].

Les éléments réunis jusqu'à présent nous permettent d'affirmer que l'auteur d'*Ecce homo* établit une étroite relation entre ses attitudes saines et sa condition physiologique ; bien plus, tout en faisant le récit de ses attitudes saines, il établit un diagnostic de différentes conditions physiologiques. C'est dans cet esprit que nous pouvons aborder le premier paragraphe du chapitre « Pourquoi je suis si sage » que nous sommes en train d'examiner.

Nietzsche s'y consacre à l'analyse de sa double origine, qui a fait de lui l'enfant d'un père mort et d'une mère toujours en vie. C'est précisément cette situation qui lui a procuré le double point de vue qui a marqué son existence. Pour montrer que ses moments de basse vitalité lui ont permis d'affronter des questions épineuses, Nietzsche associe à ces moments l'élaboration de ses œuvres, notamment *Le voyageur et son ombre* et *Aurore*. Pour montrer que ses états de santé l'ont doté de la capacité de faire varier les perspectives, il expose les alternances des périodes de guérison et de déclin qu'il a dû vivre.[10] Accordant une valeur essentielle à la maladie, Nietzsche a su s'en servir dans son parcours.[11] Prisant sa double nature, qui fit de lui « à la fois un *décadent* et un *commencement* », il a su recouvrer la santé. Si sa condition saine lui a procuré un point de vue pour envisager la *décadence*, ses infirmités lui ont donné un œil pour la santé. Grâce à ce double mouvement toujours présent dans sa vie, Nietzsche devient maître de l'art de « renverser les perspectives ». Pour ces raisons mêmes, il affirme dans les dernières lignes de ce premier paragraphe qu'il est en mesure d'assumer la tâche qui lui est destinée :

9 Respectivement *Ecce homo*, « Pourquoi je suis si sage », trad. Éric Blondel, Paris, GF, 1992 / *EH*, « Warum ich so weise bin », §§ 4–8.

10 Cf. *Ecce homo*, « Pourquoi je suis si sage », trad. Éric Blondel, Paris, GF, 1992 / *EH*, « Warum ich so weise bin », § 1, où Nietzsche écrit : « Se placer au point de vue du malade en quête de concepts et de valeurs *plus sains*, et, inversement, du haut de la plénitude et de l'assurance propres à la vie *riche*, plonger son regard dans le travail secret de l'instinct de *décadence*, tel a été mon plus ancien exercice, mon expérience propre, et si je suis passé maître à quelque chose, c'est bien à cela ».

11 Cf. *Fragments posthumes* 1888–1889, trad. Jean-Claude Hémery, Paris, Gallimard, 1977 / *KSA* 13, 22 [28], où Nietzsche écrit : « Tirer profit de ma maladie : être déchargé de la grande tension ».

« Première raison pour laquelle m'est peut-être réservée à moi seul la possibilité d'un ‹ renversement des valeurs › »[12].

Nous n'hésitons donc pas à affirmer que, partant d'une sorte de récit autobiographique, *Ecce homo* se convertit immédiatement en un texte philosophique. En associant à ses attitudes saines des indications sur sa condition de vie, Nietzsche souligne qu'elles ne sont pas le résultat de décisions volontaires. En se proposant d'expliquer « pourquoi [il est] si sage », il examine ce qui a rendu possible qu'il en vienne à assumer la tâche de renverser toutes les valeurs.

II *Ecce homo*, un texte philosophique

Dans le deuxième chapitre du livre, Nietzsche fait le récit de ses expériences concrètes, à commencer par son régime alimentaire (§ 1). Il prescrit alors d'éviter les repas lourds, de se préserver des boissons alcoolisées, de se désaltérer dans les fontaines, de rejeter le végétarisme, de préférer un repas copieux à un repas trop léger, de s'abstenir de collation entre les repas, de se garder de boire du café, de ne prendre du thé que le matin. Ensuite, Nietzsche s'occupe de la question du lieu et du climat qui lui sont propices (§ 2). Il affirme que, grâce à un long apprentissage, il connaît maintenant les effets que le climat et la météorologie peuvent avoir sur lui. Persuadé que l'air sec et le ciel pur sont indispensables aux hommes pleins d'esprit, il estime que le climat allemand est néfaste à ceux qui sont destinés à accomplir des grandes tâches. Enfin, Nietzsche examine les délassements qui lui sont favorables (§ 3). Il n'hésite pas à en donner des exemples : en ce qui concerne la littérature, les poésies de Heinrich Heine, le poème dramatique *Manfred* de Byron et *Hamlet* de Shakespeare (§ 4) ; pour ce qui est de la musique, *Tristan et Isolde* et *Siegfried Idyll* de Wagner, mais aussi Liszt, Rossini et Peter Gast (§§ 5–7). Jusqu'à présent tout se passe comme si le régime alimentaire suivi par Nietzsche, le lieu et le climat qui lui sont propices et les délassements qui lui conviennent, découlaient de ses choix personnels – ce qui pourrait renforcer l'idée qu'*Ecce homo* n'est rien d'autre

12 *Ecce homo*, « Pourquoi je suis si sage », trad. Éric Blondel (modifiée), Paris, GF, 1992 / *EH*, « Warum ich so weise bin », § 1.

qu'un récit des résultats des expérimentations qu'il fait sur lui-même. Tout compte fait, l'auteur du livre se propose d'expliquer dans le deuxième chapitre « pourquoi [il est] si avisé ».

Néanmoins, examinés de plus près, les paragraphes de ce chapitre apportent des élucidations qui permettent de considérer autrement les expériences de Nietzsche. En indiquant quel est son régime alimentaire de prédilection, il met en rapport la culture et la cuisine allemandes.[13] Il soutient que, naissant de tripes dérangées, « l'esprit allemand est une indigestion, il ne vient à bout de rien ». Se tournant vers la question du climat et du lieu, Nietzsche insiste sur l'influence de la météorologie sur le métabolisme. Il défend l'idée que, si une paresse intestinale peut faire d'un génie « quelque chose de médiocre, quelque chose d'‹ allemand ›, le climat allemand suffit à lui seul à décourager les tripes fortes et le plus héroïquement disposées ». Revenant sur ses délassements, Nietzsche passe en revue ses préférences en matière de littérature et de musique. Il affirme qu'il est étranger à tout ce qui est allemand, « au point que la seule proximité d'un Allemand suffit à retarder [sa] digestion »[14].

Les éléments réunis jusqu'à présent nous permettent de noter que, si dans le premier chapitre du livre l'auteur *d'Ecce homo* mettait en rapport ses attitudes saines et sa condition physiologique, dans le deuxième il établit une étroite relation entre cette condition et ses choix quant au régime alimentaire, au lieu, au climat et aux délassements. C'est à la même logique que Nietzsche soumet ses attitudes et ce qu'il appelle ses « choix »[15]. S'il procède de cette

---

13 Cette idée est bien présente dans la *Généalogie de la morale*, où nous pouvons lire : « le fait que *nulle* espèce d'escroquerie de l'esprit ne reste sans succès dans l'Allemagne d'aujourd'hui est lié à la *dévastation* désormais indéniable et déjà palpable de l'esprit allemand, dont je recherche la cause dans une alimentation trop exclusivement constituée de journaux, politique, bière et musique wagnérienne » (*Généalogie de la Morale*, « Troisième Traité », trad. Patrick Wotling, Paris, LGF, 2000 / *GM*, « Dritte Abhandlung », § 26).

14 Cf. respectivement *Ecce homo*, « Pourquoi je suis si avisé », trad. Éric Blondel, Paris, GF, 1992 / *EH*, « Warum ich so klug bin », § 1, § 2 et § 5.

15 Depuis sa jeunesse, Nietzsche est persuadé de l'unité du corps et de l'esprit. Dans une lettre du 11 août 1875 à Malwida von Meysenbug, il écrit : « nous ne souffrons *jamais que corporellement* ; mais tout est si profondément mêlé à des crises spirituelles que je n'ai aucune idée de comment je pourrai devenir à nouveau sain ayant recours seule-

manière, c'est parce qu'il conçoit l'homme comme un être relationnel. Insistant sur l'idée que l'être humain est en rapport avec tout ce qui l'entoure, Nietzsche n'hésite pas à prescrire de « *rester assis* le moins possible », car « tous les préjugés viennent des tripes »[16]. Mais il ne s'arrête pas là.

III Une réflexion touchant aux problèmes axiologiques

Il est bien connu que tout au long de sa vie, Nietzsche s'est mis à la recherche des situations les plus appropriées à son bien-être. Il s'est appliqué à des lectures variées concernant les régimes alimentaires[17] ; il s'est lancé dans de multiples expérimentations quant aux lieux et aux climats. Mais au lieu de se restreindre à l'examen de son seul cas particulier, il convertit en problème philosophique les questions concernant son état de santé. Partant de l'affirmation que les manières de penser dépendent du système digestif, Nietzsche en vient à l'affirmation que l'esprit fonctionne de la même manière que le système digestif, bien plus, que l'esprit lui-même est un système digestif. Dans le cas de l'esprit comme dans celui de l'estomac, c'est toujours du pouvoir d'assimilation qu'il s'agit. Considérant l'incorporation comme l'un des plus importants modes de fonctionnement de l'être vivant, c'est en toute

ment aux pharmacies et aux cuisines » (*Lettre à Malwida von Meysenbug du 11 août 1875 / KSB* 5.104). Cf. aussi la *Lettre à Carl von Gersdorff du 13 décembre 1875 / KSB* 5.128.

16 *Ecce homo*, « Pourquoi je suis si avisé », trad. Éric Blondel, Paris, GF, 1992 / *EH*, « Warum ich so klug bin », § 1.

17 D'après Andreas Urs Sommer, Nietzsche s'est intéressé aux études suivantes : Leopold Löwenfeld *Die moderne Behandlung der Nervenschwäche (Neurasthenie), der Hysterie und verwandter Leiden.* Mit besonderer Berücksichtigung der Luftcuren, Bäder, Anstaltsbehandlung und der Mitchell-Playfair'schen Mastcur, Wiesbaden, 1887 ; Carl Ernst Bock *Das Buch vom gesunden und kranken Menschen.* Achte, bedeutend vermehrte Auflage, Leipzig, 1870 ; Michael Foster *Lehrbuch der Physiologie.* Autorisierte deutsche Ausgabe von N. Kleinenberg. Mit einem Vorwort von W. Kühne, Heidelberg, 1881 ; Ludwig Cornaro *Die Kunst, ein hohes und gesundes Alter zu erreichen.* Neu hrsg. von Paul Sembach, Berlin, 1881. Sur l'intérêt de Nietzsche pour la diététique, cf. Andreas Urs Sommer « Inwiefern ist Ernährung ein philosophisches Problem ? Ludwig Feuerbach und Friedrich Nietzsche als Relativierungsdenker », *Perspektiven der Philosophie*, 38, 2012, pp. 319–342.

conséquence que Nietzsche affirme à plusieurs reprises que « l'esprit *est* bien un estomac »[18]. Ainsi formulée, cette idée renvoie directement au cœur même du versant critique de son projet philosophique. Envisageant le corps et l'esprit comme des alliés inséparables, mieux encore, comme ayant une seule et même nature, l'auteur d'*Ecce homo* se propose de rompre avec la pensée métaphysique. Concevant l'être humain comme une configuration pulsionnelle à la fois physique et psychologique, il s'engage à renverser et à dépasser toutes sortes de dualisme.

Après avoir fait le récit de ses expériences concrètes quant au régime alimentaire à suivre, au lieu et au climat qui lui sont propices et aux délassements qui lui sont favorables, Nietzsche essaie d'expliquer ce qu'il appelle ses « choix » dans le huitième paragraphe du chapitre « Pourquoi je suis si avisé », qui constitue le présent objet de notre analyse. Il y affirme qu'en tout cela « c'est un instinct de conservation qui commande »[19] ; c'est lui qui ordonne de refuser de rentrer en contact avec des situations défavorables et de s'écarter des circonstances adverses. C'est parce qu'il faut éviter toute forme de gaspillage d'énergie que son instinct de conservation se présente comme un instinct d'autodéfense.

Pour tenter de saisir le sens précis de cette idée, prenons en considération le neuvième paragraphe du chapitre que nous sommes en train d'examiner. L'analyse des réflexions que Nietzsche y mène nous permettra de mieux comprendre ce qu'il appelle ses « choix ». Prenant comme point de départ le sous-titre du livre *Ecce homo*, il commence par affirmer que pour devenir ce qu'on est, il faut surtout ne pas soupçonner ce qu'on est. Ici la devise socratique se trouverait entièrement déplacée. Nietzsche révèle alors que dans sa vie il n'a jamais été conscient de la tâche qui s'imposerait à lui. Sans qu'il en ait eu connaissance, son instinct de conservation organisait et hiérarchisait ses compétences. C'est ce qu'il essaie de donner à voir dans le passage suivant :

---

18 *Ainsi parlait Zarathoustra* III, « D'anciennes et de nouvelles tables », trad. Maurice de Gandillac, Paris, Gallimard, 1971 / *Za* III, « Von alten und neuen Tafeln », § 16. Cf. aussi *Par-delà bien et mal* / *JGB*, § 230 ; *Fragments posthumes* 1884 / *KSA* 11, 26 [141].

19 *Ecce homo*, « Pourquoi je suis si avisé », trad. Éric Blondel, Paris, GF, 1992 / *EH*, « Warum ich so klug bin », § 8.

> Entre-temps ne cesse de croître en profondeur l' « idée » organisatrice, celle qui est appelée à dominer, – elle commence à ordonner, lentement elle *ramène* hors des chemins détournés et écartés, elle prépare des qualités et des aptitudes *isolées* qui, un jour, se révéleront indispensables comme moyens du tout, – elle façonne tour à tour toutes les facultés *auxiliaires*, avant même de laisser transpirer quoi que ce soit de la tâche dominante, du « but », de la « fin », du « sens ».[20]

Dans plusieurs textes, lorsqu'il traite du corps, Nietzsche soutient qu'il consiste en une pluralité d'adversaires[21] ; les cellules aussi bien que les tissus et les organes sont en combat permanent, de sorte qu'à tout moment n'importe quel élément peut en venir à prédominer, ou à périr. Dans cette perspective, c'est la lutte qui assure la continuité des changements ; c'est elle aussi qui mène à l'établissement des hiérarchies. Puisque la lutte est sans trêve et sans terme, les hiérarchies ne sont jamais définitives. Tout compte fait, la vie s'identifie à des processus de domination.[22]

C'est à cette même logique qu'obéit ce que Nietzsche appelle ses « facultés » dans le passage d'*Ecce homo* que nous venons de citer. Il défend alors l'idée que, grâce au travail de l'instinct de conservation, ses différentes pulsions s'organisent, de sorte que leurs activités s'intègrent ; entre elles s'établissent des relations d'interdépendance ; les unes sont soumises à d'autres, qui, à leur tour, se soumettent à d'autres encore. Grâce à cette organisation hiérarchique, une pulsion prédominante, qui s'organise avec les pulsions concordantes et soumet celles qui lui sont opposées, en vient à

---

20 *Ecce homo*, « Pourquoi je suis si avisé », trad. Éric Blondel (modifiée), Paris, GF, 1992 / *EH*, « Warum ich so klug bin », § 9.

21 Cf. par exemple *Fragments posthumes* 1886–1887 / *KSA* 12, 7 [25], où nous pouvons lire : « L'individu lui-même comme combat des parties (pour la nourriture, l'espace, etc.) : son évolution liée à un vaincre, un prédominer de certaines parties, à un dépérir, un 'devenir organe' d'autres parties ».

22 Pour approfondir cette problématique, nous renvoyons à l'étude de Wolfgang Müller-Lauter « Nietzsches Lehre vom Willen zur Macht », *Nietzsche-Studien*, Bd. 3, 1974, pp. 1–60. Voir aussi notre étude : Scarlett Marton « ‹ La nuova concezione del mondo › : volontà di potenza, pluralità di forze, eterno ritorno dell'identico », in *Nietzsche dal Brasile*, Stefano Busellato (dir.), Pisa, ETS, 2014, pp. 21–39.

coordonner l'ensemble des pulsions et à leur imposer une direction claire et déterminée.[23]

Ce n'est pas un hasard si Nietzsche envisage ce travail qui l'a conduit à devenir ce qu'il est comme « un chef-d'œuvre dans l'art de la conservation de soi – de l'égoïsme »[24]. Redéfinissant entièrement la notion d'égoïsme, il refuse la conception moderne de sujet.[25] Conçu comme un substrat qui a un certain nombre de propriétés, qui exerce différentes activités et qui produit plusieurs effets, « le sujet n'est rien d'autre qu'une fiction ». Envisagé comme une totalité indépendante, complète, permanente et unitaire, « l'*ego* même n'est qu'une ‹ escroquerie suprême ›, un ‹ idéal ›... »[26]. Dans le cadre de cet égoïsme sans *ego*, il n'y a pas de place pour un sujet qui se maintient toujours à l'identique dans son individualité. En tant que force organisatrice ou, si l'on préfère, en tant qu'« idée » appelée à dominer, son instinct de conservation a secrètement accompli le travail de formation d'une configuration pulsionnelle destinée à la tâche du renversement des valeurs.

C'est pour souligner l'importance de cette tâche que Nietzsche se consacrera à établir le diagnostic de la culture occidentale dans le dernier

---

23 *Fragments posthumes* 1888–1889 / *KSA* 13, 14 [219], où nous pouvons lire : « La multiplicité et la désagrégation des impulsions, le manque d'un système les coordonnant donne une ‹ volonté-faible › ; leur coordination sous la prédominance d'une seule impulsion donne la ‹ forte volonté › ; – dans le premier cas, c'est l'oscillation continuelle et le manque de centre de gravité ; dans le second, la précision et la clarté de la direction ». Dans le premier cas, le manque de cohésion interne entraîne l'anarchie et, par conséquent, la *décadence* ; dans le dernier, la force organisatrice réussit à imposer une organisation hiérarchique.

24 *Ecce homo*, « Pourquoi je suis si avisé », trad. Éric Blondel, Paris, GF, 1992 / *EH*, « Warum ich so klug bin », § 9.

25 Pour approfondir cette problématique, nous renvoyons à l'étude de Patrick Wotling « L'égoïsme contre l'ego. La passion du désintéressement et son sens selon Nietzsche », in *La philosophie de l'esprit libre. Introduction à Nietzsche*, Paris, Flammarion, 2008, pp. 251–284.

26 Cf. respectivement *Fragments posthumes* 1887–1888, trad. Pierre Klossowski, Paris, Gallimard, 1976 / *KSA* 12, 9 [108] ; *Ecce homo*, « Pourquoi j'écris de si bons livres » / *EH*, « Warum ich so gute Bücher schreibe », § 5. À ce sujet, voir notre étude : Scarlett Marton « Nietzsche, Kant et la métaphysique dogmatique », *Nietzsche-Studien*, Bd. 40, 2011, pp. 106–129, en particulier pp. 114–121.

paragraphe de ce chapitre. « Tout ce que l'humanité a jusqu'à présent considéré comme sérieux, ce ne sont même pas des réalités, ce sont de simples fantasmes de l'imagination ou, à plus strictement parler, des *mensonges* issus des mauvais instincts de natures malades, nuisibles au sens le plus profond »[27]. Face à cette situation, Nietzsche estime qu'il est grand temps de dédaigner tout ce qui a été vénéré et, par le même mouvement, d'affirmer tout ce qui a été nié. Ainsi deviendra-t-il possible de révéler ce qui se cache derrière les valeurs instituées. Renverser les valeurs, c'est avant tout éliminer le sol à partir duquel les valeurs ont été jusqu'alors engendrées et, procédant à leur inversion, créer de nouvelles valeurs.

Mettant en œuvre le procédé généalogique, Nietzsche affirme que les valeurs jusqu'à présent appréciées par l'humanité ont été établies par de grands hommes, mais ceux qui ont été considérés comme « les premiers » n'étaient en fait que « des créatures avortées de la maladie et des instincts de vengeance ». Évaluant en ces termes la configuration pulsionnelle des législateurs d'autrefois, Nietzsche insiste sur la spécificité de sa propre configuration pulsionnelle. Parce qu'il est « fondamentalement sain », il a « le privilège de posséder la plus fine sensibilité à tous les signes d'instincts sains »[28].

Nous n'hésitons donc pas à affirmer que, se présentant d'abord comme le récit des résultats des expérimentations que l'auteur fait sur lui-même, *Ecce homo* se transforme cependant surtout en une réflexion philosophique touchant aux problèmes axiologiques. Grâce à une analyse raffinée et approfondie de sa configuration pulsionnelle, Nietzsche donne à voir que ce qu'il appelle ses « choix » ne doit pas être pris au sens propre du terme. Ni déterminations du libre arbitre, ni options conscientes, ses « choix » découlent du dynamisme des processus physio-psychologiques. Se proposant d'expliquer « Pourquoi [il est] si avisé », et d'examiner ce qui a rendu possible qu'il en vienne à assumer la tâche de renversement des valeurs, comme il l'avait déjà fait dans le chapitre précédent, Nietzsche souligne ici l'importance de cette tâche, tout en établissant le diagnostic de la culture occidentale.

---

27 *Ecce homo*, « Pourquoi je suis si avisé » / *EH*, « Warum ich so klug bin », § 10.

28 *Ecce homo*, « Pourquoi je suis si avisé » / *EH*, « Warum ich so klug bin », § 10.

Conclusion

C'est à la lumière de ces considérations qu'il faudrait évaluer sa démarche dans *Ecce homo*. Il est bien vrai que, dans ce livre, Nietzsche prétend qu'au lieu de se laisser dorloter par les docteurs, il est devenu son propre médecin.[29] Mais s'il se prend en main, c'est parce qu'en lui se manifeste « l'assurance instinctive absolue quant à ce qui était alors primordial »[30]. Il est vrai aussi que Nietzsche y soutient qu'il s'est rendu à lui-même la santé. Mais s'il se met à la recherche des conditions les plus appropriées à son bien-être, c'est parce que chez lui travaille en secret l'instinct de conservation.

Comment pourrions-nous donc comprendre que Nietzsche en vienne à affirmer : « je fis de ma volonté de santé, de *vivre*, ma philosophie… ». Faudrait-il soupçonner qu'avec cette phrase il en revient à la conception moderne de sujet ? Mettant en rapport sa philosophie avec sa volonté de santé, serait-il en train de défendre l'idée que sa pensée découlait d'une décision volontaire, que sa réflexion philosophique résultait d'une option consciente ? Or, replaçant cette phrase dans son contexte, nous sommes amenés à l'interpréter tout autrement. Dans le chapitre « Pourquoi je suis si sage », Nietzsche écrit : « Je fis de ma volonté de santé, de *vivre*, ma philosophie… Car, qu'on y prenne garde : les années d'étiage de ma vitalité ont été celles où j'ai *cessé* d'être pessimiste : l'instinct de la reconstitution de soi m'*interdisait* une philosophie de la pauvreté et du découragement… »[31]. Dans ce passage, Nietzsche commence par établir une étroite relation entre

---

29 Cf. par exemple la lettre de mi-juillet 1882, où Nietzsche considère les livres qu'il a écrits depuis 1876 comme « ma prescription et les médicaments que j'ai fabriqués moi-même contre le dégoût de la vie ». Il ajoute plus loin : « Si ma santé physique réapparaît, *à qui* dois-je remercier ? J'ai été sous tous les aspects mon propre médecin » (*Lettre à Erwin Rohde de mi-juillet 1882* / *KSB* 6).

30 *Ecce homo*, « Pourquoi je suis si sage » / *EH*, « Warum ich so weise bin », § 2.

31 *Ecce homo*, « Pourquoi je suis si sage » / *EH*, « Warum ich so weise bin », § 2. Cf. aussi *Nietzsche contre Wagner*, « Épilogue », trad. Éric Blondel, Paris, GF, 1992 / *NW*, « Epilog », § 1, où nous pouvons lire : « En ce qui concerne mon long état valétudinaire, ne lui dois-je pas incomparablement plus qu'à ma santé ? Je lui dois une santé *supérieure*, une santé telle qu'elle se renforce de ce qui ne la tue pas ! *Je lui dois aussi ma philosophie…* ».

son état de santé et sa manière de penser. Lorsqu'il s'occupe de ses attitudes saines et de ses « choix » quant au régime alimentaire, au lieu, au climat et aux délassements, il laisse entendre que ce sont ses pulsions qui lui prescrivent le traitement à suivre. Lorsqu'il se tourne vers sa réflexion philosophique, il donne à voir que c'est sa condition physio-psychologique qui détermine la thérapeutique qui lui convient. Mettant en avant sans cesse sa configuration pulsionnelle, il finit par lui attribuer sa propre philosophie.

Nous sommes donc en mesure de comprendre la démarche nietzschéenne dans *Ecce homo*. Si dans la préface du livre Nietzsche estime indispensable de se présenter, parce qu'il lui faudra adresser à l'humanité le plus grand défi auquel elle a déjà dû faire face, au long des chapitres, il insiste sur l'idée qu'il n'est rien d'autre qu'une configuration pulsionnelle singulière. C'est à cette idée qu'il revient dans le dernier chapitre du livre. Se proposant d'expliquer « Pourquoi je suis un destin », après avoir souligné l'importance de la tâche qui lui est destinée, Nietzsche affirme : « la vérité parle par ma bouche. Mais ma vérité est *terrible* : car jusqu'ici c'est le mensonge qui s'appelait vérité »[32]. Ce passage est révélateur de l'attitude de Nietzsche à l'égard de sa réflexion philosophique à maints égards. Nietzsche laisse entendre que ce sont ses pulsions qui s'expriment à travers les mots ; bien mieux, que ce sont elles qui prennent la parole. Si dans *Ainsi parlait Zarathoustra* le personnage principal apparaît comme « le porte-parole de la vie, le porte-parole de la souffrance, le porte-parole du cercle »[33], dans *Ecce homo*, parce que sa configuration pulsionnelle lui dicte sa philosophie, c'est aussi en tant que porte-parole que Nietzsche se présente. C'est précisément ce qu'il paraît donner à entendre dans la continuation du texte que nous sommes en train d'examiner : « Renversement de toutes les valeurs : telle est ma formule de l'acte de suprême prise de conscience de soi de l'humanité, qui en moi s'est fait chair et génie »[34]. C'est sa configuration pulsionnelle qui détermine sa tâche, qui lui dicte de renverser les valeurs. Présente dans son corps et dans son esprit,

32 *Ecce homo*, « Pourquoi je suis un destin » / *EH*, « Warum ich ein Schicksal bin », § 1.

33 *Ainsi parlait Zarathoustra* III, « Le Convalescent », trad. Maurice de Gandillac, Paris, Gallimard, 1971/ *Za* III, « Der Genesende », § 1.

34 *Ecce homo*, « Pourquoi je suis un destin », trad. Éric Blondel (modifiée), Paris, GF, 1992 / *EH*, « Warum ich ein Schicksal bin », § 1.

qui sont une seule et même chose, autrement dit, imposée par sa propre condition physio-psychologique, le renversement de toutes les valeurs sera incorporé par Nietzsche et exprimé à travers lui.

Nous sommes tentés d'affirmer que, de cette perspective, *Ecce homo* se présente comme une sorte de traité de médecine. Dans ce livre, Nietzsche établit, d'une part, un double diagnostic : tout d'abord, celui de son cas particulier et, ensuite, celui de la culture occidentale, donnant à voir les maladies subies par l'humanité. De l'autre, il exhibe une double thérapeutique : tout d'abord, celle que ses pulsions lui prescrivent pour devenir ce qu'il est et, ensuite, celle que sa configuration pulsionnelle lui dicte pour guérir l'être humain, à savoir : le renversement de toutes les valeurs. C'est cette démarche qui permet que, d'abord médecin de lui-même, Nietzsche se fasse pour finir le médecin de la culture.

III Psychologie und Therapie / Psychologie et thérapie

La psycho-diététique de Nietzsche

Emmanuel Salanskis

This paper aims at analyzing a specific aspect of Nietzsche's self-proclaimed medical expertise, which is the very non-Freudian role he ascribes to dietetics in the treatment of "nervous" diseases. I first consider the philosophical justifications of such a psycho-dietetic approach, namely, Nietzsche's mind-body monism and his cultural diagnosis of morbidity targeting the Judeo-Christian way of life. I then argue that Nietzsche's dietetics is not therapeutic in an ordinary sense, both because it doesn't prescribe universal recipes and because it doesn't purport to suppress pain. Lastly, I show that the Nietzschean diet is beyond the reach of the typical "decadent", insofar as the latter instinctively chooses a harmful regime.

Introduction

Nietzsche revendique régulièrement une expertise médicale dans son œuvre et dans sa correspondance. Or cette expertise a deux aspects qu'on voit très bien s'articuler dans *Ecce homo*. Premièrement, Nietzsche a étudié la médecine : il affirme qu'il ne s'est plus occupé à partir d'*Humain, trop humain* « que de physiologie, de médecine et de sciences naturelles »[1]. Mais deuxièmement, Nietzsche se démarque expressément des médecins professionnels. Il aurait ainsi « recouvré la santé par [lui-même] », sans plus se laisser « *bichonner par les médecins* »[2]. Ce thème apparaît également dans une lettre de 1885 à Malwida von Meysenbug, où Nietzsche déclare : « Je suis moi-même, et de loin, mon meilleur médecin »[3]. Il y aurait donc une médecine

---

1 *Ecce homo*, « *Humain, trop humain* », trad. Éric Blondel, Paris, GF, 1992 / *EH*, « *Menschliches, Allzumenschliches* », § 3.

2 *Ecce homo*, « Pourquoi je suis si sage » / *EH*, « Warum ich so weise bin », § 2. Je reprends la traduction de « *beärzteln* » proposée par Éric Blondel.

3 *Lettre à Malwida von Meysenbug du 26 mars 1885* / *KGB* III, 7/2, trad. ES. Le texte allemand dit plus précisément : « ‹ Helfen › – wer könnte mir helfen ! Ich selber bin bei weitem mein bester Arzt ».

nietzschéenne, celle que Nietzsche s'est administrée à lui-même et qu'il présente à ses lecteurs à partir de son cas personnel : « *Crede experto* », comme le dit en latin l'auteur du *Crépuscule des idoles*[4].

Dans cet article, je voudrais analyser un aspect de cette médecine nietzschéenne qui me paraît essentiel : c'est le rôle que Nietzsche accorde à la diététique dans le traitement de certaines maladies que j'appellerai provisoirement « nerveuses ». Il s'agit en fait de pathologies que Nietzsche désigne par un vocabulaire psychiatrique, mais tout en déplaçant la référence de ce vocabulaire, comme je le préciserai plus bas. Mon hypothèse est donc en substance qu'il existe une forme de psycho-diététique nietzschéenne. Pour étudier cette psycho-diététique, j'organiserai mon propos en trois moments. J'évoquerai d'abord la justification philosophique qu'on peut lui donner d'un point de vue nietzschéen, c'est-à-dire l'idée qu'il n'y a pas de maladie purement mentale ou psychique. J'examinerai ensuite ce qui distingue la diététique nietzschéenne d'une thérapeutique proprement dite. Et pour finir, je m'interrogerai sur les présupposés du régime nietzschéen, en me demandant surtout qui est en mesure de l'adopter selon Nietzsche.

I Soigner le corps-esprit : contre l'idée de médication « psychique »

Je commence donc par considérer ce qui justifie philosophiquement une approche psycho-diététique dans l'esprit de Nietzsche. Un premier élément essentiel qu'on ne peut manquer de citer dans ce contexte est le monisme nietzschéen. Ce monisme implique en effet que l'esprit n'est pas une réalité distincte du corps qui serait susceptible d'être traitée séparément. Zarathoustra enseigne au contraire que « l'âme n'est qu'un mot pour un quelque chose du corps »[5]. De ce point de vue zarathoustrien, même les maladies qui sont communément qualifiées de « mentales » par les psychiatres affectent en réalité le corps-esprit. C'est donc aussi sur un plan physio-psychologique que

4 *Crépuscule des idoles*, « Les quatre grandes erreurs », trad. Patrick Wotling, Paris, GF, 2005 / *GD*, « Die vier grossen Irrthümer », § 1.

5 *Ainsi parlait Zarathoustra*, I, « Des contempteurs du corps », notre trad. / *Za*, I, « Von den Verächtern des Leibes » : « Seele ist nur ein Wort für ein Etwas am Leibe ».

le médecin devra agir. Au lieu de s'adresser à un pur esprit introuvable, la diététique nietzschéenne prescrit un régime de vie fortifiant à l'individu tout entier : alimentation, climat, délassement, etc. On le sait, ces différents articles sont détaillés dans le chapitre d'*Ecce homo* qui s'intitule « Pourquoi je suis si avisé ».

Mais cette première remarque n'explique pas l'usage très particulier que Nietzsche fait du vocabulaire psychiatrique, quand il parle par exemple de la « névrose religieuse », de la « neurasthénie » des prêtres ou des « problèmes d'hystériques » que Wagner porte sur la scène.[6] Dans la perspective philosophique de Nietzsche, une maladie nerveuse est en même temps culturelle et axiologique. C'est certainement un enjeu du mot « décadence » sous la plume du généalogiste de la morale. En toute rigueur, Nietzsche n'emploie donc pas ce terme de la même façon que le psychiatre français Charles Féré, en dépit du rapprochement entre les deux auteurs qui a souvent été suggéré à ce sujet.[7] Certes, le dernier Nietzsche a lu deux livres de Féré, *Sensation et mouvement* (1887) et *Dégénérescence et criminalité* (1888), auxquels il a pu emprunter un certain nombre de thèses ou même de schémas explicatifs : j'y reviendrai moi-même en troisième partie.[8] Mais à y mieux regarder, les deux propos obéissent à des logiques fondamentalement différentes. Féré est un disciple de Charcot qui défend un partage classique du normal et du pathologique dans le cadre de la théorie psychiatrique de la dégénérescence[9].

6 Respectivement : *Par-delà bien et mal,* trad. Patrick Wotling, Paris, GF, 2000 / *JGB*, § 47 ; *Éléments pour la généalogie de la morale*, trad. Patrick Wotling, Paris, LGF, 2000 / *GM* I, § 6 ; *Le Cas Wagner*, trad. Éric Blondel, Paris, GF, 2005 / *WA*, § 5.

7 Cf. Hans Erich Lampl « Ex oblivione : Das Féré-Palimpsest », *Nietzsche-Studien*, Bd. 15, 1986, pp. 225–264 ; Gregory Moore *Nietzsche, Biology and Metaphor*, Cambridge, Cambridge University Press, 2002, pp. 126–127 ; Tobias Dahlkvist « Nietzsche and Medicine », in *Handbuch Nietzsche und die Wissenschaften. Natur-, geistes- und sozialwissenschaftliche Kontexte*, Helmut Heit, Lisa Heller (Hg.), Berlin/Boston, de Gruyter, 2014, pp. 138–154, en particulier p. 143.

8 Cf. Charles Féré *Sensation et mouvement. Études expérimentales de psycho-mécanique*, Paris, Félix Alcan, 1887 ; Charles Féré *Dégénérescence et criminalité. Essai physiologique*, Paris, Félix Alcan, 1888.

9 Sur les liens de Féré avec Charcot (qui fut notamment son directeur de thèse), cf. Olivier Walusinski « Keeping the Fire Burning : Georges Gilles de la Tourette, Paul

La décadence de Féré est donc une pathologie héréditaire propre à des « familles névropathiques »[10]. Elle se mesure par rapport à une normalité sociale, *Dégénérescence et criminalité* récusant expressément certaines tentatives pour remettre en question cette notion, comme la théorie des perversions instinctives infantiles du criminologue italien Cesare Lombroso.[11] Or, chez Nietzsche, ce sont les valeurs directrices de la culture européenne qui apparaissent comme morbides. Un fragment posthume de 1888 intitulé « décadence » va jusqu'à demander « si on ne peut pas comparer toutes les valeurs supérieures de la philosophie, de la morale et de la religion jusqu'à présent avec les valeurs des affaiblis, des *malades mentaux* et des neurasthéniques »[12]. Il s'agit donc pour Nietzsche de poser un problème culturel général qui est étranger à la psychiatrie charcotienne. Loin d'être circonscrite à des individus socialement anormaux, la décadence existe dans les évaluations collectives et dans les modes de vie dominants. Ceux-ci sont marqués par une ignorance préoccupante *in physiologicis*, qui rend nécessaire une prise de conscience diététique. *L'Antéchrist* reproche ainsi au christianisme d'avoir prêché le mépris du corps et le refus de l'hygiène. *Par-delà bien et mal* déplore notre bêtise en matière de cuisine. Et *Ecce homo* accuse plus spécifiquement la cuisine allemande : « l'esprit allemand est une indigestion », ce qui montre bien qu'il faut poser les problèmes psycho-diététiques à une échelle collective.[13]

Ainsi donc, même quand il parle de maladie mentale, Nietzsche a en vue une maladie à la fois corporelle, spirituelle et culturelle. C'est en ce sens que l'homme est l'« animal malade », comme on peut le lire au troisième traité de

---

Richer, Charles Féré and Alfred Binet », Julien Bogousslavsky (ed.) *Following Charcot : A Forgotten History of Neurology and Psychiatry*, Basel, Karger, 2011, pp. 71–90, en particulier pp. 82–86. Sur la théorie psychiatrique de la dégénérescence, cf. aussi Jean-Christophe Coffin *La Transmission de la folie : 1850–1914*, Paris, L'Harmattan, 2003.

10 Féré consacrera un ouvrage à ces familles quelques années plus tard : cf. Charles Féré *La Famille névropathique. Théorie tératologique de l'hérédité et de la prédisposition morbides et de la dégénérescence*, Paris, Félix Alcan, 1898.

11 Cf. Charles Féré *Dégénérescence et criminalité*, op. cit., p. 68–69.

12 *Fragments posthumes* XIII / *KSA* 13, 14 [65], notre trad.

13 Cf. respectivement *L'Antéchrist* / *AC*, § 21 ; *Par-delà bien et mal* / *JGB*, § 234 ; *Ecce homo*, « Pourquoi je suis si avisé » / *EH*, « Warum ich so klug bin », § 1.

la *Généalogie de la morale*[14]. Et c'est précisément aussi ce qui constitue l'autre grande justification philosophique d'une réponse diététique : par défaut, nous sommes tributaires de valeurs qui nous font vivre mal. Notre corps-esprit est culturellement malade ou prédisposé à la maladie.

Cette analyse a un corollaire important, qui est le refus d'un traitement purement psychique de la maladie. Il convient de s'arrêter un instant sur ce point relativement méconnu. Dans le sillage du rapprochement Nietzsche-Freud, on a souvent prêté à Nietzsche une approche psychothérapeutique de la « décadence »[15]. Je voudrais indiquer pourquoi cette interprétation me paraît intenable, en m'appuyant sur une lecture que Nietzsche a effectuée à l'époque de la *Généalogie de la morale* : le traité de Leopold Löwenfeld sur le *Traitement moderne de la faiblesse nerveuse, de l'hystérie et des maux apparentés* (paru en 1887).[16] Méthodologiquement, l'intérêt de ce livre est qu'il s'inscrit par ailleurs dans la généalogie de la psychanalyse freudienne et qu'il constitue par conséquent une sorte de point de bifurcation entre Nietzsche et Freud. Löwenfeld est un médecin allemand, spécialiste des maladies nerveuses et intéressé par les nouveautés thérapeutiques dans ce domaine. Une des nouveautés qui passionnent Löwenfeld est justement le « traitement psychique » de l'hystérie et de la neurasthénie, présenté comme un « progrès essentiel » au chapitre 12 : Löwenfeld se passionnera d'ailleurs ultérieurement pour la psychothérapie, au point de lui consacrer dix ans plus tard un ouvrage de synthèse (que Freud citera comme un texte de référence dans un article de 1905 intitulé « Über Psychotherapie »).[17] Bien sûr, dans

---

14 *Éléments pour la généalogie de la morale* / *GM* III, § 13, trad. Patrick Wotling.

15 Cf. tout récemment Uri Wernik *Nietzschean Psychology and Psychotherapy : The New Doctors of the Soul*, London, Lexington Books, 2016.

16 Cf. Leopold Löwenfeld *Die moderne Behandlung der Nervenschwäche (Neurasthenie), der Hysterie und verwandter Leiden. Mit besonderer Berücksichtigung der Luftcuren, Bäder, Anstaltsbehandlung und der Mitchell-Playfair'schen Mastcur*, Wiesbaden, J. F. Bergmann, 1887.

17 Leopold Löwenfeld *Die moderne Behandlung der Nervenschwäche*, op. cit., p. 113 (notre trad.) ainsi que Leopold Löwenfeld *Lehrbuch der gesammten Psychotherapie, mit einer einleitenden Darstellung der Haupttatsachen der medicinischen Psychologie*, Wiesbaden, Verlag von J. F. Bergmann, 1897, et Sigmund Freud « Über Psychotherapie », *Ge-*

l'ouvrage de 1887, il ne saurait être question de la cure psychanalytique, que Freud n'a pas encore inventée à cette date. Mais Löwenfeld inclut par exemple dans la catégorie du traitement psychique les thérapies hypnotiques que le jeune Freud pratiquera plusieurs années avant de développer la psychanalyse. Löwenfeld a lui-même expérimenté la suggestion hypnotique à visée thérapeutique, et il en dit globalement du bien, tout en recommandant la plus grande prudence aux médecins.[18] Nous sommes donc sur une trajectoire qui aboutira effectivement à Freud, avec lequel, d'ailleurs, Löwenfeld se liera d'amitié.[19]

Mais la lecture particulière de Nietzsche n'en est que plus remarquable : ce n'est pas cette partie de *Die moderne Behandlung der Nervenschwäche* qui a retenu l'attention du philosophe. La *Généalogie de la morale* ne fait allusion qu'à un appendice du livre qui porte sur les cures de repos du médecin américain Silas Weir Mitchell.[20] Destinées aux malades nerveux, ces cures étaient fondées sur l'isolement, l'alitement et la suralimentation. Nietzsche y fait référence au premier traité de la *Généalogie*, dans un passage où il mène une critique révélatrice des « naïvetés thérapeutiques des prêtres »[21]. Il s'agit de montrer que les prêtres n'ont pas seulement un mode de vie morbide, mais qu'ils tendent à aggraver leur mal par des pseudo-remèdes. La « fuite ‹ au désert › » en serait un exemple typique : pour Nietzsche, elle s'apparente à une cure de Weir Mitchell incomplète, dans laquelle l'isolement « ne [s'accompagne] certes pas de la cure d'engraissement et de la suralimentation ultérieures, qui constituent l'antidote le plus efficace pour combattre toute hystérie de l'idéal ascétique »[22]. Or, dire cela, c'est suggérer au passage que la cure de Weir Mitchell est effectivement le remède le plus efficace pour lutter contre une certaine forme d'hystérie. Dans le vocabulaire de Löwenfeld, on voit bien que Nietzsche privilégie un traitement *diététique*, par opposition à

sammelte Schriften, Bd. 6, Leipzig/Wien/Zürich, Internationaler Psychoanalytischer Verlag, 1925, pp. 11–24.

18 Cf. Leopold Löwenfeld *Die moderne Behandlung der Nervenschwäche*, pp. 92–106.

19 Cf. la notice nécrologique qui figure dans le *Korrespondenzblatt der Internationalen Psychoanalytischen Vereinigung. 1910–1941*, Bd. 10, 1924, p. 103.

20 Cf. Leopold Löwenfeld *Die moderne Behandlung der Nervenschwäche*, pp. 126–131.

21 *Éléments pour la généalogie de la morale / GM* I, § 6.

22 *Éléments pour la généalogie de la morale / GM* I, § 6.

un traitement *psychique.* On ne soignera pas les névroses simplement par l'hypnose ou par ce que le troisième traité de la *Généalogie de la morale* appelle une « pure médication de l'affect »[23]. Ce serait justement la démarche du prêtre ascétique, qui n'est que trop enclin à l'auto-hypnotisation.[24] Nietzsche pense au contraire qu'il faut d'abord persuader le corps.[25] Un fragment posthume de 1888 souligne clairement cette opposition : « *contre le repentir et son* traitement *purement psychologique* (je recommande le traitement des *remords* par la *cure de Mitchell*) »[26].

Autrement dit, Nietzsche ne prend justement pas le virage psychothérapeutique qui conduira à Freud, pour des raisons essentielles qui tiennent à sa psycho-diététique.

II Distinguer diététique et thérapeutique

Mais quel est exactement l'objectif de cette démarche ? Dans une deuxième partie, je voudrais montrer que Nietzsche ne prône pas un usage thérapeutique de la diététique au sens ordinaire du terme, pour au moins deux raisons qu'il importe d'analyser.

La première raison est que Nietzsche refuse de prescrire des recettes universelles. En matière de régime, l'universalisme est une grave erreur dont Nietzsche taxe par exemple Luigi Cornaro.[27] Cet aristocrate vénitien du XVIe siècle, auteur d'une série de *Discours sur la vie sobre* qui connaîtront de multiples traductions et rééditions, était déjà octogénaire quand il commença à vanter les mérites de son régime frugal : il mourut finalement à l'âge de 103 ans.[28] La longévité exceptionnelle de Cornaro était censée démontrer la

23 *Éléments pour la généalogie de la morale* / *GM* III, § 16.

24 Cf. *Éléments pour la généalogie de la morale* / *GM* II, § 3.

25 Cf. *Crépuscule des idoles,* « Incursions d'un inactuel » / *GD,* « Streifzüge eines Unzeitgemässen », § 47.

26 *Fragments posthumes* XIII / *KSA* 13, 14 [155], notre trad.

27 Cf. *Crépuscule des idoles,* « Les quatre grandes erreurs » / *GD,* « Die vier grossen Irrthümer », § 1.

28 La traduction allemande que Nietzsche a consultée est : Ludwig Cornaro *Die Kunst, ein hohes und gesundes Alter zu erreichen,* hrsg. von Paul Sembach, Berlin, Mode, 1881.

salubrité fondamentale de son mode de vie. Pour cette raison même, l'auteur des *Discorsi* tendait à considérer la sobriété comme un absolu diététique. Le premier discours dépeint ainsi un catholique convaincu, revenu des excès de sa jeunesse, qui considère la tempérance comme une loi de la nature et l'intempérance comme un vice puni par Dieu.[29] Nietzsche répond sévèrement à cette doctrine dans le *Crépuscule des idoles.* La frugalité ne vaut certainement pas à ses yeux comme un conseil universellement applicable. Elle se justifie peut-être pour les métabolismes lents, incapables de digérer une alimentation trop riche. Mais « quiconque n'est pas une carpe ne fait pas seulement bien, mais a besoin de manger *correctement* »[30]. À la limite, pour un individu doté d'un métabolisme rapide et soumis à des dépenses d'énergie élevées, le régime cornarien risquerait d'*abréger la vie.* Il ne saurait par conséquent exister de panacée en matière diététique. Dans *Ecce homo*, Nietzsche formule la « question de l'*alimentation* » de manière résolument individualiste : « Comment dois-tu, *toi*, te nourrir, pour parvenir à ton maximum de force, de *virtù* dans le style de la Renaissance, de vertu garantie sans moraline ? »[31].

Une deuxième spécificité de la conception nietzschéenne est qu'elle ne vise pas à éliminer la souffrance. Elle n'est pas curative en ce sens apparemment trivial. Sur ce point, il faut bien distinguer la diététique nietzschéenne de l'hygiène bouddhique, telle qu'elle est décrite au § 20 de *L'Antéchrist.* En effet, *L'Antéchrist* semble de prime abord faire un éloge diététique du bouddhisme. Celui-ci est décrit comme une religion « cent fois plus réaliste que le christianisme », dans la mesure où il lutte seulement contre la

---

Pour une traduction française, cf. Luigi Cornaro *De la sobriété. Conseils pour vivre longtemps*, texte présenté par Georges Vigarello, Grenoble, Éditions Jérôme Million, 1991.

29 Voici en effet ce que Cornaro écrit au sujet de l'intempérance : « Songez-y, je vous en conjure au nom de Dieu, car j'en suis certain, c'est un vice abominable dont la majesté de ce Dieu s'indigne plus que de tout autre » (cf. Luigi Cornaro *De la sobriété. Conseils pour vivre longtemps*, op. cit., p. 41). Sur les préceptes de Cornaro, cf. aussi Sander L. Gilman *Diets and Dieting. A Cultural Encyclopedia*, New York/London, Routledge, 2008, pp. 62–65.

30 *Crépuscule des idoles*, « Les quatre grandes erreurs » / *GD*, « Die vier grossen Irrthümer », § 1, notre trad.

31 *Ecce homo*, « Pourquoi je suis si avisé » / *EH*, « Warum ich so klug bin », § 1.

souffrance, c'est-à-dire contre une réalité physiologique, et non plus contre la fiction morale du « péché »[32]. Ce réalisme physiologique aurait conduit Siddhartha à prescrire une hygiène de vie pour remédier à une situation de dépression et d'hyperexcitabilité. Nietzsche parle de la « *diätetische* Hauptabsicht » du bouddhisme, qui se traduirait dans ses règles de vie : « la modération et le discernement dans l'alimentation ; la prudence à l'égard des boissons spiritueuses ; la prudence également à l'égard de tous les affects qui font faire de la bile, qui échauffent le sang »[33]. Les efforts du bouddhisme pour se libérer du ressentiment seraient une conséquence directe de ce projet : plutôt que d'obéir à une quelconque morale, il s'agirait avant tout d'échapper aux souffrances de la volonté de vengeance.

Mais justement, l'éloge nietzschéen rencontre ici une limite principielle. L'aspiration à abolir la souffrance qui caractérise le bouddhisme est incompatible avec une philosophie de la volonté de puissance, puisque l'expansion de la vie se heurte nécessairement à des résistances déplaisantes. Le bouddhisme reste donc pour Nietzsche une religion nihiliste, qui a seulement le mérite (par rapport au christianisme) de prendre une forme hygiénique.[34] La diététique de Nietzsche ne sera pas orientée vers une ataraxie. Elle ne visera même pas une santé conçue comme le grand Autre de la maladie, comme le suggère le concept nietzschéen de « grande santé ». Au § 382 du *Gai savoir*, on lit ainsi que la grande santé est le propre d'un expérimentateur qui s'expose à la maladie pour en tirer de nouveaux aperçus sur la vie et son spectre de valeurs. C'est « une santé que l'on ne se contente pas d'avoir, mais que l'on conquiert encore et doit conquérir continuellement, parce qu'on la sacrifie et doit la sacrifier sans cesse ! »[35]. Cette démarche se situe à l'opposé du régime protecteur (*Schutzdiät*) dans lequel se réfugient des malades qui cherchent obsessivement à fuir la souffrance : Siddhartha et Cornaro pourraient être comparés sous ce rapport.[36] Nietzsche fait au contraire l'apologie du risque pour l'homme de connaissance. Un fragment posthume de

32 *L'Antéchrist* / *AC*, § 20, trad. Éric Blondel.

33 *L'Antéchrist* / *AC*, § 20.

34 Le bouddhisme se signale par une « volonté d'en finir avec la vie », comme le dit un fragment posthume de 1887 : cf. *Fragments posthumes* XIII / *KSA* 13, 11 [367].

35 *Le gai savoir*, trad. Patrick Wotling, Paris, GF, 1997 / *FW*, § 382.

36 Sur la notion de *Schutzdiät*, cf. *Fragments posthumes* XIII / *KSA* 13, 14 [65].

1888 s'interroge en ces termes : « Nous autres, sommes-nous donc des contempteurs de la vie ? Au contraire, nous cherchons instinctivement une vie *démultipliée*, la vie dans le risque… »[37]. Et on le sait, Nietzsche exprime sa gratitude envers la maladie dans la préface du *Gai savoir* : « je sais assez l'avantage que me procure ma santé aux variations nombreuses sur tous les monolithiques de l'esprit »[38]. On retrouve ici un paradoxe développé au § 224 d'*Humain, trop humain* : l'innovation spirituelle provient d'individus relativement instables et fragiles, alors qu'une santé plus vigoureuse fixe l'esprit, au risque de l'abêtir.

III Les présupposés d'un régime nietzschéen

Un régime nietzschéen supposerait donc, d'une part, d'être attentif à son corps et de chercher un optimum de force par des moyens idiosyncrasiques. Mais d'autre part, de ne pas vouloir la santé à tout prix et d'accepter la souffrance comme un stimulant du dépassement de soi. On peut se demander si ce programme ambitieux n'a pas un certain nombre de conditions d'accès. C'est la question que je voudrais soulever en dernière partie. Qui est vraiment capable d'un régime nietzschéen selon Nietzsche lui-même ?

Même si chaque cas est à strictement parler singulier, la psycho-diététique de Nietzsche semble bien exclure un certain type d'individualité, celui qui est qualifié de « décadent » dans les écrits de 1888. Le dernier Nietzsche présente en effet la décadence comme une maladie incurable. *Ecce homo* affirme qu'« un être typiquement morbide ne peut pas devenir sain, encore moins recouvrer la santé par lui-même »[39]. Dans *L'Antéchrist*, le médecin qui regarde derrière la corruption physiologique du chrétien le déclare également « incurable »[40]. Le mot « *unheilbar* » a d'ailleurs quatre occurrences dans l'ouvrage, dont une qui dénonce la sainteté comme un

---

37 *Fragments posthumes* XIV / *KSA* 13, 15 [94], notre trad.

38 *Le gai savoir* / *FW*, « Préface », § 3.

39 *Ecce homo*, « Pourquoi je suis si sage » / *EH*, « Warum ich so weise bin », § 2, notre trad.

40 *L'Antéchrist* / *AC*, § 47, trad. Éric Blondel.

« syndrome du corps appauvri, épuisé, incurablement corrompu »[41]. Tous ces textes semblent exprimer un scepticisme thérapeutique très net, même quand on admet que l'enjeu est plutôt une « grande santé » nietzschéenne qu'une guérison classique. Or ce scepticisme peut surprendre, dans la mesure où Nietzsche prescrit lui-même un remède contre les remords et l'hystérie de l'idéal ascétique : la cure de Weir Mitchell. Que cette prescription comporte ou non une dose d'ironie, elle a incontestablement sa logique dans la réflexion nietzschéenne. Elle correspond d'ailleurs au régime que Nietzsche regrette de ne pas avoir suivi dès ses années bâloises, comme il l'explique dans une lettre à Overbeck datée du 4 juillet 1888.[42] Dès lors, Nietzsche remettrait-il en question sa propre diététique, en avouant son impuissance à traiter la décadence quelle que soit l'échelle de temps considérée ?

On peut sans doute faire une interprétation plus charitable de l'incurabilité évoquée par Nietzsche. Elle ne signifie pas forcément qu'il n'existe aucun remède, mais plutôt que le concept de décadence possède une dimension anti-diététique : le décadent est celui qui se détourne instinctivement du régime qui lui conviendrait. Il a perdu sa « sûreté d'instinct » et s'oriente spontanément vers ce qui lui est nocif. Sur ce point, les textes de 1888 sont concordants. *L'Antéchrist* en fait un trait définitoire : « J'appelle corrompu un animal, une espèce, un individu quand il perd ses instincts, quand il choisit, quand il *préfère* ce qui lui est préjudiciable »[43]. Propos similaire dans le *Crépuscule des idoles* : « Choisir d'instinct ce qui *vous* nuit, être *séduit* par des motifs ‹ désintéressés ›, cela fournit presque la formule de la *décadence** »[44]. Enfin, selon *Ecce homo*, « le *décadent** en soi choisit toujours les remèdes qui lui font du tort »[45].

C'est justement à travers cette définition de la décadence, me semble-t-il, que Nietzsche s'approprie une thèse caractéristique de la psychiatrie de la dégénérescence. Il l'a probablement trouvée chez Féré, citant lui-même le

41 *L'Antéchrist* / *AC*, § 51, trad. Éric Blondel.

42 Cf. *Lettre à Franz Overbeck du 4 juillet 1888* / *KGB* III, 5.

43 *L'Antéchrist* / *AC*, § 6, trad. Éric Blondel.

44 *Crépuscule des idoles*, « Incursions d'un inactuel » / *GD*, « Streifzüge eines Unzeitgemässen », § 35, trad. Patrick Wotling.

45 *Ecce homo*, « Pourquoi je suis si sage » / *EH*, « Warum ich so weise bin », § 2, trad. Éric Blondel.

psychiatre anglais Henry Maudsley dans un passage de *Dégénérescence et criminalité* :

> Le besoin d'excitation augmente à mesure que l'individu ou la race s'affaiblit. Chaque excitation nouvelle laisse à sa suite un épuisement proportionnel, de sorte qu'elle continue en fin de compte à précipiter la dégénérescence. Et, chose remarquable, « l'individu dégénéré, comme le fait remarquer Maudsley, est attiré par les relations hostiles à son bien-être, par celles qui augmentent sa dégénération et qui tendent à le supprimer ». La justesse de cette observation se retrouve jusque dans le régime choisi spontanément par les dystrophiques, par les anémiques, les goutteux, les diabétiques. Il n'est pas nécessaire d'insister sur le rôle que l'abus de la boisson et de la débauche peut jouer dans l'accélération de la décadence [...][46]

Dans ce paragraphe de *Dégénérescence et criminalité*, on voit se dessiner une corrélation frappante entre l'épuisement héréditaire et un mauvais régime de vie. La dégénérescence se traduit par un besoin d'excitation accru, qui conduit à son tour à des écarts de régime. Ces écarts répétés aggravent alors la dégénérescence initiale, en vertu d'une sorte de cercle vicieux diététique. C'est justement parce qu'il est prisonnier de ce cercle vicieux que le décadent apparaît comme incurable.

On pense alors à un autre aspect traditionnel de la relation entre diététique et médecine. Il arrive que le patient refuse de suivre le régime prescrit par son médecin et réclame des médications *a posteriori* pour compenser une existence déréglée. Cornaro avoue par exemple qu'il « [cachait] aux médecins [ses] infractions continuelles » à l'époque de sa maladie.[47] Platon envisage déjà cette situation au livre III de *La République*, en s'interrogeant sur la réponse médicale à lui donner. Faut-il soigner des individus qui ne sont malades que de leur propre mode de vie ? Socrate pense le contraire et le suggère sans détour à son interlocuteur :

> Et qu'on ait besoin de l'art médical, dis-je, non pas pour des blessures ou pour certaines maladies qui reviennent avec les saisons, mais en raison de sa propre paresse, ou d'un régime tel que nous l'avons décrit, lorsque, à force de se remplir de

46 Charles Féré *Dégénérescence et criminalité*, op. cit., p. 92.

47 C'est l'imminence de la mort qui le décidera finalement à changer de vie : cf. Luigi Cornaro *De la sobriété. Conseils pour vivre longtemps*, op. cit., p. 45.

> liquides et de vents, comme les marais, on contraint les inventifs descendants d'Asclépios à affubler ces maladies du nom de « flatulences » et de « catarrhes », cela ne te semble pas déshonorant?[48]

De fait, pour Platon, une médecine administrée concurremment avec un mauvais régime ne sert qu'à faire durer la mort.[49] On ne fera rien de tel dans la cité platonicienne, où Asclépios sera politique : il ne soignera que les citoyens effectivement curables et potentiellement utiles à la communauté.[50]

Nietzsche a bien sûr à l'esprit un autre concept de maladie que Platon. Mais le philosophe allemand semble néanmoins souscrire à l'abstinence thérapeutique de *La République* : la « morale pour médecins » du *Crépuscule des idoles* prescrit également d'interrompre les soins pour des malades chroniques qui vivent dans la dépendance des médecins.[51] Nietzsche voudrait même inciter ces malades à la mort volontaire, en les persuadant qu'ils sont des parasites de la société et qu'une vie végétative ne mérite pas d'être menée. Cette préconisation, formulée au nom de la « vie ascendante », confirme que la médecine nietzschéenne n'a pas pour objectif de guérir ou même de soigner n'importe qui.

Or, dans ce cas, qui peut accéder à la « grande santé » ? Vraisemblablement un malade qui a encore la force et la sûreté d'instinct nécessaires pour prendre en main son régime de vie. Refusant courageusement les narcotiques et les consolations des médecins, comme l'auteur d'*Ecce homo* prétend l'avoir fait lui-même, il prouvera ainsi qu'il est encore fondamentalement sain « comme *summa summarum* », ce qui pourrait bien être la condition de possibilité d'une diététique nietzschéenne.[52]

48 Platon *La République*, III, 405 c-d, trad. Pierre Pachet, Paris, Gallimard, 1993.

49 Cf. Platon *La République*, III, 406 b.

50 Cf. Platon *La République*, III, 407 c-d.

51 Cf. *Crépuscule des idoles*, « Incursions d'un inactuel » / *GD*, « Streifzüge eines Unzeitgemässen », § 36.

52 Cf. *Ecce homo*, « Pourquoi je suis si sage » / *EH*, « Warum ich so weise bin », § 2.

Conclusion

J'ai tâché de montrer dans cet article que Nietzsche privilégie un traitement diététique des maladies tout à la fois physiques, psychiques et culturelles auxquelles il s'intéresse. Il donne à ces affections des noms psychiatriques, en empruntant quelques schèmes d'analyse à des psychiatres patentés comme Charles Féré, mais de telle sorte que le statut axiologique de la maladie est renversé : au lieu de traduire une déviance individuelle ou familiale par rapport à une norme sociale, elle reflète une décadence culturelle globale, liée au mépris chrétien des réalités corporelles. Selon Nietzsche, c'est parce que notre culture ne commence pas là où elle devrait commencer qu'elle a besoin d'une prise de conscience diététique. Et cette prise de conscience sera rendue possible par la transvaluation des valeurs.[53]

Ce que Nietzsche propose est donc une forme de psycho-diététique. Il s'agit de persuader le corps, ou plus exactement le corps-esprit, en modifiant son régime de vie : c'est-à-dire par des moyens qui ne relèvent ni de la pure morale ni de la pure psychologie. Cette démarche n'est pas accessible au décadent typique, mais plutôt au décadent superficiel, qui est encore capable d'étudier son corps, de choisir les bons remèdes et de refuser une anesthésie bouddhique de la souffrance. Mais quoi qu'en dise Nietzsche, le médecin de lui-même ne fait peut-être ainsi qu'apprendre à vivre avec sa maladie.

53 Cf. *Crépuscule des idoles*, « Incursions d'un inactuel » / *GD*, « Streifzüge eines Unzeitgemässen », § 47.

Dr Sigmund Nietzsche ? Quelques remarques sur les psychologies et les médecines comparées du philosophe médecin Nietzsche et du Dr Freud

Éric Blondel

Since Nietzsche asks for (and claims to be himself) a physician philosopher, I suggest taking up again the comparison of Nietzsche's and Freud's approaches of medicine and psychology. In the past this question was a matter of fashion but was too often only based upon superficial and terminological similarities. Beyond these one should try and find (but also criticize) similar issues and approaches. Now the real clue to this comparison is a link which should not be ignored, namely the close or loose relation of both authors to the philosophy of Schopenhauer (for Nietzsche, a doctrine, for Freud a vague influence on the *zeitgeist*.

I Présentation du problème

Il fut une époque, déjà ancienne où, grâce à la généralisation du livre de poche, les ouvrages principaux de Nietzsche et de Freud connurent à peu près simultanément une diffusion beaucoup plus vaste et sans proportion avec leurs éditions antérieures (en traduction française), réservées à un public spécialisé, d'une façon en comparaison confidentielle.

En même temps, une nouvelle ère s'ouvrait pour la réception de leurs œuvres, avec, pour Nietzsche, les ouvrages de commentateurs philosophes tels que Deleuze et Granier (et, en traduction française, Fink et Löwith) et les débuts de l'entreprise de Colli et Montinari, qui amorçaient la fin de l'exorcisme dû à la fraude des faussaires nazis et, en ce qui concerne Freud, avec les commentaires (philosophiques et (ou) de stricte orthodoxie freudienne) de Ricœur, d'André Green, de Serge Leclaire, de Laplanche et de Lacan…

La formule de Ricœur : « maîtres du soupçon », pour désigner ce qui est apparu comme un trio, une trilogie (ou… une troïka !) a servi de fil conducteur pour des analyses comparatives établissant des analogies de doctrine et de méthode, puis s'est vulgarisée au point que s'est constituée une sorte de vulgate aussi dogmatique que superficielle et approximative sur les parentés entre Nietzsche, Marx et Freud, promus au rang d'idoles de cette nouvelle vague ou « pensée 68 ». Comme dirait le sapeur Camember ou M. Prudhomme, ladite « Nouvelle Vague », en l'occurrence, a fait... long feu !

N'empêche : il subsiste entre les pensées et doctrines de Nietzsche et Freud un certain nombre d'analogies, voire de parentés, qui ne sont pas dues au hasard ni à l'air de l'époque dont ils sont contemporains (en partie), mais à des inspirations communes, chez Nietzsche explicitement avouées et développées (avant d'être passées au crible d'une critique véhémente) et chez Freud, vaguement assimilées et héritées de seconde main : au premier chef Schopenhauer.

C'est ce que je me propose d'analyser ici rapidement, dans le but déclaré, non de développer des comparaisons, des distinctions ou des parentés historiques, mais, essentiellement et au bout du compte, pour préciser un peu davantage en quoi consiste(nt) la « médecine » de Nietzsche, sa psychologie, sa physiologie, sa psychophysiologie, ses analyses « médecyniques »/médicales, bref, le travail et la doctrine du « *philosophischer Arzt* » dont parle le fameux texte du *Gai savoir*, Préface de la deuxième édition, § 2 :

> Ich erwarte immer noch, dass ein philosophischer *Arzt* im ausnahmsweisen Sinne des Wortes — ein Solcher, der dem Problem der Gesammt-Gesundheit von Volk, Zeit, Rasse, Menschheit nachzugehn hat — einmal den Muth haben wird, meinen Verdacht auf die Spitze zu bringen und den Satz zu wagen : beim allem Philosophiren handelte es sich bisher gar nicht um « Wahrheit », sondern um etwas Anderes, sagen wir um Gesundheit, Zukunft, Wachsthum, Macht, Leben...
> J'attends toujours qu'un *médecin* philosophe au sens exceptionnel du mot — un homme qui aura à étudier le problème de la santé d'ensemble d'un peuple, d'une époque, d'une race, de l'humanité — ait un jour le courage de porter mon soupçon à son degré ultime et d'oser cette proposition : dans toute activité philosophique, il ne s'agissait absolument pas jusqu'à présent de « vérité », mais de quelque chose d'autre, disons de santé, d'avenir, de croissance, de puissance, de vie...[1]

1 *Le gai savoir*, « Préface », trad. Patrick Wotling, Paris, GF, rééd. 2007 / *FW*, « Vorrede », § 2.

II « Un médecin et un physiologiste radical »

Je choisis comme point de départ, outre l'extrait du *Gai savoir* que je viens de citer, un texte secondaire mais tout aussi emblématique de la pensée de Nietzsche telle qu'elle se développe entre le livre V du *Gai savoir*, *Par-delà bien et mal* et, par exemple, *L'Antéchrist* (ou tous les ouvrages de 1888), une lettre de Nietzsche (depuis Nice) à Overbeck (à Bâle : cela s'impose ici !) en date du 31 mars 1885 :

> Je viens de lire, pour me détendre, les Confessions de Saint Augustin [...]. Ah le vieux rhéteur ! Quelle fausseté [*falsch*] et quels roulements d'yeux [*augenverdreherisch*] ! Comme j'ai ri ! (par exemple sur le « larcin » de sa jeunesse, au fond une histoire d'étudiants.) Quelle fausseté psychologique ! (par exemple quand il parle de la mort de son meilleur ami, avec lequel il ne faisait qu'une seule âme, disant qu'« il s'était résolu à continuer à vivre, afin que, de la sorte, son ami ne mourût pas tout entier ». Voilà bien un mensonge répugnant [*ekelhaft verlogen*]. Valeur philosophique, zéro. Platonisme populacier [verpöbelter], c'est-à-dire un mode de pensée inventé pour la plus haute aristocratie de l'esprit, adapté à des natures d'esclaves. Au demeurant, ce livre fait pénétrer dans les entrailles du christianisme : je me tiens là avec la curiosité d'un médecin et physiologiste radical.[2]

On peut aussi, en complément, se reporter aux paragraphes 44, 52 (mensonge et philologie) et 59 (probité, art de lire) de *L'Antéchrist*, qui traitent de la philologie, et à deux autres paragraphes du même ouvrage, qui traitent de la médecine :

> En tant que philologue, on regarde en effet *derrière* les « Saintes Écritures », en tant que médecin, derrière la déchéance physiologique du chrétien typique. Le médecin dit « incurable » ; le philologue, « supercherie »[3].
> Dehors, les médecins ! C'est d'un Sauveur qu'on a besoin[4].

C'est ici le même thème que dans le troisième traité de la *Généalogie de la morale*, § 17 : Nietzsche y explique que le prêtre ascétique joue un rôle de *médecin*, avec pour tâche l'*atténuation* de la souffrance, et qu'il dispense le

---

2 *Lettre à Overbeck du 31 mars 1885* / *KSB* 7, 34, notre trad.

3 *L'Antéchrist*, trad. Éric Blondel, Paris, GF, 1994 / *AC*, § 47.

4 *L'Antéchrist* / *AC*, § 49.

christianisme comme « le grand trésor des suprêmes consolations spirituelles, tant il accumule de réconfort, de baume, de narcotique », après que le paragraphe précédent a déclaré « que la ‹ peccabilité › chez l'homme n'est pas un état de fait, mais seulement l'interprétation d'un état de fait, à savoir d'un malaise physiologique »[5]. Dernière confirmation de ce thème canonique (si l'on peut dire !) chez Nietzsche : « Socrate semblait être un médecin, un sauveur », selon le *Crépuscule des idoles*, qui évoque aussi son « *traitement* » (*Kur*).[6]

III Parallèles : « médecin », « physiologiste », « psychologue »

En prenant l'extrait de cette lettre de Nietzsche à Overbeck (historien du christianisme !) comme point de départ et fil conducteur, je propose maintenant un parallèle entre Nietzsche et Freud, dans le but de préciser davantage ce que *Nietzsche* lui-même veut dire quand il se proclame *médecin*, *physiologiste* et *psychologue* et, si l'on veut un terme plus englobant, *généalogiste*. Je relèverai et soulignerai en chemin un certain nombre de mots clés. Je ne signalerai les différences notables que lorsqu'elles trancheront sur les similitudes et parentés, en sous-entendant que, en général, ce qui vaut pour la généalogie nietzschéenne vaut également pour la psychanalyse freudienne.

Dans la généalogie-médecine de Nietzsche comme dans la psychanalyse, il est question : d'affects, de pulsions, de désir, de volonté, toujours considérés d'un point de vue psychologique mais prenant leur origine dans le *corps* (comme l'atteste la sémantique du terme *Trieb*) et étudiés comme principes de *maladie* (et objets d'analyse *médicale*), ce qui, dans les deux cas, rejoint ou remonte plus ou moins explicitement à ce qu'on pourrait appeler le basculement schopenhauerien. Sur le fond (plus ou moins correctement compris) de la distinction kantienne phénomène-chose en soi, la pensée de Schopenhauer réduit la représentation (le conscient, l'intellect, la raison, la logique,

---

5 *Généalogie de la morale*, trad. Éric Blondel, Ole Hansen-Løve, Théo Leydenbach et Pierre Pénisson, Paris, GF, 1996 / *GM* III, § 17.

6 *Crépuscule des idoles*, « Le problème de Socrate », trad. Éric Blondel, Paris, Hatier, rééd. 2011, pp. 21 et 20 / *GD*, « Das Problem des Sokrates », §§ 11 et 9.

dans le vocabulaire nietzschéen) à la volonté comme « poussée aveugle, effort mystérieux et sourd, éloigné de toute conscience immédiate »[7], la volonté comme « essence intime des choses » (le terme de « chose en soi » étant détourné de son sens proprement kantien), séparée de son phénomène[8] et ainsi passant du statut d'*Erscheinung* à celui de *Schein*[9].

Il y a donc une césure (Freud dirait une *Spaltung*) entre volonté et représentation, entre inconscient et conscient, entre affects, volonté de puissance, *Triebe* et conscient, intellect, idéal, ontologiquement séparés comme profondeur et surface, comme réalité et illusion. Cette séparation explique notamment, ainsi que Freud le note avec humour, que « les discours sublimes, comme chacun sait, ont peu d'action sur les passions »[10].

Mais il faut tout de suite ajouter que, déterminée comme chose en soi, la volonté est, selon Schopenhauer, la *cause* des représentations, lesquelles n'en représentent que l'effet de surface, l'apparence, l'illusion, en sorte que le conscient est le « jouet » de la volonté, celle-ci en étant le principe. Sur le fond de ce basculement de l'intellect et du conscient vers la volonté et les affects, Nietzsche construit une entreprise généalogique qui est à la fois psychologie, physiologie et philologie, et il l'assigne à la compétence du « *philosophischer Arzt* »[11] et du « médecin et physiologiste radical » (« *Neugierde eines radikalen Arztes und Physiologen* »)[12] qu'il prétend être. Les implications qui en découlent (et cela vaut aussi pour Freud et pour la psychanalyse) sont multiples :

Parler d'*Affekte*, de *Wille* et de *Triebe* signifie l'accent mis sur le « corps » plutôt que sur l'âme, impliquant ce paradoxe que le corps relève de la psychologie, par psychisme interposé. Il vaudrait la peine d'analyser en

7 Arthur Schopenhauer *Le Monde comme volonté et comme représentation*, chap. 27, trad. Auguste Burdeau et Richard Roos, Paris, PUF, 1966, p. 198.

8 Arthur Schopenhauer *Le Monde comme volonté et comme représentation*, chap. 25, p. 173.

9 Arthur Schopenhauer *Le Monde comme volonté et comme représentation*, chap. 21, p. 152.

10 Sigmund Freud « Observations sur l'amour de transfert », in *De la technique psychanalytique*, trad. Anne Berman, Paris, PUF, 1953, p. 121.

11 *Le gai savoir*, « Préface » / *FW*, « Vorrede », § 2.

12 *Lettre à Overbeck du 31 mars 1885* / *KSB* 7, citée supra.

détail la sémantique et les connotations du mot allemand courant *Trieb*, très polysémique, qui ne se réduit pas en allemand à ce que désigne le mot français « pulsion », qui lui est assigné comme équivalent français. On peut ajouter ici au passage que cela élargit le champ de l'interprétation au point que tel ou tel phénomène somatique ou acte physique du sujet peut être porteur, comme symptôme, de significations psychiques, et cela pas seulement dans la clinique de l'hystérie de conversion. Ainsi, dépenser son argent pour faire une croisière, acheter une voiture de sport ou des bijoux plutôt que le consacrer à des investissements plus proches du besoin, une maison, une opération chirurgicale, un engagement dans une ONG, voire une cure psychanalytique, c'est un choix signifiant dans la mesure où le sujet, sans en être forcément conscient, ouvre ou ferme ainsi des issues pour ses intérêts vitaux. Un analyste lacanien à qui je représentais que n'importe quel homme d'affaires trouverait insensé et dérisoire le rapport entre le coût (exorbitant) et le résultat (difficile à évaluer) d'une cure psychanalytique, m'a répondu le plus sérieusement du monde que les hommes d'affaires « choisissaient » (si l'on peut dire) de se tuer au volant d'une BMW plutôt que de s'occuper de leurs problèmes psychiques affectifs ou autres. Je n'ai pu résister à l'envie de lui rétorquer que c'était peut-être ce qu'on appelle « auto-analyse ».

Cet accent mis sur le corps (chez Nietzsche, *der Leib*) a pour corollaire la réduction (d'origine schopenhauerienne) de l'intellect/raison/idéal/conscient à l'illusion, au sens métaphysique et ontologique du mot. D'où l'usage fréquent par Nietzsche de l'adverbe « *nur* » et autres expressions réductrices et restrictives. Je renvoie ici à ce qu'écrit Roland Barthes sur l'usage fréquent du « ne...que » chez La Rochefoucauld.

Or il s'agit bien d'un renversement ontologique (à la suite de Schopenhauer) qui, à son tour, implique la réduction du conscient à l'illusion, au statut de « jouet »[13], à l'accessoire et, en fin de compte, à l'illusion comme duperie, au travestissement, au mensonge (« *ekelhaft verlogen, Falschheit, falsch* »), à tout ce que l'Idéal comporte de masque, tartufferie, hypocrisie (« roulements d'yeux »).

13 Cf. *Ainsi parlait Zarathoustra*, trad. Georges-Arthur Goldschmidt, Paris, 1983 / *Za* I, 4 : « Ta petite raison, elle aussi, mon frère, que tu appelles "esprit" est un outil de ton corps, un petit outil, un petit jouet de ta grande raison ».

Ensuite, cela a pour conséquence que l'analyse généalogique (et psychanalytique) est de l'ordre de la critique, de la démystification, du combat (on va y revenir), de l'ironie, du pamphlet et de la polémique, afin de contester violemment le « renversement » des valeurs opéré par l'Idéal. Ce n'est pas par hasard que Nietzsche écrit : « Comme j'ai ri ! » à propos d'un père de l'Église, d'un héraut du christianisme et… de ses *Confessions*, justement ravalées à des comédies et à des mensonges. *Avenir d'une illusion* !!

La lutte, la polémique, le pamphlet valent comme des combats (voir les *Streifzüge eines Unzeitgemässen*, qui sont plus des raids et des incursions agressives que des divagations, ou encore le sous-titre de la *Généalogie de la morale*, *Streitschrift*, écrit polémique, pamphlet, libelle). C'est un combat contre :

l'idéalisme ; voir la phrase déjà citée de Freud : « les discours sublimes, c'est bien connu, n'ont aucun effet sur les passions » : on ne réfute pas l'idéalisme et la morale avec des arguments ni des discours « sublimes », mais avec des charges, des agressions, des poussées pulsionnelles — ou, comme le dit Nietzsche dans un brouillon tardif, « avec de la rhubarbe »[14], bref, des traitements drastiques et *manu militari* ;

- la morale ; la conscience (au double sens du mot français, *i. e.* *Bewusstsein* et *Gewissen*) ;
- le christianisme, le « mensonge sacré » ;
- les illusions.

L'implication capitale est ici que généalogie et psychanalyse s'attachent à la *Kultur*, qui est « malade » (décadente) ou qui se constitue comme « *Unbehagen* ». « Généalogie de la morale », cela signifie : analyse critique et « symptomatologie » (ou « sémiotique ») de la civilisation platonico-chrétienne comme maladie et décadence, combat contre la « maladie » morale

14 Brouillon pour *Ecce Homo*, « Pourquoi j'écris de si bons livres », « Le Cas Wagner », § 4, que Nietzsche a entièrement récrit. Le texte de ce brouillon se trouve dans la *KSA*, Bd. 14, pp. 503–507 (note 4). Il a été traduit par Jean-Claude Hémery dans les notes et variantes pour *Ecce homo* dans le tome VIII des *Œuvres philosophiques complètes de Nietzsche*, pp. 567–571. « La proximité des bêtes à cornes allemandes et autres antisémites […] ralentit mes intestins — désormais je sais que c'est avec de la rhubarbe qu'on réfute les Allemands. » (Notre trad.)

dans la visée de la « *gesammte Gesundheit von Volk, Zeit, Rasse, Menschheit* » (texte cité de la Préface du *Gai savoir*). De cela découlent : *a)* une théorie de l'interprétation comme psychologie, comme remontée de l'idéal à « ce qui voudrait bien rester coi » (*Crépuscule des idoles*, Préface) et *b)* une dénonciation de la maladie et une visée, a contrario, de la santé.

a) Sur le premier point – l'interprétation –, un des textes publiés les plus complets est la Préface du *Crépuscule des idoles*, dans laquelle Nietzsche se présente comme « vieux psychologue et attrapeur de rats ». Or l'interprétation suppose en même temps d'une part la césure (schopenhauerienne) évoquée plus haut entre volonté et représentation, entre inconscient et conscient, entre *Triebe/Affekte* et Idéal, et d'autre part les instruments d'analyse des méthodes de déchiffrage permettant de relier les deux bords de la césure. Cela veut dire que

1) les idéaux *ne* sont *que* des signes et plus précisément des symptômes, des signes à la fois séparés de ce qu'ils indiquent et plus ou moins obscurément reliés à ce qu'ils signifient, c'est-à-dire à la fois montrent et cachent, selon des règles de travestissement qu'il faut traduire, dans un « jeu » où le sens à la fois s'offre et échappe à la saisie. C'est ainsi, pour le ramasser dans une image, qu'*Œdipe roi* est moins une fable œdipienne qu'une tragédie de la maîtrise, symbolisant une vision de l'humanité à laquelle le sens échappe, dont les tergiversations et bourdes d'Hamlet sont une autre représentation, à l'image du meurtre de Polonius frappé derrière une tenture ;

2) l'interprétation démystifie la primauté des idéaux, leur platonisme, leur foi ou conviction platonico-chrétienne ;

3) la généalogie est philologie, déchiffrage, *Traumdeutung* qui a affaire au travail du rêve et aux procédés de déformation (*Entstellungsprozesse*). Nietzsche parle de mensonge, de travestissement, de lecture, de déchiffrage, de *Zeichensprache* ;

4) l'origine (*généa*-logie), comme le père, est toujours cachée. D'où le concept de *soupçon* (*Misstrauen*). C'est ici le lieu de rapprocher d'une part l'écoute et l'interprétation psychanalytiques, minutieusement élaborées dans la théorie psychanalytique freudienne depuis la *Traumdeutung* jusqu'aux derniers écrits, et encore théorisées par Theodor Reik dans son livre *Listening with the Third Ear* (*La troisième oreille*), 1948, et d'autre part « la deuxième

paire d'oreilles », « oreille malveillante » qui « ausculte les idoles » dont se targue Nietzsche, « vieux psychologue et attrapeur de rats » dans la Préface du *Crépuscule des idoles* : « moi, vieux psychologue et attrapeur de rats, qui *contrains* à parler *tout haut* (*laut werden muss*) cela même qui voudrait rester coi (*still bleiben möchte*)...[15]

b) pour le second point –, maladie et santé Nietzsche et Freud se posent tous deux en *médecins*, même si

1) le premier ne propose qu'une médecine philosophique, essentiellement métaphorique. Ainsi, la théorie des pulsions est présentée par la métaphore gastro-entérologique/politique/philologique, par une chaîne de métaphores dans laquelle une métaphorique s'explicite au moyen d'une autre (ce que j'appelle « enchaînement-report »), bien loin d'être énoncée dans une séquence logique de concepts scientifiques. À cela s'ajoute, pour compliquer les choses, que la gastro-entérologie du « Dr. Nietzsche » n'a rien de médical, mais demeure limitée à l'usage purement métaphorique. Bref, et c'est une différence capitale (même si on doit la nuancer), la médecine de Nietzsche est philosophique, c'est-à-dire générale et abstraite. Cela dit, et on ne peut ici qu'y faire allusion, la question reste ouverte de savoir si la psychanalyse freudienne est une « science » dans l'acception classique du concept, ou si elle n'est pas plutôt une entreprise d'interprétation (*Traumdeutung*, par exemple), l'entreprise d'un médecin scientiste et rationaliste pour relier l'irrationalité du désir, du principe de plaisir et de l'inconscient à la rationalité du conscient et du principe de réalité, pour établir un pont entre les Lumières et le romantisme.

Le sous-entendu capital, ici, c'est que

2) la philosophie du « *philosophischer Arzt* » ne vise plus tant la vérité que la *santé*, définie en termes *médicaux/métaphoriques*, et plus métaphoriques que médicaux, comme en témoigne l'emprunt de Nietzsche à Paul Bourget pour la définition (littéraire et portant *stricto sensu* sur le style !) de la décadence appliquée à la description de la « psychologie », de la morale dans la civilisation platonico-chrétienne. Ce double abus (par glissement métaphorique substitué à l'enchaînement logique, la maladie morale étant

15 *Crépuscule des idoles*, « Préface », trad. Éric Blondel, Hatier, p. 8 / *GD*, « Vorwort ».

désignée au moyen d'un concept littéraire lui-même fondé sur les images de la désorganisation du tout en éléments éclatés et centrifuges et de la déchéance d'un organisme vivant ou d'une société) est révélateur du statut de certains concepts « médicaux » chez Nietzsche, le mot de « dégénérescence » de l'époque partageant le même sort. Si la maladie, définie comme « décadence », est une désorganisation, la santé est décrite (plutôt que définie) comme un rapport équilibré et adapté à la vie, un équilibre dynamique, un rapport de forces maîtrisé, « le sentiment que la force croît », un « davantage de puissance », une « *virtù* sans moraline », « non pas la vertu, mais l'étoffe (*Tüchtigkeit*) »[16]. De même Freud, parle (à la manière de Nietzsche) d'un point de vue « économique », vise à redonner des forces au moi, coincé entre trois maîtres : le ça, le surmoi et la réalité extérieure.[17] Mais cela fait aussi inévitablement songer à l'entreprise de Spinoza à propos de l'augmentation de la puissance d'agir, désignée comme joie, passion par laquelle l'esprit passe à une perfection plus grande. « Nous agissons quand il se fait en nous ou hors de nous quelque chose dont nous sommes cause adéquate »[18]. L'affect est *action* lorsque la puissance d'agir du corps est augmentée. Si, dans le vocabulaire de Spinoza, « la joie est le passage de l'homme d'une moindre perfection à une plus grande »[19], alors la « santé » dont parle Nietzsche est une « joie » qui peut s'appeler *Heiterkeit*, « belle humeur ». On peut se référer sur ce point aux expressions utilisées par Nietzsche dans le texte déjà cité de la Préface du *Gai savoir* : « [...] *um Gesundheit, Zukunft, Wachstum, Macht, Leben* » : « disons de santé, d'avenir, de croissance, de puissance, de vie... »[20]. Cela définit la *Heiterkeit*, dont un autre nom est le dionysiaque.

3) Si l'on parle de maladie, que veut-on dire par là du point de vue du « *philosophischer Arzt* », du médecin-philosophe (traduction délicate !) et du psychologue (qu'il soit Nietzsche ou Freud), autrement dit d'un point de vue

16 *L'Antéchrist*, trad. Éric Blondel / *AC*, § 2.

17 Sigmund Freud *Nouvelles conférences sur la psychanalyse*, IIIe conférence, « Les diverses instances de la personnalité psychique », trad. Anne Berman, Paris, Gallimard, 1936, p. 108.

18 Spinoza *Éthique* III, Définitions, II, trad. Bernard Pautrat, Paris, Seuil, Points, 1988, rééd. 1999, p. 203.

19 Spinoza *Éthique* III, Définitions des affects, II, p. 307.

20 *Le gai savoir*, « Préface » / *FW*, « Vorrede », § 2, trad. Patrick Wotling, op. cit., p. 29.

qui n'est pas strictement médical, physico-chimique et matérialiste-mécaniste (même si Nietzsche en crédite un peu rapidement Descartes pour sa théorie de l'animal-machine) ? Schématiquement, dans les termes d'une analyse purement descriptive, cela signifie :

- altération des fonctions et des organes, « corruption » (*L'Antéchrist*, § 6) ;
- souffrance, physique et psychique ;
- impuissance, faiblesse, désordre déséquilibre (cf. *Crépuscule des idoles*, « Le Problème de Socrate), *pathos* au sens grec du *subir*, perte de maîtrise : c'est ce que Nietzsche cherche à désigner par le terme de *décadence*, qui signifie, dans son esprit, la faiblesse, la perte de force et de puissance d'organisation, mais au sens du défaut de maîtrise, d'impuissance de la volonté de puissance à dominer la réalité, en soi et hors de soi. Ainsi que nous l'avons vu, c'est ce que cherchent à représenter les tragédies de Sophocle et de Shakespeare. Œdipe[21] et Hamlet sont dépossédés de leur maîtrise, et en ce sens peuvent être des figures de la « décadence » au sens nietzschéen ; bien au-delà de l'illustration du « complexe d'Œdipe », c'est ce que Freud a compris quand il raille l'illusion névrotique de l'adulte resté « His Majesty the Baby »[22], agrippé désespérément à la « toute-puissance infantile », et que, dès avant la *Traumdeutung*, il conte à Fliess le mot du cavalier Itzig : « Où vas-tu donc, Itzig ? – Moi, je n'en sais rien. Demande à mon cheval ! »[23].
- Besoin, dépendance, détresse, soumission, sujétion (allemand *Not*) ;

21 Sur la problématique généalogique liée à la figure d'Œdipe face à la Sphinx chez Nietzsche, je renvoie à mon article « Ödipus bei Nietzsche : Genealogie, Wahrheit und Geschlechtlichkeit (Über den ersten Abschnitt von Jenseits von Gut und Böse) », in *Perspektiven der Philosophie, Neues Jahrbuch*, Rudolph Berlinger, Eugen Fink, Friedrich Kaulbach, Wiebke Schrader (Hg.), Bd. 1, Amsterdam, Rodopi, 1975, pp. 179–191.

22 « *His Majesty the Baby*, comme on s'imaginait être jadis » : Sigmund Freud « Pour introduire le narcissisme », in *La Vie sexuelle*, trad. Denise Berger, Jean Laplanche et al., Paris, PUF, 1969, p. 96.

23 Sigmund Freud *Lettre à Fliess du 7 juillet 1898*, in *La naissance de la psychanalyse*, trad. Anne Berman (modifiée), Paris, PUF, 1956, p. 229.

- humiliation ;
- perte de l'*identité* (notamment telle qu'elle est représentée et définie par la norme) ;
- (par voie de conséquence) solitude, exclusion, ostracisme, anormalité, rejet.

Mais à cette description Nietzsche ajoute cette précision capitale, qui « fournit la *formule* de la *décadence** » : la souffrance comme *symptôme*, comme signe révélateur d'une « réalité sinistrée » (*verunglückte Wirklichkeit*). Cette formule signifie que la maladie est une posture d'évitement de la réalité et que, caractérisée comme décadence, elle est une attitude de recul devant la réalité, un « malaise devant le réel », mensonge qui engendre l'idéal comme échappatoire : la maladie comme souffrance est un refuge rédhibitoire, et cela définit très précisément ce que Nietzsche appelle la « faiblesse » ou la « décadence ». « *Qui* seul a donc des raisons de *s'échapper de la réalité par le mensonge* ? Celui qui en *souffre*. Mais souffrir de la réalité signifie être une réalité *sinistrée*... La prépondérance des sentiments de déplaisir sur ceux de plaisir est la *cause* de cette morale et de cette religion fictives : or une telle prépondérance fournit la *formule* de la *décadence** »[24]. Cette « faiblesse/décadence » est donc une des figures du mal, du scandale du Mal, notamment par le biais d'une mise en cause de la nature, de ses lois et de la téléologie qu'on lui prête. Si l'on veut tenter de traduire ces jugements-diagnostics de « faiblesse » ou de « décadence » en termes freudiens, on pourrait dire que c'est le principe de plaisir qui suscite le refoulement et les mécanismes de défense consécutifs pour se protéger contre la réalité extérieure et intérieure (l'*Anankè*, la Mort), qu'on est *incapable de supporter* : cela produit la névrose comme évidement-évitement de soi au profit des fantasmes, qui travestissent la réalité et les désirs et leur substituent les idéaux, « cette morale et cette religion fictives ». La maladie est donc, comme faiblesse/décadence et comme névrose, une sorte de « mensonge ».

4) Inversement, comment se définit (*a contrario* ou parallèlement) la santé, que Nietzsche, dans la logique de sa pensée de la volonté de puissance, préfère définir comme « grande santé » ? À l'opposé d'une conception de la santé comme ataraxie et paix de l'âme, Nietzsche la présente comme un

24 *L'Antéchrist* / *AC*, § 15.

équilibre dynamique, comme un « devenir » fort, comme le « *zur* » de *Wille zur Macht*. Les textes les plus clairs à cet égard sont entre autres le § 2 de la Préface de la seconde édition du *Gai savoir*, dont nous avons ci-dessus commenté les dernières lignes, ainsi que le § 382, l'avant-dernier du même ouvrage, intitulé justement « *La grande santé* »[25] :

> [...] la grande santé — une santé que l'on ne se contente pas d'avoir, mais que l'on conquiert encore et doit conquérir continuellement, parce qu'on la sacrifie et doit la sacrifier sans cesse !...[...] nous, Argonautes de l'idéal, plus courageux peut-être que ne le voudrait la sagesse, [...] en meilleure santé qu'on ne voudrait nous le permettre, dangereusement en bonne santé, toujours de nouveau en bonne santé, [...] en vertu d'une plénitude et d'une puissance débordantes [...] ; l'idéal d'un bien-être et d'une bienveillance humains-surhumains [*eines menschlich-übermenschlichen Wohlseins und Wohlwollens*], qui apparaîtra assez souvent inhumain [*unmenschlich*] [...][26]

Ainsi, la vie étant un déséquilibre sans cesse détruit, surmonté et renouvelé, la grande santé est la vie qui se surmonte elle-même perpétuellement : c'est la *Selbstüberwindung* dont parle Nietzsche dans le *Zarathoustra*. La grande santé s'affirme comme une contestation de la « normalité » de la volonté, comme volonté de puissance, en tension *vers* (*zur*) la puissance, et cela implique le bouleversement complet et même l'annulation de la distinction traditionnelle, de l'antinomie classique santé-maladie. Ce thème nietzschéen a été magnifiquement illustré et commenté par Thomas Mann dans nombre de ses romans et nouvelles, notamment dans *Le Docteur Faustus* (1947), que l'auteur appelle son « *Nietzsche-Roman* » et où l'interlocuteur démoniaque (!) de Leverkühn cite des passages d'*Ecce homo* en les reprenant à son compte et en déclarant, ce qui est nietzschéen, que la vie n'est pas une mijaurée (*ist nicht heikel / zimperlich*), en ce sens que, comme grande santé, elle intègre et surmonte en elle-même la maladie.[27] Dans son essai sur Dostoïevski qui

---

25 Cf. également *Ecce Homo*, « Also sprach Zarathustra », § 2, qui cite le texte du *Gai savoir* et la *Généalogie de la morale / GM* II, § 24, qui mentionne cette notion.

26 *Le gai savoir / FW*, § 382.

27 Thomas Mann *Le Docteur Faustus*, chap. XXV, trad. Louise Servicen, Paris, A. Michel, 1950, p. 260 et passim ; *Doktor Faustus*, in Thomas Mann *Gesammelte Werke in dreizehn Bänden*, Bd. 6, p. 323 sqq. Cette thématique est reprise et développée par

évoque longuement Nietzsche en parallèle, Thomas Mann cite un fragment posthume de 1885–1886 :

> Santé et état morbide (*Krankhaftigkeit*) : attention ! Le critère reste l'épanouissement de la vie, le ressort, l'audace et la gaieté (*Lustigkeit*) de la vie — mais aussi, naturellement, le quantum d'éléments morbides qu'il est capable d'absorber et de surmonter (*auf sich nehmen und überwinden kann*) — qu'il peut *rendre* sains (*gesund* machen *kann*). Ce qui ferait périr les êtres plus délicats fait partie des stimulants de la *grande* santé.[28]

IV Leçons et corollaires nietzschéo-freudiens

Quelles leçons et quelles conséquences tirer de cette confrontation Nietzsche-Freud, quant à la médecine et à la psychologie ?[29]

Th. Mann dans son essai sur Dostoïevski (qui traite également d'un autre « criminel-dément », Nietzsche), *Noblesse de l'esprit*, trad. Fernand Delmas, Paris, A. Michel, 1960 (*Dostojewski - mit Maßen*, op. cit., Bd. 9, pp. 656–674).

28 Thomas Mann *Dostojewski - mit Maßen*, op. cit., pp. 667–668. Thomas Mann se réfère au recueil *Der Wille zur Macht*, § 1013, en précisant que c'est Nietzsche qui souligne. Cf. *Fragments posthumes* XII / *KSA* 12, 2 [97], notre trad. (dans la trad. de Fernand Delmas, p. 226).

29 Cette comparaison ne porte que sur des points précis et restreints et n'a nullement l'ambition de comparer les pensées de Freud et de Nietzsche dans leur ensemble, problématique dont ont traité de très bons ouvrages de référence, entre autres Paul-Laurent Assoun *Freud et Nietzsche*, Paris, PUF, 1980. Je renvoie également à un ouvrage remarquable et original paru après la rédaction du présent exposé : Ivan Rotella *Freud o Nietzsche, Apparenti assonanze e incompatibilità etiche*, Naples, Guida, 2016, qui traite de la « brève histoire d'une idée devenue lieu commun » (chap. I), de « Nietzsche dans le discours freudien » (chap. II) et de « Nietzsche dans le métadiscours freudien » (chap. III). Ce livre tranche en effet sur trop de discours convenus, idéologiques et superficiels sur ce rapprochement, en évoquant une histoire riche qui sort du champ philosophique *stricto sensu* (avec entre autres Thomas Mann, Wilde, Hauptmann, Groddeck, etc.) et surtout des clichés faciles et approximatifs de la vulgate répandue sur ce sujet. Pour ma part, j'avais proposé une brève analyse comparative des entreprises de Nietzsche et de Freud du point de vue « psychologique » et « philosophique » dans mon article « Nietzsche and Freud, or : How to Be within Philosophy While Criticizing It from Without », in *Nietzsche*

On vient de voir que la force réside dans la santé comme « grande santé », comme « davantage de puissance »[30], comme capacité à utiliser et dépasser le mal et les faiblesses de la maladie physique, psychologique et intellectuelle afin de les surmonter : « Qu'est-ce que le bonheur ? Le sentiment que la force croît, qu'une résistance est surmontée »[31]. Les corollaires en sont notamment :

- Réfutation de la santé comme « normalité » au sens d'absence de trouble ou d'élément extérieur perturbateur. Nietzsche n'utilise jamais le qualificatif « normal » : pour lui, être « sain », c'est être « dangereusement sain »[32], ce qui définit la « grande santé ». Freud, quant à lui, déclare qu'il n'existe pas d' « homme normal », sauf comparativement.
- Réfutation de la santé comme absence de contradiction, donc comme unité harmonieuse de l'âme contre les passions. Je suis plusieurs, mon corps et on esprit sont pluriels. « *Eine Vielheit…* » : une pluralité.[33] On peut en trouver des équivalents dans les deux topiques freudiennes, ainsi que dans les remarques de Freud sur les « conflits d'ambivalence » (ou « ambivalence » tout court), « auxquels nous devons, écrit Freud, les plus beaux épanouissements de notre vie amoureuse »[34].
- Réfutation de l'antinomie simpliste santé-maladie et de l'antinomie non moins simpliste et encore plus délétère normal-anormal.

---

and Depth Psychology, Jacob Golomb, Weaver Santaniello and Ronald L. Lehrer (ed.), Albany, State University of New York Press, 1999, chap. 9, pp. 171–180.

30 *L'Antéchrist* / *AC*, § 2.

31 *L'Antéchrist* / *AC*, § 2.

32 *Le gai savoir* / *FW*, § 382.

33 Cf. *Aurore* / *M*, § 109.

34 Sigmund Freud *Propos d'actualité sur la guerre et sur la mort*, II, *Notre rapport à la mort*, trad. Éric Blondel, Ole Hansen-Løve et Théo Leydenbach, Paris, GF, 2017, pp. 84–85. Cf. également *Le Malaise dans la culture*, trad. Dorian Astor, Paris, GF, 2015, chap. VII, p. 159 et la note (a) très éclairante à cette page du présentateur, Pierre Pellegrin (p. 181).

- Réfutation de la distinction antinomique corps-esprit sous-tendue par l'antinomie corps malsain-esprit sain, qui implique faussement que le corps est la source des passions, troubles et pathologies (sexe, faim, désirs, passions, pulsions, instincts) tandis que la santé relèverait de l'intellect, de la raison et ... de la philosophie ! – donc de l'esprit pur et normal par excellence. Pour Nietzsche, la solution n'est pas dans la raison ni dans la philosophie, qui sont négatrices de la vie et « castratrices ». L'idée de Nietzsche est que, à l'inverse, c'est un corps en bonne santé qui conditionne, ou plutôt constitue la « belle humeur », le « bonheur » et la santé psychique.[35]
- On en vient à l'idée d'une fécondité du mal (comme l'indique la notion freudienne d'ambivalence) et, pour parler comme Thomas Mann, d'un pacte entre la maladie et la fécondité. « Ce qui ne me tue pas... ». Mais il ne faut pas oublier ce qui précède cette citation passe-partout et devenue éculée : « *Appris à l'École de guerre de la vie* »[36], ce qui nous conduit à la fameuse expression « vivre dangereusement ». C'est que Nietzsche introduit l'idée d'un corps comme « guerre », comme ensemble de forces (« volontés ») en guerre perpétuelles les unes contre les autres, comme pluralité conflictuelle, comme « pulsions » (*Triebe*) et pas seulement comme organes passifs ou représentations idéales. C'est là qu'on retrouve l'économie au sens freudien, ainsi que l'idée d'un corps (ou d'un inconscient) qui fonctionne indépendamment de la raison, de la conscience et des idéaux. De là la découverte que nous ne sommes pas maîtres de nous-mêmes et de notre sort. Le critère est alors, non plus l'ordre sans contradictions, l'harmonie, la paix, mais la force, le « plus de force », la capacité à surmonter, la grande santé. Car il est illusoire selon Nietzsche de croire à une vie sans souffrance, sans désordre, sans danger, sans menace de mort, sans désordres, perturbations, excès, malheurs, risques, malaises et maladies, sans passions, sans le tragique du « *schrecklich und fragwürdig* », de l'effrayant et du douteux ». « Gardons-nous de dire que la mort est le contraire de la vie. Le

35 Cf. *Ecce homo* / *EH*, I, § 2.

36 *Crépuscule des idoles*, « Maximes et pointes » / *GD*, « Sprüche und Pfeile », § 8.

vivant (*das Lebende*) n'est qu'un genre du mort (*eine Art des Todten*) et un genre très rare »[37]. La maladie, comme genre de mort au cœur même du vivant est donc source de force pour surmonter les obstacles et se libérer de la morale castratrice de « l'homme bon ». À l'opposé, la vraie maladie, pour Nietzsche, la décadence, c'est l'obsession de la santé, de l'ordre, de la norme, de la pureté et de la paix de l'âme, qui est « castratisme », excision[38] en termes freudiens, une entreprise forcenée de refoulement et de mécanismes de défense. Vouloir être sain et pur rend malade, car cela repose sur la « négation de la vie », que Nietzsche dénomme « morale » et Freud refoulement, donc « névrose ». On comprend alors pourquoi invoquer la norme, l'ordre et la « nature » (au sens des finalités que lui impose le groupe social, le « troupeau ») conduit à ces pathologies que sont l'idéalisme de la morale et la névrose. Le critère n'est donc plus la « santé » de l'homme bon (« normal ») ni la morale de la négation de la vie. Et, pour Freud, il faut que le moi récupère les forces dépensées en pure perte dans le refoulement et les mécanismes de défense névrotiques. D'où l'idée, chez Nietzsche, de « surplus de force » d' « exubérance », de « risque » et de dépense : Borgia contre Jésus, Dionysos contre le Crucifié.

37 *Le gai savoir* / *FW*, § 109.

38 *Crépuscule des idoles*, « La morale comme contre-nature » / *GD*, « Moral als Widernatur », § 1.

Le Nietzsche du développement personnel. Enquête[1]

Anne-Gaëlle Argy

This paper is an investigation into the segment of self-help literature dedicated to Nietzsche's philosophy. It aims at shedding light on the reasons why Nietzsche, his aphorisms and concepts but also his personality are an amazing raw material for self-help gurus and coaches. It also aims at clarifying some of the reasons why academics and careful readers of Nietzsche are so defiant when it comes to acknowledge the usefulness of these specific uses of Nietzsche's work. To do so, the paper is first conceived as an investigation into the uses of philosophy by self-help literature, before narrowing the scope down on Nietzsche and its specific place amongst philosophers. It finally shows how Nietzsche's own work can help us understand the difficulties of such usage of his philosophy.

Introduction

Nietzsche est probablement l'un des philosophes occidentaux auquel les coachs, conseillers et auteurs de livres de développement personnel font le plus souvent référence. Son nom est invoqué dans des contextes divers, mais dès lors que la philosophie en tant que pratique est en jeu, il apparaît être incontournable. Le présent texte vise à clarifier les logiques d'une telle élection, ainsi qu'à élucider certaines des raisons pour lesquelles le monde académique est si méfiant lorsqu'il s'agit de reconnaître l'utilité de la présence

---

1 Ce texte, issu de l'intervention donnée dans le cadre du IXe Congrès International du GIRN (Bâle, 20–22 juin 2016), est par la suite paru en anglais dans la revue numérique *Phaenex*, vol 11, n°2 (2016), pp. 49–69, sous le titre « On the Uses and Abuses of Nietzsche in Self-Help Literature ». Mes remerciements particuliers vont ici à Martine Béland pour avoir donné l'impulsion à la publication de ce texte dans la revue, ainsi qu'aux deux rapporteurs anonymes qui ont amplement contribué à sa structure finale. Le présent texte en français est une traduction (modifiée) du texte anglais.

de Nietzsche dans la littérature de développement personnel.[2] En effet, pourquoi les spécialistes (ou lecteurs assidus) de Nietzsche sont-ils si réfractaires à l'idée qu'un livre de développement personnel dont le contenu repose sur, ou évoque, l'œuvre de Nietzsche, puisse avoir un tel pouvoir, au point que certains lecteurs, y compris lecteurs qui n'auraient jamais lu les œuvres de Nietzsche, reconnaissent que leur vie a été transformée positivement par la rencontre (souvent indirecte donc) avec le philosophe ?

Il est d'autre part indéniable que le mouvement du développement personnel, et la littérature qu'il engendre, font l'objet d'enjeux financiers considérables[3] ; le développement personnel semble capable de transformer tout type de connaissance en conseils et techniques prêts à l'emploi susceptibles d'être chèrement vendus sous la forme de livres, conférences, ateliers ou sessions de conseils privées. La demande de tels guides pour affronter ses problèmes personnels augmentant, nombre de personnes, au sein du monde académique comme à l'extérieur de celui-ci, s'inquiètent d'une tendance qui semble bien installée et consisterait à trahir des connaissances et savoirs subtils et complexes – artistiques, philosophiques, psychologiques – en les rendant commercialisables.

La plupart des philosophes professionnels s'accordent cependant à dire que leur champ de recherche ne devrait pas rester le domaine réservé des universitaires ou philosophes de formation, et conviennent que la transmission fait partie de la tâche de ceux qui ont mis la philosophie au centre de leur vie et/ou de leur activité professionnelle, et soulignent que l'accès du public à la pensée critique est d'une importance capitale. En effet, chacun et chacune ne devrait-il pas pouvoir lire et aimer les textes de philosophie, s'en inspirer et en parler librement sans pour autant avoir suivi un enseignement de la discipline ? En ce cas, pourquoi les philosophes professionnels trouvent-ils si agaçant de regarder, écouter ou lire les auteurs de développement

2 L'expression « développement personnel », désigne ici un ensemble de discours, pratiques et techniques qui visent à encourager l'épanouissement des individus, le développement de capacités personnelles, et l'apaisement des souffrances individuelles. Le terme d'« épanouissement intérieur » lui est parfois préféré dans les textes, sa connotation étant alors plus nettement spirituelle.

3 Voir à ce sujet Sandra K. Dolby *Self-Help Books : Why Americans Keep Reading Them*, Urbana/Chicago, University of Illinois Press, 2005.

personnel, qui semblent pourtant faire de leur mieux pour rendre accessibles à un public plus large des idées souvent abstruses ?

Plus qu'une démonstration, ce texte se propose d'être une courte enquête dans le monde du développement personnel et ses méthodes d'appropriation. Il propose d'abord un rapide panorama des sources d'inspiration du développement personnel, de son arrière-plan psychologique, et des spécificités de son intérêt pour la philosophie : quelle est la promesse du développement personnel, et comment utilise-t-il les philosophes pour tenir cette promesse ? À la lumière de ces analyses, je me concentrerai plus spécifiquement sur Nietzsche, philosophe favori du mouvement et de la littérature du développement personnel et exemple emblématique de la manière dont le développement personnel est capable d'adapter une philosophie à ses propres buts. Les livres et sites web consultés pour cette enquête sont principalement français et états-uniens, et sont spécifiquement consacrés à Nietzsche ou plus généralement à la philosophie.

I La promesse

Si l'on décide d'aborder la question de l'utilisation de la philosophie par le développement personnel avec bienveillance, on peut choisir de l'envisager comme une expression moderne du désir de réconciliation entre ce que Michel Malherbe appelle une philosophie vivante (demandée) et une philosophie savante (instituée)[4] qui seraient toujours en conflit l'une avec l'autre, désir qui traverse toute l'histoire de la philosophie occidentale.[5] On connaît

4 Michel Malherbe « Philosophie facile et philosophie abstraite au 18e siècle », *Popularité de la philosophie*, Philippe Beck et Denis Thouard (éd.), Paris, ENS, 1995, pp. 65–86, ici p. 65.

5 Je choisis de concentrer les présentes analyses sur la philosophie occidentale en ce que c'est en elle que la question du dualisme entre théorie et pratique est la plus prégnante, et que cette opposition est au cœur de l'intérêt du développement personnel pour la philosophie. Les autres traditions philosophiques, religieuses et spirituelles (comme les différentes écoles du bouddhisme, l'hindouisme, le taoïsme, etc.), sont utilisées largement en raison du fait qu'elles sont supposées plus directement pratiques, et donc immédiatement « prêtes » à entrer dans le cadre d'interprétation proposé par le développement personnel, comme nous le verrons plus loin.

bien entendu de nombreuses tentatives de communiquer au public les résultats de la philosophie spéculative, ou d'établir un lexique unifié facilitant la transmission verticale du savoir (on peut par exemple penser à Hume et aux modes de la philosophie « facile et claire » (*easy and obvious*) et de la philosophie « précise et abstruse » (*accurate and abstruse*)[6], à Locke, qui distingue un usage *civil* d'un usage *philosophique* de la connaissance[7], ou à la pop-philosophie deleuzienne). Cette réconciliation, et ce quelles que soient les méthodes proposées pour y parvenir, est traditionnellement la tâche du philosophe, ou de la communauté des philosophes, supposés gardiens d'une version sophistiquée du savoir. Une autre façon d'opérer cette réconciliation consisterait à chercher à établir un lexique commun à tout savoir, non sous la forme d'une transmission verticale (descendante) du savoir abstrait jusqu'au peuple, mais bien, à la manière dont le concevaient les Encyclopédistes, en cherchant à « rendre la langue commune aux savants et aux ignorants »[8]. Cette langue commune se doit d'être « simple et rationnelle, composée de termes scientifiques ou techniques mais dûment définis à partir des termes vulgaires ou de leurs dérivés ». La proposition est ici celle d'un aller et retour du langage commun au langage philosophique, l'objectif étant que langage commun soit enrichi de sens sans en devenir inaccessible à quelqu'un qui ne serait pas formé aux complexités de la pensée abstraite.

Deux approches donc, l'une qui offre (presque religieusement reconnaissons-le) la descente d'un savoir abstrait supérieur détenu par la communauté des philosophes vers un public plus large et plus innocent, non spécialiste ; et une autre qui cherche à enrichir la connaissance naturelle du monde du public par un mouvement d'aller et retour qui s'appuierait sur le bon sens et l'intelligence pratique d'un public non érudit, doté d'une sagesse naturelle, et que les spécialistes ont pour tâche d'améliorer et d'affiner.

---

6 David Hume *Enquête sur l'entendement humain*, I, § 3, trad. André Leroy revue par Michel Beyssade, Paris, Flammarion, 1983, p. 48.

7 John Locke *Essai sur l'entendement humain*, III, ix, 3, trad. Pierre Coste, Paris, Vrin, 1989, p. 385. La traduction plus récente de Jean-Michel Vienne (Paris, Vrin, 2003, p. 170) choisit de rendre *civil* par « social » et *philosophical* par « scientifique ».

8 Véronique Le Ru « La valeur d'un mot d'ordre : rendre la philosophie populaire », *Popularité de la philosophie*. Philippe Beck et Denis Thouard (éd.), Paris, ENS, 1995, pp. 53–64, ici p. 60.

Le développement personnel ne choisit pas ouvertement une de ces deux voies, et ne semble d'ailleurs pas s'intéresser à la distinction. Il s'avère même qu'il les mélange, en proposant à la fois une *traduction* d'un savoir technique inaccessible au commun des mortels par des « experts » capables d'opérer la descente de ce savoir, tout en tenant majoritairement un discours très critique vis-à-vis d'une philosophie de spécialistes taxée d'obscure, absconse, et qui aurait perdu de vue sa véritable mission, améliorer efficacement le sort des humains et faire cesser rapidement la souffrance, comprise comme expérience physique et psychique immédiate qu'en rapportent les individus. Les « experts » du développement personnel, dans leur majorité, cherchent à se distinguer à la fois des philosophes de métier (en les taxant d'abstraction) et du public (jugé incapable d'appréhender par lui-même les textes de la tradition). Cette fonction d'intermédiaires-experts les met dans une position privilégiée vis-à-vis des deux « communautés » à réconcilier que seraient la communauté des philosophes-techniciens et celle du public. C'est dans cet espace pédagogique entre celui qui sait et celui qui veut améliorer ses conditions de vie que s'insère, bien entendu, le business.

Au premier chapitre de son best-seller *Plus de Platon moins de Prozac*[9], Lou Marinoff, philothérapeute américain, explique comment il comprend la tâche des philothérapeutes (lorsqu'ils exercent dans le cadre de cabinets privés dont la forme est peu ou prou calquée sur celle des cabinets de psychothérapie et psychanalyse) et des conseillers philosophiques (en tant que coachs en business et meneurs de groupes de discussions) :

> Mes collègues et moi-même ne sommes pas philosophes au seul sens académique du mot. Bien que certains parmi nous soient docteurs en philosophie, professeurs à l'université, auteurs d'articles spécialisés, nous faisons *plus que cela* : nous proposons des services d'experts-conseils, de médiation collective et de consultation. Nous sortons la philosophie de son contexte strictement théorique ou hypothétique et l'appliquons aux problèmes personnels, sociaux ou professionnels.[10]

9 Lou Marinoff *Plus de Platon, moins de Prozac*, trad. Jean-Robert Saucyer, Paris, Michel Lafon, 2002 (1999 pour l'édition originale états-unienne).

10 Lou Marinoff *Plus de Platon, moins de Prozac*, p. 20, je souligne.

Ces conseillers se publicisent comme étant plus que des philosophes, plus que des enseignants, plus que des techniciens : ils *appliquent* la philosophie[11] et présentent leurs compétences d'une manière qui incite les lecteurs à penser qu'ils sont aussi les premiers à le faire *vraiment.* La question que soulève immédiatement une telle affirmation est celle du fond : Sur quel arrière-plan conceptuel les auteurs de livres de développement personnel philosophique s'appuient-ils pour créer un espace (et par extension un business) qui leur soit propre et qui semble venir répondre à une attente non formulée ?

II L'arrière-plan psychologique de la philothérapie et du conseil philosophique

Lorsque Susanne Langer propose une explication des mouvements cachés de la pensée qui, comme des vagues successives, recouvrent et imprègnent une culture (elle utilise l'image des saisons, qui glissent les unes dans les autres), elle écrit que son propre temps fut la saison du symbole. Sur le sol de l'ère de « l'expérience personnelle » – concept phare de la pensée occidentale qui « a inspiré la philosophie depuis Descartes jusqu'à la fin de l'idéalisme allemand »[12] – a poussé l'ère du symbole, qui se serait immédiatement divisée en deux branches : la logique moderne (logique symbolique, théorie de la connaissance), et la psychologie moderne (psychanalyse). L'interprétation de Langer est intéressante dans la mesure où celle-ci souligne la thématique commune aux deux branches : « La réaction (*response*) humaine en tant que

11 Marinoff est également président de l'American Philosophical Practitioners Association (APPA), fondée en 1999. Sur le site de l'APPA, dans la Foire aux questions, on trouve par ailleurs ces Question et Réponse : « *Q* : Quelle est la différence entre la philosophie académique et le conseil philosophique ? *R* : Il existe une différence importante. La philosophie académique implique d'étudier l'histoire des idées, les débats à propos de ces idées, les débats sur les débats à propos de ces idées, les… bon, vous voyez l'idée. Le conseil philosophique implique une étude de vos idées et de la manière dont elles affectent votre vie – et aussi la façon dont changer vos idées peut changer votre vie. On peut comparer la philosophie académique à l'histoire de l'art, et le conseil philosophique à la peinture. La première étudie la peinture ; le deuxième peint. » https://appa.edu/documents/ Q1.

12 Susanne K. Langer *Philosophy in a New Key. A Study in the Symbolism of Reason, Rite, and Art.* Harvard University Press, 1941, p. 18.

quelque chose de constructif, et non passif »[13]. Le développement personnel, en s'érigeant sur le socle de la psychologie, tout en prétendant en être la substance[14], aspire à mettre ou remettre la réaction humaine au centre de tout questionnement philosophique. La personne humaine, comprise comme un soi individuel et privé, doté de sentiments et d'émotions uniques, est le cœur du royaume du développement personnel. Tout y part de l'individu, de sa capacité unique à entrer en relation avec le monde, de ses difficultés : son inconfort personnel est ce qui meut l'individu, et est le prisme en fonction duquel il interprète tout ce qui advient dans sa sphère personnelle mais aussi dans le monde extérieur.

En ce sens, on ne devrait peut-être pas être surpris de la naissance et du succès de la philothérapie en occident. Elle peut être considérée comme résultant du mélange entre une focalisation sur le bien-être individuel, la psychanalyse symbolique, et la markétisation du savoir. Certains auteurs parlent pour ce qui est des deux premiers éléments de « culture thérapeutique », dans laquelle les « devoirs envers soi-même » seraient les seuls véritables devoirs.[15] La réalisation du plein potentiel de chacun serait devenue

---

13 Susanne K. Langer *Philosophy in a New Key. A Study in the Symbolism of Reason, Rite, and Art*, p. 24.

14 En ce qu'il s'adresse aux personnes saines d'esprit. Un autre des ouvrages de Marinoff a pour titre *Therapy for the Sane : How Philosophy Can Change Your Life*, Bloomsbury, NY, 2003. Il insiste souvent sur la façon dont la philothérapie serait la pointe de l'idée de thérapie ; les autres types de thérapies devraient être réservés aux personnes vraiment malades. Ce faisant, il trace une ligne de démarcation nette entre le royaume des gens sains (adaptés) et celui des gens malades, ce qui soulève bien entendu de nouvelles et nombreuses difficultés.

15 Sur ces sujets on peut se référer avec profit aux ouvrages d'Eva Illouz *Saving the Modern Soul : Therapy, Emotions, and the Culture of Self-Help*, Berkeley (CA), University of California Press, 2008 ; Christopher Lasch *The True and Only Heaven: Progress and Its Critics*, New York, W.W. Norton, 1991, et Alain Ehrenberg *La société du malaise* Paris, Odile Jacob, 2010. Beaucoup a été dit, et il reste beaucoup à dire sur les conditions d'apparition du développement personnel, et sur ce que son essor dit de nous et de nos sociétés contemporaines. Pour un riche et récent panorama de la notion de culture thérapeutique sous un angle sociologique, voir Jonathan B. Imber (éd.) *Therapeutic Culture : Triumph and Defeat*, New Brunswick (NJ), Transaction, 2004 et Nicolas Marquis *Du bien-être au marché du malaise : la société du développement personnel*, Paris, PUF, 2014.

la condition sine qua none non seulement du bien-être ou du bonheur personnel mais aussi de l'intégration à un environnement social : savoir avoir un récit de soi cohérent, être épanoui, savoir gérer ses émotions, être spontané, authentique, égoïste (mais pas trop égoïste) sont des exigences personnelles mais aussi sociales : ce qui désigne *l'adaptation* comme condition a priori de notre pensée critique. Qui ne saurait donc s'exercer sur le monde qu'une fois que nous sommes parfaitement satisfaits de notre vie, normés… en d'autres termes, quand les problèmes qui pèsent sur le monde ne sont plus un poids pour nous en tant qu'individus. Le lucratif business du self-help se construit sur ce socle parfaitement apolitique. Dans ce contexte, toutes théories, pratiques, arts, mouvements sociaux sont évalués en fonction de leur utilité thérapeutique, c'est-à-dire leur capacité à apaiser la souffrance, augmenter le bien-être, aider chacun à s'adapter à son contexte professionnel et à la sphère privée traditionnelle (famille, couple hétérosexuel, etc.), et tout cela en un laps de temps le plus réduit possible (critère capital de sélection). Tout le reste, engagements sociaux et luttes politiques en tête, sont supposés n'être possibles que lorsqu'un certain équilibre intérieur est atteint (ou restauré). Bonheur et équilibre personnels avant tout – et le reste suivra (ou plus probablement sera oublié en cours de route).

Dans ce contexte ultra thérapeutique, la philosophie jouit d'un statut particulier relativement aux autres disciplines spéculatives. Psychologie, psychothérapies, psychiatrie et psychanalyse sont les premiers adversaires du développement personnel, en ce qu'elles offrent peu ou prou le même type de service, centré sur la personne demandeuse. La philosophie est quant à elle censée permettre une approche des problèmes plus *objective* que celle permise par les autres disciplines. Souvent comparées, les thérapies du psychisme proposeraient de plonger dans l'intime et de se rapprocher d'une vérité et surtout d'un équilibre uniques et individuels, tandis que la philosophie, en particulier telle qu'utilisée par le développement personnel, permettrait de prendre du recul sur ses problématiques personnelles, de les inscrire dans un contexte élargi pour en prendre le contrôle. Un site web français de coaching propose ainsi un tableau qui recense les différences entre les consultations de philothérapie et celles de psychothérapie dans la façon d'aborder les problèmes.[16] Tandis que dans une psychothérapie on essaierait de *se découvrir soi-même*, dans une philothérapie on essaierait de *se comprendre avec objectivité*. Au cours d'une philothérapie on apprendrait aussi à *être sceptique* plus qu'à *cesser de douter de soi* ; on chercherait à *maîtriser ses émotions* plus qu'à *guérir*[17], etc. Gaëlle Jeanmart, enseignante en philosophie et conseillère philosophique belge, explique de la consultation philothérapeutique qu'elle « offre une prise en charge typée, axée sur un travail de questionnement destiné à apaiser les souffrances psychiques ou spirituelles tenant aux opinions, jugements ou représentations que nous nous faisons de notre vie et des difficultés que nous traversons.[18] »

Marinoff insiste de son côté sur la particularité de la philothérapie pour traiter certains problèmes spécifiques :

> Nombre de ceux qui cherchent une assistance philosophique ont déjà suivi une thérapie dont l'issue s'est avérée insatisfaisante, du moins à certains égards. Certains réagissent mal à un traitement psychiatrique ou psychologique, si la cause de leur problème est d'ordre philosophique et que le médecin ou le thérapeute ne le comprend pas. Le désespoir peut s'emparer de quelqu'un qui en vient à croire que nul ne pourra l'aider, car personne ne l'écoute ou ne le comprend. Une thérapie mal choisie est, au mieux, une perte de temps ; au pire, elle peut aggraver le problème.[19]

Les philothérapeutes proposent de résoudre les problèmes qui seraient « d'ordre [spécifiquement] philosophique », et en faisant cela ils créent un nouveau mode de thérapie, et donc une nouvelle attente, un nouvel espoir, adossé aux supposées faiblesses des autres modes thérapeutiques.

---

16 Cf. Alain Horvilleur « Philothérapie » site web *Legardemots.fr*, 6 mars 2009.

17 À la suite de son collègue Ran Lahay, Marinoff utilise la métaphore du jeu d'échec pour différencier les approches psychologique, psychanalytique, psychiatrique et philosophique. Je manque ici de place pour l'exposer, mais les résultats de la métaphore sont très caricaturaux pour chacune des disciplines. Voir Lou Marinoff *Plus de Platon, moins de Prozac*, trad. Jean-Robert Saucyer, Paris, Michel Lafon, 2002, pp. 35–36.

18 Gaëlle Jeanmart « Allô docteur? Le docteur en philosophie ou le philosophe thérapeute », *Espace de libertés*, Sept. 2015, n°441, pp. 56–59. www.philocite.eu.

19 Marinoff *Plus de Platon*, p. 26.

III Le mensonge

Allons au but : en dépit du programme d'un grand nombre de livres et sites web dédiés au développement personnel nourris de philosophie, nous ne sommes pas ici les témoins d'une tentative de réconciliation entre le savoir théorique et la sagesse populaire (souvent dite plus « intuitive », « pratique », voire « réaliste » que le savoir philosophique). Nous n'assistons pas non plus à l'émergence d'une vulgarisation de qualité, ni même à une nouvelle discipline thérapeutique. Nous sommes bien plutôt témoins d'une mécanique d'emprunt à la philosophie comme discipline technique, et ce afin de nourrir une pratique qui, dans sa première phase, embrasse les codes et le vocabulaire de la psychologie moderne, et dans une deuxième phase sélectionne dans tous les savoirs humains ce qui peut alimenter son fonctionnement propre et son business. En faisant cela, le développement personnel pille les différents arts, les savoirs traditionnels, les philosophies issues de diverses religions, les sciences, toutes les spiritualités et techniques. Si un concept ou un ensemble théorique lui semble trop complexe, ou s'il exige de trop longues explications pour être transmis, il sera disqualifié au nom de l'efficacité, ou modifié jusqu'à ce qu'il réponde au critère le plus important, celui d'être un moyen pratique et rapide d'apaiser la souffrance et de permettre aux individus d'avoir le sentiment d'être adaptés au monde.[20]

Un début d'explication de l'efficacité du procédé est fourni par l'idée évoquée plus haut que malgré l'aura prestigieuse et la réputation d'objectivité de la philosophie, la plupart des livres de développement personnel qui s'appuient sur la philosophie soulignent le fait que la majorité des philosophes a perdu de vue sa tâche réelle – aider les gens à vivre mieux, à vivre heureux. Même les philosophes ayant un penchant pour l'aspect thérapeutique de leur discipline semblent ainsi s'être égarés en des abstractions au mieux inutiles, au pire malveillantes (parce que visant à isoler le public de la petite communauté protectionniste des spécialistes). Les « experts » profes-

20 Il est à ce stade important de préciser que ces critiques ne veulent en aucun cas signifier que la « thérapie » n'a pas d'effet sur le lecteur, ni même que celui-ci en serait insatisfait. De nombreuses personnes semblent apprécier sincèrement les livres de développement personnel et les effets de leur lecture sur leur vie (voir sur ce sujet le livre de Nicolas Marquis *Du bien-être au marché du malaise*, op. cit.).

sionnels critiquent ainsi les philosophes et les accusent de se maintenir dans une position de pouvoir. Tim Ferris, célèbre entrepreneur américain et auteur de bestsellers de développement personnel[21] donne dans un article de son site web cet exemple :

> La plupart d'entre nous se souviennent d'au moins un intellectuel à col roulé qui à l'université passait un nombre incalculable d'heures à étudier les points les plus obscurs de la philosophie de Marx ou du féminisme lesbien postructuraliste. Pour quoi ? Trop souvent, pour passer pour un esprit supérieur dans les dîners ou au bar.[22]

Ferriss ajoute un peu plus loin qu'« heureusement, il existe quelques systèmes philosophiques qui permettent de produire de vrais résultats sur le monde réel. » Il fait ici allusion principalement au stoïcisme, comme le fait Ryan Holiday, auteur en 2014 du bestseller *The Obstacle is the Way*[23].

Pour mieux saisir la puissance du développement personnel lorsqu'il est capable à la fois d'élire la philosophie comme discipline reine et d'en repousser la plupart des auteurs et spécialistes, il est maintenant important de comprendre qui sont les principaux philosophes et écoles qui ont ses faveurs.

---

21 Tim Ferriss *The 4-Hour Workweek : Escape 9–5, Live Anywhere, and Join the New Rich*, New York, Crown, 2007.

22 Tim Ferriss « Stoicism 101. A Practical Guide for Entrepreneurs » site web *Thefourhourweek.com*, 13 avril 2009. Tim Ferriss est lui aussi un défenseur de la « philosophie pratique ». Pour un bon exemple de cette approche, voir « Philosophy as a Personal Operating System from Seneca to Musashi » site web *thefourhourweek.com*, 18 mai 2011.

23 Ryan Holiday *The Obstacle is the Way : The Timeless Art of Turning Trials into Triumph*, New York, Penguin, 2014. Le livre est aujourd'hui traduit en dix-sept langues. On peut lire sur la 4e de couverture de la version originale états-unienne que « le livre tire son inspiration du stoïcisme, philosophie de la Grèce antique qui consiste à supporter la douleur et l'adversité avec persévérance et résilience. »

IV Le « palmarès des philosophes »[24], et Nietzsche

Les stars incontestées du développement personnel sont les Grecs (principalement Aristote et le couple Socrate/Platon) et les représentants du stoïcisme impérial. Certaines philosophies de l'Asie sont également bien représentées (particulièrement le bouddhisme zen et le taoïsme). Derrière ceux-là, les auteurs les plus fréquemment utilisés ou mentionnés semblent être Kant (généralement pour l'impératif catégorique), Thoreau et le transcendantalisme (principalement dans le développement personnel états-unien), et pour finir Nietzsche, en bonne position dans la littérature européenne et américaine (nombre d'autres philosophes sont régulièrement mentionnés, ou utilisés dans des buts spécifiques, voir plus bas). Pour les auteurs de livres de développement personnel, il est intéressant de se concentrer sur Nietzsche dans la mesure où une partie de son œuvre utilise des notions auxquelles le lecteur peut se relier à un niveau très personnel : Nietzsche est une référence que l'on peut facilement invoquer pour justifier ses propres choix. Je vais ici me concentrer sur deux aspects du travail de Nietzsche qui peuvent (ne serait-ce que partiellement) aider à comprendre l'intérêt du mouvement du développement personnel pour son œuvre : l'écriture aphoristique (puisque savoir synthétiser des pensées en des phrases choc semble être une condition sine qua non pour prétendre devenir auteur de livres de développement personnel), puis le statut et la légitimation de la souffrance.

L'appel à l'autorité de la tradition

La figure du philosophe permet de manière générale au développement personnel de faire appel à l'autorité d'une tradition de pensée lui servant à légitimer des principes moraux et des émotions à l'origine très personnels. Certains ouvrages donnent ainsi des exemples de la façon dont les problèmes quotidiens peuvent être résolus ou simplifiés en faisant appel à l'assistance

24 Titre d'un chapitre de Marinoff issu de *Plus de Platon, moins de Prozac*, p. 351. « Palmarès » traduit « *hit parade* ».

d'un philosophe ou d'une école de pensée particulière.[25] Il apparaît que dans le royaume du développement personnel les philosophes les plus connus ont chacun un rôle spécifique à jouer, en ce qu'ils incarnent des *tendances*, sous la forme de certains principes et valeurs utilisables pour légitimer un état de choses ou pour légèrement changer de point de vue sur une situation (ils sont rarement utilisés pour inciter à des changements radicaux dans les vies personnelles ou à fomenter un coup d'État). Dans *Nietzsche antistress*, Alan Percy dresse la liste des « spécialités » d'un certain nombre de philosophes, classés en fonction du type de problèmes que leur philosophie aide à résoudre. Par exemple, selon Percy, pour trouver l'amour nous devrions lire Bouddha, mais aussi Lao Tseu, Aristote et Sénèque ; pour affronter notre peur de la mort, la lecture de Beauvoir, Lao Tseu, Hume et Confucius est recommandée. Si vous êtes insatisfaits, Voltaire, Rousseau, Aristote et la *Bhagavad Gita* sont là pour vous ; etc.[26] De la façon dont ils sont utilisés, les philosophes deviennent des figures, des types : les concepts et pensées centrales de leurs œuvres sont simplifiées de façon à ce que les gens puissent facilement les appréhender comme des réponses précises à des problèmes spécifiques, et associer les noms à des concepts précis.

Sur cette base, en appeler à Nietzsche, à son œuvre ou à sa personnalité[27], veut dire en premier lieu tirer parti de son aura d'immoraliste. Le sens

25 Marinoff donne l'exemple d'une femme, Iris (qui se nomme Margaret dans le texte original), troublée par une conversation avec une amie à propos de savoir s'il est préférable de donner de l'argent de poche à son enfant en échange de certains petits travaux ou pour rien. Marinoff rapporte qu'Iris aurait trouvé confirmation de son opinion (faire faire de menues tâches à ses enfants en échange de leur argent de poche) grâce à Aristote et Confucius. Plus encore, il semble qu'elle se soit sentie soulagée à l'idée de partager des « problématiques » avec de célèbres philosophes. Ici, l'idée que « S'ils le disent également, cela doit être que j'ai raison » semble être le point important : trouver confirmation de sa propre opinion chez quelqu'un que l'on estime plus légitime que soit est source de confiance en soi. Voir Marinoff *Plus de Platon…*, pp. 177–178.

26 Allan Percy *Nietzsche antistress : en 99 pilules philosophiques*, trad. du castillan par Gérard Pina, Paris, éd. de l'Opportun, 2011, p. 217.

27 La personne de Nietzsche n'est jamais détachée de son œuvre, ce qui n'est pas le cas pour les autres philosophes lorsqu'ils sont abordés dans les livres de développement personnel.

que les livres de développement personnel donnent à ce terme n'est pas très clair[28], mais nous comprenons que l'exemple de sa vie de libre penseur est censé aider chacun à penser en dehors des cadres traditionnels. Nietzsche nous autorise à être « politiquement incorrects », il est l'autorité philosophique qui nous autorise à ne pas nous soumettre à l'autorité, quelle qu'elle soit. Dans le « palmarès des philosophes » proposé par Marinoff, Nietzsche est le philosophe dont le thème (musicalement parlant) serait « L'anticonventionnalisme extravagant »[29]. Il est également fréquemment cité quand il s'agit de ne pas s'embarrasser de contradictions (La contradiction est un problème sérieux du développement personnel, en ce que beaucoup de ses critiques remarquent qu'il est de manière inhérente contradictoire[30]).

La position privilégiée de Nietzsche dans le panthéon des philosophes élus par le développement personnel est également relative à l'opinion que sa pensée pourrait être approchée sans avoir à fournir de trop grand effort intellectuel. Moins « jargonnant » que d'autres, il s'attire facilement un large public. Par l'intermédiaire d'un expert-traducteur qui vient gommer les aspérités de sa pensée, Nietzsche devient alors très facilement accessible, ainsi que l'explique l'éditeur de *Petits préceptes de vie selon Nietzsche* :

> Vous l'ignoriez peut-être, mais la pensée de Nietzsche est immédiatement et facilement applicable à nos vies quotidiennes. En s'inspirant de l'œuvre autant que l'existence du penseur allemand, l'auteur a extrait pour nous la substantifique moelle de sa sagesse et nous invite à nous en servir pour mieux vivre. Enrichi de

28 Par exemple, Marinoff écrit que Nietzsche « prôna l'émergence de l'*übermensch* (le surhomme) qui transcendait la morale conventionnelle » ; Marinoff *Plus de Platon*, p. 368.

29 Marinoff *Plus de Platon.*, p. 368.

30 Voir à ce sujet Eva Illouz, qui dans *Saving the Modern Soul* (p. 243), explique que dans le royaume du développement personnel, chacun se doit de chercher à être « autosuffisant, mais attentif aux besoins des autres, d'envisager ses relations de manière très rationnelle, tout en étant attentif à ses émotions et à celles des autres, à être un individu unique, mais à coopérer constamment avec les autres. », c'est-à-dire obéir à un certain nombre d'injonctions contradictoires.

> nombreuses citations, accessible à tous, cet ouvrage sera sans nul doute un précieux compagnon sur la route du bonheur.[31]

L'auteur réussit le tour de force de nous dire tout à la fois que Nietzsche est un philosophe facile d'accès, et que nous avons besoin de lui, John Armstrong, pour le traduire. Le texte consiste en réalité en un assemblage de citations de longueur très variable (de quelques lignes à quatre pages) – choisies pour illustrer le thème de chaque chapitre, tels que : « Gérer le conflit » (chap. IV), « Changer d'avis » (chap. VI), « Ne sortez pas les poings » (chap. IX), etc. Très peu d'explications sont données, et elles semblent n'avoir pour objectif que d'articuler les citations entre elles. Nietzsche n'en est, loin de là, pas rendu plus facile.

Il serait cependant malhonnête de se contenter d'aller piocher des exemples dans les seuls livres de développement personnel qui paraissent problématiques ; certains auteurs semblent sincères dans leur désir d'aider un large public à jouir de la philosophie et à développer une pensée autonome. Un bon exemple de sincérité et de sérieux est la collection française « Vivre en philosophie »[32]. Chaque volume de la collection est consacré à un philosophe et est écrit par des auteurs qui semblent à la fois bien connaître leur auteur et posséder une véritable expérience de la transmission des connaissances. Il est légitime de penser qu'une telle série (supérieure à beaucoup d'autres en ce qui concerne la rigueur du contenu) puisse permettre à un public de non spécialistes d'avoir accès à une introduction à l'œuvre d'un philosophe, ou à certains aspects de celle-ci, incite les lecteurs à se tourner vers les textes philosophiques eux-mêmes, ou plus généralement à se poser des questions et aiguiser sa pensée critique. Mais ici encore, indépendamment des qualités des auteurs, les titres révèlent l'intention de la collection : non pas connaître, mais bien plutôt opérer des modifications sur soi, ce qui est rendu très clair par le verbe d'action qui est l'empreinte de tous les titres de la collections : *Agir avec Aristote*[33] (et non pas l'action chez

31 John Armstrong *Petits préceptes de vie selon Nietzsche*, trad. Pierre Chalmin, Paris, Pocket, 2015. (La version anglaise est parue en collaboration avec *The School of Life*, l'école d'Alain de Botton, aujourd'hui présente dans 11 villes dans le monde).

32 Éditions Eyrolles.

33 Damien Clerget-Gurnaud *Agir avec Aristote*, Paris, Eyrolles, 2012.

Aristote), *Être heureux avec Spinoza*[34] (et non pas le bonheur chez Spinoza), *Lâcher prise avec Schopenhauer*[35], *Vivre passionnément avec Kierkegaard*[36], *Cueillir l'instant avec les Epicuriens*[37], *Grandir avec Pascal*[38], *Être libre avec Sartre*[39], *Être soi avec Heidegger*[40], et bien entendu, *S'affirmer avec Nietzsche*[41], de Balthasar Thomass.

La promesse de la collection est celle d'une transformation de sa vie via des exercices inspirés par l'œuvre de l'auteur choisi. Tous les livres de la collection sont structurés de la même façon : une introduction, dite « mode d'emploi », et quatre parties au sein desquelles les chapitres diffèrent selon le philosophe abordé. Les quatre parties sont : 1/Les symptômes et le diagnostic (porte sur la nature de la souffrance ressentie, puisque l'on part ici aussi toujours d'une souffrance), 2/Les clés pour comprendre (qui consiste en un détour par la théorie, ce en quoi la collection se démarque des livres de développement personnel plus classiques), 3/Les moyens d'agir, et enfin 4/ Une vision du sens de l'existence. Chaque chapitre s'achève par des propositions, sous forme d'encarts, de « philo-actions » ou de « questions vitales », réponses pratiques à ce qui a été développé dans le chapitre. Dans le volume consacré à Nietzsche, à la fin du chapitre *Devenir lent pour devenir fort* est par exemple proposé l'exercice suivant : « chaque fois que vous rencontrez une difficulté, une résistance, un chagrin, demandez-vous en quoi cette difficulté peut vous faire avancer, vous rendre plus fort, en quoi le fumier de la vie peut en être aussi le fertilisant »[42], ou encore, à la fin du chapitre intitulé *Transformer ses idées en instincts* : « Si l'hostilité vous remplit de haine, pensez toujours en quoi votre ennemi peut vous enrichir et vous renforcer et essayez de ressentir de la gratitude. »[43] La première partie du

34 Balthasar Thomass *Être heureux avec Spinoza*, Paris, Eyrolles, 2009.

35 Céline Belloq *Lâcher prise avec Schopenhauer*, Paris, Eyrolles, 2011.

36 Céline Belloq *Vivre passionnément avec Kierkegaard*, Paris, Eyrolles, 2015.

37 Angélique Gaillon-Jacquel *Cueillir l'instant avec les épicuriens*, Paris, Eyrolles, 2014.

38 Frédéric Allouche *Grandir avec Pascal*, Paris, Eyrolles, 2014.

39 Frédéric Allouche *Être libre avec Sartre*, Paris, Eyrolles, 2012.

40 Céline Belloq *Être soi avec Heidegger*, Paris, Eyrolles, 2009.

41 Balthasar Thomass *S'affirmer avec Nietzsche*, Paris, Eyrolles, 2010.

42 Balthasar Thomass *S'affirmer avec Nietzsche*, Paris, Eyrolles, 2010, p. 127.

43 Balthasar Thomass *S'affirmer avec Nietzsche*, pp. 168–169.

livre, consacrée donc aux symptômes et au diagnostic, est centrée sur le nihilisme et les vertus de la maladie ; la fin du premier sous-chapitre, intitulé « Ce sont nos maladies qui nous guérissent » s'achève par l'encart « Questions vitales », qui propose des exercices, dont celui-ci : « La prochaine fois que vous tombez malade ou que vous ressentez une douleur même passagère, faites attention à la manière dont la douleur change votre perception. Sentez-vous plus de distance ou de proximité avec les choses ? Paraissent-elles plus vives ou plus neutres ? Pouvez-vous retenir quelque chose de cette perception influencée par la douleur et vous en servir dans votre vie dite ‹ normale › ? »[44].

La simplification ne permet pas au lecteur de penser par lui-même la valeur de la souffrance ; bien plutôt elle le guide vers la réponse : la souffrance (individuelle) *doit* être utile, et peut être utilisée d'une certaine façon. Autrement dit, la souffrance *doit* avoir une signification et se voir attribuer une place dans nos histoires personnelles. Le problème le plus patent n'est ici peut-être pas tant la précision de ce qui est dit d'un philosophe ou un autre, non plus on l'a vu que la légitimité de l'auteur du livre à aborder cet auteur, mais bien la manière dont l'auteur choisit d'utiliser sa connaissance du philosophe abordé. Proposer des « exercices », spirituels ou philosophiques n'est certes pas une nouveauté[45] ; ce qui l'est en revanche c'est d'offrir des conseils très précis de comportement à adopter, sans aucun égard pour les subtilités du contenu des pensées ou opinions de l'auteur invoqué sur le sujet. Ce qui est trahi n'est pas la philosophie en tant que discipline, ni même ici Nietzsche en tant que « grand philosophe », mais bien les *résultats* atteints, au prix souvent d'efforts considérables, par les penseurs pour expliquer le monde ou le rendre plus supportable. La précision et les nuances sont gommées, l'évolution de la pensée dans le temps également, comme si tout cela constituait des défauts à passer sous silence, et non peut-être le plus important, ou en tout cas des étapes incontournables de la pensée en chemin. Le cadre du développement personnel permet à n'importe quelle pensée d'être rendue opérante dès lors qu'elle est suffisamment simplifiée et figée ;

44 Balthasar Thomass *S'affirmer avec Nietzsche*, p. 9.

45 Pierre Hadot *Exercices spirituels et philosophie antique*, Paris, Albin Michel, 1981.

opérante, mais loin de ce que les auteurs invoqués cherchaient à faire, probablement.

L'art des formules-choc et des aphorismes

Une des sources principales de l'intérêt des auteurs d'ouvrages de développement personnel pour Nietzsche est à chercher dans son utilisation de la forme aphoristique. Sandra Dolby dédie un chapitre entier de son livre consacré au succès de la littérature de développement personnel aux États-Unis à l'utilisation qui est faite dans ce domaine des proverbes et citations. Elle explique que les auteurs de livres de développement personnel cherchent souvent à condenser leurs messages en des formules percutantes facilement mémorisables par les lecteurs. Des formules-choc sont d'ailleurs fréquemment utilisées comme titres de livres[46], comme c'est par exemple le cas de *Wherever You Go, There You Are*[47], *Do What You Love, the Money Will Follow*[48], ou bien encore *End the Struggle and Dance With Life*[49]. Ces formules sont, lorsqu'on les retrouve par la suite au sein des textes, intimement mélangées avec des citations de Nietzsche, d'Epicure ou de Bouddha : la phrase moderne, forgée par l'auteur de l'ouvrage de développement personnel, se trouve ainsi renforcée par l'autorité textuelle des aphorismes plus anciens, en étant comme éclaboussée par leur autorité. Les auteurs peuvent ainsi introduire leurs formulations (ou celles de leurs collègues), en les intégrant à un corpus plus prestigieux. Cette façon de faire est, note Dolby, une manière tout à fait classique de conférer prestige et autorité à une œuvre moderne.

Pour ce qui est précisément de Nietzsche, les aphorismes les plus souvent cités, et utilisés comme des vérités incontestables[50], sont : « Tout ce

46 Sandra K. Dolby *Self-Help Books : Why Americans Keep Reading Them*, p. 143.

47 Jon Kabat-Zinn *Wherever You Go, There You Are*, New York, Hyperion, 1994.

48 Marsha Sinetar *Do What You Love, the Money Will Follow*, New York, Dell, 1987.

49 Susan Jeffers *End the Struggle and Dance With Life*, New York, St Martin Press, 1996.

50 Elles sont ici extraites de divers sites web, livres, magasines, comptes Instagram et Twitter, dédiés exclusivement ou non au développement personnel.

qui ne me tue pas me rend plus fort »[51], « Il faut avoir un chaos en soi pour donner naissance à une étoile dansante »[52], « sans musique, la vie serait une erreur »[53], « Ce qui se fait par amour s'accomplit toujours par-delà bien et mal »[54], « Plus nous nous élevons, plus nous paraissons petits à ceux qui ne peuvent voler »[55], et « Je ne peux croire qu'à un dieu qui saurait danser »[56]. Ces citations ont entre elles quelque chose de commun : elles sont toutes immédiatement applicables à chacun en tant qu'entité psychologique isolée (et opposée à sujet politique ou membre d'une communauté). Elles peuvent facilement être utilisées pour justifier des choix personnels, supporter une épreuve, et pour renforcer le sentiment d'être unique, différent, incompris. Confusément, chacun peut s'y reconnaître et se sentir conforté dans ce qu'il est déjà ou pense être. Isolées de leurs contextes, ces phrases ne disent rien du monde, mais tout du lecteur et de sa relation intime au monde. Il n'est pas important que l'on puisse se relier à diverses phrases qui se contredisent entre elles : il n'est semble-t-il pas de contradiction au royaume des émotions.[57] Ces phrases se revendiquant du domaine de la pratique ne doivent pas être considérées comme des idées à discuter ou des arguments à débattre[58] ; il s'agit seulement de les ressentir.

51 *Crépuscule des idoles*, trad. Patrick Wotling, Paris, GF, 2005, « Maximes et flèches » / *GD* « Sprüche und Pfeile », § 8.

52 *Ainsi parlait Zarathoustra*, trad. Geneviève Bianquis, Paris, Aubier, 1969, « Prologue » / *Za*, « Vorrede » § 5.

53 *Crépuscule des idoles*, « Maximes et flèches » / *GD* « Sprüche und Pfeile », § 33.

54 *Par-delà bien et mal*, trad. Patrick Wotling, Paris, GF, 2000 / *JGB* § 153.

55 *Aurore*, trad. Éric Blondel, Paris, GF, 2012 / *M* § 574.

56 *Ainsi parlait Zarathoustra*, I « Lire et écrire » / *Za* I, « Vom Lesen und Schreiben », trad. Geneviève Bianquis.

57 Le livre de Jean-Yves Clément *Nietzsche au jour le jour : un florilège pour tous et pour personne*, Paris, Le Passeur, 2013, est à ce titre remarquable : il est constitué d'une sélection de 365 citations issues de l'œuvre de Nietzsche (œuvres publiées et *Nachlass*), qui représentent, comme il l'admet ouvertement en introduction, *son* Nietzsche. Le seul lien entre toutes les citations choisies est donc l'homme qui les a sélectionnées pour parler de lui-même… alors même que le nom de Clément n'apparaît pas sur la couverture du livre !

58 On remarque facilement combien sur les réseaux sociaux (Twitter, Facebook, Instagram, etc.) les commentaires postés sur les citations ou aphorismes prennent bien plus

La tendance à isoler des phrases courtes de leurs contextes d'origine pour les faire servir un but précis n'est pas réservée au développement personnel. La littérature académique elle-même devrait être plus vigilante face à cette mauvaise habitude. La forme même des textes nietzschéens, aphorismes, paragraphes, dialogues, semble rendre cette extraction légitime. Mais l'ordonnancement des aphorismes au sein des œuvres de Nietzsche sert un but spécifique. Les textes, aussi courts soient-il, ne sont pas répartis au hasard, mais interviennent dans un contexte qui devrait être, sinon respecté, au moins mentionné. Nietzsche lui-même était bien conscient du danger inhérent à la forme aphoristique : dans la préface de 1887 à la *Généalogie de la morale*, après une mise en garde quant à l'exigence des trois textes qui suivent, il note :

> Un aphorisme frappé et coulé comme il convient n'est pas encore « déchiffré » du fait qu'il est lu ; tout au contraire, c'est alors que doit commencer son *interprétation*, laquelle requiert un art de l'interprétation [*Kunst der Auslegung*].[59]

Même en étant vigilant à ne pas faire anachroniquement de Nietzsche un critique du mouvement du développement personnel, il est difficile de ne pas relever que l'utilisation des aphorismes par le développement personnel est en opposition avec ce qu'il encourage en tant qu'art de bien lire. Comme Alexander Nehamas le note, « Les aphorismes [nietzschéens] ne sont, bien sûr, ni systématiques, ni décousus, ni raisonnés ; en outre, ils sont pour la plupart bien plus difficiles à interpréter qu'on ne le dirait à première vue »[60]. Leur nature fragmentaire est précisément censée les rendre difficiles à comprendre, et leur style vise en partie à protéger les idées qu'ils contiennent de la tentation de les faire entrer dans un système rigide. Pour Walter

souvent la forme d'un « C'est tout moi ! » que celle de « C'est très vrai ! ». Que cela soit une tendance profonde ou non nécessite de plus amples recherches, mais cela suggère que notre capacité à évaluer une affirmation repose aujourd'hui bien plus sur la possibilité de nous relier à titre personnel à cette affirmation, que sur l'évaluation de sa pertinence.

59 *La généalogie de la morale*, trad. Patrick Wotling, Paris, LGF, 2000, « Préface de 1887 » / *GM*, « Vorrede 1887 », § 8.

60 Alexander Nehamas *La vie comme littérature*, trad. Véronique Béghain, Paris, PUF, 1994 (1985 pour l'original en anglais), p. 27.

Kaufmann, cette difficulté est liée au fait que Nietzsche est « à l'instar de Platon, non un penseur de systèmes, mais un penseur de problèmes »[61]. Le développement personnel utilise le travail, et plus spécifiquement les aphorismes de Nietzsche (on voit en effet rarement invoqués les longs développements de *La généalogie de la morale*), en un sens opposé, en proposant une interprétation simplifiée et définitive de ces passages. L'aphorisme, comme le synthétise si bien Sarah Kofman, « par son caractère discontinu, dissémine le sens, est appel au pluralisme des interprétations et à leur renouvellement : il n'est d'immortel que le mouvement. »[62] Les textes de développement personnel font donc très exactement ce contre quoi la forme aphoristique est censée protéger les idées qu'elle convoie : ils figent ce qui doit par nature rester souple et en mouvement, ferment une porte à peine ouverte.

La souffrance : « Tout ce qui ne me tue pas me rend plus fort »

Pour approfondir cette question de de la mésinterprétation, il est intéressant de se concentrer un instant sur un des concepts nietzschéens très prisés de la littérature de développement personnel, à savoir la souffrance. La souffrance est une des obsessions du développement personnel, elle en est la Némésis mais elle y est également valorisée comme symptôme le plus flagrant de l'inadaptation à son environnement, et corrélativement comme occasion d'apprentissage et de « progrès ». Et, puisque Nietzsche ne condamne pas unilatéralement la souffrance, mais bien plutôt questionne en profondeur sa valeur, il fournit au développement personnel des éléments précieux pour donner du sens à la souffrance. Alain de Botton, dans *Les consolations de la philosophie*, attribue ainsi à Nietzsche le rôle consistant à nous consoler en

61 Walter Kaufmann *Nietzsche : Philosopher, Psychologist, Antichrist*, Princeton, Princeton University Press, 1950, p. 82, cité par Nehamas *La vie comme littérature*, p. 28.

62 Sarah Kofman *Nietzsche et la métaphore*, Paris, Payot, 1973, p. 168, cité par Nehamas *La vie comme littérature*, p. 29. Elle ajoute qu'en conséquence, « L'aphorisme devient donc une précaution contre les esprits faibles, contre le *profanum vulgus*, il permet d'énoncer des idées révolutionnaires en sachant qu'on ne sera compris que par les détenteurs de la troisième oreille. »

cas de « difficultés ».[63] Bien que l'analyse nietzschéenne de la souffrance soit complexe[64], elle peut dans un premier temps paraître proche de l'idée vendue par le développement personnel relativement à cette question, à savoir que la souffrance (psychique ici) est le symptôme de l'inadéquation entre nos vies et nos aspirations. Le développement personnel propose le plus souvent d'apaiser cette souffrance, ou bien l'interprète – dans la lignée d'une pensée chrétienne – comme étant méritée et/ou transitoire sur le chemin vers un état de bonheur plus grand. En faisant cela, le développement personnel tend à interpréter une faiblesse en vertu. Nietzsche questionne au contraire bien entendu les racines de ces attributions de valeur ; la manière dont nous réagissons à la souffrance, et la valeur que nous lui accordons, est relative à des états de santé et de décadence et à notre position entre les deux. Cette question de la décadence, si cruciale chez Nietzsche[65], n'est jamais affrontée par la littérature de développement personnel, qui reste semble-t-il persuadée que le bien-être individuel atteint le plus rapidement possible est la source de tout changement possible.

Pour souligner ce contraste entre les textes de Nietzsche et les buts du développement personnel, revenons au livre d'Allan Percy *Nietzsche antistress*[66]. Les chapitres du livre sont nommés « pilules », et consistent en des citations extraites de leurs contextes et suivies d'un ou deux paragraphes

63 Alain de Botton *Les consolations de la philosophie*, trad. Jean-Pierre Aoustin, Paris, Mercure de France, 2001, p. 249. Socrate serait quant à lui le philosophe auquel il nous faudrait en appeler au cas où nous souffririons d'impopularité, et Schopenhauer serait adapté pour soigner un cœur brisé

64 Sur le statut de la souffrance dans la philosophie de Nietzsche et sa relation à la question de la volonté de puissance, voir Patrick Wotling *Nietzsche et le problème de la civilisation*, Paris, PUF, 1995 (et plus particulièrement la Partie II, Ch. 2 : « Le problème fondamental : la réaction face à la souffrance, », pp. 137–154, ainsi que p. 140 pour ce qui est du dualisme entre souffrance et plaisir comme symptôme de décadence).

65 Voir de nouveau Patrick Wotling *Nietzsche et le problème de la civilisation*, p. 153 : « Fonder une culture sur des valeurs qui traduisent la peur et le refus de la souffrance est une entreprise dangereuse puisque la faiblesse se caractérise par son ingéniosité à inventer des remèdes qui soulagent momentanément, mais produisent à long terme une aggravation de la décadence [...] »

66 Allan Percy *Nietzsche antistress : en 99 pilules philosophiques*, trad. Gérard Pina, Paris, éd. de l'Opportun, 2011.

visant à aider chacun à accepter ou à donner du sens, à des difficultés personnelles (ou à les envisager comme des opportunités). La pilule 84 est la très fameuse et déjà mentionnée : « Ce qui ne nous tue pas nous rend plus fort »[67]. Pour illustrer cette citation, Percy fait appel à l'autorité du neuropsychiatre français Boris Cyrulnik, dont une partie du travail théorique est fondée sur la notion de *résilience*, comme capacité à surmonter les traumatismes. Percy termine son analyse en écrivant « Si la tourmente ne nous tue pas, comme le souligne Nietzsche, nous aurons acquis une expérience vitale essentielle qui nous aidera à affronter des difficultés futures et à sauver notre être et celui des autres »[68].

Il semble bien que pour le développement personnel, la souffrance psychique soit avant tout une occasion de grandir. Il propose de nous assister dans le dépassement de cette souffrance. Il suppose aussi que nous en sommes les seuls responsables, raison pour laquelle nous devrions cesser de nous en plaindre. Illouz analyse très justement cette difficulté inhérente à l'approche choisie par le développement personnel :

> La question de la distribution de la souffrance – pourquoi les innocents souffrent et les mauvais prospèrent ? – qui hante les religions et les utopies sociales modernes, a été réduite à une banalité sans précédent par un discours qui voit dans la souffrance un effet d'une mauvaise gestion de ses émotions ou un dysfonctionnement du psychisme, voire une étape inévitable du développement émotionnel d'un individu.[69]

Dans le chapitre de *La philosophie c'est la vie*[70] consacré à la douleur et la souffrance, Marinoff affirme ainsi que tandis que la douleur, comprise

67 Allan Percy *Nietzsche antistress*, p. 174. « *Aus der Kriegsschule des Lebens – Was mich nicht umbringt, macht mich stärker.* ». Que la phrase fasse partie d'un aphorisme ayant pour titre « Tiré de l'école de guerre de la vie », *Crépuscule des idoles*, « Maximes et flèches » / *GD* « Sprüche und Pfeile », § 8, n'est jamais, à ma connaissance, mentionné par les auteurs consultés. L'idée apparaît également dans le *Nachlass*, *KSA* 13, 15 [118], 1888, p. 478, « Sprüche eines Hyperboreers [...] Was uns nicht umbringt – das bringen *wir* um, das macht uns stärker. Il faut tuer le Wagnerisme. »

68 Allan Percy *Nietzsche antistress*, p. 175.

69 Eva Illouz *Saving the Modern Soul*, p. 246.

70 Lou Marinoff *La philosophie c'est la vie. À ceux qui osent poser des questions et tout spécialement les poser au philosophe*, trad. Frédéric Faure, Paris, La Table Ronde, 2004

comme douleur physique, est le signal que quelque chose ne va pas dans notre corps et nous appelle à y prêter attention, la souffrance psychique ne pourrait quant à elle nous être infligée sans faire de nous « un complice consentant »[71]. Le présupposé est que nous sommes responsables de nos émotions, et que nous pouvons agir sur elles : « Ceux qui sont offensés jouent un rôle actif dans le fait d'être offensés. L'offense est simplement ‹ offerte › à quelqu'un, qui décide ou pas d'accepter l'insulte. »[72]

Il semble bien que nous soyons très exactement dans le cas de figure que Nietzsche évoque au § 108 d'*Humain, trop humain* I, lorsqu'il remarque qu'il existe deux possibilités pour réagir quand un mal nous atteint ; soit en supprimer la cause, soit « modifier l'impression qu'il fait sur notre sensibilité », ce qui est l'axe de la religion et de la métaphysique (mais aussi de l'art) : « Plus on inclinera à interpréter et à arranger, moins on envisagera et éliminera les causes du mal. » Le fragment préparatoire de ce paragraphe indique en sus qu'il s'agit là d'un « bas niveau de la médecine », et que les religions s'entendent « à faire perdre de vue la cause de la souffrance »[73]. Comme le synthétise remarquablement Heidi Marie Rimke, les livres de développement personnel contribuent, en faisant ce choix de tout axer sur la sensibilité individuelle, à produire des sujets qui deviennent « gouvernables, prédictibles, classifiables, réflexifs, responsables, auto-régulés et auto-déterminés »[74]. Le développement personnel nous dit que notre seul pouvoir sur notre souffrance serait celui qui consiste à nous modifier nous-mêmes pour moins souffrir de nos conditions de vie (voire de celles des autres si nous sommes affectés par la douleur des autres). Qu'un milieu oppressant puisse être tenu comme responsable, en totalité ou en partie, de cette souffrance, est dans le meilleur des cas négligé, dans le pire considéré comme un déni de la réalité et de nos responsabilités. Nous devons supporter la souffrance, et

(Titre original anglais *The Big Questions. Therapy for the Sane. How Philosophy Can Change Your Life*, Bloomsbury, NY, 2003).

71 Lou Marinoff *La philosophie c'est la vie*, p. 143.

72 Lou Marinoff *La philosophie c'est la vie*, p. 110, chap. 4, sur l'offense.

73 *Fragments posthumes d'Humain, trop humain*, *KSA* 8, 18 [33].

74 Heidi Marie Rimke « Governing Citizens Through Self-Help Literature », *Cultural Studies*, vol. 14 (1), 2000, pp. 61–78, ici p. 63.

nous devons tirer leçon de tout ce qui nous arrive : tout événement imprévu et toute action entreprise devrait être pour nous l'occasion de toujours ajuster un peu plus notre vie et nos comportements au monde. « Compris de cette manière, les individus sont rendus entièrement responsables de leurs échecs comme de leurs succès, de leurs désespoirs comme leurs bonheurs »[75]. En d'autres termes, si nous souffrons, c'est que nous ne sommes pas adaptés.

Pour conclure

Le développement personnel nous amène à penser que nous pouvons nous éduquer par la philosophie grâce à des livres qui nous guident d'un certain état psychologique (souffrance, doute, etc.) à un autre (bonheur, soulagement, tranquillité, paix de l'esprit, etc.). L'idée vendue ici est que grâce à ces livres nous aurons, pour passer d'un état à un autre, à faire des efforts, mais pas trop : l'effort doit rester modéré, et le résultat être accessible à tous. En conséquence de quoi, si nous échouons, il en va de notre responsabilité.

Dans cette perspective, Nietzsche est utilisé de différentes manières. Comme tous les philosophes élus par les auteurs d'ouvrages de développement personnel, il est de manière générale utilisé comme un moyen de tracer un chemin vers le bonheur et l'épanouissement personnel. Mais plus simplement, Nietzsche est aussi utilisé comme exutoire. Parce que son écriture peut être violente, il autorise à accepter la violence en soi. Parce qu'il est réputé contradictoire chacun, en faisant appel à son autorité, s'autorise la contradiction comme signe de profondeur. Les notions de volonté de puissance et de surhomme semblent pouvoir légitimer soif de domination et arguments d'autorité. De telles « thèses » à propos de Nietzsche fleurissent un peu partout dans le domaine de la littérature de développement personnel ; la plus fréquente étant qu'un individualisme nietzschéen, déduit à la fois de sa vie personnelle et des textes, renforcerait l'intuition que notre tâche en tant qu'êtres humains consiste à nous concentrer exclusivement sur nous-mêmes. Dans l'introduction de *Petits préceptes de vie selon Nietzsche*, Armstrong s'autorise ainsi à écrire : « Nietzsche détestait tous les groupes ; il se consacra

75 Heidi Marie Rimke « Governing Citizens Through Self-Help Literature », *Cultural Studies*, vol.14 (1), 2000, p. 63.

entièrement à la culture de la force et de la sagesse de l'individu »[76]. Et Taylor Kreiss, jeune guru du self-help qui se définit lui-même comme un « Oughtologist » (c'est-à-dire « une personne qui développe la science de ce que nous devrions faire pour vivre heureux »[77]) place Nietzsche (aux côtés de Tim Ferriss, Steve Jobs et Tyler Durden) dans la catégorie des « Rock stars intellectuelles »[78]. Quant à Allan Percy, il affirme que « la philosophie n'a pas d'effets secondaires négatifs[79] » : La 4e de couverture de son livre peut ainsi annoncer que « Nietzsche nous montre de la sérénité pour trouver… le bonheur ! »

L'idée que bonheur des individus doit être la tâche prioritaire de la philosophie rencontre aujourd'hui de fortes oppositions. Pour ce qui est des écrivains familiers de la tendance moderne à considérer la philosophie avant tout comme une pratique, Roger-Pol Droit par exemple, après avoir écrit à de multiples occasions sur la philosophie pratique et quotidienne, a récemment publié *La philosophie ne fait pas le bonheur, et c'est tant mieux !*[80], dans lequel il réaffirme que la tâche principale de la philosophie est la pensée critique et l'éthique. En Allemagne, Wilhelm Schmid travaille également depuis quelques années sur le sujet.[81] Mais nous pouvons aussi simplement nous référer à la propre position de Nietzsche sur cette morale du bonheur :

> Toutes ces morales qui s'adressent à la personne individuelle, se proposant pour but son « bonheur », selon la formule consacrée, – que sont-elles d'autre que des suggestions de comportement relatives au degré de *danger* caractérisant le rapport de l'individu à lui-même ; des recettes contre ses passions, ses bons et ses mauvais penchants, dans la mesure où ils possèdent la volonté de puissance et veulent jouer les maîtres, des conseils de prudence et des artifices, petits et grands, qui exhalent l'odeur de renfermé propre aux vieux remèdes de bonnes femmes et à la sagesse des

---

76 John Armstrong *Petits préceptes de vie selon Nietzsche*, trad. Pierre Chalmin, Paris, Pocket, 2015, p. 3.

77 Taylor Kreiss site web www.taylorkreiss.com, catégorie *About.*

78 Kreiss site web www.taylorkreiss.com, catégorie *Existentials.*

79 Allan Percy *Nietzsche antistress : en 99 pilules philosophiques*, p. 209.

80 Roger-Pol Droit *La philosophie ne fait pas le bonheur, et c'est tant mieux !*, Paris, Flammarion, 2015.

81 Wilhelm Schmid *Glück : Alles, was Sie darüber wissen müssen, und warum es nicht das Wichtigste im Leben ist*, Frankfurt a. M./Leipzig, Insel, 2007.

> petites vieilles ; toutes autant qu'elles sont, baroques et irrationnelles dans leur forme – parce qu'elles d'adressent à « tous », parce qu'elles généralisent là où l'on n'a pas le droit de généraliser [...][82]

La « morale du bonheur » consiste aussi, ajoute-t-il, en un « abaissement des affects à une demi-mesure inoffensive, niveau auquel on a le droit de les satisfaire. »

Nietzsche enseigne à ses lecteurs combien ils doivent être extrêmement prudents et veiller à ne pas caricaturer sa pensée en la réduisant à quelques phrases-choc dans lesquelles jaillissent de séduisants concepts. Le développement personnel tombe dans le piège dans lequel nous risquons tous de tomber en lisant Nietzsche : s'arrêter à une première lecture, ou nous identifier aux passages de ses textes qui flattent notre ego ou corroborent nos hypothèses. Pour rendre la philosophie de Nietzsche efficace dans la vie quotidienne, si tant est que cela soit ce que nous cherchions, l'élément clef, requis, est le temps. Comme le disent les derniers mots de la préface de 1887 à *La généalogie de la morale* :

> Il est vrai que pour pratiquer ainsi la lecture comme *art*, il faut avant tout une chose que de nos jours on a précisément désapprise du mieux qu'on a pu – et c'est pourquoi la « lisibilité » de mes écrits n'est pas pour demain –, une chose pour laquelle il faut presque être vache et en tout cas *pas* « homme moderne » : *la rumination...*[83]

---

82 *Par-delà bien et mal* / *JGB*, § 198, trad. Patrick Wotling.

83 *La généalogie de la morale*, « Préface de 1887 » / *GM*, « Vorrede 1887 », § 8, trad. Patrick Wotling.

IV Physiologie und Nietzsches therapeutisches Projekt / Physiologie et le projet thérapeutique nietzschéen

Les métaphores médico-physiologiques de Nietzsche : la question des fonctions organiques

Laurent Esmez

In this paper, what we have to understand are the repercussions of the Nietzschean instruction to start from the *body* and employ it as guide, the issue for a philosophical physician being then to overcome pity seen as the disease of modernity. However, the organic functions seem to provide a privileged means to attempt carrying out such an objective, especially by reaching to translate back man into nature and to emphasize the absence of a difference in the *modus operandi* between body and soul. Thus they form a frame of reference making it possible to read *Ecce Homo* as an experimental attempt, a *Versuch* developing the implications of the will to power hypothesis.

Introduction

Dans un texte préparatoire à *Par-delà bien et mal*, Nietzsche écrit :

> Prendre pour point de départ le corps et en faire un fil conducteur, voilà l'essentiel. Le corps est un phénomène beaucoup plus riche et qui autorise des observations plus claires. La croyance dans le corps est bien mieux établie que la croyance dans l'esprit.[1]

Or, juste avant ce passage, il écrit :

> *Avant* qu'un jugement ne *soit* formulé, *il est nécessaire que le processus de l'assimilation ait déjà été accompli* : là aussi est présente une activité intellectuelle qui ne parvient pas à la conscience […]. Il est vraisemblable qu'à toutes les fonctions

1 *Fragments posthumes* XI / *KSA* 11, 40 [15]. Sauf mention contraire, nous citons la traduction française des *Œuvres philosophiques complètes* de Nietzsche publiées aux éditions Gallimard.

> organiques corresponde un processus interne, d'assimilation, d'exclusion, de croissance, etc.[2]

L'esprit fonctionnerait selon le même mode que le corps. Ce point permet d'envisager un nouveau type de rapports entre des « instances » qui ont toujours été considérées comme opposées par les philosophes, sans pourtant souscrire au matérialisme ou au spiritualisme, notamment en ce que Nietzsche se concentre à la fois sur les affects et les fonctions organiques. Il écrit en effet :

> Ce qui généralement est attribué à l'*esprit me paraît constituer l'essence de l'organique* : et dans les plus hautes fonctions de l'esprit, je ne trouve qu'une variété sublime de la fonction organique (assimilation, sélection, sécrétion, etc.).[3]

C'est ainsi qu'il en viendra à établir une liste de ces fonctions organiques dans le paragraphe 36 de *Par-delà bien et mal*[4] en lien avec l'inorganique d'une part et les affects d'autre part[5]. Mais c'est la complexité qui interpelle le plus le philosophe : « L'étude du corps fournit une conception d'une complexité indicible »[6]. À partir de ce constat, Nietzsche sera en mesure d'étudier la vie spirituelle à partir des observations que la physiologie propose pour en repérer toutes les subtilités, nuances et autres variations, et appréhender le caractère excédentaire qui lui a été assigné jusqu'à présent, comme par maladresse d'une certaine façon. En effet, ces instruments récents que sont par exemple la conscience et l'intellect ont pris une ampleur qu'il va s'agir de réguler afin de leur assigner une place non plus prédominante mais limitée et permettant une meilleure appréhension de la voie à suivre. Il écrit dans ce sens :

---

2 *Fragments posthumes* XI / *KSA* 11, 40 [15].

3 *Fragments posthumes* X / *KSA* 11, 25 [356].

4 *Par-delà bien et mal*, trad. Patrick Wotling, Paris, GF, 2000) / *JGB*, § 36.

5 Il écrivait dans un posthume à *Par-delà bien et mal* : « Les morales comme langage figuré des affects : mais les affects eux-mêmes langage figuré des fonctions de tout l'organique. » *Fragments posthumes* IX / *KSA* 10, 7 [60], traduction modifiée.

6 *Fragments posthumes* XI / *KSA* 11, 34 [46].

> Nous avons changé de principes. Nous sommes sur tous les points devenus plus modestes. Nous ne faisons plus descendre l'homme de l'« esprit », de la « divinité », nous l'avons replacé parmi les animaux. Il passe à nos yeux pour l'animal le plus fort, parce qu'il est le plus rusé : un des corollaires en est son intellectualité. Nous nous défendons d'autre part d'une vanité qui aimerait là aussi refaire bruyamment son apparition : elle ferait comme si l'homme avait été la grande intention cachée de l'évolution animale. Il n'est nullement le couronnement de la création : chaque être est, à côté de lui, à un degré égal de perfection... Et en affirmant cela, nous en affirmons encore trop : l'homme est, relativement, l'animal le plus raté, le plus maladif, celui qui s'est écarté le plus dangereusement de ses instincts -- il est vrai qu'avec tout cela, c'est aussi l'animal le plus *intéressant* ![7]

L'intellectualité dériverait de la ruse, elle-même en lien direct avec une fonction organique particulière comme nous le verrons plus loin. Et si l'animalité rappelle la nature et par conséquent l'*homo natura* que nous aurons l'occasion d'évoquer par la suite, il est à souligner que cet animal est malade, et ce sont les divers aspects de cette maladie et partant le rôle du médecin qu'il va s'agir de considérer tout d'abord, avant d'envisager la question des fonctions organiques et des ramifications multiples de la métaphore médico-physiologique.

I « Le philosophe comme médecin de la culture »

La proposition de faire du philosophe le médecin de la culture remonte à l'époque des premiers écrits philosophiques de Nietzsche[8] et ne sera jamais abandonnée par la suite, comme le montre la préface de *Par-delà bien et mal* : « on a même le droit, en tant que médecin, de demander : ‹ quelle est la maladie qui a atteint la plus belle plante de l'Antiquité, Platon ? › »[9] Ou encore la préface du *Gai savoir* :

> J'attends toujours qu'un *médecin* philosophe au sens exceptionnel du mot – un homme qui aura à étudier le problème de la santé d'ensemble d'un peuple, d'une

7 *L'Antéchrist*, trad. Éric Blondel, Paris, GF, 1996 / *AC* § 15.

8 « Le philosophe comme médecin de la culture. » *Fragments posthumes des Considérations inactuelles* I-II / *KSA* 7, 23 [15], traduction modifiée.

9 *Par-delà bien et mal*, « Préface » / *JGB*, « Vorrede ».

> époque, d'une race, de l'humanité – ait un jour le courage de porter mon soupçon à son degré ultime et d'oser cette proposition : dans toute activité philosophique, il ne s'agissait absolument pas jusqu'à présent de « vérité », mais de quelque chose d'autre, disons de santé, d'avenir, de croissance, de puissance, de vie…[10]

La métaphore médicale court donc tout le long de l'œuvre de Nietzsche et il s'agit toujours de cerner ce qu'il en est d'un peuple, d'une culture, et de savoir s'il valorise la vie et ses mouvements perpétuels et imprévisibles ou s'il préfère le calme, l'absolu, la fin. Mais comment Nietzsche envisage-t-il le médecin ? Qu'est-ce qui le caractérise ? Autrement dit, comment élabore-t-il cette métaphore médicale ?

Dans un paragraphe d'*Humain, trop humain*, le médecin apparaît comme un personnage complexe, dont le rôle au sein de la culture est avéré et qui, d'une certaine manière, est appelé à remplacer le prêtre et même le « Sauveur, sans avoir pour autant besoin de faire des miracles, non plus que de monter sur la croix ».[11] De fait, on remarque qu'il se substitue en effet au prêtre ascétique, qui en est comme une sorte de double négatif, ou pire, d'imitateur[12], et qualifié de sauveur également dans un texte plus tardif :

> Mais est-ce véritablement un *médecin*, ce prêtre ascétique ? – Nous avons déjà compris en quoi il n'est guère licite de le qualifier de médecin, bien qu'il se sente volontiers « sauveur » et se fasse vénérer comme « sauveur ». Il ne combat que la souffrance, le déplaisir de celui qui souffre, *non pas* sa cause, *non pas* le véritable état de maladie, – voilà ce qui constituera nécessairement notre objection la plus fondamentale à l'égard de la médication du prêtre.[13]

Ainsi, plus positivement, le médecin relève-t-il à la fois du savant, du rhéteur, du diplomate et de l'avocat, toujours dans le but de mener à la santé. La description relève principalement de la thérapeutique ici et il s'agit notam-

10 *Le gai savoir*, « Préface » § 2, trad. Patrick Wotling, Paris, GF, 1997 / *FW*, « Vorrede », § 2.

11 *Humain, trop humain* I, trad. Robert Rovini, Paris, Gallimard, 1988 / *MA* I, § 243.

12 « Les médecins les plus dangereux sont ceux qui, comédiens-nés, imitent le médecin-né avec un talent consommé d'illusion. » *Humain, trop humain* I / *MA* I, § 306.

13 *La généalogie de la morale*, trad. Patrick Wotling, Paris, Le Livre de Poche, 2000 / *GM* III, § 17.

ment de permettre au malade de trouver les ressources en lui-même pour pouvoir guérir[14], de vaincre sa pusillanimité. On comprend en effet à la lecture de ce texte que le médecin ne peut pas guérir le malade sans le concours de celui-ci et tout le rôle de celui-là sera d'aider son patient en réunissant les conditions de possibilité de la guérison qui lui appartiennent en propre. Or, ce qui caractérise le médecin dans d'autres textes, c'est le rapport à la pitié : non pas qu'il soit sans pitié, mais il la maîtrise, c'est-à-dire qu'il ne lui laisse pas prendre le dessus sur ses capacités, sur sa main qui ainsi ne tremblera pas, sur son cœur qui demeurera stable et évitera toute palpitation, sur son esprit enfin qui demeurera vigilant et prompt à réagir adéquatement en cas de situation délicate. La pitié apparaît alors comme un danger pour le médecin en ce qu'elle risque de le paralyser et partant d'entraver la bonne marche de la pratique de son art. Dans quelle mesure il convient de se garder de la compassion, se demande Nietzsche : « Et quelqu'un qui ira jusqu'à servir l'humanité *de quelque manière* en tant que médecin devra être très prudent en ce qui concerne ce sentiment, qui le paralyse dans tous les moments décisifs, et entrave son savoir ainsi que sa main délicate et secourable. »[15] On remarque ici que si le médecin cède pour un temps très court à la pitié, il se doit de la surmonter, ce qui n'est pas sans rappeler cette mise en garde inspirée de Talleyrand : « Méfions-nous avant

14 Dans un autre texte il écrit renoncer au médecin : *Aurore*, trad. Éric Blondel, Ole Hansen-Løve, Théo Leydenbach, Paris, GF, 2012 / *M*, § 322 : « *Vivre si possible sans médecin.* J'ai le sentiment qu'un malade agit davantage à la légère lorsqu'il a un médecin que lorsqu'il s'occupe lui-même de sa santé. Dans le premier cas, il lui suffit de s'en tenir rigoureusement à toutes les prescriptions ; dans le second cas, nous sommes beaucoup plus attentifs à ce que visent ces prescriptions, à notre santé, nous sommes plus scrupuleux et plus vigilants, nous nous imposons et nous interdisons beaucoup plus de choses qu'il n'en résulterait des ordres du médecin. Toutes les règles ont cet effet : elles nous détournent de la fin qu'elles visent et nous font davantage agir à la légère. Et jusqu'à quel sommet de frénésie destructrice la légèreté de l'humanité ne serait-elle pas parvenue, si d'aventure elle s'en était entièrement remise avec honnêteté à la divinité comme à un médecin, conformément à la parole : ‹ Que la volonté de Dieu soit faite ! › »

15 *Aurore* / *M*, § 134.

tout, messieurs, de nos premiers mouvements ! […] *ils sont presque toujours bons.* »[16]

Si le rôle du médecin est particulièrement considéré, c'est à la fois parce qu'il représente la maîtrise de la pitié et en ce que ce sentiment est justement la maladie généralisée de notre culture, et par conséquent son objectif premier. Et si le médecin se doit de guider, d'orienter, il devra éventuellement recourir à des méthodes plus invasives. Or, la situation inquiétante de la modernité semble bien mériter un tel traitement :

> L'instinct de la vie devrait faire chercher en fait un moyen d'asséner à une telle accumulation maladive et dangereuse telle que la représente le cas de Schopenhauer […] un bon coup de caveçon : pour qu'elle *crève*… Rien n'est plus malsain, au milieu de notre malsaine modernité, que la pitié chrétienne. *Voilà* où être médecin, *voilà* où être implacable, *voilà* où porter le bistouri – c'est *à nous* que cela revient, c'est *notre* espèce de philanthropie, c'est en cela que *nous* sommes philosophes, nous autres Hyperboréens ![17]

La radicalité ne semble de rigueur qu'en dernière instance, lorsque le médecin sait que c'est là la seule solution pour pouvoir permettre à la guérison de se produire, non sans risque pour la vie même du malade. La compassion est bien à curer en ce qu'elle prend le dessus sur chacun d'entre nous, et s'il s'agit d'appliquer le scalpel, c'est bien par sa prédominance quasi absolue. La pitié est donc avant tout un danger, et d'autant plus funeste que « la véritable pitié ne fait que redoubler la souffrance et est peut-être elle-même la source d'une incapacité à venir en aide (chez le médecin) »[18], détermination que l'on voit de nouveau mentionnée dans *Par-delà bien et mal* pour préciser qu'elle agira alors comme un poison pour la plupart des humains.[19] La pitié apparaît alors comme une maladie contagieuse contre laquelle les philosophes à venir eux-mêmes ne sont pas assez prévenus et c'est ainsi que Nietzsche se demandera « *Où résident tes plus grands dangers ?* – Dans la pitié ».[20] Séductrice, la compassion peut aller jusqu'à provoquer une fuite de soi particulièrement

16 *La généalogie de la morale* / *GM* III, § 20.

17 *L'Antéchrist* / *AC*, § 7.

18 *Fragments posthumes d'Aurore* / *KSA* 9, 2 [35].

19 Cf. *Par-delà bien et mal* / *JGB*, § 30.

20 *Le gai savoir* / *FW*, § 271.

pernicieuse à propos de laquelle Nietzsche revient à plusieurs reprises, notamment dans *Le gai savoir* :

> Oui, les prédicateurs de la morale de la pitié vont aujourd'hui jusqu'à soutenir l'opinion que c'est justement cela et rien que cela qui est moral : – perdre *son* chemin de cette manière et se précipiter à la rescousse du prochain. Je le sais tout autant : il me suffit de me livrer au spectacle d'une misère réelle, et je *suis* perdu à mon tour ! [...] Oui, il y a une secrète séduction jusque dans tout cet éveil de la pitié et cet appel à l'aide : notre « chemin propre » est justement une chose trop dure et trop exigeante, et trop éloignée de l'amour et de la reconnaissance d'autrui, – nous ne sommes vraiment pas mécontents de lui échapper, à lui et à notre conscience la plus personnelle, et nous prenons la fuite pour nous réfugier dans la conscience d'autrui, et dans l'agréable temple de la « religion de la pitié ».[21]

On comprend mieux pourquoi Nietzsche, juste avant d'évoquer ce plus grand danger qu'est la pitié, peut rappeler la phrase de Pindare qui servira de sous-titre à *Ecce Homo* : « *Que dis ta conscience ?* — ‹ Tu dois devenir celui que tu es ›. »[22]. Et non devenir un autre, et non se dérober à son but en répondant à l'appel des sirènes de la commisération et leur action dépersonnalisante. Or, pour se débarrasser de la pitié, de ce « mauvais goût », il faudrait « pendre à son cou l'amulette bénéfique du ‹ gai saber ›»[23] écrit Nietzsche, et si l'usage du vocabulaire de la magie nous rappelle que le danger est permanent, que sa présence est à conserver à l'esprit de façon continue, l'utilisation du lexique gustatif va nous interpeller en ce qu'il permet de dériver, comme nous le verrons précisément plus loin, vers le registre de la physiologie. De fait, les analyses du sentiment de puissance énoncées au début du *Gai savoir* renvoient bien à une question de goût :

> Cela dépend de la manière dont on est habitué à *épicer* sa vie ; c'est une question de goût que de préférer l'accroissement lent ou soudain, tranquille ou dangereux et audacieux de sa puissance, – on recherche toujours telle ou telle épice en fonction de son tempérament.[24]

---

21 *Le gai savoir* / *FW*, § 338.

22 *Le gai savoir* / *FW*, § 270.

23 *Par-delà bien et mal* / *JGB*, § 293.

24 *Le gai savoir* / *FW*, § 13.

Et il termine ainsi son paragraphe : « C'est chez ceux qui ont peu de fierté et n'ont pas la perspective de grandes conquêtes que la pitié est le sentiment le plus agréable. »[25] Et un peu plus avant dans ce même livre, les analyses concernant la pitié sont mises en relation avec la physiologie de manière tout à fait claire et font écho à ce nouvel aphorisme : « La pitié est essentiellement [...] une agréable excitation de la pulsion d'appropriation à la vue du plus faible : en quoi il faut encore tenir compte du fait que ‹ fort › et ‹ faible › sont des concepts relatifs. »[26]

Certes, et si « La compassion est l'abîme le plus profond : aussi loin que l'homme plonge son regard dans la vie, aussi loin plonge-t-il son regard dans la souffrance. »[27] Elle pourrait bien être repensée dans un processus de dépassement que Nietzsche affectionne au point de prendre « en commisération même leur pitié »[28], et où la froideur hivernale de la connaissance pourrait bien être un masque « Pour que personne ne puisse voir jusqu'au fond de moi, ni voir ma volonté ultime »[29] – volonté ultime qui pourrait bien être une nouvelle « pitié supérieure » détenue par « tout homme conscient de détenir des forces *formatrices* et une conscience d'artiste »[30], une pitié pour la pitié, une compassion qui ne répugnera pas à faire souffrir si l'enjeu en vaut la peine, si la guérison est envisageable, comme le chirurgien n'hésitera pas à manier le scalpel pour guérir son patient.

Ainsi, la brutalité de la formulation de cette méthode thérapeutique ne saurait-elle masquer la finesse des enjeux[31], notamment concernant la nécessité de l'étude de l'ensemble des comportements humains afin de savoir où la pitié se niche, où la décadence fait des ravages, et ce jusque dans les plus petites choses de la vie. C'est ici que les fonctions organiques entrent en

25 *Le gai savoir* / *FW*, § 13.

26 *Le gai savoir* / *FW*, § 118.

27 *Ainsi parlait Zarathoustra*, trad. Georges-Arthur Goldschmidt, Paris, Le Livre de Poche, 1983 / *Za* III, « Vom Gesicht und Räthsel », § 1.

28 *Ainsi parlait Zarathoustra* / *Za* III, « Auf dem Oelberge ».

29 *Ainsi parlait Zarathoustra* / *Za* III, « Auf dem Oelberge ».

30 *Par-delà bien et mal* / *JGB*, § 225.

31 Nietzsche met son lecteur en garde : « (pour le dire grossièrement, comme je l'ai indiqué : ce qui n'exprime pas le moins du monde le souhait d'être entendu grossièrement, compris grossièrement...) » *La généalogie de la morale* / *GM* III, § 16.

jeu, qui nous apparaissent comme des modes particularisés d'action de la volonté de puissance. Celle-ci se décline en diverses fonctions qui constituent les individus et dont l'étude permet au *médecin* philosophe d'établir un diagnostic et partant, éventuellement, une thérapeutique.

II Les fonctions organiques

À l'époque du *Gai savoir*, Nietzsche s'intéresse de façon appuyée à la physiologie à travers notamment la lecture de Roux.[32] Néanmoins, il n'est nullement question pour Nietzsche de devenir physiologiste au sens strict et comme le rappelle Patrick Wotling,

> la question des sources n'est cependant pas essentielle. On ne peut dégager le sens de ces textes « physiologistes » qu'après avoir apporté une réponse à la question de leur statut. C'est pourquoi c'est une erreur que de vouloir absolument interpréter ce parallélisme, certes frappant, en termes d'influence sur la pensée de Nietzsche. Il ne cesse du reste de souligner les limites des sciences physiologiques et médicales, ce qui ne l'empêche pas d'utiliser leur terminologie.[33]

Aussi, il s'agira ici de considérer l'usage des termes physiologiques en lien avec la méthode nietzschéenne consistant à prendre « le corps pour fil conducteur »[34], c'est-à-dire non pas d'étudier le corps au sens strict, ce qui est le rôle des physiologistes de métier, mais bien de considérer que nous ne sommes que corps[35] et que comme tels, nos comportements vont fonctionner selon le même régime. En effet, si l'on considère l'âme comme structurellement séparée du corps, alors celle-ci aurait son régime propre qu'il s'agirait d'élucider, ce qui est finalement la voie qu'a prise la philosophie « jusqu'à

---

32 Wolfgang Müller-Lauter a rendu compte de cette lecture dans son *Nietzsche, Physiologie de la volonté de puissance*, trad. Jeanne Champeaux, Paris, Allia, 1998, plus particulièrement pp. 111–164.

33 Patrick Wotling *Nietzsche et le problème de la civilisation*, Paris, PUF, 1998, p. 86.

34 *Fragments posthumes* XI / *KSA* 11, 40 [15].

35 « Je suis corps de part en part, et rien hors cela ; et l'âme n'est qu'un mot pour quelque chose qui appartient au corps. » *Ainsi parlait Zarathoustra*, « Des contempteurs du corps » / *Za*, « Von den Verächtern des Leibes ».

présent »[36]. En revanche, si l'on considère que l'homme est corps de part en part et que l'âme n'est qu'une partie du corps, alors les modes de fonctionnement de l'âme ne devraient pas être différents de ceux du corps puisqu'ils sont identifiables. De ce fait, la psychologie consistera désormais à considérer les sentiments et les comportements non à l'aide de fonctions spécifiques à l'âme, comme au premier chef l'intellect, la conscience ou la raison, soit toutes les fonctions particulièrement valorisées par la science, celle-ci n'étant qu'un aspect très récent de l'activité humaine, mais à l'aide de fonctions dites organiques, qui, étant donné le postulat selon lequel l'âme et le corps ne sont pas deux substances séparées, fonctionnent selon le même régime tant pour la psyché que pour le corps. Ainsi, les fonctions organiques mises au jour par la physiologie devraient-elles pouvoir servir de modèles, de matrices d'interprétation permettant de mieux cerner tel ou tel comportement, et partant permettre d'établir un diagnostic quant à la volonté de puissance ou la complexion pulsionnelle liée à ces comportements. Le médecin de la culture se devra alors d'être à la fois physiologiste et psychologue, et toutes ses observations pourront être lues à la lumière de cette grille d'analyse inédite, poussant ainsi sa ligne directrice jusqu'aux plus extrêmes conséquences. Si le monde est volonté de puissance, si nous sommes des volontés de puissance, alors ces fonctions organiques devraient pouvoir se repérer jusque dans les strates les plus subtiles de la réalité.

Dans un texte posthume de 1881 dont on retrouve des traces dans le paragraphe 36 de *Par-delà bien et mal*, Nietzsche établit un parallèle entre les fonctions organiques et certains types de comportement et de sentiment. Le cahier dont est issu ce texte est d'autant plus important qu'il n'a pas réellement servi à la rédaction du *Gai savoir*, Nietzsche s'étant alors concentré sur la composition du *Zarathoustra* pour ne revenir qu'en 1886 sur ces idées. Les éditeurs notent à ce sujet : « Le contenu du M III 1 ne fut utilisé que rarement et parcimonieusement par N. pour ses ouvrages publiés (d'abord pour *Le gai savoir*, puis pour *Par-delà bien et mal*), en sorte que beaucoup est demeuré à l'état de fragment posthume. »[37] Et ils ajoutent plus

36 *Par-delà bien et mal / JGB*, « Vorrede ».

37 Cf. « Les manuscrits de Nietzsche », in *Le gai savoir, Œuvres philosophiques complètes*, Paris, Gallimard, 1982, p. 595.

loin : « Il y aurait encore à signaler que très vraisemblablement N. tint ce cahier à jour jusqu'au cœur de l'hiver 1888, comme en fait foi la mention 11 [141] dans *Ecce Homo* §1 du chap. *Ainsi parlait Zarathoustra.* »[38] Un cahier au statut particulier où nous en sommes réduits aux conjectures pour ce qui est de savoir pourquoi il est si peu utilisé bien que souvent mis à jour et par conséquent souvent consulté par son auteur. La question est d'autant plus épineuse que c'est un des rares textes dans lequel Nietzsche évoque de manière détaillée les « fonctions organiques » qui apparaîtront au paragraphe 36 de *Par-delà bien et mal*[39], bien que les termes utilisés ne se recoupent pas totalement et qu'une sixième fonction apparaisse dans le texte posthume. Si elles sont repérables dans d'autres textes, c'est souvent séparément et rarement sous cette forme explicite. Voici ce qu'il écrit :

> Un h<omme> fort et libre éprouve à l'égard de toutes les autres choses les *qualités* de l'ORGANISME :
> 1) La régulation de soi : sous forme de la *crainte* de toutes irruptions étrangères, dans la *haine* pour l'ennemi, dans la mesure, etc.
> 2) Compensation surabondante : sous les formes de l'*avidité*, de l'envie de s'approprier, de la convoitise de puissance
> 3) Assimilation à soi-même : sous forme de louange, de blâme, de la dépendance des autres à l'égard de soi-même ; avec en plus de la simulation, la ruse, le fait d'apprendre, de s'accoutumer, de commander, de s'incorporer des jugements et des expériences
> 4) Sécrétion et excrétion : sous la forme du dégoût, du mépris pour les qualités qui ont *cessé* de lui être utiles ; le désir de communiquer ce qu'il a en excédent, la bienveillance
> 5) Force métabolique : vénérer, admirer, se rendre dépendant, s'intégrer, temporairement renoncer presque à exercer les autres qualités organiques, se transformer en « organe », savoir servir
> 6) Régénération : sous les formes de l'impulsion sexuelle, de l'impulsion pédagogique, doctrinale[40]

38 « Les manuscrits de Nietzsche », in *Le gai savoir, Œuvres philosophiques complètes*, Paris, Gallimard, 1982, p. 596.

39 *Par-delà bien et mal* / *JGB*, § 36.

40 *Fragments posthumes du Gai savoir* / *KSA* 9, 11 [182].

On observe quelques différences avec le paragraphe 36 de *Par-delà bien et mal*[41] : la compensation surabondante et la régénération disparaissent, la sécrétion et l'excrétion sont remplacées par la seule excrétion, la nutrition apparaît et les termes utilisés pour évoquer le métabolisme ne sont pas les mêmes[42], mais il s'agit bien dans les deux cas des « fonctions organiques ».

La première, la régulation de soi, peut être prise en exemple. La crainte et la haine évoquent des comportements de repli, de fermeture à l'extérieur vécu comme potentiellement dangereux. C'est par exemple la membrane plasmique de la cellule qui ne se laisse plus pénétrer par les éléments du milieu extérieur lorsque celui-ci se fait plus menaçant. Ensuite, il pourra toujours s'agir d'explorer, mais en premier lieu le retrait et la prudence sont de rigueur. Cette crainte est liée à l'ennemi, c'est-à-dire à celui retenant l'autre d'être lui-même, à celui cherchant à le posséder, à le transformer de façon à ce qu'il devienne sa possession, en un mot celui qui tente de l'assimiler à lui-même. Bref, l'ennemi est d'abord celui qui empêche de devenir ce que l'on est, soit, dans le cas qui occupera beaucoup Nietzsche, essentiellement la pitié.[43] Mais en premier lieu seulement, puisqu'ensuite, il s'agira de se servir de l'ennemi, et au contraire, ce sera dans la résistance que l'on pourra s'éprouver, développer toutes ses capacités, faire vivre cette multiplicité que nous sommes, ce qui va dans le sens de la « pitié supérieure »[44] mentionnée plus haut. Quant à la mesure, c'est l'harmonie contre les dissonances, l'équilibre *versus* l'hypertrophie, nous y reviendrons.

L'autorégulation a ainsi un statut particulier par rapport aux autres fonctions organiques, notamment en ce qu'elle est nécessaire au bon fonc-

41 *Par-delà bien et mal* / *JGB*, § 36.

42 *Stoffwechsel* dans *JGB* 36 et *metabolische Kraft* dans le *fragment posthume du Gai savoir* / *KSA* 9, 11 [182].

43 Et la compassion est sans doute le plus grand risque du philosophe en ce qu'elle aimerait continuer de s'assimiler celui-ci. En effet, si elle est bien « l'abîme le plus profond » (*Ainsi parlait Zarathoustra* / *Za* III « Vom Gesicht und Räthsel », § 1), comme nous l'avons vu, il faut conserver à l'esprit cet aphorisme que l'on peut lire en parallèle : « Que celui qui lutte avec des monstres veille à ce que cela ne le transforme pas en monstre. Et si tu regardes longtemps au fond d'un abîme, l'abîme aussi regarde au fond de toi. » (*Par-delà bien et mal* / *JGB*, § 146).

44 *Par-delà bien et mal* / *JGB*, § 225.

tionnement des autres fonctions. C'est elle qui confère une certaine unité : « Autorégulation, qui *présuppose* donc la faculté d'une maîtrise exercée sur un être collectif, ce qui voudrait dire que le développement de l'organique *n'est pas* directement lié à la nutrition mais au pouvoir de commander et de contrôler : la nutrition est *seulement* un résultat. »[45] L'autorégulation apparaît bien comme la fonction la plus intimement liée à la volonté de puissance ici.

Nietzsche va plus loin en estimant que les fonctions classiquement considérées comme séparées du corps relèvent en fait de ces fonctions organiques. Il précise en effet : « et au service des pulsions un appareil d'autorégulation (intellect) »[46]. Or, « L'autorégulation ne s'acquiert pas d'un seul coup. En effet, dans sa totalité, l'homme est un être qui périt nécessairement pour ne l'avoir encore acquise. Nous mourons tous trop jeunes du fait de mille fautes que nous commettons, de mille ignorances où nous sommes relativement à la *praxis.* »[47] Ce sera bien alors le rôle du médecin de la culture, du philosophe, que de s'occuper de prendre soin d'un tel appareil d'autorégulation au niveau de l'espèce, et plus particulièrement de l'avenir de celle-ci. L'homme n'est pas un type fixé, précise Nietzsche[48], alors que d'autres organismes plus rudimentaires disposent d'un appareil d'autorégulation plus fiable :

> Etonnant : ce dont l'homme est le plus fier, la « régulation » de soi-même par la raison, est également effectuée par les plus bas organismes, et mieux et avec plus de sûreté ! L'agir, tendant à des fins, n'est en fait que la moindre partie de notre « régulation » de nous-même : si l'humanité agissait réellement selon sa raison, c'est-à-dire selon ce qui fonde son *intention* et son *savoir*, elle aurait péri depuis longtemps. La raison est un organe auxiliaire se développant avec lenteur, lequel durant d'énormes intervalles de temps, n'ayant eu, fort heureusement, que *peu* de forces pour déterminer l'homme, travaille *au service* des impulsions organiques, et s'émancipe lentement *jusqu'à l'égalité des droits* avec elles – en sorte que la raison (intention et savoir) lutte avec les impulsions, en tant qu'une propre impulsion nouvelle – pour ne parvenir que fort tard à la *prépondérance.*[49]

45 *Fragments posthumes* X / *KSA* 11, 26 [272].

46 *Fragments posthumes* X / *KSA* 11, 25 [179].

47 *Fragments posthumes du Gai savoir* / *KSA* 9, 11 [130].

48 *Par-delà bien et mal* / *JGB*, § 62.

49 *Fragments posthumes du Gai savoir* / *KSA* 9, 11 [243].

Cela rend par ailleurs l'homme « plus intéressant »[50] notamment en ce que l'avenir reste riche de possibilités et par conséquent de « tentatives »[51] pour le philosophe dont la tâche est l'élevage d'un nouveau type d'homme.

Autre point à noter : « les pulsions morales sont l'histoire de l'autorégulation »[52], c'est-à-dire que les diverses valeurs qui ont fonctionné jusqu'à présent comme des instances régulatrices de nos comportements proviennent de cette autorégulation interne. Aussi, ce dont nous tirons fierté, nous humains, à savoir la raison, l'âme ou l'intellect conçus comme substances simples, seraient *in fine* les produits d'un processus de construction et proviendraient de volontés de puissance relativement efficaces. Ce processus parviendrait au terme d'une longue période à l'élaboration d'un nouvel appareil de régulation de soi, l'intellect[53], ce dernier ne devant en aucun cas se prendre ni pour un donné, ni pour le « couronnement de la création »[54] comme il l'a été jusqu'à présent. Car c'est le corps dans son entier qui importe en tant que complexion pulsionnelle multiple aux directions variées, les pulsions étant dotées de puissance, c'est-à-dire à la fois de capacité d'agir et de sûreté d'action. Le rôle du médecin philosophe sera ainsi d'attribuer leur juste fonction aux organes traditionnellement valorisés par la psychologie, ceux-ci devant se contenter d'être des *organes* de supervision, d'orientation, de direction ou de vérification :

> Par principe, les fonctions animales sont en effet des millions de fois plus importantes que tous les beaux états et sommets de la conscience : ces derniers constituent un surcroît, dans la mesure où ils n'ont pas à être des instruments de ces fonctions animales.
>
> La totalité de la vie *consciente*, l'esprit y compris l'âme, le cœur, la bonté, la vertu : au service de quoi tout ceci travaille-t-il ? À celui du meilleur perfectionnement

50 *L'Antéchrist* / *AC*, § 14.

51 *Par-delà bien et mal* / *JGB*, § 42.

52 *Fragments posthumes* IX / *KSA* 10, 24 [36], traduction modifiée.

53 « et au service des pulsions un appareil d'autorégulation (intellect) » *Fragments posthumes* X / *KSA* 11, 25 [179].

54 *L'Antéchrist* / *AC*, § 14. Nous avons vu que ce texte précisait la position dérivée de l'intellect, qui prend son origine dans la ruse, elle-même directement liée à la fonction organique d'« assimilation à soi » comme le stipule le *Fragment posthume du Gai savoir* / *KSA* 9, 11 [182].

> possible des moyens (de nutrition – d'intensification) des fonctions animales fondamentales : avant tout au service de *l'intensification de la vie.*
> Tout dépend indiciblement davantage de ce que l'on nommait « corps » et « chair » : le reste n'est que petit accessoire. Développer toute la chaîne de la vie de telle sorte qu'*elle devienne de plus en plus puissante* – voilà la tâche. Mais que l'on considère seulement la façon dont le cœur, l'âme, la vertu conspirent formellement à *pervertir* cette tâche principielle : comme s'ils étaient *eux-mêmes* les buts…[55]

Ce sont donc bien des *organes* que ces fonctions psychologiques et non plus des « instances »[56] en vue desquelles il faudrait tout sacrifier – et notamment la vie pulsionnelle. La critique du rejet de la sensualité dans *L'Antéchrist*[57] prend alors tout son sens et c'est la notion d'*homo natura* qu'il s'agit désormais d'envisager.

III *Homo natura*

Avec la formule « retraduire l'homme en nature »[58], Nietzsche joue à la fois sur la métaphore philologique de la traduction et sur la métaphore physiologique du corps liée à la nature et à la cruauté. Cette dernière s'oppose à la compassion et le rôle du médecin philosophe consistera d'une part à établir un diagnostic, c'est-à-dire à connaître la maladie et lui donner un nom, à savoir la pitié, et d'autre part à être en mesure de proposer une thérapeutique. Or, le convalescent, l'humain guéri ne saurait être le même que celui qu'il était auparavant, la maladie l'aura métamorphosé, ce qui signifie en premier lieu qu'il ne s'agit nullement d'un quelconque « retour à la nature » chez Nietzsche. Il n'y a pas un caractère naturel princeps, bon en lui-même, qu'il

55 *Fragments posthumes* XIII / *KSA* 13, 11 [83], traduction modifiée.

56 Cf. *Fragments posthumes* XIII / *KSA* 13, 11 [145] : « *Rôle de la conscience.* […] On tient habituellement la *conscience* même pour un *sensorium* global, pour une instance suprême : cependant elle n'est qu'un *moyen de la communicabilité* […]. C'est *non pas* la direction, mais un *organe de direction* ».

57 Le christianisme fait « mépriser le corps, il rejette l'hygiène comme sensualité, l'Église se défend même contre la propreté […]. Ce qui est chrétien, c'est la haine contre les *sens*, contre les joies des sens, contre la joie tout court… » *L'Antéchrist* / *AC*, § 21.

58 *Par-delà bien et mal* / *JGB*, § 230.

conviendrait de retrouver une fois débarrassé de la maladie. Il ne s'agit pas par conséquent de *renouer* avec un *homo natura* à jamais perdu, de redevenir une brute, hermétique aux effets civilisateurs des millénaires qui nous ont précédés. Mais en second lieu, il s'agira alors de ne pas se dissimuler la cruauté inhérente à la plupart de nos comportements et de nos actes, en considérant qu'il est possible de penser par degrés[59] et que la « *croyance aux oppositions de valeurs* »[60] n'est pas inévitable. En d'autres termes, un comportement relevant apparemment de la compassion pourrait bien prendre ses origines dans une certaine forme de cruauté. De ce fait, le rôle du médecin sera à la fois de saisir les liens qu'entretiennent la cruauté et la pitié et de faire en sorte que l'homme assume son caractère naturel, c'est-à-dire sa cruauté : que l'humain à venir soit riche de contradictions est une chose, prôner l'amour du prochain et « sus à l'ennemi ! » tout ensemble en prétendant être cohérent en est une autre où l'art des nuances n'est plus de mise.[61] Deux points sont à souligner ici : *primo*, si la cruauté est reconnue, elle pourrait être utilisée à meilleur escient que la façon dont elle a été utilisée jusqu'à présent, notamment via le processus de spiritualisation[62] ; *secundo*, on aura alors affaire à un homme nouveau dont on peut commencer à entrevoir les possibilités de développement à travers un fonctionnement optimal des fonctions organiques. Or, Nietzsche donne un exemple de ce type de

59 « Il est *plus aisé* de penser des contraires que des degrés. » *Fragments posthumes du Gai savoir* / *KSA* 9, 11 [115].

60 *Par-delà bien et mal* / *JGB*, § 2.

61 Les analyses concernant la « spiritualisation de l'*hostilité* » permettent d'éclairer ce point : là où l'Église cherchait à anéantir ses ennemis, les immoralistes voient leur avantage au fait d'avoir des adversaires, « On n'est *fécond* qu'à ce prix : être riche en oppositions. » *Crépuscule des idoles*, trad. Patrick Wotling, Paris, GF, 2005, « La morale comme contre-nature » / *GD*, « Moral als Widernatur », § 3. Les oppositions doivent être intégrées dans le processus de spiritualisation, ce qui n'implique pas d'opter pour des comportements contradictoires. Et si la régulation de soi consiste aussi dans la « *haine* pour l'ennemi » (*Fragments posthumes du Gai savoir* / *KSA* 9, 11 [182]), cela présuppose justement d'avoir un ennemi.

62 Cf. la note précédente concernant *Crépuscule des idoles*, « La morale comme contre-nature » / *GD*, « Moral als Widernatur », § 3.

fonctionnement à travers le portrait qu'il brosse de lui-même dans *Ecce homo.*

Ainsi, dans « Pourquoi je suis si sage », se décrit-il comme l'opposé d'un décadent en ce qu'il choisit « instinctivement les *justes* remèdes »[63]. Il insiste alors sur sa santé, la décadence n'étant qu'un cas spécial, un détail chez lui. Puis il ajoute : « Cette énergie à s'isoler absolument, à se détacher absolument des conditions habituelles, la contrainte que je m'imposai pour ne plus me laisser soigner, servir et *médicamenter* (*beärzteln*) — voilà qui trahit une absolue sûreté d'instinct quant à *ce qui*, alors, était nécessaire »[64]. Plusieurs choses ici sont à remarquer ici. Tout d'abord, on notera que la sûreté d'instinct[65] est la marque de la réussite, du passage dans la vie du *corps*, et par conséquent le signe que les fonctions organiques sont à l'œuvre, qu'elles ne sont pas entravées par une maladie. En outre, le refus du médecin rappelle le texte d'*Aurore* cité plus haut.[66] Or, un tel refus semble bien lié à la régulation de soi en ce que « toutes irruptions étrangères » seront soigneusement évitées. Et derrière le médecin, c'est le fait de s'en remettre à lui et à ses traitements plutôt qu'à soi qui importe ici, en ce que ces derniers sont un ajout de l'extérieur et où l'on peut déceler la pitié, celle dénoncée notamment dans *Le gai savoir*[67] comme entravant ce que l'on est, sa personnalité propre, que le décadent préférerait oublier. D'où la nécessité de l'isolement à laquelle Nietzsche invite avant de poursuivre : « Je me suis pris moi-même en main, je me suis rendu à moi-même la santé : la condition de cette réussite – tout physiologiste me l'accordera – c'est *d'être fondamentalement sain.* »[68]

63 *Ecce homo*, « Pourquoi je suis si sage », trad. Jean-Claude Hémery revue par Dorian Astor, Paris, Gallimard, 2012 / *EH*, « Warum ich so weise bin », § 2.

64 *Ecce homo*, « Pourquoi je suis si sage » / *EH*, « Warum ich so weise bin », § 2.

65 Voir par exemple ce texte posthume : « Le grand bon sens dans toute éducation morale fut toujours que l'on y cherchait à atteindre la *sûreté d'un instinct* : de sorte que ni la bonne intention, ni les bons moyens n'apparaissent en tant que tel à la conscience. L'homme devait apprendre à agir comme le soldat fait l'exercice. Et, de fait, cette inconscience est le propre de toute perfection : il n'est pas jusqu'au mathématicien qui ne manie inconsciemment ses combinaisons… » *Fragments posthumes* XIV / *KSA* 13, 14 [111].

66 *Aurore* / *M*, § 322.

67 *Le gai savoir* / *FW*, § 338.

68 *Ecce homo*, « Pourquoi je suis si sage » / *EH*, « Warum ich so weise bin », § 2.

La suite du paragraphe donne encore d'autres exemples : « Il n'a de goût que pour ce qui lui convient ; son plaisir, son envie, cessent là où la mesure de ce qui convient est franchie »[69], où l'on peut remarquer la notion de goût, qui montre un passage dans la vie du corps et par conséquent une assimilation à soi dans le fait de « s'incorporer des jugements et des expériences »[70], mais également l'autorégulation avec la notion de mesure. En effet, alors qu'il est question du besoin de croyance, le développement du bouddhisme et du christianisme est décrit comme relevant d'une « formidable *maladie de la volonté* » menant au fanatisme qui est « l'unique ‹ force de volonté › à laquelle puissent être amenés aussi les faibles et les incertains, en tant qu'il est une espèce d'hypnotisation de l'ensemble du système sensible-intellectuel au profit de l'alimentation surabondante (hypertrophie) d'une unique manière de voir et de sentir qui domine désormais »[71] : l'hypertrophie caractérise la maladie et contraste ici avec la mesure. On trouvait déjà dans la première édition du *Gai savoir* une mention de l'hypertrophie en rapport avec l'hypersensibilité à la douleur, caractérisée comme « détresse du temps présent »[72], texte dans lequel Nietzsche proposait une « recette » pour se défaire de la détresse mais par trop cruelle, à savoir la détresse elle-même. On retrouve le même type de schéma que la commisération pour la pitié dans sa version positive où c'est justement par commisération pour les hommes que l'on va les inviter à se défaire de la pitié, ce qui peut sembler cruel de prime abord, mais d'une cruauté que l'homme sain d'*Ecce Homo* vivra comme un stimulant. En établissant la généalogie de la compassion à partir de la cruauté[73], Nietzsche en vient à redéfinir la pitié positivement en assumant sa part sombre, et cette assomption lui permet de mettre au point les effets transformateurs de sa médecine, de sa philosophie. Il ne s'agit plus de demeurer aveugle aux événements, à leur origine, leur composition, leur valeur, mais bien de comprendre la réalité, notre réalité d'artistes, de

---

69 *Ecce homo*, « Pourquoi je suis si sage » / *EH*, « Warum ich so weise bin », § 2.

70 *Fragments posthumes du Gai savoir* / *KSA* 9, 11 [182]. Un tel passage se montre dans *Le gai savoir* / *FW*, § 132 : « Désormais, c'est notre goût qui condamne le christianisme, non plus nos raisons. »

71 *Le gai savoir* / *FW*, § 347.

72 *Le gai savoir* / *FW*, § 48.

73 Voir sur ce point *Par-delà bien et mal* / *JGB*, § 229.

créateurs, avec la dimension tragique comprise dans ces termes, en ce que les événements peuvent être perçus dans leur ambivalence même et dont le philosophe devra tenir compte en vue de « retraduire l'homme en nature »[74], dans l'efficience même de ses modes de fonctionnement. Et c'est le christianisme qui a fonctionné selon le mode de la démesure, de l'hypertrophie, en ce qu'il ne faisait pas confiance en l'homme et en ses possibilités régulatrices. Or, ces dernières pourraient faire l'objet d'une attention nouvelle à l'aide notamment du contrôle de l'intellect et de la raison, dont nous avons vu plus haut le rôle subordonné que Nietzsche leur assigne.[75]

Et Nietzsche de poursuivre : « Il invente des remèdes contre les lésions »[76]. Les lésions sont avant tout le fait de la pitié qui corrompt, le rôle du médecin philosophe sera bien de guérir, et partant d'inventer. La maladie est neuve, aussi elle nécessite un traitement nouveau. Or, ce traitement sera la philosophie même, la *régénération* invoquée ici impliquant les aspects sexuels, pédagogiques et doctrinaux.[77] Et la métaphore de la sexualité et de l'enfantement chez Nietzsche est étroitement liée au livre et par conséquent à l'enseignement, comme il est manifeste, toujours dans *Ecce homo*, à propos d'*Ainsi parlait Zarathoustra*.[78] Il mentionne notamment un changement de *goût* profond, « surtout en musique » précise-t-il, avant d'ajouter que tout le *Zarathoustra* présuppose « une véritable *renaissance*[79] de l'art d'*écouter* » ou d'invoquer le « phénix de la musique ». Il évoque ensuite l'accouchement et les dix-huit mois de gestation et les conditions physiologiques requises avec

74 *Par-delà bien et mal* / *JGB*, § 230.

75 Voir encore sur ce point : « il est manifeste que l'intellect n'est qu'un *instrument* ; mais entre les mains de qui ? Des passions à coup sûr. » *Fragments posthumes* XI / *KSA* 11, 40 [38].

76 *Ecce homo*, « Pourquoi je suis si sage » / *EH*, « Warum ich so weise bin », § 2.

77 Cf. *Fragments posthumes du Gai savoir* / *KSA* 9, 11 [182] : « 6) Régénération : sous les formes de l'impulsion sexuelle, de l'impulsion pédagogique, doctrinale ».

78 Nietzsche écrit lui-même, concernant cet aspect doctrinal : « Un jour ou l'autre, on aura besoin d'institutions dans lesquelles on vivra et enseignera comme je conçois qu'il faut vivre et enseigner : peut-être même créera-t-on des chaires spécialisées dans l'interprétation de *Zarathoustra*. » *Ecce homo*, « Pourquoi j'écris de si bons livres », / *EH* « Warum ich so gute Bücher schreibe », § 1.

79 Nous soulignons.

au premier chef la « *grande santé* » rappelant elle aussi la régénération.[80] Les exemples de cette veine abondent. Qu'il nous suffise ici de préciser que le langage lui-même n'est pas étranger à ce processus de régénération : « Le plus remarquable est le caractère involontaire de l'image, de la métaphore : l'on n'a plus aucune idée de ce qu'est une image, une métaphore, tout se présente comme l'expression la plus immédiate, la plus juste, la plus simple. »[81] Ce point n'est pas sans rappeler la sûreté d'instinct évoquée plus haut et paraît d'autant plus important qu'il mentionne plus loin « ce retour de la langue au naturel du langage imagé »[82], ce qui signifie que dans le processus même de traduction de l'homme en nature, la métaphore a sa place. Celle-ci, considérée comme un authentique procédé philosophique, se veut ici la meilleure manière d'enseigner, de transmettre, et par conséquent de guérir, de transformer, de créer. Et les métaphores physiologiques, médicales, philologiques et artistiques deviennent étroitement liées dans cette nouvelle méthode consistant à faire du corps le fil conducteur de la réflexion philosophique dont le texte d'*Ecce homo* fournit un exemple d'application parfaitement maîtrisée. En effet, non seulement il illustre par ses descriptions physiologiques une nouvelle interprétation de ce que peut être un homme, mais en outre, il précise sa méthode métaphorique dans un système de renvois multiples où il excelle à perdre son lecteur en écrivant de façon imagée sur les symboles d'un autre de ses textes. Le philosophe maîtrise la métaphore avec la sûreté d'un instinct, le *naturel* du langage imagé évoquant l'inconscience propre à une incorporation réussie.

Dernier point concernant ce passage : « il exploite à son avantage les hasards malencontreux : ce qui ne le tue pas le rend plus fort »[83]. Une telle « exploitation » semble bien relever de l'assimilation à soi, qui est la manifestation la plus évidente de la volonté de puissance. Quant à la formule très connue qui suit, Nietzsche entend par là l'intégration des fonctions

80 « une santé qu'il ne suffit pas de posséder, mais qu'il faut sans cesse conquérir et reconquérir puisqu'il faut sans cesse la mettre et la remettre en jeu. [...] une santé toujours renouvelée. » *Ecce homo*, « *Ainsi parlait Zarathoustra* » / *EH*, « *Also sprach Zarathustra* » § 2, le texte est une citation de *FW*, § 382.

81 *Ecce homo*, « Ainsi parlait Zarathoustra » / *EH*, « *Also sprach Zarathustra* », § 3.

82 *Ecce homo*, « *Ainsi parlait Zarathoustra* » / *EH*, « *Also sprach Zarathustra* » § 6.

83 *Ecce homo*, « Pourquoi je suis si sage » / *EH*, « Warum ich so weise bin », § 2.

organiques au sein d'une complexion pulsionnelle riche et saine, à l'inverse du décadent conçu comme « celui qui s'est écarté le plus dangereusement de ses instincts »[84] que nous évoquions au début de cette étude. Les fonctions organiques permettront au philosophe d'analyser finement la santé d'un organisme, d'un être humain, d'un peuple, d'une culture, jusqu'aux détails les plus apparemment anodins, d'où son désintérêt pour ces « questions qui n'en sont pas »[85], comme par exemple les problèmes d'ordre religieux, au profit de « la question de l'*alimentation* »[86] ou de « celle du *lieu* et du *climat* »[87].

Conclusion

Ces quelques remarques permettent de saisir l'importance des fonctions organiques, injustement délaissées par les commentateurs du fait qu'elles ne seraient qu'une reprise de Roux ou seulement la marque d'une certaine tendance positiviste chez Nietzsche. Si le philosophe se doit d'être le « médecin de la culture »[88], si son rôle est de guérir la civilisation moderne de sa principale maladie, la pitié, alors le rapport à la physiologie ne doit pas être négligé et ce jusque dans ses conséquences les plus ténues et les plus inattendues. Ainsi cet intérêt pour la physiologie est-il, si l'on suit la pensée hiérarchique qui constitue le projet nietzschéen, entièrement soumis à la philosophie. La physiologie est effectivement insérée dans le texte de Nietzsche en tant que métaphore privilégiée permettant de ne plus séparer l'âme du corps, comme il a été de rigueur dans l'histoire de la pensée jusqu'à présent, et non en tant que physiologie pure – suivre « le fil conducteur du corps »[89] n'étant pas à comprendre comme un postulat matérialiste quelconque. L'enjeu sera alors de « retraduire l'homme en nature »[90]. *Ecce homo*

84 *L'Antéchrist* / *AC*, § 14.

85 *Ecce homo*, « Pourquoi je suis si sagace » / *EH*, « Warum ich so klug bin », § 1.

86 *Ecce homo*, « Pourquoi je suis si sagace » / *EH*, « Warum ich so klug bin », § 1.

87 *Ecce homo*, « Pourquoi je suis si sagace » / *EH*, « Warum ich so klug bin », § 2.

88 *Fragments posthumes des Considérations inactuelles* I-II / *KSA* 7, 23 [15], traduction modifiée.

89 *Fragments posthumes* XI / *KSA* 11, 42 [3].

90 *Par-delà bien et mal* / *JGB*, § 230.

nous est apparu comme le texte privilégié de cette tentative de traduction de l'homme – Nietzsche en l'occurrence – en *homo natura*. En effet, ce livre montre la convergence de l'âme et du corps et relit la psychologie à la lumière d'une physiologie pensée dans les termes de la volonté de puissance conçue comme processus optimal, sûr de lui-même, d'interprétation. Et l'usage des métaphores constitue le mode opératoire favori du philosophe en ce que ledit usage est la volonté de puissance en action au sein même du texte. En outre, avec cette injonction à devenir ce que l'on est, Nietzsche s'interprète lui-même à l'aune de sa propre pensée, libérée des catégories de la métaphysique classique et enrichie d'une nouvelle grille de lecture des comportements humains – à savoir les fonctions organiques, largement observables dans le travail des corps –, qui lui permet de développer un nouveau type de philosophie dont le lecteur est invité à suivre les développements jusque dans leurs moindres détails afin d'en éprouver la pleine effectivité.

La physiopsychologie de Nietzsche : le diagnostic et l'élévation de la culture

Wilson Frezzatti

Human productions, according to Nietzsche, are physiological expressions, that is to say, expressions of a multiplicity of drives in struggle for expansion of power. He develops a diagnosis of the culture and indicates which manifestations have a healthy character and which of them are sick. Nietzsche seeks not only to diagnose the human condition but also to point out those configurations considered morbid a therapy, that is, a philosophy opposed to that produced by sick organisms. He assumes the role of physician inasmuch as he is concerned with a remedy, with a counter-ideal, with an adversary of the civilization understood as domestication of the human drives.

Introduction

La figure du médecin se fait présente dans la quasi-totalité de l'œuvre de Nietzsche, aussi bien dans les textes publiés que dans les fragments posthumes. Sa présence va de simples analogies jusqu'à un rôle prépondérant dans les propositions pour une nouvelle philosophie et pour le dépassement de la pensée établie, faisant ainsi de lui un personnage conceptuel. Nous donnerons ici un relief particulier au médecin associé à la physio-psychologie nietzschéenne, laquelle, suivant *Par-delà bien et mal* § 23, constitue la morphologie et la doctrine du développement de la volonté de puissance (*Morphologie und Entwicklungslehre des Willens zur Macht*). Il s'agit d'un médecin qui, au-delà du diagnostic de la décadence, préconise aussi de surpasser cet état morbide. Dans le contexte de cette perspective, nous avançons que Nietzsche conçoit un cycle culturel que nous nommerons « cycle vital de la culture ». Dans sa recherche sur les cultures de son époque ou antérieures, comme celle de la Grèce antique, le philosophe allemand s'occupe d'identifier si la culture en question est en élévation ou en décadence.

I

Les analogies avec le rôle et l'action du médecin sont communes dans les textes nietzschéens. Dans un fragment posthume de 1875, nous trouvons la comparaison suivante : « Nos philologues ressemblent à de vrais éducateurs tout comme les guérisseurs des peuples sauvages ressemblent à de vrais médecins »[1]. Dans *Aurore,* la comparaison se fait avec la compassion : « Quelle que soit la part que nous prenions à l'affliction d'un malheureux : en sa présence nous jouons toujours un peu la comédie, nous taisons un grand nombre de choses que nous pensons, avec la circonspection du médecin au chevet d'un grand malade »[2]. Un autre exemple : « Il faut s'éloigner des phénomènes moraux de la même façon que le médecin se tient à distance de la croyance aux sorcières et de ‹ la doctrine de la griffe du diable › »[3].

Dès ses premiers textes, Nietzsche propose la nécessité d'un médecin de la culture, en opposition au médecin des âmes de la tradition stoïque ou épicurienne[4]. Le philosophe allemand, dans *Schopenhauer éducateur* § 6, demande qui serait, à son époque, suffisamment médecin pour reconnaître que le dévouement aveugle de la jeunesse aux sciences ne peut venir de la prétendue pulsion de vérité (*Trieb zur Wahrheit*), car une pulsion ne pourrait viser une chose pure, sans conséquence, comme c'est le cas de la connaissance. Une enquête doit être effectuée sur l'érudit (*Gelehrte*) : il est un amalgame de pulsions et stimulations très variées.[5] En conséquence de ce

1 *Fragments posthumes des Considérations inactuelles* III-IV / *KSA* 8, 5 [160] (notre traduction).

2 *Aurore*, trad. Julien Hervier, Paris, Gallimard, 1997 / *M*, § 383. Le titre de l'aphorisme est le suivant : « La comédie de la pitié ».

3 *Fragments posthumes* X / *KSA* 11, 26 [23] (notre traduction).

4 Ces médecins sont considérés par Nietzsche comme des charlatans. Cf., par exemple, *Fragments posthumes des Considérations inactuelles* I-II / *KSA* 7, 31 [8] et *Humain, trop humain I*, trad. Robert Rovini, rev. Marc Buhot de Launay, Paris, Gallimard, 1988 / *MA* I, § 306.

5 Nietzsche énumère treize de ces pulsions et stimulations, chacune d'elles constituée d'un agglomérat de caractéristiques : la curiosité forte et la pulsion de la contradiction ; le regard sagace pour les choses proches et la myopie pour le lointain ; le prosaïsme ; l'aridité de sentiments : l'absence de perception de l'excès de souffrance causée par l'excès de connaissance ; la modestie ; la fidélité aux maîtres ; la spécialisation comme habitude de

mélange, nous avons un serviteur infécond de la vérité pure et, pis encore, haineux de ce qui est fécond, c'est-à-dire du génie. Cet érudit veut palper, disséquer et tuer le génie. Les époques profondément malades et apathiques voient en l'érudit un homme supérieur. C'est le cas de l'époque de Nietzsche, qui ne sait pas distinguer ce qu'est la culture (*Kultur*) et était aussi marquée d'un fort antagonisme entre l'État et la Culture. L'État ne patronne que l'instruction (*Unterricht*) et la formation (*Bildung*) qui visent seulement au profit. En outre, l'apathie et la confusion de ces temps, sous l'influence du christianisme[6], empêchent que les meilleurs soient capables de faire la discipline et d'être guides d'autres personnes. Nietzsche en appelle à un médecin qui soit un véritable philosophe et éducateur (*Erzieher*) moral[7] : « où sont les médecins de l'humanité moderne, assez bien portants et assez solides sur leurs jambes pour pouvoir soutenir quelqu'un d'autre et le conduire par la main ? »[8]. C'est dans cette quête que Nietzsche dit rencontrer

---

toujours faire la même chose ; la fuite de l'ennui ; la recherche d'un gagne-pain ; le respect des collègues et la peur de leur réprobation ; la vanité ; la pulsion du hasard ; la pulsion de la justice (cf. *Considérations inactuelles*, « Schopenhauer éducateur » / *UB*, « SE », § 6).

6 Jointe à l'insensibilité et à la répugnance pour le naturel, se définit une attraction pour le naturel comme recherche d'un point d'appui. En conséquence, il règne une confusion dans l'âme moderne qui la condamne à être stérile et sans joie (cf. *Considérations inactuelles*, « Schopenhauer éducateur » / *UB*, « SE », § 2).

7 Nietzsche associe diverses figures à celle du médecin. À des moments distincts de son œuvre, le médecin apparaît comme : philosophe, éducateur, artiste, religieux, philologue, historien et physio-psychologue. Par exemple : « Zarathoustra 3. La grande *consécration* du nouvel être-médecin-prêtre-maître (*Arzt-Priester-Lehrer-Wesen*), qui précède le surhumain (*Übermensch*) » (*Fragments posthumes* X / *KSA* 11, 26 [223]) (notre traduction). Dans *Opinions et sentences mêlées* § 180, Nietzsche conte une vision qui croit lever un coin du voile du futur : « un renouveau, une floraison et un épanouissement plus complets de l'idéal du maître, dans lequel viennent se fondre le prêtre, l'artiste et le médecin, le savant et le sage, tout comme leurs vertus individuelles viendraient nécessairement à se manifester en vertu collective » (*Opinions et sentences mêlées*, trad. Robert Rovini, rev. Marc Buhot de Launay, Paris, Gallimard, 1997 / VM, § 180).

8 *Considérations inactuelles*, « Schopenhauer éducateur » / *UB*, « SE », § 2 (notre traduction). Le médecin, vu comme quelqu'un de sain placé au dessus des malades, et donc capable de les guérir, ne peut être accepté dans le contexte théorique de *La généalogie de la morale*. Cela ne fait pas partie de la tâche des hommes sains d'être médecin des mala-

Schopenhauer, le modèle de maître de soi-même, celui qui unit pensée et vie. Il n'est pas un médecin recherchant l'ataraxie ni l'*épochè*.

Dans ce contexte, « le philosophe comme médecin de la culture (*Artz der Cultur*) »[9] doit s'élever contre la prédominance de l'érudition, doit réprimer les effets barbares de la pulsion du savoir (*Wissenstrieb*), c'est-à-dire la destruction du style, et doit préparer le surgissement du génie.[10] En tous lieux, pour le philosophe allemand, on observe les symptômes de l'atrophie de la formation et un complet laissez faire des sciences : le recul de la religion ; l'empressement ; les luttes nationales ; dans les classes cultivées (*gebildeten Ständen*), la suprématie de l'argent et le manque d'amour et de

des. Les hommes sains sont impliqués dans le futur de l'homme et ne peuvent être victimes du grand dégoût de l'homme et de la grande compassion envers l'homme. Ils doivent être porteurs du *pathos* de la distance. Les médecins des malades doivent être eux aussi malades : c'est le sens du prêtre ascétique. Pour dominer ceux qui souffrent et les soulager, ce médecin doit d'abord meurtrir : il empoisonne la plaie, empirant ainsi la maladie ; c'est-à-dire que le prêtre ascétique dévie la direction du ressentiment, le propre malade devenant coupable de sa douleur (mauvaise conscience). Cependant nous n'avons, ici, ni une véritable cure ni un véritable médecin, car nous n'avons qu'un anesthésiant (cf. *La généalogie de la morale* / *GM* III, §§ 14–15 et 17). Dans le *Crépuscule des idoles*, « Le problème de Socrate », Socrate est également un pseudo-médecin. Il paraissait être un médecin, un sauveur et croyait sortir de la décadence l'affrontant par la rationalité et la conscience qui résistaient aux instincts (cf. *Crépuscule des idoles*, « Le problème de Socrate », trad. Jean-Claude Hémery, Paris, Gallimard, 1996 / *GD*, « Das Problem des Sokrates », § 11). Selon Nietzsche le philosophe grec, en mourant, se savait malade, car il rappelle à Criton de sacrifier un coq à Asclépios : « Socrate n'est pas un médecin, s'est-il murmuré à lui-même : la mort seule est médecin… Socrate, lui, n'a fait qu'être longtemps malade… » (*Crépuscule des idoles*, « Le problème de Socrate » / *GD*, « Das Problem des Sokrates », § 12).

9 *Fragments posthumes des Considérations inactuelles I-II* / *KSA* 7, 23 [15] (notre traduction). Afin de montrer que la préoccupation du médecin nietzschéen vise plus la culture que l'individu, nous présentons le fragment posthume 3 [1] 159 de l'été-automne 1882 : « La folie (*Irrsinn*) est rare chez les individus – mais elle est la *règle* chez les groupes, les partis, les peuples, les époques : – et c'est pourquoi les historiens n'ont pas jusqu'à présent parlé de la folie. Mais à un moment donné, les médecins commenceront à écrire de l'histoire » (*Fragments posthumes IX* / *KSA* 10, 3 [1] 159).

10 Cf. *Fragments posthumes des Considérations inactuelles I-II* / *KSA* 7, 23 [14].

magnanimité ; l'art et la science au service de la barbarie (l'absence de style) ; etc. Les érudits entravent le travail des médecins et nient l'existence de la maladie.[11] La culture, selon le jeune Nietzsche, ne peut surgir que de la signification centrale d'une forme d'art ou d'une œuvre d'art. La tâche de la philosophie consiste à préparer la considération du monde (*Weltbetrachtung*) portée par cette œuvre. L'État devrait assumer cette responsabilité de la même manière, comme le croit Nietzsche, que l'antique État aristocratique grec. Il doit harmoniser le développement des diverses forces existantes avec le développement du peu de forces nécessaires aux objectifs du propre État.[12] L'État culturel (*Kulturstaat*) doit interdire que les forts se détruisent entre eux, les unissant dans un but commun. Ce but, difficile et artificiel, dégénère très facilement et le travail du médecin est alors de préserver l'harmonie. Le médecin de la culture, au moyen de la philosophie, doit allier ces forces, éviter que la philosophie se détruise elle-même et, avec elle, la culture et le bonheur.

Tout comme Schopenhauer, ces philosophes-médecins doivent être philosophes pour eux-mêmes et, à l'opposé de l'apollinien « Connais-toi toi-même », Nietzsche exhorte « Médecin, guéris-toi toi-même »[13]. Cette guérison, entre autres attitudes, exige de connaître la souffrance pour pouvoir l'atténuer et d'éviter la compassion qui redouble la souffrance.[14] À l'opposé de

---

11 Cf. *Fragments posthumes des Considérations inactuelles I-II* / *KSA* 7, 29 [222].

12 Cf. *Fragments posthumes des Considérations inactuelles I-II* / *KSA* 7, 23 [14].

13 *Fragments posthumes des Considérations inactuelles I-II* / *KSA* 7, 29 [213] (notre traduction). Cette posture, par la suite, sera une caractéristique importante de la grande santé. Dans *Ainsi parlait Zarathoustra*, dans le discours « De la vertu qui donne », nous relevons, aussi, une exhortation au souci de soi : « Médecin, aide-toi toi-même, ainsi tu aideras aussi ton malade. Que ce soit ta meilleure aide, qu'il voie de ses propres yeux celui qui se guérit lui-même » (*Ainsi parlait Zarathoustra*, « De la vertu qui prodigue » / *Za*, « Von der schenkenden Tugend », § 2) (notre traduction). Cette exhortation paraphrase Luc 4, 23, l'évangéliste médecin compagnon de Paul.

14 Cf. *Fragments posthumes d'Aurore* / *KSA* 9, 2 [35]. Dans ce même fragment posthume, Nietzsche avance que la compassion puisse être à l'origine de l'incapacité des médecins philosophes à aider les autres. Nous observons dans divers passages que la compassion est considérée comme un danger que le médecin doit éviter : « Mais celui qui veut, *d'une manière ou d'une autre*, servir l'humanité en médecin devra user de beaucoup de prudence envers ce sentiment, – il le paralyse régulièrement au moment décisif et annihi-

la compassion, comme un bon médecin, on se doit de faire quelque chose pour partager la joie, ce qui multipliera la force du monde (*die Kraft der Welt*) : nous devons rire pour ne pas être contaminé par la désolation.[15] L'effet dépressif de la compassion sur la vie est encore un des thèmes de *L'Antéchrist* : « C'est *là* qu'il nous faut être médecins, c'est *là* qu'il nous faut être impitoyables, c'est *là* qu'il nous faut porter le scalpel – voilà ce qui *nous* est réservé, voilà *notre* philanthropie, à nous, c'est en cela que *nous* sommes philosophes, *nous*, les Hyperboréens ! »[16]. Dans le contexte théorique de cette œuvre, la compassion est abordée comme un obstacle au processus sélectif, c'est-à-dire qu'elle pérennise la dégénération de la configuration des pulsions ; configuration qui est mûre pour sa dissolution.[17]

II

Dans *Humain, trop humain*, dans un cadre théorique maintenant différent de celui de ses premiers textes, la quête d'un médecin philosophe continue. Dans l'aphorisme 243, intitulé « L'avenir du médecin », Nietzsche affirme que les médecins de l'âme sont rejetés et qu'au médecin nouveau il ne suffit pas d'être un bon diagnostiqueur, il doit également réunir les habiletés et les artifices d'autres professionnels : une éloquence adaptée à chaque patient ; une virilité qui éloigne la pusillanimité du malade ; une flexibilité diplomatique pour joindre ceux qui ont besoin de joie et ceux qui peuvent la dispenser ; et une subtilité d'avocat qui comprend les secrets de l'âme sans les

---

le son savoir et sa main habile et secourable » (*Aurore / M*, § 134). Au médecin il ne suffit pas d'éviter la compassion, il doit encore nous délivrer des sentiments de culpabilité et vengeance et des concepts de péché et de châtiment (cf. *Aurore / M*, § 202).

15 Cf. *Fragments posthumes d'Aurore / KSA* 9, 7 [285].

16 *L'Antéchrist*, trad. Jean-Claude Hémery, Paris, Gallimard, 1990 / *AC*, § 7.

17 Cf. *L'Antéchrist / AC*, § 47. Dans ces deux paragraphes de *L'Antéchrist*, Nietzsche relève que la fonction du médecin est fondue à celle du philosophe et du philologue : « En vérité, on n'est pas philologue et médecin sans être aussi du même coup ‹ *antéchrist* ›. Philologue, on va en effet regarder *derrière* les Livres Saints, médecin, *derrière* la dégradation physiologique du chrétien type. Le médecin dit : ‹ incurable ›, le philologue : ‹ Imposture ! › » (*L'Antéchrist / AC*, § 47).

dénoncer. Sa tâche est, de plus, de provoquer la joie et la fécondité de l'esprit, ceci au moyen d'une « aristocratie » du corps et de l'esprit.

« Où sont les nouveaux médecins de l'âme ? », questionne Nietzsche dans *Aurore*[18]. Les anciens médecins de l'âme amplifièrent les maux de l'humanité en les combattants. Ce sont des charlatans : leurs consolations ne sont que des anesthésiques et des euphorisants ne produisant que des effets momentanés.[19]

Et encore, dans la préface de 1886 du *Gai savoir*, Nietzsche fait appel à l'apparition d'un médecin de la culture :

> J'en suis encore à attendre la venue d'un philosophe *médecin*, au sens exceptionnel de ce terme – et dont la tâche consistera à étudier le problème de la santé globale d'un peuple, d'une époque, d'une race, de l'humanité – qui un jour aura le courage de porter mon soupçon à l'extrême et d'oser avancer la thèse : en toute activité philosophique il ne s'agissait jusqu'alors absolument pas de trouver la « vérité », mais de quelque chose de tout à fait autre, disons de santé, d'avenir, de croissance, de puissance, de vie…[20]

Nous entrons ici sur le terrain conceptuel de la tentative de dévoilement du déguisement inconscient des nécessités physiologiques. La physiologie ne serait rien de plus qu'une interprétation du corps. Dans ce contexte, nous devons comprendre le terme physiologie comme la dynamique des pulsions

---

18 *Aurore* / *M*, § 52.

19 D'autres passages dénoncent le charlatanisme du médecin de l'âme traditionnel et de ces dangers : « On doit se méfier des médecins charlatans (*Pfuscher-Ärzte*), (la majorité est composée des érudits) » (*Fragments posthumes des Considérations inactuelles* I-II / *KSA* 7, 31 [8]) (notre traduction) ; « *Les médecins les plus dangereux* – Les médecins les plus dangereux sont ceux qui, comédiens-nés, imitent le médecin-né avec un talent consommé d'illusion » (*Humain, trop humain* I / *MA* I, § 306) ; « *Danger du médecin* – Il faut être né pour son médecin, sinon par son médecin on périt » (*Humain, trop humain* I / *MA* I, § 573), trad. Robert Rovini ; et « Oui, nous voulons réveiller et guérir, mais pas de façon à faire dormir de nouveau ceux qui sont réveillés et à faire périr de la cure ceux qui sont guéris » (*Fragments posthumes du Gai savoir* / *KSA* 9, 12 [189]) (notre traduction). Jésus aussi est envisagé comme un médecin de l'âme croyant en une stupide et inefficiente médecine universelle : pour combattre la sensualité (*Sinnlichkeit*), arrache-toi les yeux (cf. *Le voyageur et son ombre* / *WS*, § 83). Nietzsche se réfère à Matthieu 5, 29–30 et 18, 9.

20 *Le gai savoir*, trad. Pierre Klossowski, Paris, Gallimard, 1991 / *FW*, « Vorrede », § 2.

et le corps comme une configuration des pulsions en lutte pour plus de puissance. En d'autres termes, nous avons comme toile de fond le concept de la volonté de puissance (*Wille zur Macht*). Ainsi, nous pouvons comprendre que l'aphorisme 23 de *Par-delà bien et mal* fournit la doctrine que ce médecin doit suivre : une morphologie et doctrine du développement de la volonté de puissance (*Morphologie und Entwicklungslehre des Willens zur Macht*). Cette doctrine, selon le philosophe allemand, constitue une authentique physio-psychologie (*Physio-Psychologie*), une voie pour un abord en profondeur les problèmes, abord inséparable du problème de la culture. Nietzsche se considère le premier à envisager la culture comme un problème et à questionner quelles sont les voies promouvant effectivement son élévation : « Et, je parle sérieusement, personne avant moi ne connaissait le droit chemin, le chemin *qui monte* : ce n'est qu'à partir de moi qu'il existe à nouveau des espoirs, des tâches, des itinéraires à prescrire à la culture (*Cultur*) – je suis celui qui en annonce *la bonne nouvelle*... En cela aussi, je suis un destin (*Schicksal*) ... »[21]. Pour accomplir ce destin de contribuer à l'élévation de la culture européenne, il faut en connaître les étapes de son développement.

Nous pouvons considérer que ce que nous appelons « cycle vital de la culture » est anticipé par les climats spirituels (*geistige Klimata*) de *Le voyageur et son ombre* § 188. Dans cet aphorisme, les différentes cultures (*Culturen*) sont différents climats spirituels, sachant que chacun d'eux est particulièrement nocif ou salutaire à tel ou tel organisme.[22] La connaissance de l'histoire des différentes cultures est une sorte de pharmacologie, une doctrine des remèdes que le médecin doit utiliser pour envoyer son patient sous le climat qui lui soit le plus propice, temporairement ou définitivement. Aux hommes extrêmement utiles, il doit être offert les conditions de s'épanouir : « la transplantation (*Verpflanzung*) physique et spirituelle comme remède »[23]. Avec l'histoire de la culture nous aurions un traitement

21 *Ecce homo*, « Crépuscule des idoles : Comment philosopher à coups de marteau », trad. Jean-Claude Hémery, Paris, Gallimard, 1990 / *EH*, « Götzen-Dämmerung : Wie man mit dem Hammer philosophirt », § 2.

22 Cf. Patrick Wotling *Nietzsche et le problème de la civilisation*, Paris, PUF, 1995, pp. 245–272.

23 *Le voyageur et son ombre* / *WS*, § 188.

spirituel (*Cur der Geister*) ; avec une géographie médicale (*medicinische Geographie*), nous détecterions les dégénérescences et infirmités que chaque région provoque et les remèdes qu'elle fournisse.[24] L'histoire des cultures, initialement juste spirituelle, va se développer suivant une perspective physio-psychologique, pour laquelle la pulsion n'est ni spirituelle ni corporelle mais est, tout au plus, un processus continu de tendance à l'accroissement de la puissance.

Bien que Nietzsche ait eu comme une de ses principales préoccupations l'élévation de la culture, il n'en était pas moins un farouche critique des notions de progrès et de civilisation. La culture est le produit de l'action créative et de valeurs imposées et, partant, le produit de vérités établies par un grand homme (*grosser Mensch*) ou par un génie (*Genie*). Ces valeurs sont l'expression ou les symptômes de pulsions puissantes et fortement hiérarchisées qui réussirent à avoir libre cours. La civilisation, quant à elle, exprime la domestication (*Zähmung*) et la décadence des pulsions : à ne pas pouvoir monter en puissance elles doivent se maintenir en l'état et éviter la dissolution finale. L'idée de progrès, pour Nietzsche, fait partie des notions décaden-

24 De telles idées apparaissent dans *Ecce Homo*, par exemple : « Maintenant que, grâce à un long apprentissage, je sais lire en moi – comme je le ferais sur un instrument de mesure sensible et sûr – les effets d'origine climatique et météorologique –, et qu'au cours d'un bref voyage, par exemple de Turin à Milan, je peux calculer physiologiquement les variations du degré d'humidité, je songe avec effroi au fait *peu rassurant* que, jusqu'à ces dix dernières années, les années les plus mortellement dangereuses, ma vie ne s'est jamais déroulée qu'en des endroits mal choisis, et qui m'étaient, à proprement parler, *interdits* » (*Ecce homo*, « Pourquoi je suis si avisé » / *EH*, « Warum ich so klug bin », § 2, trad. Jean-Claude Hémery, Paris, Gallimard, 1990) ; et « La notion de ‹ Dieu ›, inventée comme antithèse à la vie – et, en elle, tout ce qui est nuisible, empoisonné, négateur, tout la haine mortelle contre la vie, tout cela ramené à une scandaleuse unité ! La notion d'‹ au-delà ›, de ‹ monde vrai ›, inventée à seule fin de déprécier *l'unique* monde qui existe, de ne plus conserver pour notre réalité terrestre aucun but, aucune tâche ! La notion d'‹ âme ›, d'‹ esprit ›, et, pour finir, d' ‹ âme immortelle ›, inventée à seule fin de mépriser le corps, de le rendre malade – ‹ saint › ! – d'opposer une effrayante insouciance à tout ce qui, dans la vie, mérite le moindre sérieux : les questions d'alimentation, de logement, de régime intellectuel, de traitement des malades, d'hygiène, de météorologie ! » (*Ecce homo*, « Pourquoi je suis un destin » / *EH*, « Warum ich ein Schicksal bin », § 8, trad. Jean-Claude Hémery, Paris, Gallimard, 1990).

tes associées à la civilisation comme domestication. Le philosophe ne croit en aucune des formes de progrès et encore moins au progrès de l'humanité comme un tout :

> Ne nous trompons pas ! le temps va de l'avant, – nous aimerions croire que tout ce qui est dans le temps aille aussi de l'avant … que le développement (*Entwicklung*) soit une évolution (*Vorwärts-Entwicklung*) … Ceci est l'apparence trompeuse qui séduit les plus prudents : mais le XIXe siècle n'est pas un progrès comparé au XVIIIe.[25]

III

Et cela conduit Nietzsche à penser le développement (*Entwicklung*) suivant des formes cycliques et non linéaires : « Il faut que l'humanité vive en *cycles* ; unique forme durable. Il ne faut pas que la culture (*Cultur*) dure le plus possible, mais qu'elle soit le plus possible brève et élevée »[26]. Nietzsche veut éloigner toute finalité téléologique et, ainsi, le processus de devenir se déroule comme une séquence infinie de cycles variés, le monde n'ayant pas de commencement il n'aura pas de fin.[27] En outre le cycle de la culture suit le propre cycle de la vie.

Ce développement cyclique de la culture n'est pas explicite dans les textes du philosophe allemand. Toutefois, nous pouvons le reconnaître dans la manière que Nietzsche emploie pour présenter les caractéristiques de la culture supérieure, de la culture tardive (*spät*) ou de sa phase ultime, vieillie, et de la transformation d'une culture déterminée. Dans ce sens, nous devons prendre en compte le paragraphe 262 de *Par-delà bien et mal* : un peuple sélectionne les caractéristiques morales et culturelles qui favorisent son épanouissement face aux défis.[28] Dans chaque culture furent développées, en raison des dures conditions et des luttes avec les voisins ou avec des opprimés

---

25 *Fragments posthumes* XIV / *KSA* 13, 15 [8] (notre traduction).

26 *Fragments posthumes* IX / *KSA* 10, 2 [5].

27 Cf. *Fragments posthumes* XIV / *KSA* 13, 14 [188].

28 Cf. *Par-delà bien et mal*, trad. Patrick Wotling, Paris, GF, 2000 / *JGB*, § 262. Cet extrait signifie, pour nous, la transposition de l'adaptation fonctionnelle de Wilhelm Roux à la philosophie de Nietzsche (cf. Wilson Antonio Frezzatti Jr. *Nietzsche contra Darwin*, 2a edição ampliada e revista, São Paulo, Loyola, 2014, pp. 88–90 et 124–133).

rebellés, des caractéristiques qui lui permirent de vaincre et éviter le risque de son anéantissement. Les propriétés qui favorisèrent la victoire sont fixées au travers d'une morale aristocratique et cultivée comme des vertus. Avec le temps, cependant, la situation s'apaise : il n'y a plus de voisins à dominer et les ressources sont abondantes. La baisse de la pression sur le groupe atténue la rigidité de la discipline et la tension exercée par les anciennes valeurs. La variation du type fixé augmente, que ce soit le raffinement ou la dégénérescence : il n'y a plus de pression sélective mais plutôt déviance des vertus anciennement créées et l'individu, alors, se risque à s'isoler et se séparer du reste. À ce moment, les individus commencent à rivaliser entre eux, éloignés qu'ils sont de l'antique morale, car elle ne modèle ni ne limite plus. Chacun produit sa propre législation, ses propres valeurs et ses propres stratégies de développement et conservation. Toutes les potentialités de la race débordent en même temps, dans une lutte pour l'accroissement que le philosophe allemand compare à l'explosion de vie dans une forêt tropicale (les plantes se superposent les unes aux autres à la recherche de la lumière). C'est à ce moment critique que surgit à nouveau la menace, l'obstacle, la difficulté, la pression sélective – la « mère de la morale » : l'agression part du compatriote, du parent, des propres pulsions. Cette situation peut engendrer l'apparition de nouveaux types et la création de nouvelles valeurs pour ceux qui sont capables d'affronter cette tâche.

La stabilité, c'est-à-dire l'absence de défis, pose la culture face à un dilemme : d'un côté, la stagnation : se maintenir dans une situation tranquille sans obstacles, toujours égale, sans développement de potentialité ; de l'autre, l'occasion de dépassement, de développer un nouveau potentiel, d'affronter un nouveau défi. Pour le philosophe allemand, la morale qui a servi à consolider une culture doit, au bon moment, être abandonnée. Chaque cycle débute par l'imposition d'une perspective et se termine par son dépassement, c'est-à-dire par l'imposition d'une nouvelle perspective qui amorce le cycle suivant. Ces cycles se succèdent indéfiniment. Le maintien d'une perspective empêche la formation d'un nouveau cycle, c'est la stagnation.

Les phases du développement cyclique de la culture incluent une période de jeunesse (durant laquelle les forces n'ont pas atteint leur puissance maximale), une période d'apogée (résultat d'un processus d'élévation de la culture, où est atteint ce que Nietzsche appelle culture élevée ou supérieure) et une période pendant laquelle la culture est affaiblie (culture tardive). Dans cette phase ultime, nous voyons ce que nous nommerons l'embranchement : la culture en vigueur se rompt, ce qui rend possible l'implantation d'une nouvelle culture, c'est-à-dire un possible processus d'élévation, ou sinon la culture en vigueur se conserve, ce qui interdit l'élévation et l'obtention d'une culture supérieure. La culture supérieure ou élevée est supérieure ou élevée en comparaison à celle en vigueur. De cette façon, le propre processus de dépassement d'une culture décadente et l'établissement d'une nouvelle culture, c'est-à-dire d'un nouvel ensemble de caractéristiques, d'une nouvelle perspective, d'une nouvelle morale, d'un nouveau processus sélectif, est, selon notre entendement, le processus nietzschéen d'élévation, qui ne peut arriver que si la puissance des pulsions impliquées augmente.

Observant ces phases de l'état de la culture, le médecin ou physio-psychologue nietzschéen peut recourir à une typologie des cultures, car le mouvement cyclique, bien que son expression soit différente dans chaque culture, recèle la possibilité de la même séquence des phases. Cette typologie est calquée sur la configuration des pulsions de chaque phase, c'est-à-dire sur le degré hiérarchique de l'ensemble des pulsions : dispersion comme décadence et forte hiérarchisation ou direction clairement définie comme stade supérieur. Cette typologie est un aspect de la critique nietzschéenne du progrès : l'humanité n'évolue pas vers le meilleur, vers le plus fort ou vers le supérieur.

C'est dans ce sens que le philosophe allemand compare l'Europe de son époque avec d'autres époques de « fatigue philosophique », qu'il définit par le terme « bouddhisme »[29]. Ainsi, cultures tardives, élevées, en élévation ou décadentes sont comparées, regroupées et hiérarchisées selon leur état « physiologique ». La domination que l'Allemagne pourrait avoir sur l'Europe est justifiée par sa « barbarie »[30]. Le fait que la France, une culture sur le déclin ou vieillie, soit à l'avant garde de la culture est un symptôme de la décadence européenne. Nietzsche pointe que la Russie, autre culture dans sa

29 Cf. *Fragments posthumes* XIII / *KSA* 12, 10 [190].

30 Cf. *Fragments posthumes* X / *KSA* 11, 25 [112]. « Barbarie » et « barbare » se réfèrent à la condition dans laquelle les pulsions sont en processus d'augmentation de puissance. Ces termes s'opposent à la notion de domestication (*Zähmung*), c'est-à-dire à l'affaiblissement des pulsions. Pour Nietzsche, l'homme civilisé est un animal domestiqué.

phase « barbare », avec de puissantes pulsions, réunirait les conditions pour dominer l'Europe, l'Asie, Chine et Inde incluses. Mais il indique encore que, si l'Europe tombait entre les mains du troupeau, c'est-à-dire se rendait à la culture tardive, ce serait la fin de la culture européenne : le philosophe allemand suggère que, si cela devait arriver, il faudrait sauver la culture l'abritant en des lieux éloignés, par exemple, le Mexique.

C'est face à la phase tardive de la culture que le plus souvent Nietzsche propose la tâche de surpasser la culture décadente. La phase tardive (*späte Cultur*), périmée ou vieillie, se réfère à une période pour laquelle les défis n'existent pas ou ne stimulent plus. Ses hommes ne possèdent plus une caractéristique marquante, ce qui déclenche une lutte des instincts et des critères de valeurs antagonistes : il n'y a plus de direction fortement définie, de perspective, de style. L'homme tardif, en général, est faible, son aspiration est l'arrêt de toute lutte, sa félicité est le repos et la tranquillité, il recherche les tranquillisants chrétiens et épicuriens.[31] Pour Nietzsche, la civilisation comme domestication des pulsions coïncide avec la culture en phase tardive. Ce qui est considéré comme « progrès » (la diminution des instincts hostiles) n'est qu'une des conséquences de la baisse générale de la vitalité (*Vitalität*).[32] La culture en phase tardive se caractérise par le nivellement des hommes. C'est le temps du philistin de la formation (*Bildung*) et de la culture (*Cultur*) : « Le plus possible et ce le plus vite possible »[33], c'est-à-dire de tout recevoir indistinctement et sans critère de sélection. Ce mode d'existence est symptôme de l'absence de domination d'une pulsion ou d'un ensemble de pulsions imprimant un style, une perspective.

Conclusion

Ce que nous définissons comme cycle vital consiste en une éternelle succession de cultures et, en chacune d'elles, une séquence limitée d'états culturels : chacun d'eux est un symptôme d'une configuration ou arrange-

31 Cf. *Par-delà bien et mal* / *JGB*, § 200.

32 Cf. *Crépuscule des idoles*, « Divagations d'un ‹ inactuel › » / *GD*, « Streifzüge eines Unzeitgemässen », § 37.

33 *Fragments posthumes* IX / *KSA* 10, 5 [1] 10.

ment de pulsions qui luttent éternellement entre elles pour plus de puissance. En principe, chaque culture surgit s'imposant sur l'antérieure, croît en puissance, entre en déclin et est dépassée par celle qui lui succède, et ainsi de suite. Il n'y pas une culture déterminée et unique à atteindre : le cycle vital de la culture ne vise pas à une fin ou à un état final, mais est un processus éternel. Chaque culture établie a son propre style, sa propre perspective (un arrangement ou configuration déterminé de pulsions). Plus tôt ou plus tard, la « déhiérarchisation » de pulsions, ouvrant la voie à la reconfiguration, au réarrangement ou à la recombinaison, abolira la vieille culture et favorisera l'apparition d'une nouvelle culture, d'un nouveau style, si les forces nécessaires s'accumulèrent par le moyen de la lutte des pulsions. Enfin, de cette façon, la créativité humaine trouve l'occasion de se manifester par le biais de la variété des cultures. Le rôle principal du médecin philosophique est donc lié à la permission des diverses possibilités humaines dynamiques et antidogmatiques de se manifester.

Saúde, doença e eugenia em Nietzsche

Ivo da Silva Júnior

This contribution aims to investigate the strategic function of the categorial contraposition between health and sickness that Nietzsche establishes in a clear manner from *The Gay Science* onward. This essay intends to show that the criticism that the philosopher addresses to modernity can only be fully realized when he appeals to this contraposition. In this direction, Nietzsche explores the – as it is called today – Eugenist outcomes of his critical enterprise.

Na trilha de Francis Galton, Nietzsche aborda uma série de temas que hoje colocaríamos sob a rubrica da eugenia, mas que, na época, eram valorados de maneira minorada em relação aos dias atuais[1]. Temas estes que o filósofo aborda a partir do panorama social em que se encontrava a Alemanha, particularmente aquele se segue à vitória alemã na guerra franco-prussiana, visando, com isso, de forma clara, a fornecer uma solução satisfatória para aquilo que considera problemas provenientes de mudanças estruturais da política e da economia do período e que afetavam diretamente a cultura.

Dada a massa populacional que não tinha lugar assegurado na sociedade, soluções radicais e breves para dela se livrar não deixam de ser encontradas nos textos de Nietzsche, que, é bom ressaltar, não ignora o papel importante que esta massa tem para a produção econômica em geral. Nem por isso, certos «descartes» não deveriam ser levados a bom termo. Em relação a esse ponto, os textos do filósofo são abundantes. Fiquemos, no

---

1 Ressaltemos, no entanto, que não apenas as ideias de Francis Galton (em *Investigação sobre a faculdade humana e seu desenvolvimento*, de 1883, e em *O Gênio hereditário*, de 1869), mas também as de Ludwig Gumplowicz (em *A luta das raças: pesquisas sociológicas*, de 1883) e as de pesquisadores norte-americanos da época tiveram forte impacto na recepção de ideias eugenistas na filosofia de Nietzsche. Sobre a gênese do tema obra nietzschiana, reenviamos ao texto de Emmanuel Salanskis «Sobre o eugenismo e sua justificação maquiaveliana em Nietzsche», tradução de Eder Corbanezi, *Cadernos Nietzsche*, vol. 32, 2013.

entanto, com apenas uma passagem da obra publicada, o parágrafo 206 de *Aurora*. Escutemos o filósofo:

> Esta seria a atitude correta: os trabalhadores da Europa deveriam declarar-se uma impossibilidade humana *como classe*, e, não apenas, como em geral sucede, como algo duramente e impropriamente organizado; eles deveriam suscitar na colmeia europeia, uma época de enxames migratórios, como jamais houve, e, com esse ato de livre mobilidade em grande estilo, protestar contra a máquina, o capital e a escolha que agora os ameaça, de *ter* de tornar-se escravos do Estado ou escravos de um partido da subversão.[2]

De início, ressaltemos que Nietzsche tem, frente ao Estado, neste momento da obra (pois na época do *Nascimento da tragédia* a posição era outra), um posicionamento que ignora o fato de que, na modernidade, o Estado é peça central, não podendo ser ignorado. Encará-lo apenas como um agente repressor, em nada contribui para uma efetiva crítica do aparelho estatal. Apontemos ainda que, nesse trecho citado, o capital e o trabalho são igualmente depreciados. O que se compreende perfeitamente se levarmos em conta a perspectiva de Nietzsche, que, além de ser externa aos objetos criticados, é englobante, pois identifica num e noutro (no capital e no trabalho) uma base comum. Há também de se ressaltar a crítica ao «partido da subversão». Não apenas o capital, mas a sua outra face, o socialismo, também é alvo de Nietzsche. Esse pano de fundo das posições críticas do filósofo, que ele aborda até a exaustão em seus textos, prepara o terreno para que as soluções propriamente ditas sejam apresentadas. Continuemos então com o mesmo texto:

> Que a Europa seja aliviada de um quarto de seus habitantes! Ela e eles terão o coração mais leve! Apena em lugares distantes, nos empreendimentos de colonizadores entusiasmados, será percebido quanta razão e equanimidade, quanta sadia desconfiança a mãe Europa instilou em seus filhos – esses filhos não mais suportavam viver juntos a ela, a velha senhora embotada, e arriscavam tornar-se rabugentos, irritados e ávidos de prazer como ela. Fora da Europa, as virtudes da Europa estarão pelo mundo com esses trabalhadores; e aquilo que no interior da

2 *Aurora / M*, § 206. As traduções das obras de Nietzsche aqui utilizadas são as publicadas pela Companhia das Letras e traduzidas por Paulo César Souza.

pátria começava a degenerar em perigoso desânimo e tendência criminosa, no exterior ganhará uma bela naturalidade selvagem e se chamará heroísmo.[3]

Parte, ao menos, da decadência europeia pode ser atribuída a esses que superpovoam a Europa e que, por extensão, deveriam deixar sua velha casa, podendo, ao invés de trazer um risco para o solo europeu – o da decadência – serem úteis alhures. Posição esta que não deixa de evidenciar as ideias de Charles Féré no tocante à criminalidade que essa massa populacional vier a praticar.[4] No entanto, essa massa descartável cujo trabalho não podia ser prescindido teria de ser substituída por outra, não decaída evidentemente. Essa outra seria composta pelos chineses, que trariam para a Europa alguma «calma e contemplatividade». Afinal, essa a ser substituída não tinha como ser curada. Por que não seguir então a tendência mundial – norte-americana, no caso – e fazer dos chineses os novos escravos?

Antes de continuarmos, abramos um parêntese. Fica evidente que tomamos ao pé da letra as afirmações do filósofo, pois consideramos que a consonância de ideias que circulavam em vários meios e as afirmações de Nietzsche devam ser tomadas tal e qual. Dissociá-las afirmando que o filósofo apenas utiliza construções, formulações ou expressões de uma época para falar de sua própria época metaforizando ao mesmo tempo as formulações hodiernas a ele, a nosso ver não deixa de trazer equívocos. Fecho o parêntese.

Lembremos que, para além da expulsão, outros mecanismos contribuem para o «descarte» dos degenerados, tal como a morte tida como solução para estados sem volta. Claro que os que sujariam as mãos nesse «descarte» seriam os próprios degenerados. Assim talvez possamos inferir na seção «Da morte voluntária», em *Assim falava Zaratustra.* Tragamos antes, no entanto, um texto da *Gaia Ciência*, que bem demostra que as posições de Nietzsche são bem mais radicais que as de Francis Galton (posições estas que aqui não exporemos). Ao invés de salvaguardar o degenerado da morte, em particular os que tanto repugnavam certo segmento social, os mendigos, por exemplo, o filósofo pensa que o seu desaparecimento deve ser incentivado. Afinal, a seu

3 *Aurora / M*, § 206.

4 Ideias que se coadunarão ao seu tempo com a publicação de Charles Féré *Dégénérescence et criminalité. Essai physiologique*, Paris, F. Alcan, 1888.

ver, viver significa «rechaçar sem tréguas de si tudo o que quer morrer; viver – quer dizer ser cruel e desapiedado contra tudo o que em nós e não apenas em nós torna fraco e velho. Viver – quer dizer: ser sem piedade para com os moribundos, os miseráveis e os velhos? Ser sempre de novo assassinos?»[5]. Nessa trilha, podemos trazer agora a passagem de *Zaratustra* a que fizemos referência acima:

> Muitos morrem demasiados tarde e alguns, demasiados cedo. Ainda soa estranha a doutra de: «Morre a tempo!» [...]
> Há aquele para o qual a vida malogra: um verme venenoso vai carcomendo-lhe o coração. Possa ele prover, tanto mais, para que lhe seja bem-sucedida a morte [...]
> Vive gente em demasia e por tempo demais fica pendurada em seu galho. Possa vir uma trovoada que sacuda da árvore todos esses frutos podres e bichados![6]

Trilha essa que, de forma cristalina, num de seus últimos textos, o filósofo bem irá mostrar que, depois de colocar a genealogia para operar, está completamente desimpedida: «No conceito de homem bom se tomou partido por tudo o que é fraco, doente, malsucedido, sofredor em si mesmo, de tudo *o que deve morrer*; a lei da seleção se inverteu»[7].

Expulsão, eliminação, mas também, para que problemas sejam minimizados no futuro, maneiras para impedir o surgimento de novos degenerados devem ser aventadas. Em *Assim falava Zaratustra*, I, «Do casamento e dos filhos», Nietzsche não deixa de apontar para aqueles a quem cabe ter filhos: os homens saudáveis. Para esses, o casamento tem uma função precisa: «criar [a dois] um ser que seja mais alto do que aqueles que o criaram», pavimentando o caminho para o surgimento do além do homem. Rechaça assim o casamento como sendo uma «mesquinha satisfação a dois», fruto de uma união decida no além. Em termos mais diretos, o filósofo propõe regulamentar os nascimentos. Isso sem trazer aqui uma série de medidas complementares (presentes nos fragmentos póstumos do período) que, em nossos dias, seria impensável até mesmo para os mais conservadores.

5 *A Gaia Ciência* / *FW*, § 26.

6 *Assim falava Zaratustra*, «Da morte voluntária» / *Za*, «Vom freien Tode».

7 *Ecce Homo*, «Por que sou um destino» / *EH*, «Warum ich ein Schicksal bin», § 8. Sobre o tema da morte voluntária, apesar de uma perspectiva contratante, ver Eduardo Nasser «Nietzsche e a morte» *Cadernos de Filosofia Alemã*, vol. 11, 2008.

Tendo como pressuposto certa ideia de hereditariedade, essas medidas «profiláticas» que o filósofo traz permitiria o surgimento de seres saudáveis. É num texto dos *Crepúsculos dos ídolos* que sua compreensão do hereditário aparece com contornos muito bem definidos. Num aforismo intitulado «A beleza não é um acaso», Nietzsche afirma que «todo o bom é herança»; já o imperfeito, «não é herdado». O filósofo entende, no entanto, que, para se chegar ao bom, há um processo de aquisição de um determinado estado, sempre custoso e que se dá no correr do tempo. Noutros termos, considera que o bom é adquirido e o imperfeito é o estado inicial de algo, que necessita ser objeto de muito trabalho para sair da imperfeição.[8] O filósofo entende que os homens gregos, exemplares neste ponto, bem indicam o primeiro passo a ser dado, qual seja, o cultivo do corpo, e não o da alma, como ocorreu posteriormente com o cristianismo. A utilização do termo «beleza» como meio de exemplificar o que entende por hereditário não é por acaso, mas tudo indica que seja em virtude do foco da questão eugênica ela mesma, qual seja, a composição física dos seres. Esse trabalho árduo, sem o qual os resultados seriam desastrosos, fica explícito numa passagem de *Para além de bem e mal* :

> Uma espécie nasce, um tipo se torna firme e forte na luta prolongada com condições *desfavoráveis* essencialmente iguais. Das experiências de criadores se sabe que, inversamente, as espécies favorecidas com alimentação abundante e, sobretudo, com proteção e cuidado extra, logo propendem fortemente à variação do tipo e são ricas em prodígios e monstruosidades.[9]

A partir de sua compreensão do hereditário[10], as posições do filósofo sobre os que não tiveram a sorte de serem bem constituídos bem revelam posições que hoje consideraríamos eugênicas. Essa recusa da possibilidade de cura de

8 Cf. *Crepúsculos dos ídolos*, «Incursões de um extemporâneo» / *GD*, «Streizfüge eines Unzeitgemäßen», § 47.

9 *Para além de bem e mal* / *JGB*, § 262.

10 Tal como exposta aqui, Nietzsche entra em contato com a ideia de hereditariedade a partir de 1884, quando recebe um exemplar do livro de Galton, *O gênio hereditário.* No trato ao gênio que Nietzsche confere em *Para além de bem e mal* – que vai na mesma direção da abordagem da «beleza» – encontramos sem dúvida ideias desse livro de Galton.

seres doentes e o desprezo que acredita que devamos ter pelos seres malogrados constroem-se a partir de noções finamente buriladas desde os seus primeiros escritos, que ganham, a partir da *Gaia Ciência*, uma formulação muito precisa, que necessita ser reconstruída. Antes de analisar os elementos que sustentam essas posições «eugênicas» de Nietzsche, com o fito de bem avaliá-las, convém apontar, mesmo que numa única palavra, a motivação do intento nietzschiano: um combate a todas as vertentes da modernidade, que, em última análise, são as responsáveis diretas pela degenerescência hodierna a ele. O combate é, portanto, contra os homens modernos; mais ainda, contra esse novo mundo que passou a dar as cartas. Ter o intento de Nietzsche em evidência é essencial para perseguir os passos por ele dados.

Apontemos, de início, para o fato de que o próprio Nietzsche não deixou de alertar seu leitor para suas mudanças de posição teórica, esclarecendo inclusive as razões que o teriam levado a se posicionar diferentemente em momentos diversos da obra.[11] É assim que o filósofo, no aforismo 370 da *Gaia ciência*, logo no início, lembra o leitor que cometeu certos equívocos de abordagem na sua crítica de juventude da modernidade. Diz ainda que as suas posições de juventude – que tinham como chave de leitura do mundo as categorias conceituais pessimismo/otimismo[12] – teriam sido fruto de suas «vivências pessoais» de então. Diz ele num texto tardio, embora póstumos do período pudessem testemunhar o filósofo se dirigindo a seus leitores para justificar o abandono de seus pontos de vista metafísico-estéticos: «Eu compreendi [os equívocos cometidos] – quem sabe a partir de que vivências pessoais? – o pessimismo filosófico do século XIX como sintoma de uma mais elevada força de pensamento, de mais ousada valentia, de mais vitoriosa *plenitude* de vida [...]»[13]. Tal compreensão, como dá a entender, refere-se ao abandono de certas posições sobre o pessimismo em detrimento de outras (nesse momento da obra, das categorias saúde/doença).

---

11 Registremos que, muitos dos apontamentos que se seguem acompanham os apontamentos e análises de Domenico Losurdo em *Nietzsche – O rebelde aristocrático*, São Paulo, Revan, 2009.

12 Não discutiremos aqui os desdobramentos inequívocos na teoria do conhecimento nietzschiana ao tratar de dualismos.

13 *A Gaia Ciência* / *FW*, § 370.

Nos seus trabalhos de juventude, o filósofo recorre às categorias de pessimismo e otimismo, cujo enquadramento se faz a partir da tragédia grega, e que terão o papel de oferecer balizas ao mundo contemporâneo a ele para uma renovação cultural, que se daria, em particular, pela via da ópera wagneriana. Frente ao otimismo (de caráter nitidamente socrático) que então estava em voga (pois, trazido em parte pelas perspectivas econômicas abertas pela via prussiana), o contraponto era realizado com o «pessimismo», de modo que a via de crítica do mundo moderno ocorria a partir dessa contraposição proporcionada pelas categorias pessimismo/otimismo. Se no contexto da guerra de 1871, a via filológica-filosófica se mostrava promissora malgrado o equívoco na percepção do papel da filologia no contexto alemão – busca de raízes autênticas que visavam não a uma alma alemã, mas a construção de uma nação alemã – o mundo que se esboça após a vitória alemã na guerra, o fim do perigo da Comuna de Paris e a consolidação da III República Francesa apresenta um panorama que exige novas categorias para o enfrentamento do novo horizonte possibilitado pela abertura da via prussiana.

O influxo categorial que há na obra do filósofo torna-se compreensível, pois a nova faceta do mundo se estabiliza em torno da social democracia, que bruscamente põe entre parêntese questões identitárias e de fronteira a partir do desfecho que a vitória sobre a França encerra em 1871, passando o filósofo a trabalhar então com categorias que tinham com eixo a história, mito supra-histórico e consciência histórica. Assim, se rapidamente as categorias anteriores são ultrapassadas pelos acontecimentos, deixando de ser eficientes, novas precisavam ser criadas.

A partir da investigação moral que começa a se esboçar no período de *Humano, demasiado humano* (muito graças à necessidade de combater sentimentos ou posturas provenientes dos socialistas, como a compaixão), um novo cabedal teórico começa a ser elaborado. Nessa direção, a terceira mudança que ocorre com essas categorias contrapostas, como vimos dizendo, visa a encontrar uma maneira de ler o mundo a partir da criação de conceitos que permitam uma contraposição mais eficiente que os anteriores, de modo a poder levar a termo seu embate com a modernidade. Nesse momento da obra, a contraposição conceitual que se estabelecerá passa a ser saúde/doença, que, doravante será o solo a partir do qual a contraposição entre um mundo doente e outro saudável se construirá, fazendo com que a crítica à modernidade se faça com consistência e com menos incongruências, de um lado, e possibilitando a imposição de uma visão de mundo diversa, de caráter aristocrático, de outro.

Em resumo: o que estamos querendo afirmar é que essas categorias, que davam a tônica à filosofia de Nietzsche neste ou naquele momento da obra, tiveram sempre o mesmo objetivo, ou melhor, tinham sempre o mesmo alvo. As contraposições entre esta ou aquela visão de mundo espelhavam-se nessas categorias, que, por força dos acontecimentos de ordem sócio-políticos ou econômicos ou por incongruência na conformação ou apreensão do real na elaboração teórica, ganharam formulações e matizes diferentes, embora mantivessem a mesma estrutura: análise e avaliações por meio de contraposições. Desenvolvamos um pouco mais essas afirmações.

A última formulação das contraposições tem sua consistência garantida quando observamos mais de perto os problemas inerentes às duas primeiras formulações. Essas, como o filósofo deixa ver, assentam-se naquilo que é, em parte, essencialmente alemão e, em parte, especificamente europeu, conferindo a elas uma ambiguidade intransponível. Tragamos novamente a *Gaia Ciência.*

No § 357, «Acerca do problema: ‹o que é alemão?›», Nietzsche começa por indagar se o pensamento filosófico produzido em solo alemão tem como proveniência o caldo cultural alemão ou se este seria fruto de uma alma individual. A resposta contempla a possibilidade menos esperada: houve pensamentos que provieram da alma alemã e outros da, por assim dizer, alma europeia; exclui a possibilidade de se afirmar um pensamento que se circunscrevesse a uma alma individual nascida em solo alemão ou europeu. Assim, ao terminar esse aforismo asseverando que os alemães de hoje não são pessimistas (num sentido diferente, claro, daquele presente nos escritos de juventude), Nietzsche procura demonstrar o quão Schopenhauer estava em sintonia com o seu tempo – exceto evidentemente com os alemães. Lembremos de novo que, com a vitória alemã na guerra franco-prussiana, é o otimismo que impera em seus compatriotas alemães. O pessimismo de Schopenhauer não é assim de lavra alemã, mas, a seu ver, europeia. Posição evidentemente que ele, Nietzsche, compartilha como um bom europeu. Já, na outra ponta, como casos exemplares do impacto de um pensamento proveniente da alma alemã, Nietzsche traz Leibniz, Kant e Hegel. Fiquemos um momento com esse último, pois é quem nos interessa sobremaneira aqui:

> Nós, alemães, somos hegelianos, mesmo que nunca tivesse havido um Hegel, na medida em que (à diferença dos latinos) damos *institivamente* [grifo nosso] ao vir a ser, ao desenvolvimento, um valor mais profundo e mais rico do que àquilo que «é» – e nós mal acreditamos que se justifique o conceito de «ser».[14]

Desta perspectiva, Schopenhauer não exprimiria a alma alemã, mas a europeia. Hegel, por sua vez, exprimiria a alma alemã do seu presente, em que o vir a ser e o desenvolvimento são traços indiscutíveis, à diferença do que se passa com outros povos.

Esses dois elementos, o pessimismo e o vir a ser, vão perpassar as formulações das contraposições conceituais a que nos referimos acima, com modulações diferentes, facilmente percebidas se levadas em conta condicionantes externas. Com a ideia do vir a ser, Nietzsche percebe que ela favorece os movimentos revolucionários, malgrado estes terem como marca o «ser» (o revolucionário aqui se pautaria por um ideal, por uma ideia una, estável, não modificável, portanto, confiável, segura e garantidora de estabilidade). No entanto, na contraposição categorial entre o otimismo e o pessimismo, este, marcado pelo romantismo, trazia intrinsicamente o germe do «ser», impossibilitando uma real contraposição com o otimismo de cunho socrático. Com a consciência histórica, algo de semelhante ocorria, uma vez que, aquilo que caracteriza efetivamente a alma alemã, o vir a ser, estaria aterrado pelo seu outro, balizador da modernidade. A aposta no progresso, por exemplo, colide com aquilo que é especificamente alemão.

Essas incongruências internas – apresentadas aqui rapidamente – dissolvem-se a partir da *Gaia ciência*, momento no qual as contraposições ganham uma nova ótica. No § 370, Nietzsche recoloca, em nova chave o pessimismo e o vir a ser, mostrando ser intrínseco a cada um deles certa ambivalência, que haviam passado despercebidas nos seus primeiros escritos. Partindo da distinção entre dois tipos de sofredores, aqueles que sofrem por «abundância de vida» e os que sofrem por «empobrecimento de vida», Nietzsche encontra um meio para avaliar os estados de vida, condenando, no caso deste aforismo, os pessimistas românticos. No entanto, em ambos os sofredores, esses dois aspectos estão presentes: quando se está sob o guarda-chuva do «do vir a ser», «o anseio de *destruição*, mudança, vir a ser, pode ser

14 *A Gaia Ciência* / *FW*, § 357.

expressão de energia abundante [...], mas também pode ser o ódio do malogrado [...]». Quando se está sob o do «ser», «[a] vontade de eternizar [...] pode vir da gratidão e do amor [...]. Mas pode também ser a tirânica vontade de um grave sofredor». Com o pessimismo romântico (advogado pelos empobrecedores da vida), «o vir a ser» expressa o ódio do malogrado e o «ser» a tirânica vontade do sofredor. Com o seu outro, o pessimismo dionisíaco (advogado pelos abundantes de vida), o vir a ser exprime uma energia abundante e o «ser» a gratidão e o amor. Em cada um deles, há esses dois aspectos presentes.

Assim, essas polarizações, que se dividem internamente, expressando ambivalências, distinguem-se de modo definitivo quando assumem a forma de saúde e doença. Este esquema de avaliação, como o próprio Nietzsche afirma «justificadamente preferível»[15], acaba por reagrupar em lados bem distintos cada um dos polos das contraposições conceituais presentes no decorrer da obra, que, por razões que não desenvolveremos aqui, terão a sua função de medida de avaliação plenamente acabada na doutrina da vontade de potência.

Ao se posicionar ao lado da saúde, Nietzsche acaba também, por decorrência, por se posicionar politicamente. É assim que, no momento em que fornece uma nova roupagem às contraposições até então por ele aventadas, que os problemas se resolvem, não porque as incongruências com que se deparava foram resolvidas, mas porque a ótica é alterada: o que passa a importar é saber qual é o lado sadio e qual é o doente, para, a partir daí, ter instrumentos de seleção, quais sejam, os que trouxemos no início desse texto, dentre vários outros.

Com essa nova formulação das contraposições, tudo o que é doente pode ser doravante entendido como algo a ser descartado – e aqui a «eugenia» pode ter doravante livre curso. Antes, essa posição não tinha como ser levada a cabo, pois as categorias com que Nietzsche trabalhava não o permitiam bem justificá-la. Permitiam apenas apontar para uma inadequação ou insuficiência categorial na crítica que almejava fazer à modernidade.

15 *A Gaia Ciência* / *FW*, § 357.

Sempre é importante lembrar que as posições acima eram muito correntes, seja na literatura, em trabalhos científicos, seja, em certa medida, no espírito da época. No caso preciso, essas posições em Nietzsche têm por alvo, como já dissemos, a busca por meios de curar sua época dos males modernos (visando ao favorecimento de uma vida plena) a partir de uma radicalidade extrema. É bem verdade também que, nos últimos textos do filósofo, que foram escritos pouco antes do seu colapso psíquico, as suas posições se radicalizam ainda mais, levando ao extremo as possibilidades abertas pela derradeira contraposição categorial.

Das europäische Gift: Nietzsche und das Alkoholproblem

Eduardo Nasser

Oh wer erzählt uns die ganze Geschichte der Narcotica! – Es ist beinahe die Geschichte der «Bildung», der sogenannten höheren Bildung!

The problem of the consumption of alcoholic beverages, or of its excessive consumption, received great attention on the part of Nietzsche in the context of his major concern: the decline of European culture. The question that I will attempt to address in this article is the reason why Nietzsche draws this connection between alcohol consumption and decline and, more importantly, what is the exact status of that relationship. I intend to show that although this connection remained unchanged throughout the 1880s, the answer to this question is not a simple one, due to the mutable mobilization of the connections of cause and effect.

Einleitung

Nietzsche hat dem Problem des Konsums alkoholischer Getränke bzw. ihres übermäßigen Konsums im Zusammenhang mit seiner größten Sorge, dem Niedergang der europäischen Kultur, viel Aufmerksamkeit geschenkt. Nun ist es zutreffend, dass andere Narkotika und Stimulantien wie Opium, Haschisch und Tabak ebenfalls auf Nietzsches Liste der potentiell der Anhebung der Kultur schädlichen Mittel stehen. Seine Einstellung zu diesen anderen Mitteln ist allerdings deutlich ambivalenter bzw. weniger signifikant als zum Alkohol. So wird beispielsweise die Einnahme von Haschisch als eine Form der Schärfung der Wahrnehmung gesehen[1]; und Opium kann, statt

1 Ich habe an anderer Stelle zu zeigen versucht, wie wichtig für Nietzsche der Gebrauch von Haschisch für die Entwicklung seiner These der Verfeinerung der Sinne ist, beim Nachweis der Tatsache, dass auf der Ebene der Wahrnehmung die räumliche auf

zum Verlust, sogar zur Wiedergewinnung des Verstandes führen.[2] Hinsichtlich seiner Bedeutsamkeit kann der Alkohol tatsächlich dem Christentum gleichgestellt werden. Christentum und Alkoholismus werden von Nietzsche oft als die deutlichsten Ausprägungen der kulturellen Dekadenz Europas dargestellt. Hierzu vier, doch recht überraschende Passagen.

> Frage und Antwort – Was nehmen jetzt wilde Völkerschaften zuerst von den Europäern an? Branntwein und Christentum, die europäischen Narcotica. – Und woran gehen sie am schnellsten zu Grunde? An den europäischen Narcoticis.[3]

> In's Grosse gerechnet, so hat sich das asketische Ideal und sein sublim-moralischer Cultus, diese geistreichste, unbedenklichste und gefährlichste Systematisirung aller Mittel der Gefühls-Ausschweifung unter dem Schutz heiliger Absichten auf eine furchtbare und unvergessliche Weise in die ganze Geschichte des Menschen eingeschrieben: und leider nicht nur in seine Geschichte … Ich wüsste kaum noch etwas Anderes geltend zu machen, was dermaassen zerstörerisch der Gesundheit und Rassen-Kräftigkeit, namentlich der Europäer, zugesetzt hat als dies Ideal; man darf es ohne alle Übertreibung das eigentliche Verhängnis in der Gesundheitsgeschichte des europäischen Menschen nennen. Höchstens, dass seinem Einflusse noch der spezifisch-germanische Einfluss gleichzusetzen wäre: ich meine die Alkohol-Vergiftung Europa's, welche streng mit dem politischen und Rasse-Übergewicht der Germanen bisher Schritt gehalten hat (- wo sie ihr Blut einimpften, impften sie auch ihr Laster ein).[4]

> – Was der deutsche Geist sein könnte, wer hätte nicht schon darüber seine schwermüthigen Gedanken gehabt! Aber dies Volk hat sich willkürlich verdummt, seit einem Jahrtausend beinahe: nirgendswo sind die zwei grossen europäischen Narcotica, Alkohol und Christentum, lasterhafter missbraucht worden.[5]

zeitliche Eigenschaften reduzierbar sind. Vgl. Eduardo Nasser *Nietzsche e a ontologia do vir-a-ser*, São Paulo, Loyola, 2015, S. 141–144.

2 Dieser Gedanke findet sich in einem Brief an Lou Salomé und Paul Rée, in dem Nietzsche bekennt, aus Verzweiflung eine große Dosis Opium eingenommen zu haben. Vgl. *Brief an Paul Rée und Lou von Salomé vom 20. Dezember 1882, KSB* 6.

3 *FW*, § 147.

4 *GM* III, § 21.

5 *GD*, «Was den Deutschen abgeht», § 2.

> Der deutsche Adel fehlt beinahe in der Geschichte der höheren Cultur: man erräth den Grund ... Christentum, Alkohol – die beiden grossen Mittel der Corruption.[6]

Wir wissen, dass schon viel über Nietzsches Kritik am Christentum gesagt worden ist, über die Rolle, die Nietzsche dem Christentum in der Geschichte des kulturellen Verfalls Europas zuweist; aber es ist fast noch nichts über den Alkohol in dieser Geschichte gesagt worden. Berücksichtigen wir die vier zitierten Passagen, ist dies nicht nur ein mögliches Unterfangen, sondern ein dringliches Forschungsdesiderat. So lautet die erste Frage, mit der ich mich in diesem Aufsatz befassen werde, aus welchem Grund Nietzsche diese Verbindung zwischen dem Alkoholkonsum und dem Niedergang herstellt. Wichtiger ist noch die zweite Frage nach dem genauen Status dieser Verbindung. Ich werde zu zeigen versuchen, dass trotz der Unveränderlichkeit dieser Verbindung während der achtziger Jahre die Antwort infolge der wechselnden Bemühung von Ursachen- und Folgenbeziehungen nicht leicht fällt. Einerseits wählt Nietzsche nämlich oft einen typisch materialistischen Zugang und sieht in einer ungesunden, aus Gemüse und alkoholischen Getränken bestehenden Diät die *Ursache* des körperlichen und moralischen Niedergangs. Andererseits ist der Alkoholismus eine *Folge* der Degeneration, die glücklose Einzelne und Gesellschaften heimsucht. Diese Unterscheidung ist von größter Bedeutung nicht nur für eine Klärung logischer Art, sondern dient auch einem genauen Verständnis des allgemeineren Kulturproblems in Nietzsches Denken als Vehikel: Vermittels dieser Analyse ließe sich nämlich zeigen, dass Nietzsche zwischen einem Verständnis des Menschen als eines auf dem Weg der Interaktion mit äußerem Einflüssen hervorgebrachten Wesens, was unseren Autor eher zu einer Kulturkritik als Bildungskritik veranlassen würde, und einem Verständnis des Menschen als Ergebnis der Vererbungsfaktoren, also einer stark deterministischen und reduktionistischen These, in welcher der kulturanalytische Ansatz dem Biologismus weicht, schwankt.

6 *AC*, § 60.

I Ernährungsphilosophie und Alkohol als Ursache des Niedergangs der Kultur

Das Problem der Einnahme von Alkohol, wie der Diät, stellt sich für Nietzsche aufgrund der zentralen Stellung der Themen des Körpers und der Gesundheit, sowohl in seinem Privatleben als auch in seiner Philosophie, vor allem seit Mitte der siebziger Jahre. Sehbeschwerden, Kopf- und Magenschmerzen und Neurasthenie führen dazu, dass der Körper sich als nicht zu vernachlässigende Wirklichkeit bemerkbar macht. Diese Neuentdeckung des Körpers veranlasst Nietzsche nicht nur dazu, einen großen Teil seiner Zeit an die Wiederherstellung der geschwächten Gesundheit zu wenden – indem er viele Fachärzte aufsucht, sich in Kurorte aufhält und medizinische Literatur konsultiert[7] –, sondern hat auch zur Folge, dass seine Philosophie vom Zeitpunkt an, in dem er an *Menschliches, Allzumenschliches* arbeitet, sich in einen neuen Horizont begibt, der eher realistisch als idealistisch ist, eher praktisch als theoretisch. Wie wir einem aufschlussreichen Zeugnis dieser Jahre entnehmen können, wurde Nietzsche damals von einem «brennende[n] Durst» befallen, der ihn dazu brachte, sich nur mit «Physiologie, Medizin und Naturwissenschaften»[8] zu befassen. Eigentlich beginnt Nietzsche in *Menschliches, Allzumenschliches* seine Wiedereroberung der praktischen Philosophie, einer *Lebensphilosophie*, die sich der von Paul Rée und den französischen Moralisten übernommenen Methode der psychologischen Beobachtung bedient. Diese Methode wird dann schnell durch die Lektüre von Werken wissenschaftlicheren Zuschnitts verfeinert, wie der Bücher von Alexander Bain und anderer Vorläufer der experimentellen Psychologie, welche die Ergänzung der psychologischen Methode durch die Physiologie postulieren.[9] Das stärkere Interesse an Physiologie ist in der Zeit, in der Nietz-

7 Vgl. Gregory Moore «Nietzsche, Medicine and Metereology», in *Nietzsche and Science*, Gregory Moore, Thomas Brobjer (Hg.), Hampshire, Ashgate, 2003, S. 71–90.

8 *EH*, «Menschliches, Allzumenschliches», § 3.

9 Vgl. Eduardo Nasser «Nietzsche und die Zeitschrift *Mind*: der *Philosoph des Lebens* und die neuen Weichenstellungen der akademischen Philosophie» in, *Humain, trop humain et les débuts de la réforme de la philosophie*, Céline Denat, Patrick Wotling (Hg.), Reims, Épure, 2017, S. 99–127.

sche an *Morgenröthe* arbeitet, besonders auffällig.[10] In diesem Werk behauptet er kategorisch: «Überall, wo die Lehre von der *reinen Geistigkeit*» – die «den Körper geringschätzen, vernachlässigen oder quälen [lehrte]» – «geherrscht hat, hat sie mit ihren Ausschweifungen die Nervenkraft zerstört [...]»[11].

Eines der bedeutsamsten Themen im Kontext von Nietzsches Physiologiestudien ist die Diätetik, näherhin die Festlegung einer Diät und deren Auswirkungen auf die Gesundheit und folglich die moralischen Zustände. Nietzsche, der ernsthafte Probleme im Magen- und Darmtrakt hatte, hatte in einer strengen Diät die Quelle zu einer spürbaren Verbesserung seiner körperlichen und geistigen Befindlichkeit gefunden[12], was ihn gewiss dazu bewogen hat, ein Erziehungsprogramm zu entwerfen, das auch Untersuchungen über Diät enthielte[13], und am Ende die Ausarbeitung einer *Philosophie der Ernährung* zu fordern. In *Die fröhliche Wissenschaft* gibt Nietzsche seiner Unruhe gegenüber der Tatsache Ausdruck, dass «[b]isher [...] alles Das, was dem Dasein Farbe gegeben hat, noch keine Geschichte [hat]», dass «die moralischen Wirkungen der Nahrungsmittel» noch nicht erforscht worden sind und man bisher auch nicht eine «Philosophie der Ernährung»[14] zu begründen versucht hat. Eine seiner Aufgaben wird sein, diese Lücke auszufüllen, nach Maßgabe folgender Kardinalfrage: Welche Beziehung besteht

---

10 Über das zunehmend intensive Interesse Nietzsches an der Physiologie zu Beginn der achtziger Jahre, besonders ab *Morgenröthe* (1881), vgl. Richard S. G. Brown «Nietzsche: ‹That Profound Physiologist›» in *Nietzsche and Science*, Gregory Moore, Thomas Brobjer (Hg.), Hampshire, Ashgate, 2003, S. 63–70.

11 *M*, § 39.

12 Diese Überzeugung findet sich in vielen Briefen Nietzsches, so beispielsweise in einem Brief an Gersdorff von 1868, in dem Nietzsche dem Freund mitteilt, dass sein Zustand sich dank einer stärkenden Diät allmählich verbessere. Vgl. *Brief an Carl von Gersdorff vom 22. Juni 1868, KSB* 2. In einem anderen Brief von 1874 bittet Nietzsche Wilhelm Vischer um eine Verlängerung seines Urlaubs, um nach Naumburg zu fahren, in der Hoffnung, seine körperliche Gesundheit mit Hilfe einer klugen Diät wiederherzustellen. Vgl. *Brief an Wihelm Vischer vom 4. März 1874, KSB* 4.

13 «[...] noch gehört die Lehre von dem Leibe und von der Diät nicht zu den Verpflichtungen aller niederen und höheren Schulen» (*M*, § 202). Vgl. auch *KSA* 7, 31[4].

14 *FW*, § 7.

zwischen Nahrungsmitteln und menschlichen Werten? Die Alkoholfrage wird im Mittelpunkt dieser Aufgabe gesehen, vor allem in *Die fröhliche Wissenschaft.*

Obwohl Nietzsche von der *communis opinio* als Vertreter der dionysischen Maßlosigkeit etikettiert worden ist, war er sehr oft ein Verfechter des Maßhaltens und der Abstinenz. In einem Nachlassfragment von 1873 bezeigt er seine Sympathie gegenüber den antiken Moralvorstellungen zu Lasten der modernen, idealistischen Ethiken, die, maßvoll im Alltag, «die Herrschaft über sich nicht zu verlieren»[15] wünschten. In einer anderen Notiz von 1880, die in die gleiche Richtung weist, bekennt Nietzsche, dass sein Ideal eine kluge Lebensführung ist, die u. a. aus einem leichten Schlaf, ruhigen Wanderungen, Enthaltsamkeit von Alkohol, Frauen, Berühmtheiten und Zeitungen besteht.[16]

In den zitierten Stellen erkennen wir zumindest zwei Gegner, die durch einen maßvollen Lebenswandel zu bekämpfen sind: den Verlust der Selbstbeherrschung (Selbstzucht) und die Ruhelosigkeit. Der zuletzt genannte lasterhafte Zug ist am unmittelbarsten mit der Einnahme von Alkohol verbunden.

> Für den Denker und alle erfindsamen Geister ist Langeweile jene unangenehme «Windstille» der Seele, welche der glücklichen Fahrt und den lustigen Winden vorangeht; er muss sie ertragen, muss ihre Wirkung bei sich abwarten: – das gerade ist es, was die geringeren Naturen durchaus nicht von sich erlangen können! Langeweile auf jede Weise von sich zu scheuchen ist gemein: wie arbeiten ohne Lust gemein ist. Es zeichnet vielleicht die Asiaten vor den Europäern aus, dass sie einer längeren, tieferen Ruhe fähig sind, als diese; selbst ihre Narcotica wirken langsam und verlangen Geduld, im Gegensatz zu der widrigen Plötzlichkeit des europäischen Giftes, des Alkohols.[17]

Die Verbindung zwischen Alkoholkonsum und dem Mangel an Ruhe verweist auf Nietzsches Verteidigung der Muße parallel zu seiner Kritik des verstörten modernen Menschens. Das Thema der modernen Ruhelosigkeit stand im Horizont von Nietzsches psychologischen Beobachtungen. Besondere Aufmerksamkeit wurde ihm im «Fünften Hauptstück. Anzeichen höhe-

15 *KSA* 7, 31 [4].

16 Vgl. *KSA* 9, 7 [95].

17 *FW*, § 42.

rer und niederer Cultur» von *Menschliches, Allzumenschliches* zuteil.[18] Die Beschleunigung des Lebens, der Mangel an Zeit zum Nachdenken, der Primat der Tätigkeit, die Scham gegenüber der Muße, Aspekte des modernen Lebens, die das Fehlen von Zeit für sich selbst bezeichnen – typisch für Sklaven, wie Nietzsche sagen wird –, werden nicht geduldet, sondern geradezu kultiviert: «Zu keiner Zeit haben die Thätigen, das heisst die Ruhelosen, mehr gegolten»[19]. Indem der Alkohol zum Verlust der Ruhe anfeuert, stimmt er mit der modernen Kultur überein und bestätigt deren korrumpierten Lebensstil.

Die von Nietzsche im zitierten Aphorismus erkannten Wirkungen scheinen die des maßvollen Konsums von Alkohol zu sein, der zur Enthemmung führt und eine antidepressive Wirkung zeitigt. Dies erklärt, warum viele Ärzte Getränke wie Wein psychisch deprimierten Patienten verschreiben, um sie damit besser zur Annahme der schnellen Lebensweise der Moderne zu befähigen. Nietzsche kritisiert jedoch auch den sich aus dem übermäßigen Konsum alkoholischer Getränke ergebenden Rausch, den er verdammt, da er zu einem anderen Typ des Schadens führt, der Zerstreuung. Der Alkohol ist in diesem Fall nur einer der schädlichen Wirkstoffe, zu denen Haschisch und Betel gehören, so wie seine Korrelate im ästhetischen Bereich, wie das Theater. Der müde Alltagsmensch bedarf des Rausches, um der Lethargie zu entgehen und wieder starke Gefühle zu erleben. Die Bemühung um Rausch ist typisch für niedrige Menschen. Die vom Rausch ermöglichte Suche nach Zerstreuung erzeugt aber keine wirklich andere Wirkung als die des kontrollierten Alkoholkonsums: die Unfähigkeit, zu denken. «Die *stärksten* Gedanken und Leidenschaften vor Denen, welche des Denkens und der Leidenschaft nicht fähig sind – aber des *Rausches!*»[20]. Verstärkt wird damit die krankhafte Perspektive des modernen Europas.

Der Hang zum Alkohol trägt zur Etablierung der modernen Kultur bei, aber seine bewirkende Macht ist im Zusammenhang mit recht spezifischen diätetischen Gewohnheiten zu verstehen. Nach Nietzsches Auffassung

18 Vgl. *MA*, §§ 282–286.

19 *MA*, § 285.

20 *FW*, § 86.

besteht ein unmittelbarer Zusammenhang zwischen dem Konsum von Narkotika und einer vegetarischen Diät.

> Gefahr der Vegetarianer. – Der vorwiegende ungeheure Reisgenuss treibt zur Anwendung von Opium und narkotischen Dingen, in gleicher Weise wie der vorwiegende ungeheure Kartoffelgenuss zu Branntwein treibt – er treibt aber, in feinerer Nachwirkung, auch zu Denk und Gefühlsweisen, die narkotisch wirken. Damit stimmt zusammen, dass die Förderer narkotischer Denk- und Gefühlsweisen, wie jene indischen Lehrer, gerade eine Diät preisen und zum Gesetz der Masse machen möchten, welche rein vegetabilisch ist: sie wollen so das Bedürfnis hervorrufen und mehren, welches sie zu befriedigen im Stande sind.[21]

Dies ist eine recht ungewöhnliche Position, wenn man berücksichtigt, dass die Förderer enthalsamer Lebensformen die Enthaltsamkeit gewöhnlich mit vegetarischer Lebensweise assoziierten. Primitivisten und Romantiker, die allesamt irgendwie Verbindung zur sogenannten *Temperenzbewegung* zwischen 1820 und 1830 hatten und sich für die Rückkehr zur Natur einsetzten, fern vom verrohten Modell des klassischen, ausschließlich sich von Fleisch ernährenden Menschentyps, nahmen in ihre Agenda den Vegetarismus und die Abstinenz auf.[22] Nietzsche selbst sieht im schon zitierten Nachlassfragment von 1873 im Vegetarismus einen Weg zum maßvollen Leben, so dass die «Vegetarianer, mit ihrer Vorschrift, weniger und einfacher zu essen, mehr genützt haben als alle neueren Moralsysteme zusammen genommen»[23]. Aus welchem Grund wird Nietzsche also am Ende den Vegetarismus zum Schlüssel für den Konsum von Narkotika, genauer von alkoholischen Getränken wie Branntwein wählen?

Die frühesten Spuren von Nietzsches Antivegetarismus sind in einem interessanten Briefwechsel mit Carl von Gersdorff aus dem Jahr 1869 zu finden. Nachdem Gersdorff ihm mitgeteilt hatte, dass er eine neue vegetarische Diät begonnen hatte und auf deren Vorteile sowohl moralischer als auch körperlicher Natur hingewiesen und seinen Freund eingeladen hatte, sie aus-

21 *FW*, § 145.

22 Vgl. Rolf Lessenich «Romantical Radicalism and the Temperance Movement», in *Drink in the Eighteenth and Nineteenth Centuries*, Susanne Schmid, Barbara Schmidt-Haberkamp (Hg.), London, Prickering & Chatto, 2014, S. 81–91.

23 *KSA* 7, 31 [4].

zuprobieren[24], antwortete Nietzsche, dass er bedauern würde, mit diesem Vorschlag nicht einverstanden zu sein, selbst wenn er sich bereit erklärte, die Diät aus Respekt vor dem Freund zu befolgen. Er stützte sich hier auf die missglückten Erfahrungen Wagners mit dem Vegetarismus und auf Schopenhauers philosophischen Pessimismus und verwies auf die vegetarischen Paradoxe. Deren wichtigstes bestünde darin, die Natur zu verletzen, die uns nötige, Fleisch zu essen, in einem Imperativ, der für junge Intellektuelle wie sie beunruhigend sei, zumal «geistig productive und gemütlich intensive Naturen [...] Fleisch haben [*müssen*]»[25]. In einem zweiten Brief, in dem er die Polemik zu bagatellisieren versucht, ohne jedoch zu versäumen, auf die wiederholten Vorteile, die er in dieser Diät bis zu diesem Zeitpunkt entdeckt hatte, hinzuweisen[26], erschüttert Gersdorff Nietzsches Position, die dieser im Verlauf seines intellektuell aktiven Lebens beibehalten wird, nicht. In diesem Sinn scheint das Fragment von 1873 eine punktuelle Abweichung zu sein, möglicherweise ein Reflex des Einflusses der vorplatonischen Philosophen – die damals Gegenstand von Nietzsches Vorlesungen in Basel waren –, wie Pythagoras und Empedokles, die vegetarischen Lehren anhingen, über die Nietzsche in seinen Vorlesungen referierte.[27] Diese Position wird in den kommenden Jahren eine zusätzliche Verstärkung erhalten, vor allem nach dem Beginn der Behandlung der Magenschmerzen bei dem Facharzt Josef Wiel. In seinem Werk *Diätetisches Koch-Buch mit besonderer Rücksicht auf den Tisch für Magenkranke*, das Nietzsche 1875 erwirbt, unterstreicht Wiel die enorme Bedeutung des Fleisches als «die wichtigste Nahrung für alle Menschen», welche die Menschen kräftiger macht als eine auf Nahrungsmittel aus dem «Pflanzenreich» gegründete Diät[28], und verschreibt Nietzsche Fleischgerichte mit wenigen Zutaten pflanzlicher Herkunft. In Briefen, in denen Nietzsche Einzelheiten seiner neuen Diät mitteilt, spricht er oft vom Fleisch als dem wichtigsten Nahrungsmittel. So berichtet er beispielsweise in einem Brief an Marie Baumgartner, dass er jetzt kleine Mahlzeiten zu sich

24 Vgl. *Brief von Carl von Gersdorff an Nietzsche vom 8. September 1869*, *KGB* II, 2.

25 Vgl. *Brief an Carl von Gersdorff vom 28. September 1869*, *KSB* 3.

26 Vgl. *Brief von Carl von Gersdorff an Nietzsche vom 13. Oktober 1869*, *KGB* II, 2.

27 Vgl. *Die vorplatonischen Philosophen*, *KGW* II, 4. 257 und 317.

28 Josef Wiel *Diätetisches Koch-Buch mit besonderer Rücksicht auf den Tisch für Magenkranke*, Freiburg, Wagner'sche Buchhandlung, 1876, S. 37–38.

nehmen müsse, «fast nur Fleisch, kein Wasser, keine Suppe, kein Gemüse, kein Brod»[29].

Ich glaube aber, dass Nietzsches Antivegetarismus sich nicht nur infolge der Idiosynkrasien seines Gesundheitszustands, auf die eine sehr spezielle Diät folgt, entwickelt, sondern auch der Reflex von damals sehr verbreiteten und volkstümlichen Thesen über die Beziehung zwischen Nahrungsmitteln und Werten ist. In der zweiten Hälfte des 19. Jahrhunderts fand der Slogan «Der Mensch ist, was er isst» großen Widerhall in dem Materialismus zuneigenden Akademikerkreisen nach der Veröffentlichung von Jacob Moleschotts *Lehre der Nahrungsmittel* im Jahr 1850.[30] Moleschott entwirft in diesem Buch ein objektives Bild der Wirkungen der Nahrungsmittel auf die bei verschiedenen Völkern jeweils dominierenden physiologischen, psychologischen und moralischen Merkmale und verweist auf die Bedeutung einer phosphatreichen Ernährung (also Fleisch, Brot und Erbsen) für die umfassende Entwicklung der geistigen Fähigkeiten, so wie auf die durch den übermäßigen Verbrauch von Nahrungsmitteln wie Kartoffel hervorgerufenen Schäden. Ausgehend von Moleschotts These, dass die Kartoffel die Muskeln, das Hirn und den Willen schwächt, gelangt Feuerbach zum Schluss, dass «der Sieg der politischen Reaktion 1848 sich dadurch erklärt, dass der größte Teil der Bevölkerung sich nur von Kartoffeln ernährte.[31] Nietzsche scheint diese einflussreiche materialistische Sicht seiner Kritik des Vegetarismus anzupassen, wenn er den übermäßigen Konsum von Kartoffeln als einen Weg zum Branntwein wählt[32].

---

29 *Brief an Marie Baumgartner vom 19. Juli 1875, KSB* 5. Vgl. auch *Brief an Franziska und Elisabeth Nietzsche vom 17. Juli 1875, KSB* 5, *Brief an Carl von Gersdorff vom 19. Juli 1875, KSB* 5.

30 Ich habe schon einige Betrachtungen über diese materialistische Schule veröffentlicht. Vgl. Eduardo Nasser «O materialismo e o destino da filosofia no século XIX», *Dissertatio*, 41, 2015, S. 31–46.

31 Vgl. Léo Freuler *La crise de la philosophie au XIXe siècle*, Paris, Vrin, 1997, S. 61–62.

32 Andreas Urs Sommer hat eine anregende vergleichende Untersuchung über Feuerbach und Nietzsche geschrieben. Obwohl seiner Meinung nach beide Philosophen eine Position vertreten, welche die Ernährung zum Mittelpunkt der philosophischen Tätigkeit macht, gegen eine hegemonische Tradition, die diesen Punkt trivialisiert, gibt es viele Unterschiede zwischen ihnen. Vgl. Andreas Urs Sommer «Inwiefern ist Ernährung ein

Wenn Nietzsche aber den Wunsch nach Alkohol in Verbindung mit vegetarischer Ernährung versteht, schwächt dies nicht die kausale Kraft des Alkohols für die Erklärung des Niedergangs der europäischen Kultur. Dieses Schema wird auf unwidersprechliche Weise in der Dritten Abhandlung der *Genealogie der Moral* vorgestellt. Im § 17 zeigt uns Nietzsche, dass die Ursprünge der Erschöpfung im Menschen, das «physiologische Hemmungsgefühl», das ihn verwundbarer gegenüber dem Trost der Religion macht, unterschiedlich sind und sogar die Kreuzung der heterogensten Rassen, das Alter, die Malaria, Syphilis und «eine[...] falsche[...] Diät (Alkoholismus des Mittelalters; der Unsinn der Vegetarians, welche freilich die Autorität des Junker Christoph bei Shakespeare für sich haben)»[33] einschließen. Im § 26 ist Nietzsche noch expliziter und bestimmter, wenn er die «Verödung des deutschen Geistes» behandelt, deren Ursache, wie er sagt, «ich in einer allzuausschliesslichen Ernährung mit Zeitungen, Politik, Bier und Wagnerischer Musik suche.[34]

II Degeneration und Erblichkeit: Alkoholismus als Wirkung (1888)

Wir haben bisher gesehen, dass das Alkoholproblem sich für Nietzsche in einer Art von materialistischem Schema darstellt. Trotzdem würde ich gerne darauf hinweisen, dass zwischen 1887 und 1888 dieses Schema, wenn nicht aufgegeben, so komplexer gefasst wird, infolge des Kontakts mit der Degenereszenztheorie.

Um den Nachweis zu erbringen, dass der Gegenstand meines Beitrags 1888 in einen neuen Horizont gestellt wird, möchte ich mit der Analyse einer Passage aus der *Götzen-Dämmerung* beginnen:

> Irrthum der Verwechslung von Ursache und Folge. – Es giebt keinen gefährlicheren Irrthum als die Folge mit der Ursache zu verwechseln:

philosophisches Problem? Ludwig Feuerbach und Friedrich Nietzsche als Relativierungsdenker», *Perspektiven der Philosophie*, 38 (1), 2012, S. 319–342.

33 *GM* III, § 17.

34 *GM* III, § 26.

ich heisse ihn die eigentliche Verderbniss der Vernunft. Trotzdem gehört dieser Irrthum zu den ältesten und jüngsten Gewohnheiten der Menschheit: er ist selbst unter uns geheiligt, er trägt den Namen «Religion», «Moral». Jeder Satz, den die Religion und die Moral formulirt, enthält ihn; Priester und Moral-Gesetzgeber sind die Urheber jener Verderbniss der Vernunft. – Ich nehme ein Beispiel: Jedermann kennt das Buch des berühmten Cornaro, in dem er seine schmale Diät als Recept zu einem langen und glücklichen Leben – auch tugendhaften – anräth. Wenige Bücher sind so viel gelesen worden, noch jetzt wird er in England jährlich in vielen Tausenden von Exemplaren gedruckt. Ich zweifle nicht daran, dass kaum ein Buch (die Bibel, wie billig, ausgenommen) so viel Unheil gestiftet, so viele Leben *verkürzt* hat wie dies so wohlmeinende Curiosum. Grund dafür: die Verwechslung der Folge mit der Ursache. Der biedere Italiäner sah in seiner Diät die *Ursache* seines langen Lebens: während die Vorbedingung zum langen Leben, die ausserordentliche Langsamkeit des Stoffwechsels, der geringe Verbrauch, die Ursache seiner schmalen Diät war. Es stand ihm nicht frei, wenig *oder* viel zu essen, seine Frugalität war nicht ein «freier Wille»: er wurde krank, wenn er mehr ass. Wer aber kein Karpfen ist, thut nicht nur gut, sondern hat es nöthig, ordentlich zu essen. Ein Gelehrter unsrer Tage, mit seinem rapiden Verbrauch an Nervenkraft, würde sich mit dem régime Cornaro's zu Grunde richten. Crede experto. –[35]

Nietzsche wendet sich hier gegen Cornaro und eine ganze Tradition, die während der Aufklärungszeit floriert, vor allem in England, unter dem Einfluss von dessen Hauptwerk *Trattato de la vita sobria*, das für eine innovative Wiederanknüpfung an die Hygieneabhandlungen hippokratisch-galenischer Provenienz eintritt. Cornaros Pionierleistung liegt in seinem Nachdruck auf der Individualität, in seiner Werbung um einen Typ der kritischen Vernunft, der dazu führt, dass jeder Mensch sein eigener Arzt sein kann, indem er darüber nachdenkt, welche Lebensweise empfehlenswerter für die Erhaltung der Gesundheit und Förderung der Langlebigkeit ist, ein in den antiken Diätetikhandbüchern nicht anzutreffendes Merkmal[36]. Nietzsche wendet sich gerade gegen diese Innovation und stützt sich dabei auf eine deterministische These. Seines Erachtens hat Cornaro seine Diät nicht infolge eines klugen

35 *GD*, «Die vier grossen Irrthümer», § 1.

36 Zur Originalität der Thesen von Cornaro und ihrem Einfluss auf die englische Aufklärung vgl. Claire Craignon Oliveira «Ser sóbrio e racional: os usos ambíguos da razão na literatura dietética dos primórdios das luzes inglesas», *Scientiae Studia*, Bd. 4, Nr. 1, 2006, S. 83–99.

Gebrauchs der Vernunft und seines freien Willens ausgearbeitet, sondern wurde zwangsläufig von den in seinem Organismus vorherrschenden Dispositionen zu ihr gebracht, in einem Gedankengeflecht, das infolge des alten Denkfehlers der Verwechslung von Ursachen und Folgen verborgen geblieben ist. So müsse also eine Korrektur dieses Denkfehlers in Angriff genommen werden. Wenn Nietzsche jedoch diese Korrektur nahelegt, korrigiert er auch die von ihm bis zum diesem Zeitpunkt vertretene Position, indem er die kausale Macht der Diät geringer veranschlagt.

Ererbte physiologische Zustände gehen Gewohnheiten voraus. Diese neue Formel wird 1888 umfassend benutzt und definiert Nietzsches Überzeugung in dieser Zeit, derzufolge die Trunksucht und das Laster allgemein ein eingeborenes Merkmal eines sehr besonderen Menschentypus ist: der Degenerierten. Der «Alkoholismus», die Notwendigkeit «starker Reizmittel» wie «Musik und Alkohol», ist eine der «Folgen der décadence»[37]. «Laster ist keine Ursache; Laster ist eine Folge ... Laster ist eine ziemlich willkürliche Begriffs-Abgrenzung, um gewisse Folgen der physiologischen Entartung zusammenzufassen»[38]. Für Nietzsche ist das Laster ein konstitutives Element degenerierter Typen, das zur Verschärfung in zukünftigen Generationen tendiert; die Entartung in Deutschland, die sich zu Niezsches Zeit als «zunehmende Entgeistigung und Verpöbelung des Geschmacks – ein immer vulgäreres Erholungs-Bedürfniß» manifestierte, wird sich in Zukunft als «krankhafte [...] Bedürfnisse im Vordergrund finden,» als «Steigerung der Reizmittel», der «alkoholischen und Musik-Opiate»[39]. Der Alkoholismus als Ursache des Niedergangs wird von Nietzsche zugunsten seiner Problematisierung als Folge degenerierter Generationen aufgegeben. Wie wir sehen, gelangt Nietzsche zu dieser Formulierung unter Rekurs auf Degenerationstheorien.

Nietzsches Sorge angesichts der Degeneration ist Teil des viel umfassenderen Problems der europäischen Décadence, das nicht an eine einzige Station seines Denkwegs gebunden werden kann. Gregory Moore hat in *Nietzsche, Biology and Metaphor* zutreffend gezeigt, dass das Thema des

37 *KSA* 13, 14 [73], 14 [86], 15 [32].

38 *KSA* 13, 14 [113]. Vgl. auch *KSA* 13, 14 [74].

39 *KSA* 13, 15 [36]

kulturellen Niedergangs, obwohl es gewöhnlich im Kontext des punktuellen Kontakts zu Paul Bourgets Baudelaire-Essai, *Essai de psychologie contemporaine*, behandelt wird, eine herausragende Stelle seit den Jugendschriften einnimmt, in denen schon ein medizinisches Vokabular festzustellen ist, zumindest seit der *Geburt der Tragödie*.[40] Indem ich das feststelle, möchte ich in aller Deutlichkeit sagen, dass ich dieses komplexe Thema nicht in allen seinen Ausprägungen ins Bewusstsein heben will, sondern vorläufig nur unterstreiche, dass Nietzsches Sorge angesichts des kulturellen Niedergangs Europas 1888 ein besonderes Profil gewinnt, infolge seines regen Kontakts zu den Degenerationstheoretikern wie Charles Féré. In diesem besonderen Ideenkontext wird das Problem des Alkoholkonsums auf neue Weise in Angriff genommen.

Degenereszenz ist ein schwer zu klärender Begriff, da er in unterschiedlichen Bereichen während des 19. Jahrhunderts sehr viel verwendet worden ist – in literarischen Fiktionen, gesellschaftspolitischen Kommentaren usf. –, was seine Bedeutung relativiert. Trotzdem hat diese Bedeutung im medizinisch-psychiatrischen Umfeld der Entstehung des Begriffs eine gewisse Profilschärfe, besonders in der französischen Psychiatrie, die dem evolutionstheoretischen Gedankengut stärker zugänglich war als die englische und deutsche Psychiatrie. Die Untersuchungen von Esquirol, Prosper Lucas und Moreau, welche die erblichen Einflussfaktoren in der Entstehung von Geisteskrankheiten zu vertreten suchten, schufen ein günstiges Klima, in dem Bénédict Morel in seinem *Traité des dégénérescences physiques, intellectuelles et morales de l'espèce humaine* eine Theorie der Degenereszenz systematisierte. Morel ging von wissenschaftlichen Untersuchungen aus, welche die religiöse und philosophische Idee der Degradierung des Menschen belegten und entwarf seine Degenereszenztheorie des Menschen «*comme une déviation maladive d'un type primitif*»[41]. Es handelt sich hier um krankhafte Störungen physischer oder moralischer Art, die zukünftigen Generationen durch Verer-

40 Vgl. Gregory Moore *Nietzsche, Biology and Metaphor*, Cambridge, Cambridge University Press, 2002, S. 121.

41 Bénédict Morel *Traité des dégénérescences physiques, intellectuelles et morales de l'espèce humaine et des causes qui produisent ses variétés maladives*, Paris, J. B. Baillière, 1857, S. 5.

bung übertragen werden. Dieser Vorschlag war nicht besonders neu. Was Morels Position auszeichnet, ist die Sicht der kumulativ vererbten Degenereszenz. So kann beispielsweise eine erste Generation, die Anzeichen nervöser Erschöpfung aufweist, spätere Generationen hervorbringen, die durch ernsthafte Geisteskrankheiten auffallen, die ihrerseits im Grenzfall in eine vierte Generation münden, die von Idiotie und damit Selbstzerstörung der Familie befallen ist. Für Morel ist die Kartierung dieser Abweichungen eine gesellschaftliche und medizinische Aufgabe, da der Fortschritt der Menschheit dann blockiert wird, wenn Degenerierte in Kontakt mit dem gesunden Teil der Bevölkerung geraten.

Diese Sicht der Dinge führt zu einer tiefgreifenden Schwächung liberaler Wertvorstellungen, die bis zu diesem Zeitpunkt die These des Milieus als Ursache körperlicher und geistiger Störungen stützten. Indem sie vom Einfluss der Vererbungslehre ausgingen, misstrauten die Degenerationstheoretiker den Milieutheorien und sahen die Degenereszenz als Ursache, nicht als Folge von Anomalien.[42] Degenereszenz wurde als eine geheimnisvolle Kraft verstanden, die unsichtbare Läsionen im Nervensystem hervorbrachte, die ihrerseits über Generationen übertragen wurde. Das war ein origineller Beitrag, der also unvereinbar mit der scheinbar ähnlichen Behandlung der Phrenologie und ihres Vorhabens einer Kartierung der Pathologien durch die Untersuchung der Formen und Gewichte der Schädel war.[43] Jedenfalls zögerten wichtige Koryphäen der englischen und französischen Schulen, sich einer Art von biologischem Fatalismus wie der von Lombroso in Italien und von den radikaleren Strömungen des deutschen Sozialdarwinismus vertretenen Auffassung zu verschreiben. Sie dachten eher an eine Harmonisierung von Milieu und Vererbung. Deren Interaktion vermied die Übernahme einer immoralistischen Position bzw. einer Position, die der Medizin zu Lasten der Ethik den absoluten Vorrang einräumen würde, und ließ die Möglichkeit einer Form der Rückbildung degenerierter Zustände offen, selbst wenn diese

42 Vgl. Paul Weidling *Health, Race, and German Politics Between National Unification and Nazism, 1870–1945*, Cambridge, Cambridge University Press, 1989, S. 80–90.

43 Vgl. Daniel Pick *Faces of Degeneration. A European Disorder, c. 1848 – c. 1918*, Cambridge, Cambridge University Press, 1989, S. 21, 51–52 und 136.

auf besondere Fälle beschränkt blieb. Sie führte jedoch auch zu vielen Widersprüchen, wie den hier im Werk von Morel genannten.[44]

Die allmähliche Durchsetzung der Degenereszenztheorie konkurriert mit einer wachsenden Faszination der Ärzteschaft für den Alkoholismus, vor allem unter den Verfechtern dieser Theorie. Wie Bynum uns belehrt, wurden der Alkoholismus, die Epilepsie und die allgemeine Lähmung in der Degenerationsliteratur sehr viel zitiert, aber der Alkoholismus schien vielen die größte und systematischste Aufmerksamkeit zu verdienen.[45] Diese Aufmerksamkeit verdankte sich dem Umstand, dass der Alkoholismus nicht nur als eine der wichtigsten Ursachen der Degeneration, sondern auch als eine seiner am meisten besorgniserregenden Folgen wahrgenommen wurde. Morel, der einen guten Teil seines Buches dem Alkoholismusproblem widmet, behauptet, dass der Missbrauch toxischer Wirkstoffe wie Alkohol und Opium «se produit des perversions si grandes dans les fonctions du système nerveux, qu'il en résulte, comme nous le démontrerons, de véritables dégénérescences, soit par l'influence directe de l'agent toxique, soit par la seule transmission héréditaire [...]»[46].

Der maßlose Verbrauch toxischer Wirkstoffe ist der Ursprung von «plusieurs dégénérescences dans l'espèce humaine»[47]. Diese Formulierung Morels war sehr einflussreich und wurde von vielen anderen Fachleuten bestätigt. Gustav von Bunge verweist beispielsweise in seinem Buch *Die Alkoholfrage* auf Beziehungen zwischen der Unfähigkeit zu stillen und Karies, Tuberkulo-

44 Vgl. Daniel Pick *Faces of Degeneration*, S. 100–101: «French theories of heredity often produced confusingly contradictory connotations in relation to the environment. Thus in Morel, the environment was continually adduced as a key factor in degeneration, but nevertheless a sense comes through in the *Treatise* of the decisive immutability of the degenerate family tree, its remorseless journey towards extinction».

45 Vgl. William F. Bynum «Alcoholism and Degeneration in 19th Century European Medicine and Psychiatry», *British Journal of Addiction*, 79, 1984, S. 63.

46 Bénédict Morel *Traité des dégénérescences physiques, intellectuelles et morales de l'espèce humaine et des causes qui produisent ses variétés maladives*, Paris, J.-B. Baillière, 1857, S. 48.

47 Bénédict Morel *Traité des dégénérescences physiques, intellectuelles et morales de l'espèce humaine et des causes qui produisent ses variétés maladives*, Paris, J.-B. Baillière, 1857, S. 81

se und Nervenerkrankungen bei Kindern mit Verwandten, die Alkoholiker sind; Demme weist nach, dass in Alkoholikerfamilien die Sterblichkeitsrate und ebenso Missbildungen und Geisteskrankheiten spürbar häufiger sind als in Familien, deren Mitglieder nüchtern sind. Forel geht von diesen Ergebnissen aus, um seine Einheitstheorie der alkoholischen Degeneration zu formulieren.[48] Der Alkoholismus muss jedoch auch als Folge im Innenbereich einer degenerierten Vererbungskette gesehen werden. Charles Kingsley belehrt uns diesbezüglich: «I am one of those who cannot, on scientific grounds, consider drunkenness as a cause of evil, but as an effect. Of course it is a cause – a cause of endless crime and misery; but … to cure it, you must inquire not what it causes, but what causes it»[49]. Der Alkoholismus wurde neben dem Selbstmord, dem Verbrechen, der Prostitution als Sozialpathologie gesehen, mit einer epidemischen Dimension in den städtischen Ballungszentren, die als Folgewirkung eines physiologischen Niedergangs im Innenleben der Einzelnen und des gesellschaftlichen Organismus wahrgenommen wurde.

In seinen Schriften von 1888 schreibt Nietzsche diesem letztengenannten Ansatz bei der Erforschung des Problems von Alkohol und Narkotika im allgemeinen ein größeres Gewicht zu; er zielt auf die Kennzeichnung der degenerierten Menschen und die Frage nach den zum Alkoholismus führenden Ursachen. Das von ihm wichtigste hervorgehobene Merkmal ist die Bemühung degenerierter Menschen um starke Reize.

Beginnen wir unsere Analyse mit der Feststellung, dass Nietzsche sich in dieser Zeit für Untersuchungen der *Reaktionszeit* interessiert. Wichtige Hilfestellungen entnahm er dem Buch von Alexander Herzen, das er zwischen 1887 und 1888 heranzog, *Le cerveau et l'activité cérébrale au point de vue psychophysiologique*. Herzen untersucht Experimente mit Reaktionszeit in der Absicht, die These der materialen und mechanischen Natur psychischer Akte nachzuweisen. Indem man feststellt, dass psychische Akte nicht augenblicklich sind, sondern immer etwas Zeit benötigen, und unter der Annahme, dass alles, was Zeit erfordert, Bewegung ist, gelangt man zur These, dass die psychische Aktivität auch eine Art Bewegung sein muss, was seinerseits

48 Vgl. William F. Bynum «Alcoholism and Degeneration in 19th Century European Medicine and Psychiatry», *British Journal of Addiction*, 79, 1984, S. 64.

49 Charles Kingsley *British and Foreign Medico-Chirurgical Review*, 1860, S. 289.

dazu führt, dass sie genauso behandelt werden muss wie andere Naturphänomene.[50] Nietzsche scheint diese Studie mit Interesse gelesen zu haben. Frappiert haben ihn großenteils die von Herzen aufgezählten Ergebnisse bezüglich der variablen Reaktionszeiten bei Individuen verschiedener Alters- und Geschlechtsgruppen und Nationalitäten. In einer seiner Notizen von 1888 bezieht er sich auf diese Experimente Herzens und vermerkt: «Das Weib reagirt langsamer als der Mann, der Chinese langsamer als der Europäer ...»[51]. Herzen macht sich Sorgen um diejenigen, deren Reaktionszeit zu langsam ist, da dies, wie er hervorhebt, ein typisches Merkmal von Geisteskranken ist.[52] Nietzsches Aufmerksamkeit konzentriert sich dagegen auf die übermäßige Reduktion der Reaktionszeit, eines typischen Anzeichens von Schwäche, einer Eigenschaft von Degenerierten, die zu lasterhaften Verhaltensweisen führt.

Nach Nietzsche ist Schwäche gekennzeichnet durch die Hemmung zur Reaktion, «die Plötzlichkeit, Unhemmbarkeit der ‹Handlung› ...»[53]. Diese Unfähigkeit, sich der Handlung zu entziehen, ist eine «Form der Degenerescenz»[54]. Die Schwäche ist sehr oft Ausdruck von « Krankhaftigkeit, Niedergang, Symptom der Erschöpfung, -fast Alles, was die unphilosophische Roheit mit dem Namen ‹Laster› bezeichnet, ist bloss jenes physiologische Unvermögen, *nicht* zu reagieren»[55]. Vom verstörten Zustand der Schwäche unterscheidet sich die Stärke, deren Merkmal in einem bestimmten Typus von *Adiaphorie* zu sehen ist. «Die Stärke einer Natur zeigt sich im Abwarten

50 Vgl. Alexandre Herzen *Le cerveau et l'activité cérébrale au point de vue psychophysiologique*, Paris, Librairie J.-B. Baillière et fils, 1887, S. 86 und 94.

51 *KSA* 13, 14 [67].

52 Vgl. Alexandre Herzen *Le cerveau et l'activité cérébrale au point de vue psychophysiologique*, Paris, Librairie J.-B. Baillière et fils, 1887, S. 101.

53 *KSA* 13, 14 [102].

54 *GD*, «Moral als Widernatur», § 2. Es sollte betont werden, dass Charles Richet in den Schriften der zweiten Hälfte der achtziger Jahre eine wichtige Quelle für Nietzsche war, um die Beziehung zwischen die Schwächung des Willens und Alkoholkonsum festzustellen. Vgl. Andreas Urs Sommer *Kommentar zu Nietzsches* Der Fall Wagner / Götzen-Dämmerung, Berlin/Boston, Walter de Gruyter, 2012, S. 376–378.

55 *GD*, «Was den Deutschen abgeht», § 6.

und Aufschieben der Reaktion»[56]. Es handelt sich um eine *Ruhe der Stärke* – in ästhetischer Begrifflichkeit, um das *Klassische* –, typisch für diejenigen, die ihrer Verteidigungskräfte Herr sind und als Herren ihrer selbst sich nicht allen Anfragen, die sie erreichen, unterwerfen.[57] Hier ist jedoch etwas Vorsicht angesagt, da den Degenerierten eine gewisse Ruhe eigentümlich ist, wenn auch eine «Ruhe der Erschöpfung, die Starrheit, bis zur Anaesthesie»[58]. Dieser Zustand der Starre konturiert die beiden Eigenschaften der «an der *Verarmung* des Lebens Leidenden»: Schlafbedürfnis und Erregung, also «Ruhe, Stille, glattes Meer *oder* aber [...] Rausch, [...] Krampf, [...] Betäubung von Kunst und Philosophie»[59]. Obgleich einander widerstreitend, sind diese beiden Zustände nicht notwendig dissoziiert. In der Tat: Wenn die Degenerierten reaktionsunfähig sind, verdankt sich dies einem stärkeren physiologischen Hang zu Stimulantien, zumal die Ermatteten ihre Erschöpfung nur über Erregungen mindern können. Das «Bedürfniß nach Reizmitteln», «das Bedürfniß der narcotica, die Ausschweifung in Musik und Alkohol (auch Buch)»[60] sind *Décadence*-Erscheinungen. Gewiss muss der Lebende im Zusammenhang dessen, was wir Nietzsches Theorie der Erregungen nennen könnten, aufgereizt werden. Nietzsche äußert sich diesbezüglich emphatisch,

56 *KSA* 13, 14 [102].

57 Vgl. *KSA* 13, 14 [43], 14 [65], 14 [83], 15 [43].

58 *KSA* 13, 14 [65].

59 *NW*, «Wir Antipoden».

60 *KSA* 13, 15[32]. In dieser Zeit zieht Nietzsche eine Parallele zwischen Musik, vor allem der Wagners, und Narkotika, wie dem Alkohol. Das moderne Bedürfnis nach Musik «[erscheint] mit dem zunehmenden Bedürfniß nach Narcoticis» (*KSA* 12, 2 [113]); «Wagner wirkt wie ein fortgesetzter Gebrauch von Alkohol. Er stumpft ab, er verschleimt den Magen. Spezifische Wirkung: Entartung des rhythmischen Gefühls» (*WA*, «Nachschrift»). Jedenfalls vergleicht Nietzsche auch die ästhetische Erfahrung beim Hören von Wagners Musik mit anderen Rauschmitteln, wie Haschisch und Opium. «Wenn man von einem unerträglichen Druck loskommen will, so hat man Haschisch nöthig. Wohlan, ich hatte Wagner nöthig» (*EH*, «Warum ich so klug bin», § 6); «In Deutschland, im ‹Reich›, um unzweideutig zu reden, sind nur zu Viele verurtheilt, sich unzeitig zu entscheiden und dann, unter einer unabwerfbar gewordenen Last, hinzusiechen ... Diese verlangen nach Wagner als nach einem *Opiat* [...]» (*EH*, «Menschliches, Allzumenschliches», § 3).

vor allem in den posthumen Aufzeichnungen von 1883.[61] Der springende Punkt liegt darin, dass in gesunden und starken Organismen dies in einem Geflecht von Aktivität und Passivität erfolgt, während in degenerierten Organismen die Handlungsfähigkeit angesichts dessen, was auf sie zukommt, abnimmt. Daher die Knechtschaftsbeziehung der Degenerierten zu den Reizmitteln. Die Schwierigkeit liegt jedoch darin, dass die Reizmittel die krankhafte Veranlagung nur vertiefen und die Erschöpfung in diesem Sinn auch Folge der «übermäßigen Reizung»[62] ist.

Diese Verbindung von Schwäche, Degenereszenz, Erregungsdrang und Laster ist zu weiten Teilen durch Nietzsches Lektüre von zwei Werken von Charles Féré im Jahr 1888 inspiriert: *Sensation et mouvement* und *Dégénérescence et criminalité*. Féré, der Verfechter der Degenereszenztheorie, erweist sich als starker Einfluss auf die Schriften von 1888, und viele posthume Fragmente dieser Zeit sind Paraphrasen oder wörtliche Zitate aus diesen Büchern.[63] Ihnen lassen sich ergänzende Elemente zu einem genaueren Verständnis der Gründe, die Degenerierte erregungssüchtig machen, entnehmen.

Féré zufolge sind Degenerierte für Erregungen von Außen empfindlicher; in ihnen erfordert ein Eindruck eine dringende und intensive Handlung, anders als bei robusten Menschen, die infolge ihres höheren Maßes an statischer Kraft fähig sind, sowohl Reizungen als auch der Erschöpfung zu widerstehen und so nur «réactions modérées»[64] hervorbringen. Dieser Mensch ist stark, da unempfindlich (*impassible*), zumal die Unempfindlichkeit ein Zeichen von Stärke ist. In Wahrheit bedarf der Degenerierte der

---

61 Vgl. *KSA* 9, 7 [95], 7 [98], 7 [195].

62 *KSA* 13, 14 [174].

63 Lampl und Stingelin haben schon auf die markante Präsenz dieser Werke in den Nachlassfragmenten in Bd. 13 der *KSA* hingewiesen und eine skrupulöse Liste der Exzerpte aus Féré geliefert. Vgl. Hans Erich Lampl «Ex Oblivione: Das Féré-Palimpsest. Noten zur Beziehung Friedrich Nietzsche – Charles Féré (1857–1907)», *Nietzsche-Studien*, Bd. 15, 1986, S. 225–264. Bettina Wahrig-Schmidt «‹Irgendwie, Jedenfalls Physiologisch›. Friedrich Nietzsche, Alexandre Herzen (fils) und Charles Féré 1888 », *Nietzsche-Studien*, Bd. 17, 1988, S. 434–464.

64 Charles Féré *Sensation et mouvement. Études expérimentales de psycho-mécanique.* Paris, Félix Alcan, 1887, S. 132–133.

Erregungen, um die Erschöpfung zu mindern, vor allem in Industriegesellschaften. «Le besoin d'excitation augmente à mesure que l'individu ou la race s'affaiblit»[65]. Anlässlich des Berichts über seine Pionierexperimente mit dem Dynamometer, macht Féré auf die Abhängigkeit von Degenerierten wie Hysterikern und Nervenkranken von sinnlichen Erregungen aufmerksam; bei diesen Individuen, deren intellektuelle Schwäche mit ihrer Muskelschwäche korreliert, führen starke Reizungen wie beispielsweise die rote Farbe dazu, dass der Druck im Dynamometer signifikant zunimmt, was eine Energiesteigerung beinhaltet. Dieses Bedürfnis nach Überwindung der Erschöpfung durch starke Erregungen erklärt die ständige Bemühung der Degenerierten um Reizmittel. Stimulantien wie Kaffee, Tabak und Alkohol ermöglichen eine Energiezunahme in dem Maß, in dem die Reaktionszeit abnimmt.[66] «L'alcool, le tabac, le thé, etc.», so Féré, «semblent ranimer momentanément ces êtres dégénérés»[67]. Das Problem besteht allerdings darin, dass Stimulantien wie Alkohol, obwohl sie augenblicklichen Trost spenden, die Degeneration nur verschärfen. «L'alcool, comme l'opium, le hachisch et les autres excitants du même ordre, détermine momentanément une excitation physique et intelectuelle à laquelle succède une période d'épuisement»[68]. Das die Energie steigernde Reizmittel verursacht eine Entladung, die von einer drastischen Verringerung der Stärke begleitet wird; «lorsque la sensation de plaisir est portée à son maximum, lorsque la tension de l'énergie potentielle est devenue excessive, il se produit une décharge, sous forme de mouvements, de secrétions, etc., déterminant un épuisement»[69]. Dies ist das tragische Schicksal des Degenerierten, da «chaque excitation nouvelle laisse à

---

65 Charles Féré *Dégénérescence et criminalité. Essai physiologique*, Paris, Félix Alcan, 1888, S. 92.

66 Vgl. Charles Féré *Sensation et mouvement. Études expérimentales de psycho-mécanique*, Paris, Félix Alcan, 1887, S. 50.

67 Charles Féré *Dégénérescence et criminalité. Essai physiologique*, Paris, Félix Alcan, 1888, S. 91.

68 Charles Féré *Dégénérescence et criminalité. Essai physiologique*, Paris, Félix Alcan, 1888, S. 88.

69 Charles Féré *Sensation et mouvement. Études expérimentales de psycho-mécanique.* Paris, Félix Alcan, 1887, S. 130.

sa suite un épuisement proportionnel, de sorte qu'elle continue en fin de compte à précipiter la dégénérescence»[70].

Wir mussten den Typus des Degenerierten zunächst analysieren, um das Bedürfnis nach Alkohol, aber auch nach anderen Narkotika aufzudecken. In diesem Sinn profitiert Nietzsche deutlich von den Ergebnissen Férés. Er scheint aber auch eine spekulativere Hypothese zu bestätigen, die von der italienischen Kriminologie formuliert worden war und eine von Féré energisch zurückgewiesene Verbindung zwischen Degeneration und Atavismus unterstellte. Diese Verbindung war von Lombroso geahnt worden, der, ausgehend von der Untersuchung von Schädeln von Verbrechern, die Anwesenheit von Merkmalen von Affen und Wilden behauptet und die Hypothese aufstellt, dass Verbrecher in modernen Gesellschaften eine rudimentäre Ausprägung der Menschheit darstellen, die mit der Evolution nicht Schritt gehalten hat. Féré bezweifelt nicht nur die Legitimität der Methode der Erforschung von anatomischen Charaktermerkmalen an Schädeln, sondern weist diese atavistische Sicht auch in Ermangelung schlagender Beweise zurück; «l'origine atavique du crime est une pure hypothèse, en faveur de laquelle il reste peu de faits»[71]. Nietzsche scheint demgegenüber empfänglicher für die Ideen der italienischen Kriminalanthropologie zu sein. Obwohl er Lombroso selbst nicht gelesen hat (Féré war eine der wichtigsten Quellen für diese indirekte Bekanntschaft), war er mit den durch dessen Schule in Umlauf gebrachten Ideen recht vertraut und ließ eine gewisse Sympathie für die Methode der physiognomischen Untersuchung[72] sowie für die Atavismushypothese durchblicken. Man denke hier nur an ein Nachlassfragment von 1888, in dem Nietzsche folgende Behauptung aufstellt: «Durch Alkohol und Musik bringt man sich auf Stufen der Cultur und Unkultur zurück, welche

70 Charles Féré *Dégénérescence et criminalité. Essai physiologique*, Paris, Félix Alcan, 1888, S. 92.

71 Charles Féré *Dégénérescence et criminalité. Essai physiologique*, Paris, Félix Alcan, 1888, S. 70.

72 Vgl. *GD*, «Das Problem des Sokrates», § 3. Lampl unterstreicht, dass Nietzsche zu dieser Zeit sowohl mit den Argumenten der Verfechter Lombrosos als auch mit den Argumenten von dessen Kritikern recht vertraut war. Vgl. Hans Erich Lampl «Ex Oblivione: Das Féré-Palimpsest. Noten zur Beziehung Friedrich Nietzsche – Charles Féré (1857–1907)», *Nietzsche-Studien*, Bd. 15, 1986, S. 226f.

unsere Vorfahren überwunden haben: insofern ist nichts lehrreicher, nichts ‹wissenschaftlicher› als sich zu berauschen …»[73]. Hier wird augenscheinlich, dass der Drang zum Alkohol nicht nur ein Bedürfnis von Degenerierten ist, sondern von primitiven Menschentypen, die einer überholten Vergangenheit angehören. Zwar trifft zu, dass für Nietzsche Atavismus nicht notwendig ein Niedergangssymptom ist. Aber der Gedanke, dass Alkoholkonsum weniger entwickelten und damit niedrigeren Erscheinungsformen des Menschen als Vehikel dient, wird, wenn auch in einem anderen Blickwinkel, in einem «Alcoholismus» betitelten Nachlassfragment hervorgehoben. Nietzsche zitiert hier einen Auszug aus der von Jacolliot erstellten französischen Übersetzung der Gesetze Manus, in der folgender Hinweis zu lesen ist: «Der Brahmane, der sich berauscht, in Vergessenheit der göttlichen Substanz, aus der seine Person gebildet ist, sinkt zum Rang des unreinen Sudra hinab»[74].

Wir sehen also, wie Nietzsche, als er sich 1888 entschiedener auf die Seite der Degenereszenz-Theoretiker schlägt, der Vererbung eine große Bedeutung zuschreibt. Das bedeutet jedoch nicht, dass er den Einfluss des Milieus nicht anerkennt. In einem Nachlassfragment aus dem Frühjahr 1888 behandelt er die «[e]rworbene, nicht ererbte Erschöpfung». Hier behauptet er: «auch bestimmbar zu sein durch die Umgebung, gehört zur décadence». Unmittelbar danach findet sich folgende Notiz: «Der Alcoholismus», nicht der Instinkt, «sondern die Gewöhnung, die stupide Nachahmung, die feige oder eitle Anpassung eines herrschenden régime». Unter diesem Blickwinkel ist die Erschöpfung ein Zustand, auf den die «Reizung und Überreizung durch Alcoholica»[75] folgt. Dieses Gedankengeflecht belegt, dass Nietzsche sich nicht darauf beschränkt hat, seine Positionen vor 1888 über die Macht der Diätetik aufzugeben, sondern sich der kompatibilisierungsfreundlichen Perspektive der französischen und englischen Degenereszenztheoretiker angenähert hat, also einer Sichtweise, derzufolge Degeneration sowohl Ursache als Folge ist. Diese Nachgiebigkeit gegenüber dem Einfluss der Umgebung mag auch noch ein Widerschein des wachsenden Argwohns gegen die

73 *KSA* 13, 14 [43].

74 *KSA* 13, 14 [176]. Vgl. Auch Louis Jacolliot *Les législateurs religieux. Manou – Moïse – Mahomet*, Paris, Librairie internationale A. Lacroix, 1876, S. 446.

75 *KSA* 13, 15 [80].

Plausibilität des Erbschaftsprimats sein (verbreitet besonders durch Fachleute wie August Weismann am Anfang der neunziger Jahre[76]), zumal die Evidenzen der Nichterblichkeit bei der Entstehung degenerierter Individuen gleich stichhaltig waren. Nietzsche lässt damit auch die Möglichkeit einer Umkehrung der Degeneration durch eine Änderung der Lebensgewohnheiten offen. «Gegen das Contagium der Neurose», schreibt er, kommt es auf die «Wahl der Orte, Sachen Bücher»[77] an: Zu wählen sind Klima und kräftigende Diäten, zu vermindern ist die Zahl der Eindrücke, zu reduzieren die Zahl der Bücher. Passagen wie diese vermitteln eine Sichtweise, die optimistischer als die eines Gutteils der Degenereszenztheoretiker ist. Diese gaben ihrerseits zu, dass Änderungen der Diät und klimatische Veränderungen, verbunden mit einem ruhigen Lebensstil, die pathologischen Zustände lindern könnten, ohne jedoch das sich aus den Erbfaktoren ergebende, unrettbar feststehende Schicksal zu ändern. Das Problem ist allerdings, dass Nietzsche sich nicht zureichend deutlich über die Möglichkeit einer Heilung der Degenerierten geäußert hat. Jede Art von Investition in eine reformistische, am Primat der Erziehung ausgerichtete Strategie wird unmöglich gemacht, wenn Nietzsche behauptet, dass «Laster, Verbrechen, Krankhaftigkeit, Irrsinn, Libertinage auch die geistige, [...] Folgen der décadence [sind], Symptome derselben, – sie sind folglich unheilbar ...»[78]. Diese Alternative der Heilung wird auch geschwächt, wenn Nietzsche eugenische Maßnahmen als einzige Lösung angesichts der Degeneration preist.[79] Man könnte annehmen, dass Nietzsche es als zulässig erachtet hat, die durch die Umgebung erworbene, nicht die ererbte Degeneration zu heilen; oder noch, wie Morel im Fall des Kretinismus, dass es Typen von Degenerierten gibt, die geheilt werden können. Sicherlich könnten Fälle wie Alkoholabhängigkeit besser mit Abstinenz und Diät bekämpft werden als beispielsweise Epilepsie, eine Krankheit, dergegenüber die Ärzte ziemlich ratlos waren. Es gibt noch eine weitere Option, derzufolge Nietzsche die Exklusion und nicht einmal die

---

76 Vgl. William F. Bynum «Alcoholism and Degeneration in 19th Century European Medicine and Psychiatry», *British Journal of Addiction*, 79, 1984, S. 66.

77 *KSA* 13, 14 [206].

78 *KSA* 13, 15 [43].

79 Vgl. *KSA* 13, 15 [13], 15 [41] und 15 [110].

Heilung der Degenerierten verbreiten würde, da diese für die allgemeine Lebensökonomie wichtig sind. Nach Nietzsche ist es eine «Schmach für alle socialistischen Systematiker, daß sie meinen, es könnte Umstände geben, gesellschaftliche Combinationen, unter denen das Laster, die Krankheit, das Verbrechen, die Prostitution, die Noth nicht mehr wüchse», denn dies würde ja bedeuten, «das Leben [zu] verurteilen»[80]. Keine dieser Möglichkeiten ist aber wirklich evident.

Schlussfolgerungen

Ein Hauptmerkmal von Nietzsches Philosophie ist die Feststellung, dass der moderne Europäer der Tiefpunkt eines als Träger einer Unmenge von krankhaften und perversen Eigenschaften wahrgenommenen Menschen ist. Eines der bedenklichsten Merkmale ist die Zunahme der Reizbarkeit und die sich daraus ergebene Neurasthenie. In Wahrheit war dies eine dominante Diagnose. Viele Zeitgenossen Nietzsches teilten sie. Sie sahen in der Moderne eine *nervöse Gesellschaft*, ohne Männlichkeit, verstört und oberflächlich. Nietzsche war insofern nur ein Akteur der großen Mobilisierung, die von den intellektuellen Eliten Europas auf der Suche nach den Verursachern dieses besorgniserregenden Zustands in Gang gesetzt wurde. Wie ich in dieser Untersuchung zu zeigen versucht habe, war für ihn der reichliche Alkoholkonsum der Europäer eine der Hauptursachen der Zunahme der Reizbarkeit. 1888 ändert sich dieses Szenario. Nietzsche nimmt nun in Übereinstimmung mit den Degenereszenz-Theoretikern an, dass die Degeneration nicht mehr verursacht wird, sondern selbst Verursachungsprinzip ist. Aber selbst zu dieser Zeit akzeptiert Nietzsche auch, dass in den Fällen der erworbenen Erschöpfung, zu Lasten der Vererbungsfaktoren, der Alkohol nach wie vor eine Quelle der Degeneration ist. Wie dem auch sei, ist die Wahl des übermäßigen Alkoholkonsums als Ursache des Niedergangs nicht ein ausschließlich Nietzschescher Ansatz. Diese Sorge mag die orthodoxere Philosophie, die im Allgemeinen die menschliche Schwäche durch den schlechten Gebrauch der Vernunft oder die Abwesenheit von moralischer Festigkeit zu erklären versucht, ungewöhnlich anmuten. Das gilt aber nicht für materialis-

80 *KSA* 13, 14 [75].

tische Philosophen, die sich vom Sachwissen der Einzelwissenschaften leiten ließen. In dieser Hinsicht ist anzumerken, dass die Verbindung zwischen Alkohol und Niedergang auch ein weitgehend unwidersprochener Konsens unter Ärzten und Psychiatern der Zeit war. Dies, wie auch ein großer Teil der philosophiegeschichtlichen Forschung der letzten Jahre, bestätigt, wie sehr Nietzsche ein Mann seiner Zeit war.

V Das therapeutische Projekt der Philosophie Nietzsches / Le projet thérapeutique de la philosophie nietzschéenne

La voz del cuerpo sano: Medicina y Educacion

Jesús Conill-Sancho

This article raises the question of whether Nietzsche's philosophy provides a better interpretation of the traditional phenomenon of the voice of the conscience through "the voice of the healthy body" and its consequences for the education of a human type able to take on a new way of life. The proposed answer to this question involves three stages: 1) a biohermeneutical method based on medicine and natural sciences; 2) the meaning of "great health" for the question of the value of existence; and 3) the implications of notions such as breeding and the new sense of the earth for education.

Introducción

Ya en la filosofía griega se atribuye a Sócrates la referencia a una «voz interior» de carácter «demoníaco» y «divino», que emerge del fondo del que habla. En gran parte de la tradición, la voz de la conciencia expresaba la voz de Dios, y en cualquier caso, una voz que se nos impone, porque expresa una llamada a la propia autenticidad desde el fondo insobornable de cada cual. Es como un juez que llevamos dentro de nosotros mismos y que no nos deja vivir tranquilos.

Un lugar clásico en la historia del pensamiento se encuentra en los Estoicos, quienes creyeron que en la voz de la conciencia resuena la voz racional de la naturaleza, la ley natural, y hasta «la voz de Dios». Otros, como Cicerón y Séneca, la consideran un espíritu (*pneûma*) interior, una fuerza, un poder, una rectitud, una «*scintilla*». El mismo San Pablo recurrió a las mediaciones estoicas para comprender la experiencia del bien y del mal, que todos los hombres comparten, porque todos llevan escrita en su corazón la misma ley moral; el hombre con su razón, en su interioridad, sabe distinguir el bien y el mal. Emerge aquí el problema de la conciencia moral.[1]

La concepción moral de la conciencia mediante el término «*Gewissen*» adquiere un lugar privilegiado en la filosofía kantiana. La conciencia moral (*Gewissen*) «es una conciencia (*Bewusstsein*) que es para sí misma deber (*Pflicht*)»[2]. Y todo hombre, como ser moral, tiene originariamente en sí conciencia moral.[3] En la conciencia moral «la razón se juzga a sí misma», atendiendo a «la voz del juez interior», porque la conciencia moral es la conciencia de un tribunal interno al hombre, cuya voz no puede dejar de oírse. La conciencia moral ha de pensarse como el principio subjetivo de la responsabilidad de los propios actos, que nos orienta en la vida desde el interior de nosotros mismos.

En el propio Kant encontramos expresiones más ricas de lo que se han solido reconocer y que rebasan la interpretación exclusivamente subjetivizadora que se ha atribuido a la filosofía moderna en general. De hecho, Kant considera la conciencia moral (*Gewissen*), no sólo como «la ley en nosotros», sino como «*Vermögen*» y «*Anlage*»[4]. Es más, primero, la considera «un hecho (*Tatsache*) inevitable, no una obligación y un deber»; pues «no se relaciona con un objeto, sino únicamente con el sujeto (afectando al sentimiento moral con su acto)»[5]. En segundo lugar, Kant considera que la conciencia moral es «la conciencia de un *tribunal interno* al hombre», un «poder» (*Gewalt*) que mantiene en vela al hombre y que «está incorporado a su ser» (*seinem Wesen einverleibt*), por eso «le sigue como su sombra» y «no puede evitar» oír su «voz». En tercer lugar, por su conciencia moral el hombre «se ve forzado» (en su quehacer consigo mismo)«como si fuera por

---

1 Vid. Hans Reiner «Gewissen», *Historisches Wörterbuch der Philosophie*, Bd. 3, Basel/ Stuttgart, Schwabe & Co., 1974, pp. 574–592.

2 Immanuel Kant *La religión dentro de los límites de la mera razón*, traducción, prólogo y notas de Felipe Martínez Manzoa, Madrid, Alianza, 1969, p. 181.

3 Vid. Immanuel Kant *La Metafísica de las costumbres*, traducción y notas de Adela Cortina Orts y Jesis Conill Sancho, Madrid, Tecnos, 1989, p. 255.

4 Vid. respectivamente: Immanuel Kant *Pädagogik*, IX, 495; *KpV*, V, 98; *MdS*, VI, 438.

5 Immanuel Kant *La metafísica de las costumbres*, Madrid, Tecnos, 1989, pp. 255–256.

orden *de otra persona*», teniendo que imaginar como juez «*a otro*», lo cual ha conducido a pensar «la conciencia moral como el principio subjetivo de la responsabilidad de los propios actos ante Dios»[6]. Y, en cuarto lugar, este último concepto -el de Dios- está siempre contenido en la autoconciencia moral, «aunque sólo de un modo oscuro», por eso Kant considera que por medio de esta idea lo que el hombre recibe es una «orientación» (*Leitung*): «representarse la escrupulosidad (*Gewissenhaftigkeit*) (que también se llama «*religio*») como responsabilidad ante un ser santo (*heilig*) (ante la razón moralmente legisladora), distinto de nosotros mismos, pero íntimamente presente en nosotros, y someter la propia voluntad a las reglas de la justicia. El concepto de religión en general es aquí para el hombre únicamente ‹un principio para considerar todos sus deberes como mandatos divinos›»[7].

Esta idea de la religión a la que alude Kant al final del texto citado se parece bastante a la que se encontrará también en algunos textos de Ortega y Gasset, tanto en los que se entiende la religiosidad a partir del adjetivo «*religiosus*», que significa escrupuloso, cuidadoso (y no a partir del substantivo «*religio*», entendido como ligazón o vínculo), como en otros textos en los que se relaciona con el ideal moral.[8]

No obstante, y a pesar de la riqueza que cabe encontrar en la filosofía de Kant a Hegel, hemos asistido a una crítica de la concepción moderna de la conciencia por diversas vías. En primer lugar, se extendió la idea de que se ha producido una ruptura con respecto al ser y la objetividad, por tanto, que se ha caído en un insuperable subjetivismo, que ha significado un déficit ontológico, una nueva forma de «olvido del ser» (Heidegger), o bien ha conducido a la «anarquía moral» (Scheler). Por otra parte, se ha desarrollado una serie de duras críticas de la conciencia moral a través de la Genealogía de Nietzsche, el Psicoanálisis de Freud y el Materialismo Histórico de Marx, que han mostrado que por detrás de la conciencia hay «una larga historia, una prolongada metamorfosis», ya sea en virtud de instintos (Nietzsche), fuerzas

6 Immanuel Kant *La metafísica de las costumbres*, pp. 303–305.

7 Immanuel Kant *La metafísica de las costumbres*, p. 305.

8 Vid. José Ortega y Gasset *Obras completas*, Madrid, Taurus, VI, 64 ; I, 133–136. Vid. Jesús Conill «De la religión de la vida a la religión personal en Ortega y Gasset y Zubiri» *The Xavier Zubiri Review*, vol. 8 (2006), pp. 93–101.

energéticas del organismo (Freud) o procesos sociales determinantes (Marx). Y, por último, habría que señalar que, incluso en quienes se han ocupado de nuevo – y de modo muy fecundo – de la conciencia moral en algunas éticas procedimentales, se ha producido una psico-sociologización creciente.[9] Resulta al menos curioso que en Apel y Habermas no se encuentre usado el término *Gewissen*, sino *Moralbewusstsein* (o *moralisches Bewusstsein*), o bien que en Rawls prácticamente haya desaparecido la noción de conciencia moral.

¿Implica este proceso de insistente crítica de la conciencia moral una disolución del fenómeno básico del que se estaba tratando o es posible descubrir un nuevo nivel desde el que resituar la conciencia moral mediante la nueva reflexión filosófica nietzscheana? – ¿Aceptó Nietzsche la problematicidad de la conciencia moral y la recuperó en un nuevo marco filosófico? – ¿Cabe situar la conciencia moral en relación con la voz del cuerpo? – ¿Es el cuerpo también el hilo conductor para comprender el lugar y significado de la transformación nietzscheana de la conciencia moral?

Nietzsche ha desarrollado una crítica genealógica de la conciencia a partir de los instintos, mostrando que detrás de la conciencia hay «una larga historia, una prolongada metamorfosis». ¿Implica la crítica nietzscheana la disolución del fenómeno que expresa «la voz de la conciencia» o, más bien, ofrece una mejor interpretación de un «hecho» (*Tatsache*), reconocido por Kant, es decir, de un *factum* corporal?

Mi propósito es responder a la cuestión de si la filosofía de Nietzsche ofrece una mejor interpretación del tradicional fenómeno de la voz de la conciencia a través de «la voz del cuerpo sano» y cuáles sus consecuencias para orientar la educación de un tipo humano, que sea capaz de un nuevo modo de vida. Para lo cual daremos los siguientes pasos.

En primer lugar, hay que situar tal interpretación en el contexto de la transformación nietzscheana del pensamiento contemporáneo siguiendo el «hilo conductor del cuerpo», es decir, con un método basado en la medicina

9 Vid. Karl-Otto Apel *Transformation der Philosophie*, Frankfurt, Suhrkamp, 1973; Jürgen Habermas *Moralisches Bewußtsein und kommunikatives Handeln*, Frankfurt, Suhrkamp, 1983; Lawrence Kohlberg *Essays on Moral Development*, San Francisco, Harper & Row, 1984; Vicent Gozálvez *Inteligencia moral*, Bilbao, Desclée de Brouwer, 2000.

y las ciencias naturales, pero entendidas no al modo positivista, que tiende a reducirse a una «técnica de la biología», sino en un sentido biohermenéutico. También la presunta voz de la conciencia estará radicada y expresada en el cuerpo, siendo un síntoma del organismo que hay que saber interpretar.

En segundo lugar, hay que descubrir las posibilidades de establecer una fecunda relación entre filosofía y medicina, mostrando el sentido de la «gran salud» para responder a la pregunta por el valor de la existencia y abrirse a una nueva forma de vida humana. He aquí la relevancia de la figura del «médico filósofo», que más allá de la verdad, se dedica a la salud vital, contribuyendo así a la «transvaloración de los valores».

Y, en tercer lugar, hay que preguntar si estos avances en la investigación crítico-genealógica y en el diagnóstico vital y cultural no implican un nuevo enfoque para la educación, en el sentido nietzscheano de «cría», de un nuevo modo de vida orientado por la «gran salud», capaz de atender a «la voz del cuerpo sano», que nos habla del sentido de la tierra. El intercambio fecundo entre las ciencias y la filosofía permite afrontar mejor el futuro de la vida humana, transfigurando la *phýsis*, por parte de quien ha aprendido a transfigurarse a sí mismo.

I Cuerpo y conciencia

Nietzsche se sitúa más allá de la conciencia, «siguiendo el hilo conductor del cuerpo».

La transformación nietzscheana del pensamiento implica llegar hasta los elementos no lógicos, sino corporales de la subjetividad. Hay otros componentes de la subjetividad, además de los que emergen en la conciencia, como los impulsos que se transforman en interpretaciones[10] y que son los destacados en la versión psicofisiológica del nuevo criticismo nietzscheano. Para dicha transformación Nietzsche cuenta con el avance de las nuevas ciencias naturales[11], desde las físicas a las biológicas y psicológicas. Pero la necesidad

10 *Aurora*, versión de Pedro González Blanco, Barcelona, Olañeta, 1981, p. 202 y versión de Jaime Aspiunza, *Obras completas* III, Madrid, Tecnos, 2014, p. 689 / *M*, § 553.

11 Paolo D'Iorio *La linia e il circolo. Cosmologia e filosofia dell'eterno ritorno in Nietzsche*, Génova, Pantograf, 1995; «El eterno retorno: génesis e interpretación», en *Guía*

de tener muy en cuenta las ciencias naturales no significa que haya que instaurar la hegemonía de la razón positivista. Pues, aunque «la ciencia ha aportado mucho de positivo» y «a uno le gustaría ahora [...] sujetar<se> plenamente *a ella*», eso sería un «error», porque la ciencia «*no* sirve para *dar órdenes*, para señalar el camino: sino que solo cuando uno sabe adónde, *resulta la ciencia de provecho*»[12].

El propio Nietzsche resalta el carácter ambiguo del conocimiento científico y la necesidad de ir más allá para saber orientarlo, haciendo un uso crítico del mismo, es decir, para que resulte auténticamente liberador:

> En general, creer que el conocimiento siempre llegará a conocer lo que sea más provechoso e indispensable para la humanidad es mitología — el conocimiento puede exactamente igual dañar que aprovechar...[13]

En el nuevo ámbito hermenéutico-genealógico, que está más allá de la ciencia y, por tanto, no sometido al positivismo cientificista, pero tampoco al idealismo, es donde hay que situar la voz de la conciencia, convertida ahora en voz del cuerpo, una de cuyas funciones consiste en valorar - estimar - el valor de la existencia.

Hay quienes han defendido que el pensamiento nietzscheano contribuye a acabar con el sujeto humano, al asimilarlo a la conciencia, resaltando su carácter ficticio[14], pero conviene preguntarse si esto significa también despedirse de la subjetividad como conciencia, o bien cabe alguna «metamorfosis»[15]. Porque, a mi juicio, que haya que superar la noción ontológica y epistémica de la subjetividad basada en la conciencia no implica necesariamente

Comares de Nietzsche, Jesús Conill y Diego Sánchez Meca (eds.), Granada, Comares, 2014, pp. 57–207; Maria Cristina Fornari *La morale evolutiva del gregge. Nietzsche legge Spencer e Mill*, Pisa, ETS, 2006; Pietro Gori *La visione dinamica del mondo. Nietzsche e la filosofia naturale di Boscovich*, Nápoles, La Città del Sole, 2007.

12 *Fragmentos póstumos* II / *KSA* 9, 8 [98].

13 *Fragmentos póstumos* II / *KSA* 9, 8 [98].

14 Gianni Vattimo *Le avventure della differenza*, Milano, Garzanti, 1980; *La fine della modernità*, Milano, Garzanti, 1985.

15 Diego Sánchez-Meca «Figuras del ultrahombre *(Übermensch)* nietzscheano», en *Guía Comares de Nietzsche*, Jesús Conill y Diego Sánchez Meca (eds.), Granada, Comares, 2014, especialmente pp. 215–217.

renunciar a cualquier otra nueva noción de la subjetividad corporal como la que se expresa en la voz del cuerpo sano.

Precisamente Nietzsche desenmascara la superficialidad de la conciencia, mostrando genealógicamente que responde a una necesidad de comunicarse y entenderse: el hombre se hace consciente de lo que era «común» mediante la conciencia y el lenguaje. Pues «la conciencia no pertenece a la existencia individual del hombre, antes bien a lo que en él es naturaleza comunitaria y de rebaño»[16]. Lo decisivo es que, «siguiendo el hilo conductor del cuerpo», Nietzsche sitúa el *cuerpo* en el centro mismo de su indagación.

Por eso, también en la cuestión de la subjetividad experiencial y la voz de la conciencia, hay que tomar en serio el fenómeno del cuerpo, siguiendo el método de Nietzsche[17]: «Es esencial partir del cuerpo y utilizarlo como hilo conductor». Hay que partir del cuerpo, si se quiere lograr una investigación radical, porque el cuerpo constituye el centro de las interpretaciones. Hay que partir de la «realidad de hecho» *(Thatbestand)* del cuerpo, de su «fuerza asimiladora» y apropiadora, porque en todas las manifestaciones de la cultura, incluso de la «cultura superior», pervive la animalidad (el «animal salvaje»)[18]. Cuanto mejor conozcamos el cuerpo, más profundizaremos en la «experiencia vital» y comprenderemos, por haberlas vivido, «las razones de [las] opiniones», de modo que «el espíritu» ya no será más que «un modo de expresarse»[19], un mundo de símbolos, cuya raíz está en la corporalidad.

De ahí que la «tarea» consista en «reconocer de nuevo el terrible texto básico *homo natura* [el hombre naturaleza]»[20]. Creo que deberíamos ver en

---

16 *El gay saber*, versión de Luis Jiménez Moreno, Madrid, Espasa-Calpe, 1986 y *La gaya ciencia*, versión de Juan Luis Vermal / *FW*, § 354) ; vid. Djavid Salehi «Subjekt», en *Nietzsche Handbuch*, Henning Ottmann (Hg.), Stuttgart, Metzler, 2000, pp. 334–335.

17 *Fragmentos póstumos*, III / *KSA* 11, 40 [15]; vid. Werner Stegmaier «Leib und Leben», *Hegel-Studien*, 20, 1985, pp. 173–98.

18 *Más allá del bien y del mal*, versión de Andrés Sánchez Pascual, Madrid, Alianza, 1978 / *JGB*, § 230.

19 *Así habló Zaratustra*, versión de Andrés Sánchez Pascual, Madrid, Alianza, 1984, «De los poetas» / *Za*, «Von den Dichtern».

20 *Más allá del bien y del mal* / *JGB*, § 230 ; *Ecce homo*, «Humano, demasiado humano», versión de Andrés Sánchez Pascual, Madrid, Alianza, 1984 / *EH*, *Menschliches, Allzumenschliches* / *MA*, §§ 1–4.

el cuerpo ese texto, al que Nietzsche alude; esa es la «naturaleza», la animalidad humana, a la que hay que «retraducir» las «vanidosas e ilusas interpretaciones y significaciones secundarias», que se han ido produciendo. Porque, si cumplimos esta tarea, lograremos que «el hombre se enfrente al hombre», se enfrente a su sí mismo más profundo, al *inframundo* de todos los ideales posibles. Pues nunca hay que olvidar que somos cuerpo y que en él radica la auténtica razón:

> cuerpo soy yo íntegramente, y ninguna otra cosa; y alma es solo una palabra para designar algo en el cuerpo. El cuerpo es una gran razón, una pluralidad dotada de *un único* sentido [...][21]

Todo lo demás son «instrumentos» del cuerpo: «el sentido» y «el espíritu» o la «pequeña razón»; el «cuerpo creador» se los creó para sentir y pensar. Y en el cuerpo habita el «sí-mismo»: «detrás de tus pensamientos y sentimientos [...] se encuentra un soberano poderoso, un sabio desconocido – llámase sí-mismo *(Selbst)* –. En tu cuerpo habita, es tu cuerpo». «El sí mismo creador se creó para sí el apreciar y el despreciar, se creó para sí el placer y el dolor», «y el valor y la voluntad». «El cuerpo creador se creó para sí el espíritu como una mano de su voluntad». Por consiguiente, en el cuerpo hay una razón *(Vernunft im Leibe)* y una oculta sabiduría, la sabiduría del cuerpo y de la vida, que detenta un sí mismo, sabio y poderoso, cuya «gran razón» «no dice yo, pero hace yo». El cuerpo es, pues, un centro de *sabiduría* y de *acción*; es el verdadero centro de gravedad del ser humano, desde donde surgen todas las creaciones vitales. El núcleo del ser humano ha dejado de ser la conciencia, como venía siendo habitual en las corrientes preponderantes de la filosofía moderna, y se traslada al organismo corporal. Por eso, la medida básica no podrá consistir en criterios provenientes de alguno de los instrumentos del cuerpo, sino en la incorporabilidad *(Einverleibtheit)*[22].

La hermenéutica genealógica de Nietzsche tiene la peculiaridad de llegar hasta este nivel orgánico del cuerpo y sus fuerzas vitales, desde las que emerge el perspectivismo vital que se origina en el cuerpo. Esta hermenéutica de

21 *Así habló Zaratustra*, «De los despreciadores del cuerpo» / *Za*, «Von den Verächtern des Leibes».

22 Vid. *El gay saber* / *FW*, § 110.

origen filológico se abre, por exigencias genealógicas, a la *fisiología.* El propio Nietzsche lo reconoce explícitamente en su visión retrospectiva de *Ecce homo.* Se siente impulsado a corregir su tarea filológica y a superar todo enfoque idealista accediendo a lo que ahora considera «las *realidades*» más básicas, que no son otras que las que nos ofrece el cuerpo humano: «Una sed verdaderamente ardiente se apoderó de mí: a partir de ese momento no he cultivado de hecho nada más que fisiología, medicina y ciencias naturales»[23]. El camino de este proyecto es la hermenéutica genealógica, que sigue el hilo conductor del cuerpo. Este enfoque penetra todas las dimensiones de la filosofía nietzscheana: por ejemplo, la «fisiología de la estética»[24] y, más radicalmente, la «fisiología del poder»[25]. Con Nietzsche queda abierto un nuevo horizonte a partir del cuerpo, al rebasar la conciencia y situarse en el sí-mismo *(Selbst)*, corporal, sabio y poderoso, creador de todas las demás manifestaciones. Ahora se profundiza no biologicistamente en la biología y fisiología humanas, hermeneutizando el mundo de la fisiología, al estilo de la sintomatología en Medicina. En ocasiones así lo expresa el propio Nietzsche remitiendo a lo que denomina «la *gran salud*»[26], frente a las tendencias enfermizas que debilitan.

23 *Ecce homo*, «Humano, demasiado humano» / *EH*, «Menschliches, Allzumenschliches», § 3.

24 *La genealogía de la moral*, versión de Andrés Sánchez Pascual, Madrid, Alianza, 1978 / *GM* III, § 8; vid. Luis De Santiago «Nietzsche y la justificación estética de la existencia», en *Guía Comares de Nietzsche*, Jesús Conill y Diego Sánchez Meca (eds.), Granada, Comares, 2014, pp. 25–46.

25 *Fragmentos póstumos*, IV / *KSA* 12, 2 [76]; *Fragmentos póstumos*, III / *KSA* 11, 40 [55]; Pietro Gori *La visione dinamica del mondo. Nietzsche e la filosofia naturale di Boscovich*, Nápoles, La Città del Sole, 2007, pp. 252–254.

26 *El gay saber* / *FW*, § 382; *Ecce homo*, «Así habló Zaratustra» / *EH*, «Also sprach Zathustra», § 2.

II Medicina y Filosofía: el filósofo como médico de la cultura

La medicina es uno de los saberes sobre «realidades» que Nietzsche dice haber cultivado para llegar a su sí mismo más profundo, pues la reflexión sobre sí, como dice en *Ecce homo*[27], la «vuelta *a mí mismo*» es lo que le pudo llevar a su suprema «*curación*».

Hay que ganar el interés de los fisiólogos y médicos para el problema del *valor* de las apreciaciones valorativas[28]. Hay que lograr que la relación desconfiada entre filosofía, fisiología y medicina se transforme en amistoso y fecundo intercambio. Pues todas las tablas de bienes, todos los «tú debes» conocidos por la historia o la investigación etnológica necesitan la iluminación y la interpretación «*fisiológica*», antes que la psicológica; todos esperan igualmente una crítica por parte de la ciencia médica. La cuestión del valor (de un bien o de una «moral») debe plantearse desde las más diversas perspectivas, especialmente la pregunta «¿valioso *para qué?*», pues hay puntos de vista contrapuestos del valor. Pero considerar que «el bien de los más» tiene un valor más elevado que «el bien de los menos» es «ingenuidad de los biólogos ingleses». Lo decisivo para Nietzsche es lo siguiente: «*Todas* las ciencias tienen que preparar ahora el terreno para la tarea futura del filósofo», que consistirá en «el *problema del valor*», «la *jerarquía de los valores*»[29].

El filósofo se convierte en el «médico de la cultura»[30], que tratará de las condiciones de la excelencia en términos de «la gran salud», que «no sólo se tiene sino que también se adquiere y tiene que adquirirse constantemente»[31]. Las aventuras de la experiencia nos llenan de insatisfacción con el hombre actual y suscitan el anhelo – la necesidad – de la gran salud. Las experiencias

27 *Ecce homo*, «Humano, demasiado humano» / *EH*, *Menschliches, Allzumenschliches* / *MA*, §§ 3–4.

28 *La genealogía de la moral* / *GM* I, Anmerkung.

29 *La genealogía de la moral* / *GM* I, Anmerkung.

30 Título previsto para *PHG* [La filosofía en la época trágica de los griegos]; carta n° 298 de Carl von Gersdorff desde Gersau, de 2 de marzo de 1873 y carta n° 300, a Erwin Rohde desde Basilea, 22 de marzo de 1873, *Correspondencia*, vol. II, pp. 390–395. Asimismo, *Fragmentos póstumos* I / *KSA* 7, 23 [15].

31 *La gaya ciencia* / *FW* § 382.

de la enfermedad y la salud le aportaron a Nietzsche las perspectivas del enfermo y del sano: «elevar la vista hacia conceptos y valores *más sanos*, y luego a la inversa, desde la plenitud y autoseguridad de la vida *rica*, bajar los ojos hasta el secreto trabajo del instinto de *décadence*». Debido a esa ejercitada experiencia pudo «dar la vuelta a las perspectivas» y ofrecer una «transvaloración de los valores»[32]. La condición para sanarse es «estar sano en el fondo» (*im Grund gesund*) y de ahí que, para un ser típicamente sano, «el estar enfermo puede constituir incluso un enérgico *estimulante* para vivir, para más-vivir». Para Nietzsche, su propio periodo de enfermedad se le convirtió en un estimulante para vivir: «descubrí de nuevo la vida, y a mí mismo incluido», «convertí mi voluntad de salud, de *vida*, en mi filosofía»[33].

Y, en un contexto que parece estar describiéndose a sí mismo como «lo contrario de un *décadent*» se pregunta: ¿En qué se reconoce en el fondo «la *buena constitución*»? En que un hombre bien constituido beneficia a nuestros sentidos, le gusta sólo lo que le es saludable, saca ventaja de sus contrariedades, pues lo que no le mata lo hace más fuerte[34]; instintivamente hace su síntesis con todo lo que ve, oye, vive: es «un principio de selección».

¿Ha inspirado la enfermedad al filósofo, a partir de las necesidades fisiológicas? Nietzsche dice haberse preguntado si la filosofía no ha sido hasta ahora sólo «una interpretación (*Auslegung*) del cuerpo, un malentendido (*Missverständnis*) del cuerpo»[35]. Y, a continuación, aclara su posición diciendo lo siguiente:

> Detrás de los juicios de valor supremos por los que se ha guiado la historia del pensamiento están escondidas malas comprensiones de la constitución corporal, ya sea de individuos, de clases o de razas.[36]

32 *Ecce homo*, «Por qué soy tan sabio» / *EH*, «Warum ich so weise bin», § 1.

33 *Ecce homo*, «Por qué soy tan sabio» / *EH*, «Warum ich so weise bin», § 2.

34 *Ecce homo*, «Por qué soy tan sabio» / *EH*, «Warum ich so weise bin», § 2; vid. *Crepúsculo de los ídolos*, «Sentencias y flechas», versión de Andrés Sánchez Pascual, Madrid, Alianza, 1984 / *GD*, «Sprüche und Pfeile», § 8.

35 *La gaya ciencia* / *FW*, «Vorrede zur zweiten Ausgabe», §§ 2 y 3.

36 *La gaya ciencia* / *FW*, «Vorrede zur zweiten Ausgabe», § 2

«Todas las temerarias insensateces de la metafísica, especialmente sus respuestas a la pregunta por el *valor* de la existencia» cabe considerarlas «ante todo como síntomas de determinados cuerpos»; «y si esas afirmaciones o negaciones del mundo en su conjunto no tienen, medidas científicamente», ninguna significación, al psicólogo y al historiador le dan «señales» valiosas en tanto que «síntomas del cuerpo, de su éxito y fracaso, de su plenitud, su poderío» (*Mächtigkeit*), o bien de sus inhibiciones, agotamientos, empobrecimientos, su voluntad de fin (un indicador de voluntad débil, de poder débil).

Nietzsche quería ofrecer no sólo una crítica sino también una terapéutica[37], siguiendo el hilo conductor del cuerpo. No basta el modelo reduccionista, científico-naturalista, de la medicina, sino que hay que tener en cuenta el cuerpo como acción originaria del hombre y en el que está radicada toda la interacción con el mundo circundante, dado que todas las culturas tienen arraigo en la vivencia corporal interna. Lo maravilloso, el milagro de los milagros, es el cuerpo en el mundo, la facticidad corporal.[38] Por eso Nietzsche sigue esperando a un «*médico* filosófico», alguien que se atreva por fin a afrontar «el problema de la salud» y tenga el coraje de culminar lo que ha sido su «sospecha», exponiendo que en toda filosofía no se ha tratado de la «verdad», sino de «salud, futuro, crecimiento, poder, vida»[39]. A Nietzsche la voluntad de verdad, de «verdad a cualquier precio», le provoca rechazo, porque la considera un delirio de adolescente y, además, porque «ya no creemos que la verdad siga siendo verdad si se le quita el velo»[40].

37 Vid. Andreas Urs Sommer en este volumen. Vortrag an der GIRN-Tagung, Basel, 20.06.2016; Diego Sánchez-Meca «Conjeturas sobre la salud», en *Nietzsche. La experiencia dionisíaca del mundo*, Madrid, Tecnos, 2005, cap. 5; Marta Faustino «Philosophy and the *Great Health*: Nietzsche's *Gesundheitslehre* and Sickness as a Fish-Hook of Knowledge», en Humain, trop humain *et les débuts de la réforme de la philosophie*, Céline Denat, Patrick Wotling (dir.), Reims, EPURE, 2017, pp. 243–264.

38 Vid. Heinrich Schipperges *Kosmos Anthropos. Entwürfe zu einer Philosophie des Leibes*, Stuttgart, Klett-Cotta, 1981.

39 Heinrich Schipperges *Kosmos Anthropos. Entwürfe zu einer Philosophie des Leibes*, p. 719.

40 Heinrich Schipperges *Kosmos Anthropos. Entwürfe zu einer Philosophie des Leibes*, pp. 721–722.

La filosofía ha hecho su camino a través de muchas saludes, de ahí las diversas filosofías, que no son más que el producto de la conversión de un «estado» (*Zustand*) en la forma más espiritual, debido a que la filosofía es el «arte (*Kunst*) de la transfiguración»[41]. Pero tampoco es posible prescindir de la enfermedad, porque «sólo el gran dolor es el liberador último del espíritu, en cuanto maestro de la *gran sospecha*». Sólo el gran dolor nos obliga a desconfiar y abrir «signos de interrogación», con la voluntad de preguntar más, al haber desaparecido la confianza en la vida y haberla convertido en «*problema*»[42]. Pero esta problematicidad no impide el amor a la vida, aunque se ame de otra manera, con dudas, bajo el atractivo de lo problemático, el peligro de la inseguridad, abiertos a una nueva felicidad o suerte (*Glück*).

En el horizonte de la salud, no hay una fórmula médica unívoca, «pues no existe una salud en sí», sino que hay «innumerables saludes del cuerpo». Por tanto, cuanto más se atienda a lo singular y se olvide el dogma de la «igualdad», más desaparecerá el concepto de la «salud normal» y se pondrá «la virtud propia de cada uno en su salud»[43]. Es más, queda abierta la pregunta acerca de «si podríamos *prescindir* de la enfermedad incluso para desarrollar nuestra virtud» y «si la voluntad exclusiva de salud no es un prejuicio, una cobardía».

Nietzsche se sitúa más allá de la medicina positivista, de carácter científico-natural, que se centraba en un tratamiento del cuerpo entendido como «*Körper*», un modelo de medicina en que ha desaparecido la noción del «*Leib*». Según Schipperges, está más cerca de los nuevos desarrollos de la medicina que introdujo al sujeto, una medicina antropológica, porque se entiende al médico como cuidador – custodio[44] – de la vida corporal.

41 Heinrich Schipperges *Kosmos Anthropos. Entwürfe zu einer Philosophie des Leibes*, p. 719.

42 Heinrich Schipperges *Kosmos Anthropos. Entwürfe zu einer Philosophie des Leibes*, p. 720.

43 *La gaya ciencia / FW*, § 120.

44 Vid. Heinrich Schipperges remite, dentro de la historia del humanismo corporalista, a la filosofía del cuerpo en Pedro Hispano (*Kosmos Anthropos. Entwürfe zu einer Philosophie des Leibes*, pp. 17–20); vid. Pedro Laín Entralgo *La historia clínica*, Madrid, CSIC, 1950.

¿Quién habla en y desde el cuerpo? – ¿El instinto gregario? – ¿La voz del cuerpo sano? El presupuesto fisiológico de la «gran salud»[45] requiere una fuerza plástica reparadora sobre la base fisiológica, capaz de transfigurar la *phýsis.* Una «exigencia de la salud» es una cultura superior que dote al hombre de un doble cerebro, de dos cavidades cerebrales, para sentir de un lado la ciencia, del otro lo que no es ciencia.[46]

El supremo punto de vista en la tierra es el *pathos* de la distancia, no ser enfermeros: «que los enfermos no pongan enfermos a los sanos»[47]. Nietzsche teme que la compasión convierta la tierra en un hospital, donde cada uno sea enfermero del otro.[48] Propone un *pathos* que se opone frontalmente a la compasión, que Nietzsche califica de «praxis del nihilismo»[49], porque obstaculiza la «selección», conservando «lo miserable» y colaborando a intensificar la «*décadence*». El médico de la cultura ha de favorecer el «sí mismo» y el «sentimiento de sí», el «*pathos* de la distancia», que es condición de autosuperación y aristocracia vital. En cambio, la sociología conoce sólo las formas decadentes de la sociedad y toma sus propios instintos de decadencia como norma del juicio sociológico de valor, instaurando la vida decadente como ideal.[50]

La nueva educación en forma de cría (*Züchtung*) ha de aspirar a la salud mediante la transvaloración de los valores, evitando la degeneración del hombre y seleccionando al hombre del futuro.[51] Nietzsche propone la idea de la «gran salud» como presupuesto fisiológico del superhombre y espera la

45 *Ecce homo*, «Así habló Zaratustra» / *EH*, «Also sprach Zarathustra», § 2, que remite a *FW*, § 382.

46 Vid. *Humano, demasiado humano*, versión de Alfredo Brotóns, Madrid, Akal, 1996 ; versión de Marco Parmeggiani, Madrid, Tecnos, 2014 / *MA*, I, § 251.

47 *Más allá del bien y del mal* / *JGB*, § 14.

48 Vid. Heinrich Schipperges *Kosmos Anthropos. Entwürfe zu einer Philosophie des Leibes*, p. 432.

49 *El Anticristo*, versión de Andrés Sánchez Pascual, Madrid, Alianza, 1986 / *AC*, § 7.

50 Vid. Heinrich Schipperges *Kosmos Anthropos. Entwürfe zu einer Philosophie des Leibes*, pp. 113–114.

51 Vid. *Más allá del bien y del mal* / *JGB*, § 203.

venida de un «hombre *redentor*», que profundizando en la realidad extraiga una meta y una esperanza.[52]

El concepto de la gran salud pasa a la praxis sólo por medio del médico de la cultura[53], que entiende la cultura como transfiguración de la *phýsis.* A partir de su cuerpo, el hombre hace efectiva una cultura en tanto que transfigurador de la existencia, empezando por ser capaz de transfigurarse a sí mismo. La cultura deja de ser una «*decoración de la vida*» (fingimiento e hipocresía) y se vive como «una *physis* nueva y perfeccionada», «sin interior ni exterior, sin fingimiento ni convencionalismo, la cultura como una luminosa armonía entre el vivir, el pensar, el aparentar y el querer»[54].

III La gran salud: transfiguración liberadora y soberanía supra-ética

El criticismo genealógico nietzscheano transmutó la razón pura en impura, siguiendo el hilo conductor del cuerpo humano. Con lo cual no se renuncia a la razón, sino que se la entiende como una razón radicada en el cuerpo[55] y transformada desde la raíz vital por su carácter creativo, transvalorador e interpretador. En este contexto de «la gran razón del cuerpo», de donde emanan todas las posibles interpretaciones, la presunta autonomía cambia de figura y se sitúa en el ámbito de la libertad como «voluntad de poder», como creación de perspectivas para el crecimiento: «crearse libertad para un nuevo crear».

La existencia humana tiene un carácter perspectivista e interpretador, siendo lo perspectivo «condición fundamental de toda vida» y un camino liberador frente a todo dogmatismo. El punto de partida de las perspectivas y los ensayos liberadores es el cuerpo. No hay ninguna instancia por encima de

52 Vid. *La genealogía de la moral* / *GM* II, § 24; *La gaya ciencia* / *FW*, § 382.

53 Vid. Heinrich Schipperges *Kosmos Anthropos. Entwürfe zu einer Philosophie des Leibes*, pp. 458–460.

54 *Consideraciones intempestivas* II, versión de Joan B. Llinares, *Obras completas*, volumen I, Madrid, Tecnos, 2011, / *HL*, § 10.

55 Vid. Jesús Conill *El poder de la mentira. Nietzsche y la política de la transvaloración*, Madrid, Tecnos, 1997.

la vida, de manera que el hombre no tiene más que su perspectiva, desde la que puede convertirse en «*individuo soberano*». He aquí la nueva figura de la autonomía, la del «*individuo autónomo supra-ético (übersittlich)*», con auténtica «conciencia de poder y libertad», con el privilegio extraordinario de la *responsabilidad*, porque en su perspectiva (desde sí mismo) tiene «su *medida del valor*» y logra una especie de «ley individual». Se trata de un individuo autónomo «supra-ético», según Nietzsche, porque «autónomo» y «ético» se excluyen, dado que el individuo verdaderamente autónomo e independiente está situado por encima de la eticidad, viviendo la plenitud de una libertad más allá de la «eticidad de la costumbre» y de las exigencias del rebaño moderno.

Sólo entonces, tras liberarse de la eticidad de la costumbre, será posible la tarea de criar al animal humano «de la duradera voluntad propia, independiente, al que le *es lícito hacer promesas*». En él encontraremos «una auténtica consciencia de poder y libertad, un sentimiento de plenitud del hombre en cuanto tal. Este hombre liberado, al que realmente le *es lícito* hacer promesas, este señor de la voluntad *libre*, este soberano», con «dominio de sí mismo» y «de las circunstancias», posee una voluntad duradera e inquebrantable, «su *medida del valor:* mirando a los otros desde sí mismo, honra o desprecia», se sabe fuerte para mantener su palabra frente a las adversidades, incluso «frente al destino»[56].

El perspectivismo nietzscheano prosigue así el kantiano hasta una nueva raíz, mostrando ahora que la capacidad autolegisladora, que constituye la propia «soberanía», es «una fuerza de autodeterminación, una *libertad* de la voluntad por la cual el espíritu desecha toda fe, todo deseo de certeza, ejercitado como está en poder sostenerse sobre cuerdas y posibilidades ligeras y hasta *bailar sobre los abismos*»[57].

La nueva autonomía desde el cuerpo se enfrenta a la naturaleza, a las leyes de la ciudad, a los dioses y al rebaño social. Hay una historia por detrás de la conciencia moral: la «moralidad» es el instinto de rebaño en cada individuo, de manera que con la moral se instruye el individuo para ser función

56 *La genealogía de la moral* / *GM* III, § 2.

57 *La gaya ciencia* / *FW*, § 347 (cursiva mía).

del rebaño.[58] Ahora bien, ¿qué dice tu conciencia moral (*Gewissen*)? – «Tú debes llegar a ser el que eres»[59]. La conciencia es un instinto, el instinto de la libertad como autodeterminación y autosuperación, que prescribe llegar a ser sí mismo, juzgar de manera independiente y asumir la responsabilidad de las propias acciones.[60] Seguir la propia conciencia significa hacerse libre, «responder de sí mismo» y «*decir* sí también a sí mismo»[61], hasta llegar mediante el sentimiento de sí mismo a la «soberanía personal»[62]. Pero ¿quién habla en la conciencia? – ¿La gran pasión que se sabe «*souverain*»[63]?

En Nietzsche habla una sana conciencia moral, que se atiene al imperativo «supramoral» de la libertad responsable, la propia de un «individuo soberano»[64], cuya autonomía emerge desde el cuerpo. Un individuo soberano, libre y autónomo, un tipo superior, cuya libertad consiste en «tener voluntad de autorresponsabilidad», frente a la animalización gregaria.[65] La concepción genealógica de la libertad en Nietzsche se desarrolla en términos graduales y relacionales de poder. El individuo soberano puede seguir su propia conciencia, crear sus propios objetivos, hacer promesas, dar órdenes y legislar, determinar el «hacia dónde» y el «para qué» del hombre. La libertad como autonomía real del individuo soberano frente al «animal de rebaño» capacita para darse la propia medida del valor y determinar en cierto modo el contenido del deber. A pesar de las diferencias, Nietzsche concuerda en el

58 Vid. *La gaya ciencia* / *FW*, § 117.

59 *La gaya ciencia* / *FW*, § 270 ; vid. João Constâncio «Libertà e autonomía dell'individuo sovrano in Nietzsche: una lettura non-deflazionista», en *La genealogia della morale. Lettura e interpretazioni*, a cura di Bruna Giacomini, Pietro Gori e Fabio Grigenti, Pisa, Edizioni ETS, 2015, pp. 125–152.

60 Vid. *La gaya ciencia* / *FW*, §§ 117 y 335.

61 *La genealogía de la moral* / *GM* II, § 3.

62 *Fragmentos póstumos* IV / *KSA* 13, 11 [286].

63 *El Anticristo* / *AC*, § 54.

64 *Crepúsculo de los ídolos*, «Incursiones de un intempestivo» / *GD*, «Streifzüge eines Unzeitgemässen», § 38; *La genealogía de la moral* / *GM* II, § 2; *Más allá del bien y del mal* / *JGB*, § 211; vid., para lo que sigue, João Constâncio «Libertà e autonomía dell'individuo sovrano in Nietzsche: una lettura non-deflazionista», en *La genealogia della morale. Lettura e interpretazioni*, pp. 125–152.

65 Vid. *La gaya ciencia* / *FW*, §§ 143, 116 y 149.

fondo con Kant por lo que respecta a la responsabilidad individual, en la medida que la conciencia del imperativo categórico separa al sujeto autónomo del rebaño y lo hace «supramoral» en sentido nietzscheano, porque no se somete a la «eticidad de la costumbre», sino que se hace responsable de las propias acciones. Y este sentimiento de responsabilidad es lo que Nietzsche llama conciencia moral (*Gewissen*)[66], aunque ahora ésta se ejerce desde la perspectiva del cuerpo, la vida y la salud. Un nuevo horizonte desde el que se podrá superar el valor moderno de la igual capacidad soberana de libertad como autonomía y abrir plurales caminos de autodeterminación y autosuperación.

La «gran salud», cuyas principales características expone con claridad Marta Faustino, transforma el enfoque filosófico[67], conectando con el giro político de Nietzsche y con ciertas tendencias actuales de biopolítica. El giro político en el pensamiento nietzscheano conduce a una «fisiología del poder» y se desarrolla en una «Gran Política»: «La gran política convierte a la fisiología en señora de todas las otras cuestiones»[68]. La Gran Política vendría a ser la primera biopolítica, una política de la transvaloración vital, basada en el poder y en la interpretación, que prefigura una transfiguración del ser humano mediante una nueva forma de selección a través de la autosuperación y la «cría» (*Züchtung*) de un nuevo tipo de hombre. Se trata de una nueva *paideia* eugenésica y de una nueva Ilustración hermenéutica. Ahora bien, en el contexto actual lo que hace falta es reflexionar sobre si implicaría una mejora

66 João Constâncio «Libertà e autonomía dell'individuo sovrano in Nietzsche: una lettura non-deflazionista», en *La genealogia della morale. Lettura e interpretazioni*, a cura di Bruna Giacomini, Pietro Gori e Fabio Grigenti, Pisa, Edizioni ETS, 2015, pp. 142–143 y nota 13.

67 Vid. Marta Faustino «Philosophy and the *Great Health:* Nietzsche's *Gesundheitslehre* and Sickness as a Fish-Hook of Knowledge», in Humain, trop humain *et les débuts de la réforme de la philosophie*, Céline Denat, Patrick Wotling (dir.), Reims, EPURE, 2017, pp. 243–264; Patrick Wotling «La culture comme problème. La redétermination nietzschéenne du questionnement philosophique», *Nietzsche-Studien*, Bd. 37, 2008, pp. 1–50.

68 *Fragmentos póstumos* IV / *KSA* 13, 25 [1]; Jesús Conill «El sentido de la ‹Gran Política› Nietzscheana», en Jesús Conill-Sancho y Diego Sánchez Meca (eds.), *Guía Comares de Nietzsche*, Granada, Comares, 2014, pp. 247–267.

humanizadora o una transhumanización.[69] Porque la transfiguración de la existencia no se lleva a cabo mediante un proceso de mera adaptación para conservar la vida, sino en virtud de la capacidad vital de creación por parte de quienes sean capaces de convertirse en señores de la tierra.[70]

Estos asuntos referidos al cuerpo viviente (*Leib*) y al poder (*Macht*) han configurado, de modo especial, la temática de la actual «biopolítica». A mi juicio, el precedente básico de esta línea de pensamiento se encuentra en Nietzsche, en su genealogía hermenéutica del cuerpo y del poder.[71] Entre las actuales propuestas de biopolítica, que en gran medida se encuentran bajo la inspiración nietzscheana, cabe destacar la que se centra en la recuperación del cuidado de sí mismo (la «*epiméleia heautoû*»)[72], del cuidado de la vida. Destaca en esta línea Michel Foucault, quien en la última etapa de su polifacético pensamiento, no sólo ha seguido resaltando las relaciones de poder en todos los ámbitos de la vida humana – en la línea nietzscheana –, sino también ha prestado especial atención al cuidado de sí mismo, hasta favorecer una peculiar ética hermenéutica del cuidado de sí.[73] El propio Foucault sitúa a Nietzsche en la tradición de pensamiento que ve la filosofía conectada con la transfiguración del sujeto humano. La auténtica liberación se lograría retornando a uno mismo. «La ética del cuidado de sí como práctica de la

69 Vid. Jesús Conill «¿Progreso mediante selección eugenésica? La perspectiva nietzscheana», en Lydia Feito, Diego Gracia, Miguel Sánchez (eds.), *Bioética: el estado de la cuestión*, Madrid, Triacastela, 2011, pp. 197–208; Marina García-Granero «Nietzsche y el mejoramiento humano. Reflexiones en torno a la noción de vida», *Isegoría*, 57, 2017, pp. 599–615.

70 Vid. Henning Ottmann *Philosophie und Politik bei Nietzsche*, Berlin, Walter de Gruyter, 1999 (2. Auflage); Jesús Conill *El poder de la mentira. Nietzsche y la política de la transvaloración*, Madrid, Tecnos, 1997, Parte III.

71 Vid. Jesús Conill *El poder de la mentira. Nietzsche y la política de la transvaloración*, Madrid, Tecnos, 1997.

72 Vid. Michel Foucault *Estética, ética y hermenéutica*, trad. de A. Gabilondo, Barcelona, Paidós, 1999; *Nacimiento de la biopolítica*, México, F.C.E., 2007.

73 Vid. Entrevista con Michel Foucault, realizada por Raúl Fornet-Betancourt, Helmut Becker y Alfredo Gómez Müller, el 20 de enero de 1984, y publicada en la revista *Concordia*, n° 6, 1984, pp. 96–116 (reproducida en *Topologik*, n° 5, 2009). Vid. Michel Foucault *Estética, ética y hermenéutica*, trad. de A. Gabilondo, Barcelona, Paidós, 1999, pp. 393–415.

libertad» es la que puede garantizar la función crítica del pensamiento al inculcar, en los propios términos de Foucault, lo siguiente: «*Ocúpate de ti mismo*», es decir, «*fúndate en la libertad, mediante el dominio de ti mismo*». Esta ampliación de su pensamiento a la cuestión del cuidado de sí implica una defensa de los procesos de autoformación del sujeto mediante la práctica ascética, que consiste en un ejercicio de cada uno sobre sí mismo, por el que se intenta llegar a un modo de ser liberado de las diferentes formas de dominación. El problema ético, entonces, se centra en definir las prácticas de la libertad, pues la ética es «la práctica de la libertad, la práctica reflexiva de la libertad»[74].

Foucault intenta recuperar esta ética del cuidado de sí a partir del mundo grecorromano, desde los diálogos platónicos hasta el estoicismo, e incluso en el cristianismo. Pues, entre los griegos y los romanos,

> para conducirse bien, para practicar como es debido la libertad, era preciso ocuparse de sí, cuidarse de sí, tanto para conocerse [...] como para formarse, para superarse a sí mismo, para dominar los apetitos que corren el peligro de arrastrarnos.[75]

La ética, en tanto que práctica reflexiva de la libertad, giró en torno al imperativo fundamental del «cuídate de ti mismo». No sólo «conócete a ti mismo», sino «ocúpate de ti mismo», aprende el arte de vivir, mediante la ascesis (*áskesis*) como entrenamiento y ejercicio, porque sólo así, por la práctica, es posible cambiar el modo de ser el sujeto. Según Foucault, esta preocupación por la «vida buena» ha sido eclipsada en la ética moderna por la preeminencia del valor teórico del conocimiento y de la relación gnoseológico-epistemológica sujeto-objeto. Hace falta una nueva ética, cuyo *êthos* sea la «*epiméleia heautoû*» (*cura sui*), la experiencia y el cuidado de sí, a través de una «hermenéutica del sujeto»[76], cuyo punto de partida es la «inquietud de sí mismo», el hecho de ocuparse y preocuparse de sí mismo, que impulsa por la *áskesis* y el *éros* a una apuesta vital capaz de transfigurar al sujeto humano.

74 Michel Foucault *Estética, ética y hermenéutica*, Barcelona, Paidós, 1999, p. 396.

75 Michel Foucault *Estética, ética y hermenéutica*, Barcelona, Paidós, 1999, p. 397.

76 Michel Foucault *La hermenéutica del sujeto. Curso del Collège de France de 1982*, Madrid, Akal, 2005.

Le philosophe médecin : une réforme de la *praxis* philosophique ?

Alexandre Fillon

This paper studies the meaning of the comparison between medicine and the philosophical activity. The author tries to demonstrate that this metaphor can be understood as a new comprehension of the traditional links between theory and practice, throughout the influence of the body, the critique of philosophical idealism, and the question of health, which leads to the genealogical investigation. However, every metaphor has its own limit. The other aim of this paper is thus to analyze the (positive) limit of the medical metaphor. This limit can be identified precisely as its capacity to say the philosopher's praxis for the creation of values. This can help us to understand the many faces of the philosophy of future.

Introduction

Nietzsche, on ne le sait que trop bien, a le sens de la formule et le goût des métaphores. Lorsque celles-ci connaissent un trop grand succès, hélas, leur force et leur richesse se retournent contre elles. Elles deviennent des adages, des évidences, des principes, et perdent l'intelligence de leur équivocité. On efface d'elles la rencontre surprenante entre deux ou plusieurs éléments qui auparavant ne parvenaient pas à communiquer et qui désormais se colorent réciproquement, rencontre qui, si elle est réussie, ajoute, rectifie certaines significations, peut se faire « conductrice d'électricité mentale »[1], comme l'a si bien exprimé André Breton. Il ne faut jamais perdre de vue que toute métaphore consistante a sa logique secrète, et que celle-ci repose tout autant sur la non-coïncidence, sur le refus de la fusion des éléments rapprochés. La métaphore du philosophe médecin semble parfois menacée – en raison du

1 *Arcane 17*, Paris, Le Livre de Poche, p. 11.

succès posthume de la formule « médecin de la culture »[2] – de se figer en idée reçue. Son apparente et trompeuse simplicité peut lui faire subir le sort d'autres fameux énoncés nietzschéens devenus presque inaudibles. Nous souhaiterions ici seulement[3] étudier la logique propre de cette comparaison entre le philosophe et le médecin afin de comprendre le rôle spécifique qu'elle joue dans la description renouvelée du type du philosophe. Ce faisant, on aura ainsi l'occasion de comprendre par un cas exemplaire la logique métaphorique du discours nietzschéen.

Parce qu'elle rapproche des termes auparavant éloignés les uns des autres, et que ces termes, pris séparément, évoluent dans des réseaux de sens qui leur sont propres et qu'ils apportent avec eux, la métaphore produit de l'équivocité. Le discours nietzschéen multiplie pour ainsi dire cette complexité et cette équivocité en construisant des chaînes métaphoriques, en liant des domaines d'interrogation ou des problèmes auparavant soigneusement séparés, en superposant des régimes discursifs, de sorte qu'il vaudrait presque mieux parler de plurivocité à propos de la richesse de ces chaînes. Cela est particulièrement le cas à propos du philosophe, dont Nietzsche souligne volontiers la nature labyrinthique[4], et à propos duquel il multiplie les comparaisons, les titres, afin de corriger l'image que l'on s'en était jusqu'à présent faite et d'exprimer le caractère inédit de sa manière de philosopher. Le mot même de philosophe cache une profonde transformation, car le type d'activité, de savoir que l'on exprimait avec lui n'a plus rien de commun avec ceux que Nietzsche est bien forcé d'appeler par souci de différenciation les « nouveaux philosophes » ou les « philosophes de l'avenir ». Néanmoins on remarquera que la référence au philosophe demeure et qu'il en confisque

2 *FP Considérations inactuelles* I et II / *KSA* 7, 23 [15]. Nous reviendrons en conclusion sur cette fameuse métaphore. Les traductions françaises des fragments posthumes sont systématiquement tirées de l'édition des *Œuvres philosophiques complètes*, Paris, Gallimard, 1967-.

3 Nous ne prétendons donc pas étudier ici l'ensemble du rôle que joue le registre médical dans le discours nietzschéen.

4 *Par-delà bien et mal*, trad. Patrick Wotling, Paris, GF, 2000 / *JGB*, § 42 : « car il appartient à leur nature de *vouloir* rester des énigmes en quelque manière ». Nous indiquons, pour chacune des œuvres publiées de Nietzsche, la traduction et l'édition utilisée lors de la première citation.

jalousement le nom et le titre de noblesse, pour l'ôter à ceux qu'il appelle dans *Par-delà bien et mal* « esprit objectif », « ouvriers de la philosophie », « idéalistes », « dogmatiques »[5]. Le type du philosophe ne saurait plus être confondu avec celui du savant ou de l'amoureux de la connaissance. Il est médecin, artiste, législateur. Il est aussi philologue, psychologue, physiologiste ; éducateur, peut-être, si besoin est, fondateur de religion, en tout cas disciple de Dionysos. C'est un esprit libre, un hyperboréen, voyageur, explorateur, *Versucher*. Avec toutes ces comparaisons et ces qualificatifs, nous savons qu'il n'est plus ce que l'on croyait qu'il était ; mais comprenons-nous pour autant ce qu'il est réellement et ce qu'il doit être ? Rien n'est moins sûr. Comment cerner une identité, un unique type derrière tant de masques divers ? Il y a selon nous deux façons de se perdre dans la nature labyrinthique du philosophe. La première consisterait à superposer à outrance sur le même plan, sans nul souci de distinction ni de cohérence, toutes ces comparaisons, tous ces qualificatifs, ce qui donnerait un méli-mélo qui ne nous permettrait en aucun cas d'avancer dans la compréhension du discours nietzschéen. En effet, ces traits majeurs qui composent le portrait du philosophe de l'avenir, et dont nous venons de dresser sommairement la liste, doivent être hiérarchisés et accordés les uns avec les autres pour révéler leur fonction propre. Ainsi, dans la liste précédente, les comparaisons avec le médecin, l'artiste et le législateur jouent un rôle spécifique. Les recours à la philologie, à la psychologie expriment plutôt les *savoirs* et méthodes

5 Bien sûr, lorsque Nietzsche critique les philosophes avant lui, il les appelle souvent « les philosophes ». Mais la référence à la nouveauté ou à l'avenir exprime clairement son souci de conserver le titre de philosophe tout en renouvelant le type qui doit être ainsi nommé. Toute la sixième section de *Par-delà bien et mal* a notamment pour fonction de distinguer le type du savant de celui du philosophe. Dans la *Généalogie de la morale*, il va d'ailleurs jusqu'à dénoncer cette ancienne appellation puisque « c'est le *prêtre ascétique* qui a offert jusqu'à l'époque la plus récente la forme de chenille, repoussante et ténébreuse, sous laquelle seule on permit à la philosophie de vivre et de ramper… […] Existe-t-il dès aujourd'hui assez d'orgueil, de sens du risque, de courage, d'assurance, de volonté de l'esprit, de volonté de responsabilité, de *liberté de la volonté* pour que désormais sur terre, « le philosophe » soit vraiment — *possible* ?… » *Éléments pour une généalogie de la morale*, trad. Patrick Wotling, Paris, Le Livre de Poche, coll. « Classiques de la philosophie », 2000 / *GM* III, § 10.

employés par le philosophe dans sa tâche, quand bien même ces recours fonctionnent en un sens métaphorique ; quant aux autres qualificatifs, ou bien ils semblent secondaires, ou bien ils décrivent davantage les vertus du philosophe. Le médecin, l'artiste et le législateur sont des comparaisons qui renvoient à des *types* d'individus chaque fois extrêmement singuliers, ayant des rôles, des capacités, des vertus très spécifiques. C'est le rapprochement avec ces types d'individus qui dit, dans une logique métaphorique, la nature véritable du type du philosophe et en quoi consiste sa tâche. Mais cela dit, l'autre danger, en tout cas l'autre manque de justice, consisterait à trop hiérarchiser et à subsumer sous un seul aspect, sous une seule comparaison tous les autres caractères, ce qui reviendrait à effacer la chaîne métaphorique au profit d'un seul maillon, à amoindrir la nature multiple du type du philosophe. Le philosophe serait avant tout artiste, avant tout législateur, avant tout médecin. De là, il n'y a qu'un pas à ne plus respecter le travail de métaphorisation et à identifier purement et simplement comparant et comparé. On l'aura compris, le philosophe (qui demeure le comparé et qui unifie ainsi cette chaîne métaphorique), *n'*est pas *seulement* médecin, *ni seulement* artiste ou législateur. Aucun de ces titres n'a selon nous le dernier mot, si bien que le seul à avoir le dernier mot, c'est bien le philosophe, « l'homme à la plus vaste responsabilité »[6]. C'est seulement lorsque l'on a accepté cette logique d'un enchaînement métaphorique que l'on peut apprécier à leur juste valeur chacune de ces grandes métaphores, en se demandant à leur propos : qu'est-ce qui, dans ce type, est mis en relation avec celui du philosophe et quels sont les effets produits par cette mise en relation ? À quel niveau de la tâche du philosophe se positionne un tel rapprochement ? Mais aussi : quelle est la limite (positive) d'une telle métaphore, et à quelle(s) métaphore(s) donne-t-elle le relais ? C'est ce que nous allons interroger à propos du philosophe médecin.[7]

6 *Par-delà bien et mal / JGB*, op. cit., § 61.

7 La logique métaphorique de Nietzsche a été remarquablement mise en valeur, notamment depuis le livre d'Éric Blondel *Nietzsche, le corps et la culture*, en part. le chap. IX, Paris, PUF, 1986, rééd. L'Harmattan, 2006. Cette chaîne métaphorique du philosophe structure en particulier le livre de Patrick Wotling *Nietzsche et le problème de la civilisation*, Paris, PUF, coll. « Quadrige », rééd. 2009.

I « Non pas quant à la théorie, mais quant à la *praxis*, à la pratique... »[8]

Il y a un fait notable qui indique assez clairement le fil conducteur de ces comparaisons. Remarquons que tous ces types, qu'il s'agisse du médecin, du législateur ou de l'artiste (nous pourrions également ajouter le *Versucher*), sont des hommes d'action au sens le plus large possible. Chacun possède une habileté pratique bien spécifique ; leurs capacités propres se révèlent dans la sphère de la *praxis*, avec toute l'incertitude qui caractérise encore ce mot. La fonction majeure du rapprochement du philosophe avec ces types est donc de signifier que la tâche du philosophe n'est plus d'ordre théorique, mais que ses capacités propres doivent également se déployer dans la *praxis*. Que nous dit avant tout la comparaison avec le médecin sur la *praxis* du philosophe ?

Le premier effet du paradigme médical est d'indiquer le rôle primordial du corps dans la vie et la culture. Cette découverte de l'importance du corps et des affects, laquelle ne fait que se renforcer progressivement dans le *corpus* nietzschéen, a un effet critique vis-à-vis de la tradition philosophique, dont Nietzsche ne cesse de dénoncer l'idéalisme illusoire et morbide. Qu'elle pose explicitement ou non un dualisme entre l'âme et le corps, la philosophie a toujours privilégié l'esprit, elle a toujours surestimé l'importance et la puissance de la raison au détriment du corps, car c'était là une façon de justifier et de surestimer sa propre puissance. Les textes sont nombreux et durs contre ce privilège de la raison, contre l'égypticisme des philosophes : « être philosophe, être momie, représenter le monotono-théisme, en mimant les fossoyeurs ! – Et avant tout, au diable le *corps*, cette pitoyable idée fixe des sens ! affecté de toutes les fautes de logique possibles, réfuté, impossible même, bien qu'il ait l'impudence de se comporter comme s'il était réel »[9]. Cette dénégation persistante du corps engendre une bien mauvaise médecine, avec laquelle s'agit de « tuer les passions », « d'attaquer la vie à la racine, ce que Nietzsche qualifie de « forme aiguë de bêtise. Nous ne sommes plus en admiration devant les dentistes qui *arrachent* les dents pour qu'elles cessent

8 *Le gai savoir* / *FW*, § 372, trad. Pierre Klossowski, Paris, Gallimard, 1982.

9 *Crépuscule des idoles*, « La ‹raison› en philosophie » / *GD*, « Die ‹Vernunft› in der Philosophie » § 1, trad. Patrick Wotling, Paris, GF, 2005.

de faire mal »[10]. Ne nous y trompons donc pas. Certes, la métaphore du médecin pour le philosophe n'est pas nouvelle, elle est au contraire usée, morte, devenue plate et évidente. Mais c'était alors une métaphore au sens figuré, purement analogique, sans réelle parenté avec le médecin, puisque le philosophe se disait médecin de l'âme. L'association nietzschéenne entre le médecin et le philosophe n'entend nullement prolonger cette analogie ascétique, elle la critique et la corrige. Chaque fois qu'il évoque l'idée d'une médecine de l'âme, c'est pour la décrire comme une sorcellerie, un exorcisme[11], une médecine qui rend plus malade encore les malades qu'elle ne les guérit.[12] Le cas de Socrate est sur ce point éclairant : Socrate, par son association raison = vertu = bonheur, passait très précisément pour un médecin de l'âme. Cette médecine idéaliste voyait justement dans le corps et dans la tyrannie des instincts la maladie dont souffraient les Grecs. Il imposa ainsi la tyrannie de la raison comme thérapie pour lutter contre ce qu'il diagnostiquait comme décadent, alors que c'est bien plutôt le diagnostic lui-même qui était « une maladie, une autre maladie, et nullement un retour à la ‹ vertu ›, à la ‹ santé ›, au ‹ bonheur › ». D'où le diagnostic final du cas Socrate : « ‹ Socrate n'est pas un médecin ›, s'est-il murmuré à lui-même : la mort seule est médecin… Socrate, lui, n'a fait qu'être longtemps malade… »[13]. Lorsque Nietzsche compare le philosophe au médecin, c'est en un sens « littéral », en remettant cette métaphore à l'endroit. Ainsi une fois que l'on a dénoncé la supercherie idéaliste des philosophes, une fois que l'on a mesuré l'étendue de ce malentendu à propos du corps, on se rend compte que le philosophe qui se croyait médecin (de l'âme) était en fait malade, et sa maladie, la faiblesse de sa constitution corporelle s'exprimait justement dans

---

10 Ibid. « La morale comme contre nature » / *FW*, « Moral als Widernatur », § 1. Cf. également *Le Voyageur et son ombre* / *WS*, § 83.

11 *Humain, trop humain* / *MA*, trad. Robert Rovini, Paris, Gallimard, rééd. 1988, § 243 : « De nos jours, il n'est pas de profession qui permette d'atteindre aussi haut que celle de médecin ; depuis surtout que les médecins de l'âme, les directions dites de conscience ne peuvent plus exercer leurs talents d'exorcistes avec l'approbation publique et se voient évités par les gens cultivés ».

12 Cf. *Le gai savoir* / *FW*, § 326.

13 *Crépuscule des idoles*, « Le problème Socrate » / *GD*, « Das Problem des Sokrates », op. cit., § 12.

sa négation idéaliste du corps, dans sa philosophie – ce qu'analyse tout un passage de la seconde préface au *Gai savoir*.[14] L'un des premiers patients du philosophe médecin est donc la philosophie. D'ailleurs, le philosophe qui prend véritablement pour modèle le médecin et qui prend le corps pour fil conducteur ne diagnostique pas uniquement dans l'idéalisme ascétique de la philosophie un état dégénérescent du corps ; il reconnaît dans toute philosophie, et même dans toute activité théorique et culturelle, un certain état *transfiguré* du corps : « un philosophe qui a traversé et ne cesse de traverser plusieurs états de santé, est passé par autant de philosophies : il ne *peut* faire autrement que transposer chacun de ces états en une forme et un horizon les plus spirituels – cet art de la transfiguration, voilà justement *ce qu'est* la philosophie. Il ne nous appartient pas, à nous autres philosophes, de séparer l'âme du corps, comme fait le vulgaire, encore moins de séparer l'âme de l'esprit »[15].

Néanmoins, si le philosophe doit ici suivre littéralement le médecin, sa tâche ne réside pas dans l'élaboration d'un savoir objectif du corps. Prendre le corps comme fil conducteur n'a pas pour but d'élaborer une nouvelle science du corps pour lui-même. En revanche, ce qui l'intéresse dans cette importance du corps et de son fonctionnement, et derechef dans la comparaison entre philosophe et médecin, c'est *l'état* du corps, c'est la question de la santé et de la maladie. De même que le médecin n'a un rapport au corps qu'en tant qu'il est malade, et en vue de le rendre sain, de même Nietzsche ne souligne le rôle évaluateur du corps que pour l'évaluer à son tour, pour déterminer s'il est sain ou malade. La substitution du critère de la santé au critère de la vérité est véritablement l'apport primordial du paradigme de la médecine, tel qu'il s'exprime encore une fois dans la préface du *Gai savoir* :

---

14 *Le gai savoir*, « Préface à la seconde édition » / *FW*, « Vorrede zur zweiten Ausgabe », § 3. Pour les références aux préfaces de 1886, nous renvoyons le lecteur français à l'édition bilingue *Essai d'autocritique et autres préfaces*, trad. Marc de Launay, Paris, *Éditions du Seuil*, 1999.

15 *Idem*, § 4. Sur le sens complexe de ce schème de la transfiguration ou spiritualisation (*Vergeistigung*), nous renvoyons au dernier chapitre de l'étude de Patrick Wotling sur la psychologie nietzschéenne, *La Pensée du sous-sol*, Paris, Allia, 1999.

> J'en suis encore à attendre la venue d'un *médecin* philosophe [*ein philosophischer* Arzt], au sens exceptionnel de ce terme, tel qu'il s'attaquera au problème de la santé globale d'un peuple, d'une époque, d'une race, de l'humanité – tel qu'il aura, un jour, le courage d'exacerber mon soupçon, et d'oser avancer ce principe : en toute activité philosophique, il ne s'agissait jusqu'alors absolument pas de « vérité », mais de quelque chose d'autre, disons de santé, d'avenir, de croissance, de puissance, de vie…[16]

Là encore, l'importance de la santé a une fonction critique vis-à-vis de la philosophie, et globalement des cultures occidentales dominées par la valeur de vérité, car un tel système de valeurs, puisqu'il se fonde sur un oubli et une dénégation du corps, conduit nécessairement à la maladie. L'idéalisme rend malade, et c'est bien la substitution du critère de la santé au critère de la vérité qui permet d'établir un tel diagnostic. Mais parler en ces termes n'a plus seulement une fonction critique : cela introduit de plein pied à la tâche axiologique du philosophe. Le philosophe doit évaluer les cultures, les examiner, interpréter leurs symptômes pour savoir si elles sont plus ou moins saines (c'est-à-dire dans une logique d'accroissement) ou si elles sont malades. C'est même très explicitement au problème de la hiérarchie, au problème de la valeur des valeurs qu'est associée la référence à la médecine à la fin du premier traité de la *Généalogie* : « D'autre part, il est certes tout aussi nécessaire d'obtenir que les physiologistes et les spécialistes de la médecine collaborent à ces problèmes (portant sur la *valeur* des évaluation qui ont existé jusqu'à présent) : dans ce cas particulier également, on pourra confier aux philosophes de spécialité le rôle de porte-parole et de médiateurs, maintenant qu'ils sont parvenus dans l'ensemble à transformer la relation entre philosophie, physiologie et médecine, à l'origine si réticente et si méfiante, en un échange extrêmement amical et fructueux. De fait, toutes les tables de biens, tous les ‹ tu dois › que connaissent l'histoire ou la recherche ethnologique requièrent une élucidation et une interprétation *physiologique*, plus encore, en tout cas, que psychologique ; tous attendent de même une

16 *Le gai savoir*, « Préface à la seconde édition », trad. Marc de Launay / *FW*, « Vorrede zur zweiten Ausgabe », § 2. Voir déjà *Humain, trop humain* / *MA*, § 243 ; *Le voyageur et son ombre* / *WS*, § 188 ; *Aurore* / *M*, § 202.

critique de la part de la science médicale »[17]. Suivant la comparaison avec le philosophe, le critère de la santé semble être le critère hiérarchisant d'évaluation des valeurs, et, en effet, parler de santé et de maladie ou de décadence à propos d'interprétations, de systèmes de valeurs, d'états de culture, produit un effet différenciant et hiérarchisant extrêmement fort. Toute la subtilité et la complexité de la pensée nietzschéenne va ensuite montrer dans l'analyse que sain et malade ne sont pas des états si contradictoires et si simples à appliquer dans l'entreprise généalogiste.[18]

Malgré ces précisions, on pourrait encore voir dans cette prééminence du problème de la santé une résurgence de la métaphore triviale et ancestrale sur les cultures décadentes et les sociétés malades, métaphore qui après tout était bien dans l'air du temps de la modernité. Mais justement, s'il est de bon ton, surtout pour les intellectuels, de s'épancher sur la maladie de leur époque, de répéter à outrance ce simple diagnostic, d'une part, cette métaphore est encore une fois simplement figurée, c'est-à-dire qu'on ne pense pas véritablement les problèmes en termes de santé, d'accroissement, de multiples configurations pulsionnelles, contrairement à ce qu'implique la métaphore nietzschéenne ; d'autre part, qu'appelle habituellement ce vieux constat ? Comment rétablir ou guérir la culture ? Du point de vue des philosophes, par la théorie. Seulement le remplacement du critère de la vérité par celui de la santé a justement pour effet de rendre superficiel les effets réformateurs de la théorie, ainsi que l'exprime la formule percutante du *Cas Wagner* : « On se défendait contre lui [Wagner] comme contre une maladie, – pas avec des arguments – on ne réfute pas une maladie »[19]. Nous touchons ici un des effets les plus profonds de la métaphore du philosophe médecin. Nous avons

17 Éléments pour la généalogie de la morale/ *GM* I, § 17.

18 *FP* XII / *KSA* 12, 2 [97] : « Santé et état morbide : soyons prudents ! Le critère demeure l'efflorescence du corps, l'élan, le courage et la gaieté de l'esprit – mais naturellement aussi *l'importance des éléments morbides qu'il peut assumer et surmonter* – qu'il peut *rendre* sains. Ce qui anéantirait des hommes plus délicats fait partie des stimulants de la *grande* santé ». Sur cette question, ainsi que sur celle de la thérapie chez Nietzsche, nous renvoyons aux récents travaux de Marta Faustino « Da Grande Saúde. A Transvaloração Nietzschiana do Conceito de Saúde », *Estudos Nietzsche*, vol. 5, n°2, 2014, pp. 257–286 ; « Nietzsche's Therapy of Therapy », *Nietzsche-Studien*, Bd. 46, 2017, pp. 82–104.

19 *Le cas Wagner* / *WA*, « Post-scriptum » / « Nachschrift ».

rappelé qu'elle implique une attention toute particulière au corps, au fonctionnement interprétatif des affects et plus généralement à l'état global de l'organisation pulsionnelle. Le plan logique de la réfutation ne suffit pas, le rapport abstrait à la connaissance demeure superficiel face à la profondeur de l'enracinement des instincts qui interprètent et dont l'organisation est malade. Une théorie peut bien être dénoncée comme une erreur ou un mensonge, mais on ne peut réduire une maladie à une erreur et une illusion, on ne fait pas pour autant cesser d'exister la maladie en disant « vrai » ou « faux ». Ce n'est donc pas par la théorie que le philosophe médecin pourra *agir* sur ces maladies. Comment, dans le cadre de cette métaphore, penser en fin de compte les rapports entre théorie et pratique ? Ce schème est si structurant dans l'histoire de la philosophie, il se place à tant de niveaux à la fois qu'on ne sait comment l'interroger. Il se superpose à d'autres couples très structurants, celui de l'âme et du corps ou du sensible et de l'intelligible, celui de la contemplation et de l'action. Il s'applique aussi bien aux diverses productions de la pensée (opinion, sciences, philosophie, toute activité théorique en général) et à ses effets, que ceux-ci soient d'ordre matériel ou non, à la vieille opposition entre les paroles et les pensées d'un côté, les actes de l'autre. Toutes ces distinctions pèsent nécessairement lorsqu'il s'agit de déterminer la nature de l'activité philosophique selon ce schème. On peut énumérer assez simplement et globalement différentes positions sur la question. Ou bien il n'y a pas de rapport entre théorie et pratique : soit il n'y a pas de rapport d'un point de vue dualiste, car il y a indépendance et séparation de la pensée vis-à-vis des possibles effets qui en découlent en dehors de la pensée ; soit il n'y a pas de rapport d'un point de vue sceptique, c'est-à-dire que l'on constate une impuissance fondamentale de la pensée et de la philosophie à produire les effets qu'elle prétend effectuer. Ou bien il y a un lien intime entre théorie et pratique : soit ce lien est immédiat, évident et ne pose aucun problème ; soit il faut interroger la nature même de ce lien, en se demandant s'il est lui-même d'ordre théorique ou d'ordre pratique, ou bien s'il relève d'un « mixte» des deux qu'il faudrait analyser.

Nietzsche refuse pour ainsi dire toutes ces positions. Il rejette bien entendu la position dualiste, relevant de l'idéalisme des philosophes[20], mais également la position sceptique, car il serait encore idéaliste de croire que la pensée est fondamentalement impuissante ou qu'elle n'a pas d'autre effet que théorique. Dit autrement, « les pensées sont des actions »[21]. En un sens, toutes les théories scientifiques, tous les systèmes métaphysiques ont joué leur rôle en influençant sur une longue durée notre agir, nos états affectifs et en déterminant des états de culture. Les sciences et la philosophie ne sont nullement étrangères aux valeurs, même si elles croient que le rapport que l'on entretient avec elles n'est pas un rapport de valeur. Ce que Nietzsche dénonce, c'est la superficialité et la simplification du rapport *abstrait* que l'on entretient à la connaissance, rapport dans lequel nous nous maintenons dans notre croyance en la valeur de vérité. Comme le dualisme âme/corps, celui de sensible/intelligible ou celui de cause/effet, Nietzsche refuse le dualisme idéaliste théorie/pratique. Mais à la question à laquelle répondait l'idéalisme par cette « funeste distinction », il répond : incorporation. « Il faut commencer par convaincre le corps »[22]. Pour que la « théorie » exerce une influence, il ne suffit pas d'avoir avec elle un rapport abstrait, lequel est toujours, selon le modèle cartésien, momentané, et d'où s'en suivrait spontanément des modifications concrètes ; il faut se l'incorporer, ce processus est toujours inconscient et il prend toujours un temps long. Comme son nom l'indique, il n'est pas de nature théorique ; on dira par commodité qu'il est pratique au

20 *FP* XIV / *KSA* 13, 14 [142] : « *Théorie* et *pratique* Funeste distinction, comme s'il y avait un *instinct* propre de la *connaissance* qui se précipiterait aveuglément sur la vérité sans se demander ce qui est utile et nuisible : et puis, tout à fait à part, tout l'univers des intérêts *pratiques*… À l'opposé, je cherche à montrer quels instincts ont été à l'œuvre derrière tous ces *purs* théoriciens, – comment, tous, ils se sont précipités, subjugués par leurs instincts, sur quelque chose qui était *pour eux* vérité, pour eux et *seulement* pour eux. […] Le prétendu *instinct de connaissance* peut se ramener à un *instinct d'appropriation et de domination* : c'est en suivant cet instinct que se sont développés les sens, la mémoire, les instincts, etc. ».

21 *FP* XII / *KSA* 12, 1 [16].

22 *Crépuscule des idoles*, « Incursions d'un inactuel » / *GD*, « Streifzüge eines Unzeitgemässen », § 47.

sens où il indique le travail des instincts qui accueillent une pensée, des forces opposées, des jugements de valeurs enracinés dans le corps.

La métaphore du philosophe médecin semble donc définitivement dissocier la philosophie d'une simple activité spéculative. Et quand elle introduit la notion de pratique, c'est pour souligner la présence toujours effacée du corps avec elle. Elle a donc fondamentalement une première fonction anti-idéaliste. Avec le critère de la santé, elle introduit à la tâche hiérarchisante de l'évaluation des valeurs, autrement dit à la tâche du généalogiste. Mais puisqu'il ne peut espérer agir par la seule théorie, quel devrait être précisément le mode d'action du philosophe, sa *praxis* ? En réalité, sur ce point précis, les textes ne mettent en valeur chez le médecin que son art du diagnostic, sa capacité d'auscultation, son œil de clinicien aiguisé, et c'est aussi la vertu que Nietzsche réclame du philosophe : il doit « ausculter les idoles », comme l'affirme la préface au *Crépuscule des idoles*, avoir la capacité d'identifier les symptômes d'une culture, de faire la symptomatologie de la morale, de la religion, de la philosophie, de la politique. Il s'agit d'examiner les diverses activités de la culture, d'évaluer leur état de santé, et en cas de décadence, d'en identifier les origines. Avec l'auscultation, Nietzsche exprime ainsi le travail du généalogiste. Les analyses cliniques effectuées dans *Le cas Wagner* ou *Nietzsche contre Wagner*, celle des idéaux ascétiques dans le troisième traité de la *Généalogie*, le cas de Socrate sont des exemples du rapprochement entre le médecin et le généalogiste. Cet art du diagnostic implique évidemment une connaissance de l'homme hors du commun : le philosophe doit être psychologue, avoir un flair infaillible comme Nietzsche aime à le souligner. Il implique également la probité du philologue qui déchiffre les textes du corps et de la culture. La vertu que la métaphore médicale apporte au portrait bigarré du philosophe, est tout aussi importante : il s'agit de la distance, du sang froid vis-à-vis de la souffrance des autres, opposée à la compassion. Le philosophe doit également s'armer, comme le médecin, contre la compassion et la pitié.[23] Telle est, semble-t-il, la *praxis* propre au philosophe médecin. Pourtant il ne suffit pas d'ausculter et de diagnostiquer, il faut encore prescrire. Il ne suffit pas de connaître et de déceler les symptômes d'une maladie, il faut encore pouvoir en guérir.

---

23 Cf. *Aurore* / *M*, trad. Julien Hervier, Paris, Gallimard, 1980, § 134.

II Les visages de la philosophie de l'avenir

En d'autres termes, la métaphore du médecin implique-t-elle de penser le philosophe comme un thérapeute, ainsi que l'impliquait l'antique médecine de l'âme ? La thérapie permet-elle de déterminer la tâche véritablement pratique du philosophe à savoir la transvaluation ou la création de valeurs et son mode d'action ? C'est sur ce point que la logique de la métaphore s'effrite, que sa limite se superpose avec d'autres métaphores qui la relaient. Avant de tenter de répondre à cette question, remarquons néanmoins qu'il ne faudrait pas créer une trop grande séparation en parlant de limite, notamment sur ce passage de la généalogie à la création de valeurs. Ces deux versants qui structurent dans l'ensemble le questionnement nietzschéen sont difficilement séparables. Ce serait une erreur de les dissocier selon le schéma habituel de la réforme philosophique, moyens théoriques/fins pratiques. Nietzsche récuse cette représentation de la volonté et des rapports entre pensée et action. Certes, il faut souligner la fonction critique du travail généalogique et les savoirs qui sont mis à sa disposition : histoire, philologie, psychologie, physiologie. Avec ces savoirs, le philosophe met en lumière les symptômes occultés dans l'histoire qui indiquent un retournement des valeurs contre la vie. Mais cette tâche ne relève pas de la connaissance désintéressée, elle est inséparable de la création de valeurs que Nietzsche ne cesse de présenter comme le fardeau qui lui incombe. Prendre conscience de l'affaiblissement de valeurs, de leur caractère réactif, et identifier les origines de cet affaiblissement sont les conditions nécessaires pour que prenne sens l'exigence d'une inversion des valeurs. Le généalogiste évalue les valeurs ; il dénonce l'idéalisation de valeurs qui prétendent ne pas être des valeurs mais des principes absolus, comme la vérité ou le bien. Or cette dénonciation, cette démystification produit déjà un *effet* véritable. L'enquête généalogique produit, par son mouvement même, un effet transvaluateur : le simple fait de dire que la vérité est une valeur a pour effet d'entamer la croyance en la vérité, de remettre en question la valeur de vérité.

En dépit de quelques textes ambigus, notamment de l'époque bâloise[24], il nous semble que la métaphore du philosophe médecin ne va pas jusqu'à penser le mode d'action du philosophe et la création de valeurs simplement comme une thérapie, et ce pour des contraintes inhérentes aux types de problème posés par cette tâche. La notion de thérapie indique du moins un chemin, un visage bien spécifique de la philosophie de l'avenir, parmi d'autres. La limite de la métaphore provient d'abord de la spécificité du diagnostic nietzschéen à propos des valeurs réactives qui ont mené la culture européenne au nihilisme. De nombreux textes indiquent que le problème de ces préférences fondamentales, c'est justement qu'elles cherchent à éviter la souffrance à tout prix. Dans une logique thérapeutique, on s'efforce d'éradiquer la maladie ; or ce qui rend précisément malade, ce qui affaiblit les instincts, c'est le désir d'éradication de la souffrance elle-même, le désir de consolation. Le diagnostic du philosophe médecin aboutit à ce constat paradoxal : l'homme est malade à force de vouloir éviter la souffrance inhérente à la vie, de sorte que l'on en vient à considérer la vie comme une souffrance et l'on s'efforce de la déprécier, de la fuir. Dans ces conditions, la médecine du philosophe ne peut plus être pensée sous la forme d'une thérapie au sens strict, d'un soulagement de la souffrance. Au contraire le signe d'une guérison, c'est la capacité à accepter et surmonter la souffrance. C'est en ce sens que le § 202 d'*Aurore* évoque une médecine nouvelle dans une société nouvelle, où l'on traiterait le malade comme un criminel et où l'essentiel serait d'éduquer le corps lui-même à surmonter la souffrance.

De fait, et c'est la seconde difficulté, à maladie nouvelle, traitement nouveau. Nietzsche, dans la perspective d'une éducation à la grande santé qui accepterait de surmonter la douleur, fustige l'association morale entre le médecin et le « sauveur ». La posture du sauveur est constamment tournée en dérision, mais surtout refusée parce qu'elle renforce les vertus de charité, de compassion et de pitié, et affaiblit : « Mais est-ce véritablement un *médecin*, ce prêtre ascétique ? — Nous avons déjà compris en quoi il n'est guère licite de le qualifier de médecin, bien qu'il se sente volontiers « sau-

24 Cf. Martine Beland *Kulturkritik et philosophie thérapeutique chez le jeune Nietzsche*, en part. IIIe partie, Montréal, Presses de l'Université de Montréal, 2012.

veur » et se fasse vénérer comme « sauveur »[25]. Un autre passage dans le premier traité de *La généalogie* va plus loin, lorsqu'il oppose deux éthiques axiologiquement opposées : guérir tout le monde ou sauver le plus petit nombre, les meilleurs : « le bien être du plus grand nombre et le bien-être du plus petit nombre sont des points de vue axiologiques opposés : considérer en soi, d'emblée, le premier comme celui qui possède le plus de valeur, c'est ce que nous abandonnerons à la naïveté des biologistes anglais… *Toutes* les sciences doivent désormais préparer la tâche d'avenir du philosophe : cette tâche étant comprise en ce sens que le philosophe doit résoudre le *problème de la valeur*, qu'il doit déterminer la *hiérarchie des valeurs* »[26]. Ce passage, situé quelques lignes après l'association du médecin et du philosophe, vient corriger d'éventuelles mésinterprétations. Vouloir sauver le plus petit nombre semble une éthique bien étrange pour un médecin, ce qui atteste du caractère désormais figuré, de l'affaiblissement de la métaphore. La question est en fait la suivante : est-il possible d'associer véritablement l'idée de thérapie avec la logique de la métaphore de la *Züchtung* ? Ce serait en tout cas une singulière cure, qui vise non pas à guérir les individus, mais à sélectionner, ce qui implique, comme le suggèrent quelques notes autour de la stratégie à adopter à propos de la pensée de l'éternel retour, que la plupart en périssent. Il ne s'agit pas de « guérir » tous les malades, mais au contraire de les éradiquer ; le but de la médecine ne serait donc pas dans la guérison ou la vaccination pour contrecarrer l'épidémie décadente ; son but, c'est la sélection, laquelle semble ne pouvoir se faire que par l'anéantissement progressif du type décadent. La violence et l'ambiguïté de certains textes viennent souvent de la superposition de ces métaphores.

Surtout, il nous semble qu'étant donné la nature de la maladie à laquelle nous avons affaire, la thérapie nietzschéenne, dont nous ne cherchons pas à nier la présence, est fondamentalement individuelle et s'inscrit dans la logique de la *Selbstüberwindung*, du surpassement de soi-même.[27] Puisque la

---

25 *Éléments pour la généalogie de la morale/ GM* III, § 17. Voir déjà *Le voyageur et son ombre / WS*, § 83.

26 *Éléments pour la généalogie de la morale/ GM* I, § 17.

27 La plus ancienne association entre le médecin et le philosophe indiquait déjà cette orientation fondamentalement individuelle, cf. *FP Considérations inactuelles* I et II / *KSA* 7, 29 [213] : « Le philosophe a *deux côtés* : *il tourne l'un vers les hommes*, tandis que l'au-

grande santé n'implique plus une fuite de la souffrance, mais son acceptation tragique[28], alors seul le malade pourra devenir son propre médecin, et personne d'autre ; sinon nous retomberions dans une logique de l'éradication de la souffrance. Nietzsche insiste souvent sur le caractère individuel de la véritable guérison. L'analyse capitale du § 120 du *Gai savoir* refuse que la santé soit une norme générale ; elle est chaque fois relative à la constitution de chaque individu, à ses forces, ses pensées et ses orientations propres. Chacun doit créer sa propre santé :

> Ce qui importe ici, c'est ton but, ton horizon, ce sont tes forces, tes impulsions, tes erreurs, et notamment les idéaux et les phantasmes de ton âme, pour déterminer *ce qui,* même pour ton *corps,* constitue un état de santé. Ainsi il est d'innombrables santés du corps ; et plus l'on permettra à l'individu particulier et incomparable de relever la tête, plus l'on désapprendra le dogme de l'« égalité des hommes », et plus nos médecins devront se passer de la notion d'une santé normale, en même temps que de celle d'une diète normale, d'un processus normal de la maladie. Le moment serait venu alors de réfléchir à la santé et à la maladie de *l'âme* et d'identifier la vertu, particulière à chacun, avec sa santé propre.[29]

Dès lors, le philosophe médecin, avant d'être associé à un « médecin de la culture », désigne aussi celui qui est parvenu à se guérir lui-même, à se faire son propre médecin[30], celui qui, par son expérience et sa pensée, indique le chemin d'une transvaluation. C'est ainsi que se comprennent essentiellement les références médicales et les comparaisons entre le philosophe et le médecin dans les préfaces de 1886 ainsi que dans *Ecce Homo.* Ces récits construisent une trajectoire organisée par la logique du surpassement de soi : *Humain, trop humain* est le « monument d'une crise », *Aurore* le témoin d'une longue convalescence ; *Le gai savoir* marque le retour à la santé, laquelle se traduit par l'importance physiologique de la gaieté. Certes, la vie de Nietzsche est

tre, par où il est philosophe pour lui-même, nous reste caché. Nous considérons d'abord la relation du philosophe avec les autres hommes. Résultat pour notre temps : il ne ressort rien de cette relation. Pourquoi donc ? *Ils ne sont pas philosophes pour eux-mêmes.* ‹ Médecin, aide-toi toi-même ! ›, voilà ce que nous devons leur crier ».

28 Voir *Le gai savoir* / *FW*, § 370.

29 Ibid, § 120.

30 Cf. *Ecce Homo*, « Pourquoi je suis si sage » / *EH*, « Warum ich so weise bin », § 2.

importante sur ce point : il n'a cessé d'expérimenter tous types de traitement dans son existence, et s'est fait de plus en plus son propre médecin. Mais c'est davantage comme témoignage d'une *Selbstüberwindung*, pouvant indiquer un autre rapport aux valeurs, que ces textes sont importants et qu'ils ont une valeur philosophique :

> Mon expérience – l'histoire d'une maladie et d'une convalescence, car elle tendait à une guérison – serait-elle vouée à n'être qu'une expérience personnelle ? Rien d'autre justement que ce que j'ai en propre d'« humain, trop humain » ? Je préférerais aujourd'hui croire le contraire ; la confiance ne cesse de me revenir dans le fait que mes livres de pérégrination n'ont tout de même pas été rédigés pour moi seul, comme il pouvait parfois sembler… Puis-je dorénavant, après six ans de confiance croissante, les envoyer de nouveau faire un essai de voyage ?[31]

En fait, le prolongement de la métaphore dans sa signification thérapeutique, en vertu de sa fragilité même, nous mène au cœur des difficultés à interpréter le sens de la tâche transvaluatrice. Le philosophe médecin peut être envisagé comme thérapeute, à condition qu'il soit, à l'instar de Nietzsche, médecin et patient. La thérapie ouvre donc la voie du surpassement de soi, qui est une dimension de la tâche transvaluatrice dans le questionnement nietzschéen, un des visages de la philosophie de l'avenir, mais pas le seul. En revanche, cette signification de la métaphore ne fonctionne plus pour rendre compte de l'action du philosophe à l'échelle de la communauté. Parce qu'elle n'implique aucune contrainte sur la communauté pour réformer les goûts, les préférences, pour imposer une sélection, la figure du médecin cède la place à celle du législateur. L'action du philosophe sur la culture au niveau de la communauté, initialement relayée par la figure de l'éducateur à l'époque bâloise dans une pensée encore maintenue de la *Bildung*, va essentiellement être définie par la métaphore extraordinairement constante du philosophe législateur, notamment dans la référence plus tardive à la *Züchtung*.[32] Mais celle-ci, ne l'oublions pas, est également une métaphore, c'est-à-dire qu'elle maintient la différence, dans leur rapprochement même, entre le politique et le philoso-

31 *Humain, trop humain* II, « Préface » / *MA* II, « Vorrede », § 6.

32 Voir sur cette métaphore, Yannis Constantinidès « Nietzsche législateur. Grande politique et réforme du monde », in *Lectures de Nietzsche*, Jean-François Balaudé, Patrick Wotling (dir.), Paris, Le Livre de Poche, 2000, pp. 208–282.

phe, et qu'elle possède elle aussi sa limite. Ce faisant, nous mesurons la richesse de la philosophie de l'avenir à sa pluralité, et par le fait qu'elle dessine deux voies fondamentales selon que l'on se place sur le plan de la communauté ou sur le plan individuel. Différents visages apparaissent selon que l'on privilégie une voie ou l'autre : *Züchtung* et *Selbstüberwindung*, éducateur, législateur d'un côté ; médecin, artiste de l'autre. Il ne s'agit pas de perspectives divergentes, les deux cohabitent et se croisent sans cesse dans le questionnement nietzschéen. Le passage de l'individuel à la communauté est d'ailleurs un des points les plus difficile à comprendre dans la philosophie de Nietzsche. C'est à la lumière de cette complexité, de cette richesse de la philosophie de l'avenir que nous pouvons librement interpréter l'échec de la fameuse formule : « le philosophe comme médecin de la culture ». On oublie que cette formule est pratiquement un *hapax* dans tout le *corpus* nietzschéen, phénomène extrêmement rare quand on connaît le goût du philosophe pour l'auto-citation. Elle apparaît pendant l'hiver 1872–1873 comme un projet de titre sur le type qu'incarnent les philosophes préplatoniciens, puis disparaît rapidement sans jamais être reprise, contrairement, comme on l'a vu, à la seule association du philosophe médecin. On peut donner le sens suivant à cet *hapax* : en associant directement la figure du médecin au problème de la culture, Nietzsche aurait senti, justement dans ce passage à la communauté qu'implique la *Cultur*, la limite, la fragilité de sa métaphore. Celle-ci aurait peut-être ainsi effacé les autres métaphores qui la relaient et qui décrivent plus justement la *praxis* du philosophe.

Nietzsche et Wittgenstein, la philosophie comme thérapie

Philip Mills

Although Nietzsche and Wittgenstein are quite distant philosophers, they both consider philosophy to be an activity. One way to characterise this activity is to consider it a therapy. This paper brings together Nietzsche's and Wittgenstein's conceptions of philosophy as a therapy of culture. The first section offers a general approach of what a therapy of culture is, the second section focuses on the diagnostic of the therapy, and the third section shifts to the remedies Nietzsche's and Wittgenstein's cultural therapies offer.

Introduction

Dans un fragment posthume de l'hiver 1872–1873, Nietzsche pose ces deux questions : « Qu'est-ce que le philosophe ? » et « Que doit faire la philosophie à présent ? »[1]. La seconde question vient reformuler la première en suggérant que la philosophie est une activité et que cette activité doit avoir un but qu'il s'agit à présent de comprendre et de définir. Cette définition de la philosophie comme activité est un point commun entre deux philosophes à première vue bien distincts : Nietzsche et Wittgenstein. Comme nous le verrons, d'autres points communs existent entre eux, et ils attribuent en particulier une tâche similaire à la philosophie en lui donnant une dimension thérapeutique. De nombreux commentateurs ont analysé cet aspect des philosophies de Nietzsche et de Wittgenstein, et nous tâcherons de montrer les similitudes et différences chez ces penseurs en liant la question de la thérapie à celle de la culture. La note dans laquelle ces deux questions apparaissent est un plan que Nietzsche élabore en rapport à son travail sur les philosophes Grecs et l'ouvrage *La philosophie à l'époque tragique des Grecs.* Dans ce plan, les deux

1 *Fragments posthumes des Considérations inactuelles* I-II, trad. Pierre Rusch / *KSA* 7, 23 [7].

questions mentionnées semblent diviser le travail en deux parties principales avec quatre sous-points dans la première et huit dans la seconde. Le premier sous-point de la seconde question annonce « l'impossibilité de la métaphysique » et vient ainsi clarifier le sens de la question « Que doit faire la philosophie à présent ? ». En effet, si la tâche philosophique est métaphysique et si la métaphysique est impossible, la tâche de la philosophie doit être repensée. Nous verrons que cette nouvelle tâche de la philosophie aura trait à la culture, ce qu'indique notamment le cinquième sous-point : « Mais seulement au service d'une culture ». Quelques notes plus loin, Nietzsche précise cette tâche : « *Le philosophe en tant que médecin de la culture* »[2]. Évidemment, si la culture a besoin d'un médecin, c'est qu'elle est malade et il reste à savoir de quelle maladie elle est atteinte. Nietzsche n'est pas le seul à donner cette tâche au philosophe ; au contraire, toute une tradition philosophique, remontant aux Grecs, considère avoir une tâche thérapeutique[3] et d'autres termes ont été employés pour ranger ces auteurs sous une catégorie quasi parallèle à la philosophie, que ce soit l'opposition entre philosophie « systématique » et « édifiante » de Rorty[4] ou « l'antiphilosophie » de Badiou, pour qui « la métaphore de la maladie n'est jamais absente » du dessein antiphilosophique[5]. Un autre philosophe important de cette tradition, et à partir duquel, avec Nietzsche et d'autres, Badiou élabore cette notion

2 *Fragments posthumes des Considérations inactuelles* I-II, trad. Pierre Rusch / *KSA* 7, 23 [15].

3 Il est également possible de lier cette dimension thérapeutique à la conception de la philosophie comme mode de vie : la philosophie propose une manière de vivre bien (et est en ce sens thérapeutique). Sur la philosophie comme mode de vie, voir notamment Pierre Hadot *Discours et mode de vie philosophique*, Paris, Les Belles Lettres, 2014 et Alexander Nehamas *The Art of Living. Socratic Reflections from Plato to Foucault*, Berkeley, Los Angeles et Oxford, The University of California Press, 1998. Voir également dans ce volume les contributions de Marta Faustino et de Céline Denat.

4 Richard Rorty *Philosophy and the Mirror of Nature*, Princeton and Oxford, Princeton University Press, 2009, p. 366 : « I shall thereby develop a contrast between philosophy which centers in epistemology and the sort of philosophy which takes its point of departure from suspicion about the pretensions of epistemology. This is the contrast between ‹ systematic › and ‹ edifying › philosophies. »

5 Alain Badiou *L'antiphilosophie de Wittgenstein*, Caen, Nous, 2009, p. 18. Voir également Alain Badiou *Nietzsche. L'antiphilosophie I. 1992–1993*, Paris, Fayard, 2015.

d'antiphilosophie, est Wittgenstein, dont les préoccupations pourraient sembler à première vue fort éloignées de celles de Nietzsche mais qui sont plus proches qu'on ne le croit. Faire de Wittgenstein un thérapeute, de la culture peut sembler étrange, tant ses considérations ne touchent la culture que de manière apparemment connexe. Mais la culture est un élément central pour Wittgenstein, quelque chose comme un arrière-fond sur lequel le langage s'établit. Wittgenstein, lui aussi, considère que la métaphysique a atteint sa fin : elle est une erreur de la philosophie qu'il faut corriger, ou, en termes médicaux, une maladie qu'il faut soigner. Avant de pouvoir soigner la culture, la philosophie doit tout d'abord se soigner elle-même de la métaphysique. Si la philosophie se doit de soigner la maladie nommée métaphysique, elle se doit dans un premier temps d'établir un diagnostic, c'est-à-dire de critiquer la métaphysique. Ce diagnostic ne s'appliquera pas seulement à la métaphysique, mais également aux domaines issus de ce fondement métaphysique, notamment à certains jeux de langage et la culture dans laquelle ils existent. Comme nous le verrons plus loin, la culture est décadente selon Nietzsche, et Wittgenstein, reprenant en partie les idées de Spengler, considère de manière similaire qu'elle est en déclin. Cette idée de chute de la culture commune aux deux philosophes pose le premier jalon d'une comparaison entre ces deux auteurs. Mais si leurs diagnostics sont quelque peu similaires, leurs réponses ou traitements sont différents. Afin de mener à bien cette comparaison, je m'occuperai d'établir avec Nietzsche et Wittgenstein un diagnostic de cette culture malade pour ensuite me concentrer sur le remède possible à cette maladie. Avant toute chose, il est nécessaire de faire le point sur les raisons d'une thérapie de la *culture*.

I Pourquoi une thérapie de la *culture* ?

Une thérapie, par définition, a pour but de guérir un patient. Il y a plusieurs étapes dans le processus thérapeutique : le diagnostic à partir de l'observation des symptômes, le traitement, et l'observation du résultat. Parmi les nombreux commentateurs à s'attarder sur la question de la thérapie philosophique, Konrad Banicki établit un modèle conceptuel de la philosophie comme thérapie et analyse la notion de thérapie selon sept éléments :

1. disease and its symptoms,
2. the health ideal,
3. the process of treatment with its techniques,
4. therapeutic theory (or other source of therapy's non-accidentality)
5. the physician,
6. the patient,
7. the physician-patient relationship.[6]

Ces éléments apparaissent plus ou moins importants chez Nietzsche et Wittgenstein. Le premier est peut-être le plus important et correspond à l'attitude critique que Nietzsche et Wittgenstein adoptent. Le second est également central, car c'est cet idéal de santé qui justifie la critique et permet d'élaborer le remède et c'est peut-être cet idéal que Nietzsche et Wittgenstein ne partagent pas. Le remède est évidemment la tâche centrale de toute thérapie et dépend grandement de cet idéal. La quatrième notion est moins importante concernant Nietzsche et Wittgenstein et constitue davantage un critère de vérification qu'une composante essentielle de la thérapie : cette « théorie thérapeutique » explique pourquoi la thérapie fonctionne et en quoi elle a fait changer les choses. Banicki juge que l'on peut remettre en question les trois dernières notions car elles ne font que peu de sens lorsque le patient est également le médecin, dans une auto-thérapie, mais même dans ce cas, il y a un médecin et un patient, et la spécificité de cette situation est que la même personne occupe les deux rôles.

S'il est ordinairement aisé de distinguer le patient du médecin, et de nommer l'un et l'autre, concernant Nietzsche et Wittgenstein, les choses sont un peu plus compliquées. En effet, s'il se nomme « médecin de la culture » dans un fragment posthume, la thérapie qu'offre Nietzsche n'est pas limitée à la culture. Mieux, il offre différentes thérapies en fonction du patient. Et dans les diverses interprétations de la thérapie chez Nietzsche, le patient est parfois l'âme (et souvent celle du médecin lui-même, une thérapie de soi), parfois la culture et souvent la philosophie elle-même. Ces thérapies ne sont pas nécessairement séparées et isolées, la thérapie de l'âme, le travail sur soi peut mener à un travail sur le contexte et plus largement la culture dans laquelle la

6 Konrad Banicki « Philosophy as therapy: towards a conceptual model », *Philosophical Papers*, Vol. 43, No. 1, 2014, pp. 20–21.

maladie de l'âme s'exprime – c'est ici la vision de Freud par exemple[7] – tout comme la thérapie de la culture peut avoir pour but d'améliorer la vie de l'âme. Et si toute philosophie est, comme Nietzsche le dit dans *Par-delà bien et mal*, « la confession de son auteur et, sans qu'il le veuille ou s'en rende compte, en quelque sorte ses *mémoires* »[8], la thérapie philosophique devient liée à la thérapie de soi, et réciproquement. Ces différents types de thérapie représentent différentes perspectives et les commentateurs nietzschéens se sont souvent occupés de l'une ou de l'autre de ces perspectives.[9] Nous nous concentrerons pour notre part sur la question de la culture, mais toucherons évidemment des aspects connexes. En ce qui concerne Wittgenstein, la thérapie se concentre davantage sur ce que Garry Hagberg nomme le « travail sur soi » et sa relation au langage.[10] C'est principalement cette thérapie linguistique qui permet de faire le lien à la culture. Notons pour

---

7 Sigmund Freud *Le Malaise dans la culture*, trad. Pierre Cotet, René Lainé, Johanna Stute-Cadiot, in *Œuvres Complètes*, vol. 28, Paris, PUF, 1994, p. 331 : « Si le développement de la culture ressemble tant à celui de l'individu et travaille avec les mêmes moyens, ne serait-on pas fondé à diagnostiquer que maintes cultures – ou époques de la culture – peut-être l'humanité tout entière – sont devenues ‹ névrosées › sous l'influence de la culture ? »

8 *Par-delà bien et mal*, trad. Henri Albert revue par Jean Lacoste, Paris, Robert Laffont, 1993 / *JGB*, § 6.

9 Pour une thérapie de l'âme, voir notamment Horst Hutter *Shaping the Future : Nietzsche's New Regime of the Soul and Its Ascetic Practices*, Lanham, Lexington Books, 2006 ; Michael Ure *Nietzsche's Therapy : Self-Cultivation in the Middle Works*, Lanham, Lexington Books, 2008 et Keith Ansell Pearson « For Mortal Souls : Philosophy and Therapeia in Nietzsche's Dawn », in *Philosophy as Therapeia*, Clare Carlisle, Jonardon Ganeri (eds.), *Royal Institute of Philosophy Supplement*, No. 66, 2010, pp. 137–163. Pour une thérapie de la culture, voir notamment Daniel R. Ahern *Nietzsche as Cultural Physician*, University Park, Pennsylvania State University Press, 1995 et Patrick Wotling *Nietzsche et le problème de la civilisation*, Paris, PUF, 1995.

10 Cf. Garry L. Hagberg « The Thinker and the Draughtsman : Wittgenstein, Perspicuous Relations, and ‹ Working on Oneself › », in *Philosophy as Therapeia*, Clare Carlisle, Jonardon Ganeri (eds.), *Royal Institute of Philosophy Supplement*, No. 66, 2010, pp. 67–81. Voir également James Peterman *Philosophy as Therapy: an Interpretation and Defense of Wittgenstein's Later Philosophical Project*, Albany, State University of New York Press, 1992.

l'instant que Wittgenstein considère, entre autres, que la tâche de la philosophie est de « montrer à la mouche comment sortir du piège à mouches »[11]. Qui est la mouche et quel est le piège ? Peut-être le philosophe lui-même face à la métaphysique. Dans tous les cas, il y a un piège qui a rapport au langage et à la métaphysique, et il faut en sortir. C'est pour en sortir que la notion de thérapie intervient : la philosophie se présente comme une thérapie pour sortir de ce piège à mouche. Si la mouche est le philosophe (ou la philosophie) et le piège le langage métaphysique comme le paragraphe 109 des *Recherches philosophiques* le suggère : « La philosophie est un combat contre l'ensorcellement de notre entendement par les ressources de notre langage »[12], alors la relation à la culture s'éclaircit quelque peu : la philosophie doit échapper au piège du langage métaphysique malade, c'est-à-dire se guérir elle-même de ce langage métaphysique afin de guérir tout ce qui est bâti sur lui, et principalement la culture. Ce langage métaphysique est en effet, comme le montre Nietzsche dans *Humain, trop humain I*, §11 par exemple, cela même qui constitue la culture ou ce qui est lié à une culture précise. Si le langage est malade, alors, par contiguïté, la culture l'est aussi. Soigner le langage, c'est soigner la culture, car le langage est ce qui soutient la représentation culturellement partagée du monde.

Thérapie de soi, thérapie de la culture et thérapie de la philosophie se côtoient donc chez Nietzsche et Wittgenstein, mais nous focaliserons notre attention sur la culture : en des temps où la culture est en crise (et peut-être n'en sort-elle jamais), il est nécessaire de comprendre pourquoi elle est en crise et comment y remédier. Nietzsche et Wittgenstein offrent tous deux des réponses qu'il s'agit à présent de comprendre.

II Établir un diagnostic : décadence, nihilisme, déclin

À quoi repère-t-on une culture malade ? En termes médicaux, quels sont les symptômes de cette culture malade ? La première étape dans toute thérapie est le diagnostic. L'observation du patient – la culture – amène le médecin –

11 Ludwig Wittgenstein *Recherches philosophiques*, trad. Françoise Dastur et al., Paris, Gallimard, 2005, § 302.

12 Ludwig Wittgenstein *Recherches philosophiques*, § 109.

le philosophe – à poser un diagnostic. Quel sont donc les diagnostics de Nietzsche et de Wittgenstein ? Et quelle tâche attribuent-ils au philosophe dans ce contexte ?

Si l'on revient aux fragments posthumes de 1872–1873 qui traitent du philosophe comme médecin de la culture, Nietzsche considère la relation du philosophe à la culture comme suit : « Le philosophe ne peut *pas créer de culture*, mais il peut la préparer, enlever les inhibitions, ou la modérer et ainsi la préserver, ou la détruire »[13]. La tâche du philosophe n'est donc pas positive – il ne crée pas de culture – mais peut être préparatrice, préservatrice ou destructrice de culture. Évidemment, la culture étant malade, la tâche du philosophe ne sera pas de la préserver, bien au contraire. Elle peut être préparatrice, c'est-à-dire mettre en place les fondements sur lesquels la culture pourra s'ériger, et c'est cette voie que Nietzsche poursuit dans ces années-là : la philosophie a pour tâche de « clarifier les idées superstitieuses et embrouillées »[14]. D'une manière similaire (mais inverse), elle peut être destructrice : la philosophie s'oppose aux dogmatismes scientifiques, religieux et moraux, remettant ainsi en question les fondements de la culture. Un de ces fondements auquel Nietzsche s'attaque est le langage qui, par excellence, séduit et piège le philosophe qui se retrouve « pris dans les filets du *langage* »[15].

Cette idée de piège rejoint l'idée que Wittgenstein se fait de la philosophie et de la tâche qu'il lui donne, à savoir « montrer à la mouche comment sortir du piège à mouches »[16], et l'idée de clarification est également très présente déjà dans le *Tractatus* :

> Le but de la philosophie est la clarification logique des pensées. La philosophie n'est pas une théorie mais une activité. Une œuvre philosophique se constitue essentiellement d'éclaircissements. Le résultat de la philosophie n'est pas de produire des

13 *Fragments posthumes des Considérations inactuelles* I-II, trad. Pierre Rusch / *KSA* 7, 28 [2].

14 *Fragments posthumes des Considérations inactuelles* I-II, trad. Pierre Rusch / *KSA* 7, 23 [10].

15 *Fragments posthumes des Considérations inactuelles* I-II, trad. Pierre Rusch / *KSA* 7, 19[135].

16 Ludwig Wittgenstein *Recherches philosophiques*, § 302.

> « propositions philosophiques », mais de rendre claires les propositions. La philosophie doit rendre claires, et nettement délimitées, les propositions qui autrement sont, pour ainsi dire, troubles et confuses.[17]

Évidemment, cette clarification est radicalement distincte de celle de Nietzsche, puisque Wittgenstein considère dans le *Tractatus* que cette clarification repose sur la logique, alors que Nietzsche critique le primat de la logique. Cette idée de clarification du langage est également présente dans les œuvres ultérieures, dans lesquelles il critique cette idée d'un langage idéal défendu dans le *Tractatus* : « Non, car la tâche de la philosophie n'est pas de créer un langage nouveau, idéal, mais de clarifier notre usage du langage existant. Elle a pour but d'écarter certains malentendus mais non de créer pour la première fois une compréhension réelle »[18]. Wittgenstein rejoint ici l'idée nietzschéenne de la philosophie comme préparatrice de culture. Au même titre que Nietzsche entend enlever les inhibitions de notre culture, Wittgenstein entend enlever les mécompréhensions de notre langage. Il y a un usage maladif du langage, et Wittgenstein veut en sortir. L'usage maladif du langage par excellence est l'usage métaphysique dans lequel le mot réfère à l'essence de la chose. Wittgenstein dit précisément dans les *Recherches philosophiques* qu'il entend reconduire « les mots de leur usage métaphysique à leur usage quotidien »[19]. Il y a un lien très clair entre langage et culture pour Wittgenstein (tout comme pour Nietzsche), puisque le langage pour lui n'existe que dans une forme de vie : « Et se représenter un langage veut dire se représenter une forme de vie »[20] ou encore « l'expression ‹ jeu de langage › doit ici faire ressortir que parler un langage fait partie d'une activité, ou d'une forme de vie »[21]. Cette forme de vie représente le contexte dans lequel un langage, ou plutôt un jeu de langage, peut exister. Elle constitue le contexte socio-culturel dans lequel le langage utilisé est inscrit. Comme il n'y a plus de

17 Ludwig Wittgenstein *Tractatus logico-philosophicus*, trad. Gilles-Gaston Granger, Paris, Gallimard, 1993, 4.112.

18 Ludwig Wittgenstein *Grammaire philosophique*, trad. Marie-Anne Lescourret, Paris, Gallimard, 2001, partie VI, § 72, p. 115.

19 Ludwig Wittgenstein *Recherches philosophiques*, § 116.

20 Ludwig Wittgenstein *Recherches philosophiques*, § 19.

21 Ludwig Wittgenstein *Recherches philosophiques*, § 23.

langage idéal pour Wittgenstein, c'est-à-dire qu'il n'y a pas de langage indépendant du contexte ni de contexte idéal, il y a différents jeux de langage pour différentes situations, pour différents contextes socio-culturels, pour différentes formes de vie. Cette clarification linguistique vise avant tout pour Wittgenstein de répondre à la culture en déclin. Dans une note de 1930 pensée pour être la préface aux *Remarques philosophiques*, Wittgenstein inscrit son travail dans la culture en déclin :

> Ce livre est écrit pour ceux qui sont en amitié avec l'esprit dans lequel il a été écrit. C'est un esprit qui, à ce que je crois, est autre que celui du courant principal de la civilisation européenne et américaine. L'esprit de cette civilisation, dont l'industrie, l'architecture, la musique, le fascisme et le socialisme de notre temps sont l'expression, est étranger à l'auteur, qui n'a point de sympathie pour lui. Ce n'est pas là un jugement de valeur. [...]
> Si donc il est clair pour moi que la disparition d'une culture ne signifie pas la disparition de la valeur humaine, mais simplement d'un certain mode d'expression de cette valeur, le fait n'en demeure pas moins que c'est sans sympathie que je regarde le fleuve de la civilisation européenne, sans compréhension pour ses fins – à supposer qu'elle en ait. J'écris donc proprement pour des amis qui sont dispersés aux quatre coins du monde.
> Que je sois compris ou apprécié du savant occidental typique, cela m'est indifférent, car il ne comprend pas l'esprit dans lequel j'écris.[22]

De nombreux commentateurs ont remarqué et mis en avant l'attitude spenglerienne de Wittgenstein dans cette esquisse de préface[23] : même si la

22 Ludwig Wittgenstein *Remarques mêlées*, trad. Gérard Granel, Paris, GF, 1984, pp. 58–59.

23 Voir notamment le chapitre « Declining Decline. Wittgenstein as a Philosopher of Culture » dans Stanley Cavell *This New Yet Unapproachable America*, Chicago, The University of Chicago Press, 2013, pp. 29–76. Selon Cavell, les *Recherches philosophiques* représentent la philosophie de la culture de Spengler et identifient la philosophie à cette critique de la culture : « So it is worth considering that the sense of Wittgenstein's uniqueness, which I share, comes from the sense that he is joining the fate of philosophy as such with that of the philosophy or criticism of culture, thus displacing both – endlessly forgoing, rebuking, parodying philosophy's claim to a privileged perspective on its culture, call it the perspective of reason (perhaps shared with science) ; anyway forgoing for philosophy any claim to perspective that goes beyond its perspective on itself. » (p. 73) Voir

disparition de la culture occidentale n'est pas synonyme de la disparition de la valeur humaine, Wittgenstein regarde cette disparition avec nostalgie. Cette préface va dans le sens de l'expression que Wittgenstein emploie dans sa préface aux *Recherches philosophiques* : « les ténèbres de ce temps ». Ce qui m'intéresse avant tout c'est d'une part que Wittgenstein inscrit son travail à l'intérieur de la question culturelle et d'autre part qu'il considère cette culture étant en train de disparaître. Il dit ne pas donner de jugement de valeur à propos de ce déclin, mais ce texte révèle néanmoins les craintes de Wittgenstein à l'égard de la disparition « d'un mode d'expression de [la] valeur [humaine] ». Il est également intéressant de noter la dernière phrase citée plus haut qui révèle une attitude similaire à celle de Nietzsche concernant son public : Wittgenstein écrit pour ceux qui veulent bien le comprendre et ne vise pas à être compris de tous.

Pour Nietzsche comme pour Wittgenstein, le langage pose un piège au philosophe et celui qui n'y prend pas garde s'y empêtre. Ce langage est lié à une culture, et le langage est plein de mécompréhensions ; s'il est malade, la culture l'est également. Le langage est donc une des raisons pour laquelle la culture est malade, mais ce n'est pas la seule. Le déclin de la culture est le symptôme qui permet au philosophe de diagnostiquer sa maladie, à savoir le nihilisme. Quelle est la cause de cette maladie ? Pour Nietzsche, elle est à trouver dans la question de la valeur.

> Il s'agissait pour moi de la *valeur* de la morale. [...] Il s'agissait, en particulier, de la valeur du « non-égoïsme », des instincts de pitié, d'abnégation, de sacrifice, que Schopenhauer précisément avait si longtemps enjolivés à nos yeux – divinisés et transportés dans les régions de l'au-delà, qu'ils finirent par rester pour lui comme des « valeurs en soi » et qu'il se fonda sur eux pour dire non à la vie et à lui-même. Mais c'est justement contre *ces* instincts que s'élevait en moi une défiance de plus en plus fondamentale, un scepticisme toujours plus profond ! En eux je voyais précisément le *grand* péril de l'humanité, la tentation et la séduction suprême qui conduirait... où donc ?... Au néant ? – Je voyais là le commencement de la fin, l'arrêt de la lassitude qui regarde en arrière, la volonté qui se retourne *contre* la vie, la dernière maladie s'annonçant par des symptômes de tendresse et de mélancolie :

également William James DeAngelis *Ludwig Wittgenstein – A Cultural Point of View*, Hampshire, Ashgate, 2007 qui compare les vues de Wittgenstein et de Spengler.

> je comprenais que cette morale de compassion qui se propageait de plus en plus atteignant même les philosophes et les rendait malades, était le symptôme le plus inquiétant de notre culture européenne, inquiétante elle-même, son détour vers un nouveau bouddhisme ! vers un bouddhisme européen ! vers – le *nihilisme* ![24]

Quelle est donc la cause principale d'une culture malade et décadente selon Nietzsche ? C'est précisément le fait de vouloir le néant, et cette maladie se nomme « nihilisme ». Ce sont certaines valeurs qui indiquent cette volonté nihiliste qu'il faudrait éviter à tous prix. L'homme – et la culture dans laquelle il se trouve – est malade, car il vise le néant. Une culture décadente, ou en déclin pour reprendre la terminologie de Spengler, est une culture nihiliste pour Nietzsche, c'est une culture qui prône la non-vie plutôt que la vie. Cette caractérisation de la culture nihiliste nous indique également l'idéal de santé (si l'on reprend les sept éléments de Banicki) que Nietzsche propose : la vie. Cela peut sembler circulaire de prôner la vie comme idéal de santé, mais il faut distinguer ici la vie de la survie. La vie comme idéal de santé n'est pas la capacité de survivre, cet instinct de survie n'a rien de noble ici, mais la capacité de vivre, c'est-à-dire d'enrichir sa vie pour qu'elle devienne davantage que ce qu'elle est. Une culture décadente est donc une culture qui prône davantage la survie à tout prix plutôt que l'enrichissement de la vie.

> J'appelle corrompu soit un animal, soit une espèce, soit un individu, quand il perd ses instincts, quand il choisit et *préfère* ce qui lui est désavantageux. Une histoire des « sentiments élevés », des « idéaux de l'humanité » – et il est possible qu'il me faille la raconter – donnerait presque l'explication, *pourquoi* l'homme est si corrompu. La vie elle-même est pour moi l'instinct de croissance, de durée, d'accumulation des forces, l'instinct de *puissance* : où la volonté de puissance fait défaut, il y a déclin. Je prétends que cette volonté *manque* dans toutes les valeurs supérieures de l'humanité – que des valeurs de déclin, des valeurs *nihilistes*, règnent sous les noms les plus sacrés.[25]

24 *La généalogie de la morale*, trad. Henri Albert revue par Jean Lacoste / *GM*, « Vorrede », § 5.

25 *L'Antéchrist*, trad. Henri Albert revue par Jean Lacoste / *AC*, § 6.

Par vie, Nietzsche entend donc l'accroissement de la vie – pour qu'il y ait vie, il faut augmentation – alors que la survie au sens strict n'est pas un accroissement, mais une sauvegarde, une préservation dans un certain état – et ce qui n'accroît pas, à terme, décroît. Ce que Nietzsche applique à l'espèce ou à l'individu peut tout à fait s'appliquer à une culture comme étant la construction d'une espèce. Les valeurs de notre culture en déclin sont des valeurs *nihilistes* qui se cachent sous un couvert de sacré. Ce qui se présente comme un idéal n'est en fait qu'une valeur de déclin. De plus, comme le suggère Patrick Wotling, la médecine des cultures décadentes est une sorte de fausse médecine :

> Toute culture décadente se caractérise donc pas la recherche de valeurs et de représentations narcotiques qui permettent d'échapper temporairement à la souffrance, attitude condamnée dans une perspective « philologique », les représentations ainsi créées ne correspondant à aucune réalité, mais aussi pour une autre raison : de même que la création du nihiliste est une fausse action, c'est-à-dire une réaction, de même les remèdes qu'il imagine pour se délivrer de la souffrance sont de faux remèdes, relevant d'un « bas niveau de médecine ».[26]

Si les remèdes du nihiliste sont de faux remèdes, la tâche incombe au philosophe de donner les bons remèdes. Et pour ce faire, comme nous l'avons vu, le philosophe adopte tout d'abord une attitude critique face à la culture. Son rôle est celui d'un diagnosticien : il révèle les présupposés sur lesquels notre système de valeur est bâti, et révèle le caractère éminemment décadent et nihiliste de ce système de valeur. Mais il reste encore à savoir comment sortir de ce nihilisme, ou en d'autres termes comment vivre plutôt que survivre. Le rôle du philosophe n'est pas seulement d'observer et d'analyser, mais aussi de proposer une solution ; comme le dit Éric Blondel, « il ne faut pas seulement flairer : il faut vivre – et sainement. […] En plus du diagnostic, il faut établir une hygiène »[27]. Le philosophe ne doit pas seulement révéler les carences, il doit également proposer une manière d'y remédier.

26 Patrick Wotling *Nietzsche et le problème de la civilisation*, p. 154.

27 Éric Blondel *Nietzsche, le corps et la culture*, Paris, L'Harmattan, 2006, pp. 135–136.

III À la recherche d'un remède : clarification, dépassement, renversement

Après avoir établi le diagnostic de la culture malade, il reste encore au philosophe la tâche de présenter des éléments en vue d'une guérison. Mais comment faire pour soigner la culture ? Cela est d'autant plus problématique que la philosophie est un des signes de cette culture malade : la philosophie est, elle aussi, décadente et nihiliste car elle repose sur des présupposés métaphysiques. Il faut donc tout d'abord soigner la philosophie de la métaphysique, ce qui passe par une clarification du langage, pour ensuite tourner l'attention de la philosophie vers la culture. Comme nous l'avons vu, l'une des causes de la maladie de la culture est sa relation au langage métaphysique. Un des problèmes majeurs du philosophe est qu'il est séduit et piégé par ce langage fallacieux : il croit qu'en utilisant un mot, il nomme l'essence de la chose. Comment sortir de ce piège ? Il faut tout d'abord corriger et clarifier l'usage du langage. À cet égard, Nietzsche et Wittgenstein s'inscrivent tous deux – et c'est un point important sur lesquels ils se rejoignent – dans la continuité de Lichtenberg qui écrit : « Toute notre philosophie est rectification de l'usage linguistique, donc la rectification d'une philosophie, et cela veut dire, de la plus universelle »[28]. Nous savons que Nietzsche connaît cette maxime puisqu'il la souligne dans son exemplaire de Lichtenberg et Wittgenstein la cite dans le *Big Typescript*[29]. Et pour tous

---

28 Georg Christoph Lichtenberg *Le miroir de l'âme*, trad. Charles Le Blanc, Paris, José Corti, 1997, p. 377. L'aphorisme de Lichtenberg en son entier met d'ailleurs en relation langage et philosophie de manière similaire à Nietzsche et Wittgenstein : « Je et moi – voilà deux objets. Notre fausse philosophie est tout entière englobée dans le langage ; nous ne pouvons point raisonner, pour ainsi dire, sans raisonner faussement. On ne songe pas que le langage, sans égard aux choses, est une philosophie. Quiconque parle allemand est un philosophe populaire et notre philosophie universitaire réside dans des limitations du langage. Toute notre philosophie est une détermination des usages linguistiques et, en vérité, de la plus générale. En elle-même, la philosophie commune a l'avantage de posséder des déclinaisons et des conjugaisons. On nous enseigne donc toujours la vraie philosophie avec le langage des fausses. Point ne sert de définir des mots puisque, ce faisant, je ne change pas les pronoms et leurs déclinaisons. »

29 Ludwig Wittgenstein *The Big Typescript*, trad. C. Grant Luckhardt and Maximilian A. E. Aue, Chichester, Wiley-Blackwell, 2013, p. 311.

deux, cette rectification passe par un rejet de l'usage métaphysique du langage. Dans la suite de l'ébauche de préface aux *Remarques philosophiques* citée plus haut, Wittgenstein revient sur cette idée de clarification :

> Notre civilisation est caractérisée par le mot « progrès ». Qu'elle progresse n'est pas simplement l'une de ses propriétés : le progrès est sa forme. Elle est typiquement constructive. Son activité consiste à construire une structure de plus en plus compliquée. La clarté elle-même ne fait encore que servir une telle fin, au lieu d'être à soi-même la fin. Pour moi au contraire, la clarté, la transparence, est à elle-même sa propre fin.
> Elever un édifice cela ne m'intéresse pas. Ce qui m'intéresse c'est d'avoir devant moi, transparents, les fondements des édifices possibles.
> Bref, mon but est autre que celui des savants, et la façon dont ma pensée se meut est différente de la leur.[30]

D'une manière intéressante, Wittgenstein s'oppose ici à l'idée de philosophie comme construction d'une structure complexe ou d'un système, pour reprendre un terme que Nietzsche critique également. Nous retrouvons ici l'idée de Rorty mentionnée plus haut selon laquelle les philosophies peuvent être distinguées entre philosophies « systématiques », qui s'occupent de bâtir un système fermé, et philosophies « édifiantes », qui se rapprochent de l'idée de thérapie. La première étape de cette thérapie est l'observation clinique des fondements. Et c'est à partir de ces fondements que le philosophe peut ensuite passer à la seconde étape de la thérapie, à savoir les préparer pour accueillir une culture nouvelle ou guérie.

Pour savoir comment guérir la culture, il faut tout d'abord comprendre d'où proviennent les incompréhensions dans le langage. Si pour Nietzsche, elles émanent « du langage et des préjugés sur quoi s'édifie le langage »[31], pour Wittgenstein, elles proviennent d'un manque de vue synoptique (*Übersehen*) :

> L'une des sources principales de nos incompréhensions est que nous n'*avons* pas *une vue synoptique* de l'emploi de nos mots. – Notre grammaire manque de caractère

30 Ludwig Wittgenstein *Remarques mêlées*, p. 59.

31 *Aurore*, trad. Henri Albert revue par Jean Lacoste, Paris, Robert Laffont, 1993 / *M*, § 115.

> synoptique. – La représentation synoptique nous procure la compréhension qui consiste à « voir les connexions ». D'où l'importance qu'il y a à trouver et à inventer des *maillons intermédiaires*. Le concept de représentation synoptique a pour nous une signification fondamentale. Il désigne notre forme de représentation, la façon dont nous voyons les choses. (S'agit-il d'une « *Weltanschauung* » ?).[32]

La philosophie doit donc entraîner à voir les connexions pour atteindre une représentation qui embrasse les différents « maillons intermédiaires ». Garry Hagberg relie d'ailleurs cette idée de représentation synoptique à un travail sur soi (et donc une thérapie)[33]. En termes nietzschéens, la philosophie doit aider à révéler les préjugés sur lesquels notre langage – et donc notre vision du monde – est bâti.

Pour effectuer cette tâche, Nietzsche et Wittgenstein vont tous deux critiquer la notion de concept en tant que catégorie fermée et absolue. Pour Nietzsche, le mot – et par là le concept – est le « résidu d'une métaphore », la mise en équation de choses inégales (*Gleichsetzung des Ungleichen*). Cette mise en équation est certes ce qui rend possible la communication, mais aussi ce qui fait du commun et du médiocre « la plus forte de toutes les puissances qui ont jusqu'ici déterminé l'homme ». « Il faut faire appel à d'immenses forces contraires pour tenir en échec ce naturel, trop naturel *progressus in simile*, ce progrès en vertu duquel les hommes deviennent de plus en plus semblables, ordinaires, médiocres, moutonniers, – *communs* ! »[34]. Le philosophe devra donc aller premièrement contre le langage qui est le lieu où la mise en commun débute et, deuxièmement, contre tout ce qui se bâtit sur ce langage, et particulièrement la religion, la morale, la science en tant qu'absolus. En ce sens, et comme nous le verrons plus loin, Nietzsche appelle une réévaluation des valeurs qui fondent la communauté. Wittgenstein critique également cette quête de généralisation que le philosophe poursuit habituellement par son utilisation et son invention de concepts : il critique la « soif

32 Ludwig Wittgenstein *Recherches philosophiques*, § 122.

33 Garry L. Hagberg « The Thinker and the Draughtsman : Wittgenstein, Perspicuous Relations, and ‹ Working on Oneself › », in *Philosophy as Therapeia*, Clare Carlisle, Jonardon Ganeri (eds.), *Royal Institute of Philosophy Supplement*, No. 66, 2010, pp. 67–81.

34 *Par-delà bien et mal* / *JGB*, § 268.

de généralité »[35] et substitue à une idée du concept comme définition celle du concept comme ressemblance de famille. Nietzsche et Wittgenstein s'opposent à la vue traditionnelle du concept : Nietzsche tente de retourner vers la métaphore originaire, alors que Wittgenstein élabore une notion de concept comme ressemblance de famille qui permet d'accueillir et de préserver les individualités. Notons en passant que Nietzsche emploie ce terme de « Familien-Ähnlichkeit » dans *Par-delà bien et mal* en mettant en avant la ressemblance de famille des différentes philosophies en fonction de leur langage[36]. Cette relation entre langage et philosophie est problématique pour Nietzsche et Wittgenstein. En effet, bien que le philosophe soit piégé par le langage, il n'a d'autre choix que d'employer le langage pour se sortir de ce piège. C'est en ce sens que Wittgenstein vise une clarification du langage : il cherche un usage thérapeutique de celui-ci. Marie Guillot établit un parallèle intéressant entre la thérapeutique du langage wittgensteinienne et la thérapie psychanalytique de Freud : « L'usage thérapeutique du langage est donc bien, autant qu'un dire, un faire : il ne consiste pas tant à *formuler* la *solution* des problèmes qu'à *opérer* leur *dissolution* »[37]. C'est là un point commun entre Nietzsche et Wittgenstein, et plus largement entre toutes les philosophies à vocation thérapeutique : la philosophie est conçue comme une activité ou un faire, plutôt que comme une doctrine ou un dire. De cette manière, l'usage que font Nietzsche et Wittgenstein du langage est également important : leur style aphoristique participe de cette volonté thérapeutique. Pour échapper aux pièges du langage métaphysique, le philosophe doit proposer une nouvelle expression philosophique qui pourrait être qualifiée de « poétique » plutôt que « systématique ».

Nous voyons également que Nietzsche et Wittgenstein remettent tous deux en question la notion de progrès, mais en des termes différents : Wittgenstein critique le progrès en tant qu'il complexifie sans cesse une structure, qu'il ajoute de nouveaux éléments, alors que Nietzsche critique le

35 Ludwig Wittgenstein *Le Cahier bleu et le Cahier brun*, trad. Marc Goldberg et Jérôme Sackur, Paris, Gallimard, 1996, p. 57.

36 *Par-delà bien et mal / JGB*, § 20.

37 Marie Guillot « Wittgenstein, Freud, Austin : voix thérapeutique et parole performative », *Revue de métaphysique et de morale*, No. 42, 2004, pp. 259–277, p. 261.

progrès en tant que normalisation. Du même coup, leurs réponses à ce progrès seront différentes. Wittgenstein vise une clarification au travers d'un entraînement du regard – que ce soit pour avoir une représentation synoptique ou pour « voir comme » – qui laisse les choses telles qu'elles sont : en ce sens, Wittgenstein ne cherche pas à changer les choses et le système conceptuel et axiologique dans lequel nous nous trouvons, il ne cherche pas à changer la culture, mais à changer notre manière de la voir, de la considérer, à révéler ce qui est normalement caché. À terme néanmoins, ce changement de manière de voir le monde implique une modification de la relation au monde, et cette modification peut être perçue comme révolutionnaire. Nietzsche, au contraire, est plus explicitement radical. Il vise l'élévation d'un type supérieur et ses idées de « renversement des valeurs » et de « surhomme » vont dans ce sens.

> Je ne pose pas ici ce problème : qu'est-ce qui doit remplacer l'humanité dans l'échelle des êtres (– l'homme est une *fin* –) ? Mais : quel type d'homme doit-on *élever*, doit-on *vouloir*, quel type aura la plus grande valeur, sera le plus digne de vivre, le plus certain d'un avenir ?
> Ce type de valeur s'est déjà vu souvent : mais comme un hasard, une exception, jamais comme type *voulu*. Au contraire, c'est *lui* qui a été le plus craint ; jusqu'à présent il fut presque la chose redoutable par excellence ; – et cette crainte engendra le type contraire, voulu, dressé, *atteint* : la bête domestique la bête du troupeau, la bête malade qu'est l'homme, – le chrétien…[38]

Sa recherche d'un homme supérieur est avant tout la recherche de valeurs supérieures et d'un être qui pourrait incarner ces valeurs. Le rôle du philosophe pour Nietzsche n'est pas de créer une culture, mais de la préparer, c'est-à-dire de créer les valeurs pour qu'une culture saine puisse être créée. Nietzsche oppose ainsi deux types de philosophes : ceux qui ne font que rendre clairs les jugements de valeur déjà établis, les ouvriers de la philosophie, et ceux qui créent des valeurs, les philosophes de l'avenir : « [La tâche du philosophe] veut autre chose, elle exige de lui qu'il *crée des valeurs* »[39].

Nietzsche se positionne clairement dans la seconde catégorie, parmi les créateurs de valeurs. Ceux qui créent les valeurs posent ainsi les fondements

38 *L'Antéchrist / AC*, § 3.

39 *Par-delà bien et mal / JGB*, § 211.

d'une culture à venir, d'une culture saine. La thérapie de la culture selon Nietzsche doit donc renverser les valeurs malades et décadentes pour en établir de nouvelles sur lesquelles une culture saine pourra être créée. Si de nouvelles valeurs peuvent être créées, c'est parce que la critique nietzschéenne a dissous le caractère absolu du système de valeurs en place. Le renversement des valeurs, c'est-à-dire la destruction des valeurs anciennes et la création de nouvelles, ne peut s'effectuer qu'à partir de la conception perspectiviste que Nietzsche adopte. La volonté wittgensteinienne de « laisser les choses telles qu'elles sont » et d'uniquement clarifier l'usage du langage pourrait laisser à penser que Wittgenstein ne serait, dans une perspective nietzschéenne, qu'un ouvrier de la philosophie. Néanmoins, il n'en est rien. En effet, en nous incitant à voir les choses autrement, Wittgenstein nous incite à adopter d'autres perspectives. C'est donc la multiplicité de perspectives qui permet de s'extraire de cette « soif de généralité », caractéristique négative de la philosophie tant pour Nietzsche que pour Wittgenstein ; c'est le changement de perspectives qui permet de résoudre les problèmes posés au philosophe : « En philosophie, il n'y a pas *une* méthode, mais bien des méthodes, comme autant de thérapies différentes »[40]. Il y a autant de thérapies que de méthodes et en ce sens, le *Tractatus* correspond à une thérapie parmi d'autres, une méthode mais pas la seule. Dans les *Recherches philosophiques*, Wittgenstein s'évertue justement à nous montrer différentes perspectives possibles, avec leurs avantages et leurs inconvénients. Les thérapies philosophiques de Wittgenstein entraînent ainsi à voir cette multiplicité de perspectives ou, comme il le dit dans le paragraphe 122 des *Recherches philosophiques*, à voir les connexions entre les choses. Malgré leurs différences manifestes et leurs attitudes passablement opposées, Nietzsche et Wittgenstein attribuent tous deux à la philosophie une tâche thérapeutique, qui vise à soigner la philosophie dans un premier temps avant de soigner la culture. Ainsi Nietzsche et Wittgenstein deviennent tous deux non seulement philosophes et critiques de la culture, mais également thérapeutes de celle-ci. Le philosophe peut et doit avoir un rôle à jouer dans la culture : il est celui qui dénonce la décadence et le nihilisme en vue d'un dépassement et d'un renversement de cette culture malade. Si le philosophe semble parfois exclu et isolé du

40 Ludwig Wittgenstein *Recherches philosophiques*, § 133.

monde et de la culture, c'est que, en tant que thérapeute, il se site en deçà de la culture : il ne crée pas de culture mais la prépare ou, selon Wittgenstein : « On pourrait aussi appeler ‹ philosophie › ce qui est possible *avant* toute nouvelle découverte et invention »[41].

41 Ludwig Wittgenstein *Recherches philosophiques*, § 126.

« On ne réfute pas une maladie ». La modélisation médicale et la nature du questionnement philosophique selon Nietzsche

Patrick Wotling

Je dédie cette étude à la mémoire de mon étudiante Claire Maitrot Tapprest, assassinée le 13 novembre 2015 dans les attentats qui ont ensanglanté Paris. Claire fait partie des victimes tuées au Bataclan. Elle avait 23 ans.

What exactly is the purpose of making constant use of the medical pattern when addressing the nature of philosophy, as Nietzsche does? This paper investigates the role and meaning of this strategy. It also points to the very original way Nietzsche makes sense of a pattern which has been rather commonly used since antiquity. It is his contention to thereby suggest that philosophy has been radically misunderstood from the onset, since its original Platonic foundation; that it is not to be equated with some sort of skilful handling of ideas mainly resting on refutation; and that it is above all a practical activity which involves dealing with the much deeper realm of those things which cannot be refuted: of values, in other words of life conditions.

L'image de la médecine constitue l'un des paradigmes fondateurs de la réflexion nietzschéenne. Elle est à la fois révélatrice d'une démarche, et emblématique d'une difficulté. C'est à étudier la liaison de ces deux points que s'attachent les remarques qui suivent. Elles se proposent avant tout de souligner la nature particulière de la démarche de Nietzsche, de sa compréhension de la philosophie, qui la fonde, et d'indiquer en quoi un tournant décisif s'opère, avec l'émergence de sa réflexion, dans la conception de la tâche propre de la philosophie. Se proposer un tel objectif revient à essayer de comprendre pourquoi le modèle médical est opératoire dans cette perspective, et pourquoi il est plus pertinent que les compréhensions antérieures, classiques, du philosophe – mais ce faisant, cela conduit simultanément à indiquer comment il trouve ses limites dans le cadre même de la réflexion nietzschéenne. Car quels que soient son prestige et sa célébrité, le paradigme de la médecine ne peut se voir et ne se voit de fait pas confier *seul* la modélisation de l'activité philosophique par l'auteur de *Par-delà bien et mal.* Il est important de comprendre pourquoi. Cette enquête conduira du même coup à souligner qu'il faut distinguer un problème de pensée et un problème de langage : la « médecine » est en cela parfaitement emblématique des spécificités de la réflexion nietzschéenne.

Tous les lecteurs du philosophe ont en tête la formule si frappante du *Cas Wagner* : « Man widerlegt keine Krankheit » : « on ne réfute pas une maladie »[1]. Quelques années plus tôt, dans ses cahiers de notes préparatoires, Nietzsche avait déjà formulé, cette fois dans le cadre de l'enquête sur le statut de la morale, mais quasiment dans les mêmes termes, une analyse absolument identique : « Existenz-Bedingungen kann man nicht widerlegen », « des conditions d'existence ne se réfutent pas »[2] ; et c'est pourquoi, ajoutait-il, on ne réfute pas la morale.

L'idée qu'introduit ici Nietzsche, en fin d'ouvrage possède manifestement un poids absolument déterminant à ses yeux ; elle donne en effet accès à ce qui est la véritable conclusion du *Cas Wagner* ; c'est ce qu'indique, nous semble-t-il, le fait que Nietzsche la reprenne une nouvelle fois et y insiste plus vigoureusement encore dans le tout dernier temps du livre, dans l'« Epilogue », mais en explicitant cette fois de manière plus appuyée l'arrière-plan théorique qui en constitue l'enjeu. Après avoir rappelé l'un des résultats fondamentaux du § 260 de *Par-delà bien et mal*, à savoir l'existence de deux grands types récurrents d'interprétation morale, non les seuls mais les plus fréquemment observés dans l'histoire humaine, morale de maîtres et morale d'esclaves, il ajoute ceci :

> Ces formes antithétiques dans l'optique des valeurs sont *toutes deux* nécessaires : ce sont des façons de voir dont on ne vient pas à bout avec des raisons et des réfutations. On ne réfute pas le christianisme, on ne réfute pas une maladie des yeux. Combattre le pessimisme comme une philosophie, ç'a été le comble de l'idiotie

1 *Le cas Wagner*, « Post-scriptum », trad. Éric Blondel, Paris, GF, 2005 / *WA*, « Nachschrift ».

2 *Fragments posthumes* IX / *KSA* 10, 1 [2], traduit par nous.

> de savants. Les idées de « vrai » et de « faux » n'ont, que je sache, aucun sens en optique.[3]

On ne réfute pas le christianisme. On ne réfute pas la morale. On ne réfute pas Wagner. Mais que réfute-t-on alors ? Y a-t-il seulement quelque chose qui se réfute aux yeux de cet étrange philosophe ? Car il convient tout de même de rappeler que la réfutation est pourtant bien l'arme légitime du philosophe, l'instrument qui seul lui permet d'échapper au pur combat de fait des opinions, et d'instaurer un mode de pensée objectif au moyen de l'administration de la preuve. Et donc que le philosophe, traditionnellement, est un être qui réfute. Quelle est donc dans ces conditions la signification de cette remarque, dont on voit qu'elle se répète à travers le corpus, et à laquelle Nietzsche semble donc accorder une importance capitale ?

Revenons, pour éclairer ce mystère, sur le contexte de la première formule : dans l'épilogue du *Cas Wagner*, d'où est tirée cette affirmation d'allure très péremptoire, Nietzsche évoque l'attitude des Allemands à l'égard de Wagner, et en particulier la résistance à l'égard de son œuvre, le sentiment de profonde défiance, voire d'hostilité, que le musicien a suscité pendant l'essentiel de son existence, et que l'on tend à perdre de vue maintenant qu'il est parvenu à triompher. Voilà ce qu'écrit Nietzsche à cet égard :

> L'appartenance à Wagner, cela se paie cher. Aujourd'hui encore on le ressent obscurément. Même le succès de Wagner, sa *victoire* n'ont pas totalement éradiqué ce sentiment. Or autrefois il était fort, il était terrible, il avait quelque chose d'une sombre haine – durant presque les trois quarts de la vie de Wagner. Cette résistance qu'on trouva chez nous autres Allemands ne saurait être trop hautement appréciée ni trop mise en honneur. On se défendait contre lui comme on se défend contre une maladie – non pas avec des arguments – on ne réfute pas une maladie –, mais avec des entraves, avec méfiance, mauvaise humeur, écœurement, avec un sérieux lugubre, comme si autour de lui rôdait un grand danger.[4]

Et le paragraphe y insiste une nouvelle fois, avec une lourdeur inaccoutumée chez Nietzsche :

---

3 *Le cas Wagner*, « Épilogue », p. 72 / *WA*, « Epilog ».

4 *Le cas Wagner*, « Post-scriptum » / *WA*, « Nachschrift ».

> Messieurs les esthéticiens ont jeté le masque lorsque, s'inspirant des trois écoles de la philosophie allemande, ils ont livré *une guerre absurde de « si » et de « donc »*[5] aux principes de Wagner – que lui importaient les principes, même les siens ! – Les Allemands ont eu suffisamment de raison dans leur instinct pour s'interdire en l'occurrence tous les « si » et les « donc ». Un instinct est affaibli lorsqu'il se rationalise car, par *le fait même* de se rationaliser, il s'affaiblit.[6]

Wagner n'est donc pas une doctrine, c'est une pathologie, ainsi que Nietzsche l'affirme explicitement par ailleurs, du reste : « Wagner est-il bien un homme, au demeurant ? N'est-il pas plutôt une maladie ? Il rend malade tout ce qu'il touche, *– il a rendu la musique malade* – »[7]. Et le lecteur aura gardé à l'esprit le fait que dans la Préface du *Cas Wagner*, Nietzsche affirmait que « le philosophe, lui, ne saurait absolument pas se dispenser de Wagner »[8].

On se souvient aussi que depuis le début de son activité, Nietzsche a défendu la modélisation de la philosophie par la médecine, notamment en avançant la célèbre formule « *Le philosophe comme médecin de la culture* »[9]. Cette caractérisation, « Le philosophe, médecin de la culture », est loin de jouer un rôle anodin dans la pensée nietzschéenne. La preuve en est, notamment, qu'elle n'est pas une fulguration isolée : on la trouve mentionnée également dans la lettre à Gersdorff du 2 mars 1873, où Nietzsche indique qu'il pense en faire le titre du texte connu aujourd'hui sous l'appellation *La philosophie à l'époque tragique des Grecs* ; et il convient de rappeler qu'il veut faire de ce texte, initialement, rien de moins que le pendant de *La naissance de la tragédie*, ce qui indique clairement l'importance extraordinaire qu'il attribue à cette orientation de pensée.

Cette modélisation, si tôt apparue dans la réflexion nietzschéenne, dénote un déplacement radical de compréhension de la tâche philosophique – qui conditionne à son tour la saisie de ce que veut dire au juste le philosophe en assimilant Wagner à un type particulier de pathologie.

---

5 Nous soulignons cette formule.

6 *Le cas Wagner*, « Post-scriptum » / *WA*, « Nachschrift ».

7 *Le cas Wagner* / *WA*, « Epilog », § 5.

8 *Le cas Wagner*, « Préface » / *WA*, « Vorwort ».

9 *Fragments posthumes des Considérations Inactuelles* I-II / *KSA* 7, 23 [15], trad. modifiée.

L'analyse de la manière dont Nietzsche fait jouer l'idée de maladie permet de le comprendre. L'écriture de Nietzsche obéissant à une logique métaphorique, il est toujours nécessaire, pour entrer dans le fond de sa pensée, de se demander comment fonctionnent les métaphores auxquelles il choisit de recourir, ou en d'autres termes, ce que Nietzsche entend leur faire signifier[10]. Suivons par conséquent cette exigence fondamentale de déchiffrage : que signifie donc « maladie » au sein du texte nietzschéen ? Que nous apprennent les contextes propres à son utilisation[11] ?

Tout d'abord que Nietzsche rassemble plusieurs directions d'analyse dans la métaphorique de la maladie, sur lesquelles il joue alternativement, en accentuant telle ou telle caractéristique selon les textes. En particulier le schème de la *contagion* — qui permet donc de penser un mode de transmission et de diffusion pensable sur le modèle de l'épidémie[12] ; mais

10 Sur la spécificité du mode d'expression qui est celui de Nietzsche, nous renvoyons aux analyses désormais classiques d'Éric Blondel, notamment dans *Nietzsche, le corps et la culture* (Paris, PUF, 1986, rééd. L'Harmattan, « La librairie des Humanités », 2006), ainsi qu'à Céline Denat et Patrick Wotling *Dictionnaire Nietzsche*, Paris, Ellipses, 2013, en particulier Préface, p. 7 : « Un langage à moi pour ces choses à moi ».

11 Sur l'analyse générale de l'idée de maladie dans la réflexion nietzschéenne, une des premières analyses, qui conserve toute sa finesse et sa pertinence aujourd'hui, fut l'article de Sir Malcolm Pasley « Nietzsche's Use of Medical Terms », in *Nietzsche, Imagery and Thought : A Collection of Essays*, London, Methuen, 1978. On se reportera par ailleurs aux ouvrages d'Ariane Bilheran *La maladie, critère des valeurs chez Nietzsche* (Paris, L'Harmattan, 2005) ; de Martine Béland, qui offre une analyse très circonstanciée des attendus de la modélisation médicale dans les premiers textes du philosophe : Kulturkritik *et philosophie thérapeutique chez le jeune Nietzsche* (Montréal, Presses de l'université de Montréal, 2012), ainsi qu'à notre étude *Nietzsche et le problème de la civilisation* (Paris, PUF, 1995, rééd. 2012, notamment p. 122 sq.), et aux travaux récents de Marta Faustino, en particulier « The *Great Noon* of Humanity. Breeding, Revaluation and Therapy in Nietzsche's *Daybreak* », in Aurore, *tournant dans la pensée de Nietzsche ?*, Céline Denat, Patrick Wotling (dir.), Reims, EPURE, 2015.

12 Un exemple caractéristique de cette utilisation, d'autant plus spectaculaire qu'il est appliqué au cas de diffusion de la santé, est fourni par l'« Essai d'autocritique » : « Comment ? Le délire ne serait-il pas nécessairement le symptôme de la dégénérescence, du déclin, de la culture plus que tardive ? Y aurait-il — question pour aliénistes — des névroses de *santé* ? de la jeunesse d'un peuple et de la vitalité propre à cette jeunesse ? [...] Et

également le schème de l'*épuisement*, fréquemment exploité en fonction d'une logique économique et quantitative ; ou aussi bien, et le point est décisif pour toute la pensée nietzschéenne, le schème du *dépassement du dualisme* — le rejet des oppositions exclusives, bref le rejet de la pensée des contraires, véhiculant un sourd essentialisme : la santé ne doit pas se penser comme le contraire de la maladie ; elle désigne tout au contraire la capacité à surmonter et contrôler les facteurs pathologiques, sources d'affaiblissement et d'épuisement, et désigne donc fondamentalement une logique dynamique ; le rejet de l'essentialisme fixiste, puisque revient constamment l'idée que *la santé n'est pas une norme, et encore moins une norme univoque* : elle admet tout au contraire des formes multiples[13] ; d'autres caractéristiques pourraient encore être mentionnées, l'inaptitude à l'*oubli*, l'incapacité à *ne pas réagir*, l'ignorance de la *lenteur*, etc.[14], mais, dans cette synthèse de déterminations, il en est deux qui nous semblent devoir particulièrement retenir l'attention eu égard à notre problème :

---

pour ce qui est l'origine du chœur tragique : y aurait-il eu, en ces siècles où le corps grec était en plein épanouissement, où l'âme grecque ruisselait de vie, des ravissements endémiques ? Des visions et des hallucinations qui se communiquaient à des communautés entières, à des assemblées cultuelles entières ? » (*La naissance de la tragédie*, « Essai d'autocritique », trad. Patrick Wotling, Paris, Livre de Poche, 2013 / *GT*, « Versuch einer Selbstkritik », § 4)

13 Sur ce point, voir par exemple l'aphorisme suivant du *Gai savoir* : « il n'y a pas de santé en soi, et tous les essais pour définir ce type de chose ont échoué misérablement. C'est de ton but, de ton horizon, de tes pulsions, de tes erreurs et en particulier des idéaux et des fantasmes de ton âme que dépend la détermination de *ce que* doit signifier la santé même pour ton *corps*. Il existe donc d'innombrables santés du corps ; et plus on permet à nouveau à l'individuel et à l'incomparable de lever la tête, plus on se défait du dogme de l'‹ égalité des hommes ›, et plus il faut aussi que nos médecins se débarrassent du concept de santé normale, et en outre de régime normal, de cours normal de la maladie » (*Le gai savoir*, trad. Patrick Wotling, Paris, GF, 1997, rééd. 2007 / *FW*, § 120). Voir également l'analyse de la « grande santé » : « une nouvelle santé, plus forte, plus rusée, plus opiniâtre, plus téméraire que ne l'ont été toutes les santés jusqu'à présent » (*Le gai savoir* / *FW*, § 382).

14 Sur cette question, voir notamment Sir Malcolm Pasley « Nietzsche's Use of Medical Terms », in *Nietzsche, Imagery and Thought : A Collection of Essays*, London, Methuen, 1978, p. 123 sq.

Tout d'abord, un trait qui peut surprendre : à savoir que la mise en jeu par Nietzsche de l'image de la maladie est clairement associée au *rejet de toute approche exclusivement physiologique* au sens ordinaire du terme[15]. Ce premier aspect du schème de la médecine est exposé de manière extrêmement détaillée, par exemple, dans le *Crépuscule des idoles*, dans les chapitres « Les quatre grandes erreurs » et « Incursions d'un inactuel ». Dans le premier de ces chapitres, Nietzsche analyse les rapports entre pathologie et décadence, et récuse le schéma qui fait de cette dernière une résultante de la maladie. Pour montrer que c'est toujours la sphère pulsionnelle qui est première. En témoigne par exemple l'analyse suivante :

> Ce jeune homme pâlit et s'étiole prématurément. Ses amis disent : la faute en est à telle ou telle maladie. Je dis : *qu*'il soit tombé malade, *qu*'il n'ait pas résisté à la maladie, c'était déjà la conséquence d'une vie appauvrie, d'un épuisement héréditaire. Le lecteur de journaux dit : en commettant une telle faute, ce parti va à sa perte. Ma politique *supérieure* dit : un parti qui commet une telle faute est fini – il n'a plus sa sûreté d'instinct. Toute faute, à tous les sens du terme, est la conséquence d'une dégénérescence de l'instinct, de la désagrégation de la volonté : voilà qui est presque une définition de ce qui est *mauvais*.[16]

Bref, la maladie au sens usuel, somatique, du mot, n'est pas un terme ultime. La thèse est reprise et réaffirmée avec plus de force encore dans le § 33 des « Incursions d'un inactuel » : « les maladies sont, dans l'ensemble déjà des conséquences de la décadence, *non pas* ses causes »[17]. Le physiologique est donc ramené au psychologique. C'est ce que confirmera encore *Ecce Homo* : « Être malade, *c'est* déjà une sorte de *ressentiment** »[18]. L'image de la maladie est ainsi utilisée, paradoxalement, pour dire *l'origine pulsionnelle* d'un trouble

15 Au sens ordinaire du terme, c'est-à-dire dans une perspective opposant classiquement le corps et l'esprit. Il convient de le préciser, car on sait que Nietzsche utilise ce terme de « physiologie » en lui associant un autre sens.

16 *Crépuscule des idoles*, « Les quatre grandes erreurs », trad. Patrick Wotling, Paris, GF, 2005 / *GD*, « Die vier grossen Irrthümer », § 2.

17 *Crépuscule des idoles*, « Incursions d'un inactuel » / *GD*, « Streifzüge eines Unzeitgemässen », § 33.

18 *Ecce homo*, « Pourquoi je suis si sage », trad. Jean-Claude Hémery, Paris, Gallimard, 1974 / *EH*, « Warum ich so weise bin », § 6.

physique ou somatique. En d'autres termes, la métaphorisation utilisée ici par Nietzsche exige la connaissance de son analyse précise du statut exact du corps : comme ensemble de pulsions, et non pas comme entité matérielle.

Précisons bien ce point : cette analyse revient à défendre deux orientations : d'une part, ce que nous considérons habituellement comme une sphère autonome (celle de la physiologie du vivant) n'est en réalité pas autonome ; ensuite, si simultanément, tout est corps, si le vivant n'est rien d'autre que du corps (comme l'affirme explicitement Zarathoustra à son endroit, on le sait), alors le corps ne doit pas se comprendre en termes physiologiques au sens courant du terme. Ce point, qui peut, en première approche, avoir quelque chose de déroutant, est bien connu des lecteurs de Nietzsche ; nous le mentionnons comme un simple rappel : « corps » désigne chez Nietzsche une communauté de pulsions organisée (ou désorganisée). De ce fait, dans l'univers nietzschéen, plus précisément dans le « nouveau langage » que pratique Nietzsche, et qu'il signale comme tel à plusieurs reprises, « physiologie » et « psychologie » ne renvoient plus à des disciplines étudiant des champs du réel distincts, mais à des langages métaphoriques concurrents pour parler d'une seule et même réalité.[19] La référence à la physiologie prend donc chez Nietzsche un sens très particulier, et l'on est loin de toute position réductionniste ou scientiste.

Le second aspect que nous souhaitons souligner est le suivant : si l'on suit ce changement de logique, ce que Nietzsche met en jeu de manière imagée à travers le terme de « maladie », il apparaît que c'est avant tout vers l'idée d'un *déséquilibre* que veut nous conduire ce mode d'expression : et plus précisément vers un déséquilibre pensable comme une *absence de coordination* entre les pulsions dont l'ensemble forme un corps, une absence souvent désignée également par une autre image, ressortissant d'un registre imagé différent, politique cette fois : l'image de l'anarchie. L'analyse est fréquemment exposée dans les textes, publiés ou posthumes, de 1885 et 1886, qui détaillent précisément le fonctionnement du corps comme division du travail, hiérarchisation des instances (pulsionnelles) qui le constituent, et communication

19 Sur cette question, nous renvoyons aux analyses que nous avons présentées dans *Nietzsche et le problème de le civilisation*, op. cit., p. 86 sq., ainsi que dans *La pensée du sous-sol*, Paris, Allia, 1999.

pensable comme échange d'ordre et d'obéissance.[20] C'est exactement cette logique que présente par exemple le § 258 de *Par-delà bien et mal* : « La corruption, comme expression du fait qu'au sein des instincts, l'anarchie menace, et que la structure fondamentale d'affects qui s'appelle ‹ vie › est ébranlée ... »[21]. Dans d'autres textes, Nietzsche caractérise encore la maladie comme déviation de l'instinct (par exemple dans *Ecce Homo* : « je me rendais compte que j'avais radicalement dévié de mon instinct profond et que chaque méprise particulière, qu'il s'agît de Wagner ou de ma chaire d'enseignement à Bâle, n'était qu'un symptôme d'une aberration plus générale »[22]), ce qu'il spécifie parfois par la formule d'« amenuisement des instincts » ; ces descriptions confirment en tout cas que les protagonistes de ces phénomènes que Nietzsche caractérise comme pathologiques, sont bien ces processus infra-conscients régulateur de l'organisme, qu'il désigne le plus souvent des termes de « pulsions », ou d'« instincts », ou encore d'« affects », en usant parfois d'autres vocables encore, penchants, tendances, exigences, etc. Nous pouvons donc affirmer désormais ceci : dans le nouveau langage de Nietzsche, « maladie » renvoie avant tout à un déséquilibre pulsionnel. Telle en est la détermination fondamentale qui se trouve mise en jeu, *avant* celle de la propagation par contagion, laquelle revient à une forme de séduction exercée par le déséquilibre.

Nous sommes à présent en droit de tirer de ces recherches une première conclusion : la philosophie s'apparente fondamentalement à un travail sur des pulsions. C'est cette idée que veut fondamentalement exprimer la modélisation de la pratique philosophique par le travail médical, et l'assimilation du philosophe à un « médecin de la culture ». Il y a à cet égard deux choses à bien comprendre. D'une part, une telle position indique une rupture

20 Pour une analyse d'ensemble de cette question, nous renvoyons à notre étude « La réalité comme jeu de commandement et d'obéissance selon Nietzsche », in *« Oui, l'homme fut un essai ». La philosophie de l'avenir selon Nietzsche*, Paris, PUF, 2016, p. 149 sq.

21 *Par-delà bien et mal*, trad. Patrick Wotling, Paris, GF, 2000 / *JGB*, § 258. Sur ce recours à l'image de l'anarchie comme explicitation de la maladie, voir encore, notamment, *Crépuscule des idoles*, « Le problème de Socrate » / *GD*, « Das Problem des Sokrates », §§ 4, 9.

22 *Ecce homo*, « Humain, trop humain » / *EH*, « Menschliches, Allzumenschliches », § 3.

radicale avec l'idée classique de la tâche philosophique : la position nietzschéenne revient en effet à établir que la philosophie n'est pas une manipulation d'idées (ce qui implique aussi que l'on ne peut se satisfaire de la définir comme recherche de la vérité, comme Nietzsche le montre par ailleurs). Le modèle médical, très présent dans la tradition philosophique, notamment dans les pensées antiques, a toujours été utilisé certes pour infléchir l'objectif du travail philosophique vers le versant pratique, en contestant donc que la connaissance soit en soi et pour soi sa véritable finalité ; mais, et cela constitue une différence capitale avec le positionnement nietzschéen, elle n'en continuait pas moins à concevoir la manipulation des idées et des représentations comme l'instrument de cette thérapie administrée par la philosophie bien comprise. C'est dans la reconnaissance du caractère superficiel, non conditionnant, et par conséquent inopérant, de la sphère représentative, disqualifiée au profit de la sphère plus profonde, et réellement conditionnante, des processus infra-conscients, et des préférences sourdes qui les guident, que s'exprime le sens de la notion nietzschéenne de médecin philosophe.[23] La sphère de la logique, le monde « *de ‹ si › et de ‹ donc ›* »[24] auquel nous tendons à prêter à la fois une autonomie totale et une validité ultime, se révèle fissurée ; le soupçon qui l'enveloppe à présent ne lui permet plus de jouer son habituel rôle d'arbitre. La mise en doute radicale de la validité objective de la logique est pour cette raison une question centrale dans le questionnement nietzschéen, comme le signale, parmi de nombreux autres textes, le posthume suivant : « Pour quelle raison une hypothèse devrait-elle être *vraie* du seul fait qu'elle est irréfutable ? Cette phrase fera sans doute bondir les logiciens, qui supposent que *leurs limites* sont aussi

23 « J'attends toujours qu'un *médecin* philosophe (ein philosophischer *Arzt*) au sens exceptionnel du mot — un homme qui aura à étudier le problème de la santé d'ensemble d'un peuple, d'une époque, d'une race, de l'humanité — ait un jour le courage de porter mon soupçon à son degré ultime et d'oser cette proposition : dans toute activité philosophique, il ne s'agissait absolument pas jusqu'à présent de ‹ vérité ›, mais de quelque chose d'autre, disons de santé, d'avenir, de croissance, de puissance, de vie ... » (*Le gai savoir*, « Préface à la seconde édition » / *FW*, « Vorrede zur zweiten Ausgabe », § 2).

24 *Le cas Wagner*, « Post-scriptum » / *WA*, « Nachschrift ».

celles des choses ; mais j'ai depuis longtemps déjà déclaré la guerre à cet optimisme de logicien »[25].

Et, en second lieu, c'est précisément là que surgit la difficulté centrale que rencontre le travail philosophique correctement compris : comment, en effet, le philosophe, le philosophe tel qu'on le comprend traditionnellement, peut-il donc faire, lui qui manipule des idées, pour exercer une action sur le corps dans le cas où celui-ci est gravement dysfonctionnant, gravement, c'est-à-dire au point que les déséquilibres pulsionnels en viennent à entraîner le triomphe d'une volonté de mort ?

Et c'est précisément là la situation qu'a rencontrée Socrate selon l'analyse menée dans le *Crépuscule des idoles* : une évolution de la vie grecque – dont nous ne chercherons pas ici les sources – produit une situation de rupture au sein de la forme de vie jusqu'alors prédominante, et il en résulte une situation d'anarchie pulsionnelle en voie de généralisation. Le flair de Socrate est de comprendre précisément la présence d'une mutation, et de percevoir la nécessité d'une intervention : « Mais Socrate devina plus encore. Il vit *clair* dans ses Athéniens nobles ; il saisit que son cas, l'idiosyncrasie de son cas n'était déjà plus une exception. La même espèce de dégénérescence se préparait partout en silence : la vieille Athènes était en train de périr »[26] ; et l'analyse qu'expose Nietzsche dans la suite du paragraphe précise la nature de l'évolution qui est en train de s'opérer : « Partout les instincts étaient dans l'anarchie ; partout, on était à deux doigts de l'excès : le *monstrum in animo* était le danger général. [...] plus personne n'était maître de soi, [...] les instincts se retournaient les uns *contre* les autres »[27].

Mais ce qui s'avère à la fois dramatique et instructif, dans le cas Socrate, concerne *la nature de son intervention*, à savoir le recours à la rationalité :

25 *Fragments posthumes* XI / *KSA* 11, 38 [4]. Nous ne pouvons détailler ici l'ensemble des aspects de cette ligne d'analyse, sur lesquels une étude complète mériterait d'être menée.

26 *Crépuscule des idoles*, « Le problème de Socrate » / *GD*, « Das Problem des Sokrates », § 9. On se reportera également à l'article de Marta Faustino « Nietzsche, Sokrates und der Philosoph als Arzt der Kultur », in *Les hétérodoxies de Nietzsche. Lectures du* Crépuscule des idoles, Céline Denat, Patrick Wotling (dir.), Reims, EPURE, 2014, pp. 83–98.

27 *Crépuscule des idoles*, « Le problème de Socrate » / *GD*, « Das Problem des Sokrates », § 9.

« ‹ Les pulsions veulent jouer les tyrans ; il faut inventer un *contre-tyran* qui soit plus fort › »[28] ; et, on le sait, la voie dans laquelle s'engouffra Socrate consista à « transformer la *raison* en tyran »[29] ; tel est le moyen qu'il imagina pour traiter « ses ‹ malades › »[30] (on notera que Nietzsche place le terme de « malades » entre guillemets, de manière à attirer l'attention sur le sens déplacé qu'il donne à la formule) : « Dans la rationalité, on devina alors l'*instance salvatrice*, ni Socrate ni ses ‹ malades › ne furent libres d'être rationnels »[31].

Et en fin de compte, Socrate n'a pu être médecin, ce qui signifie qu'il n'a pas pu agir sur les pulsions telles qu'elles se présentaient de plus en plus fréquemment chez l'Athénien de son temps, c'est-à-dire non plus coordonnées au profit d'une division du travail efficace, mais dissociées et en situation de rivalité mutuelle. Socrate identifie bien la zone problématique : celle de l'infra-rationnel, de l'infra-conscient. Mais il prétend la traiter au moyen d'éléments non seulement hétérogènes, mais surtout qui ne sont eux-mêmes que des épiphénomènes de la sphère infra-consciente. Et parce qu'elle n'est que l'épiphénomène de l'activité pulsionnelle, la raison, la sphère de l'idée, n'a pas d'efficacité en retour sur les pulsions infra-conscientes.

Nous parlions à l'instant de situation instructive. C'est qu'en effet, la réflexion sur le cas Socrate, sur ce que Socrate a réellement cherché à faire selon Nietzsche, indique que la philosophie entendue comme activité théorique, c'est-à-dire comme activité de manipulation des représentations et de recherche de la vérité, est impuissante. C'est là l'une des raisons pour lesquelles Nietzsche affirme de manière récurrente que la philosophie n'a pas vraiment existé jusqu'à présent. Ainsi que le rappelle par exemple *Par-delà bien et mal* sous forme de boutade :

28 *Crépuscule des idoles*, « Le problème de Socrate » / *GD*, « Das Problem des Sokrates », § 9.

29 *Crépuscule des idoles*, « Le problème de Socrate » / *GD*, « Das Problem des Sokrates », § 10.

30 *Crépuscule des idoles*, « Le problème de Socrate » / *GD*, « Das Problem des Sokrates », § 10.

31 *Crépuscule des idoles*, « Le problème de Socrate » / *GD*, « Das Problem des Sokrates », § 10.

> Ce n'est certes pas le moindre attrait d'une théorie que d'être réfutable : c'est justement par là qu'elle attire les têtes les plus fines. Il semble que la théorie cent fois réfutée de la « volonté libre » ne doive de durer encore qu'à cet attrait — : il se présente toujours quelqu'un qui se sent assez fort pour la réfuter.[32]

On ne ... réfute pas ..., de nouveau ! On ne saurait réfuter, en effet, ce qui relève *de facto* d'une logique bien plus profonde que celle de la représentation, aux frontières de laquelle s'arrête l'efficacité de tous les « si » et les « donc ». Un aphorisme du cinquième livre du *Gai savoir* explicite de manière plus détaillée cette situation :

> La quantité de *croyance* dont quelqu'un a besoin pour se développer, la quantité de « stable » auquel il ne veut pas qu'on touche parce qu'il y *prend appui*, - offre échelle de mesure de sa force (ou, pour m'exprimer plus clairement, de sa faiblesse). [...] l'homme est ainsi fait : on peut bien lui avoir réfuté à mille reprises un article de foi, - à supposer qu'il lui soit nécessaire, il continuera toujours à le tenir pour « vrai ».[33]

Ces positions entretiennent un lien étroit avec cette caractéristique si surprenante de la pensée nietzschéenne, source de tant d'indignations, de récriminations, et surtout d'incompréhensions, qu'est la dépréciation de la démonstration[34] : car *la logique qui est effectivement à l'œuvre ne relève pas du théorique.* C'est en cela aussi que Nietzsche peut affirmer que toute philosophie est une philosophie de façade :

> Toute philosophie est une philosophie de surface - c'est là un jugement d'ermite : « il y a de l'arbitraire dans le fait qu'*il* se soit arrêté ici, ait regardé en arrière, et

32 *Par-delà bien et mal* / *JGB*, § 18.

33 *Le gai savoir* / *FW*, § 347.

34 Cf. par exemple la remarque de l'« Essai d'autocritique » : « extrêmement convaincu et se dispensant en conséquence de prouver, méfiant même à l'égard de la *convenance* de la preuve [...] » (*La naissance de la tragédie*, « Essai d'autocritique » / *GT*, « Versuch einer Selbstkritik », § 3), ou les analyses du *Crépuscule des idoles* : « On se défiait aussi de toute cette façon de présenter ses raisons. Les choses honnêtes, comme les gens honnêtes, n'exhibent pas ainsi leurs raisons. Il est mal élevé de faire voir les cinq doigts en même temps. Ce qui doit d'abord être démontré ne vaut pas grand-chose. » (*Crépuscule des idoles*, « Le problème de Socrate » / *GD*, « Das Problem des Sokrates », § 5)

> alentour, qu'il n'ait pas creusé plus profondément *ici* et ait remisé sa bêche, – il y a aussi de la méfiance là-dedans. » Toute philosophie *cache* aussi une philosophie ; toute opinion est aussi une cachette, toute parole est aussi un masque.[35]

En d'autres termes, le type de nécessité qui se joue véritablement est d'une tout autre nature que celle de la liaison rationnelle entre des idées ou des propositions. C'est une des conséquences impliquées par le fait que tout, au sein du réel, relève du conditionnement par des valeurs. Et c'est ce qu'implique, dans le texte nietzschéen, l'emploi de la métaphorique de la santé et de la maladie.

Poussons l'analyse un peu plus loin : ce que les investigations de Nietzsche montrent, c'est que la véritable nécessité est celle de la contrainte pulsionnelle : si « maladie » désigne un processus, quelle qu'en soit la nature, qui se joue au niveau des pulsions, et plus précisément de l'articulation des pulsions, alors c'est bien la logique même de l'activité pulsionnelle qui peut seule exercer une influence réelle sur la situation. En d'autres termes, pour en revenir à l'erreur d'appréciation de Socrate, ceux qui ont besoin de démonstration ne sont pas libres relativement à leur demande. Ce qui ne prouve nullement que l'objet de cette demande, la preuve, soit, dans son exercice, apte à mettre en œuvre une nécessité réelle. Le fait d'éprouver un besoin de prouver ne prouve en réalité qu'une chose : la nécessité qui a produit ce besoin, et qui fait ressentir ce recours à la preuve comme indispensable, mais nullement la nécessité des résultats que cette prétendue administration de la preuve prétend établir elle-même. La nécessité est à la source, non dans le résultat. En d'autres termes, la preuve ne prouve que le besoin qui lui donne naissance et auquel elle prétend répondre. Pour le philosophe, ce serait se laisser abuser par le travail pulsionnel souterrain que de croire que ce procédé possède quelque efficacité objective que ce soit.

La nécessité véritable se joue dans cette sphère infra-consciente qui constitue la trame même du réel aux yeux de Nietzsche, et qui est celle du travail interprétatif exercé par les pulsions. C'est à ce niveau qu'il convient d'agir pour agir vraiment « en médecin ». Agir sur les pulsions, donc. Mais il faut garder à l'esprit que ces régulations infra-conscientes, pulsions, affects, instincts, traduisent en action les préférences posées par les valeurs, les

35 *Par-delà bien et mal* / *JGB*, § 289.

valeurs en exercice dans tel type de situation culturelle donnée. Elles ne sont en quelque sorte rien d'autre que des valeurs en acte.[36] Elles ne différent donc pas réellement des valeurs. Agir sur les valeurs, donc.

À titre de conséquence : pour être, philosophiquement parlant, « médecin », il se révèle donc requis, en dernière analyse, de modifier les valeurs effectivement régnantes afin de réformer et de rééquilibrer le système pulsionnel d'un type d'homme : seule cette opération, si elle est réalisable, permettra de rétablir ou de renforcer la coopération pulsionnelle.

Cela éclaire parfaitement la raison pour laquelle la pratique socratique demeure inefficace à l'égard du dysfonctionnement affectant l'humanité grecque (ou du moins athénienne) de la culture post-tragique :

> J'ai fait comprendre en quoi Socrate fascinait : il semblait être un médecin [...]

Mais

> Le jour le plus éblouissant, la rationalité à tout prix, la vie claire, froide, prudente, consciente, sans instinct, en résistance contre les instincts, cela même ne fut qu'une maladie, une autre maladie –et nullement un retour à la « vertu », à la « santé », au bonheur...[37]

Le socratisme fut donc une tromperie de soi – une erreur d'appréciation quant à la logique animant la réalité (Nietzsche souligne du reste que le génie de Socrate tient à ce qu'il finit par se rendre compte de cette situation) : « Socrate fut un malentendu »[38]. Mais Socrate est avant tout ici un excellent paradigme : il présente à une échelle agrandie un trait que partage toute la philosophie selon Nietzsche, du moins toute philosophie telle qu'effectivement pratiquée jusqu'à présent : ne comprenant pas quelle est la logique qui anime le réel, ne comprenant pas le statut interprétatif de la réalité, la philosophie est (a été) constamment une auto-tromperie, en cela bien

36 Sur cette importante question, voir Céline Denat, Patrick Wotling *Dictionnaire Nietzsche*, p. 266 sq.

37 *Crépuscule des idoles*, « Le problème de Socrate » / *GD*, « Das Problem des Sokrates », § 11.

38 *Crépuscule des idoles*, « Le problème de Socrate » / *GD*, « Das Problem des Sokrates », § 11.

socratique dans son esprit, quoique dénuée de ce terrible supplément d'esprit qui permit à Socrate de comprendre *in fine* la situation dont il était victime.[39]

Ces éléments permettent de prendre la mesure du déplacement considérable des repères et du cadre général d'analyse instauré par Nietzsche : on voit pourquoi la philosophie n'est pas une activité théorique – cette assimilation très tôt réalisée, fut l'une des erreurs fondamentales de la tradition philosophique ; mais il reste à comprendre pourquoi elle n'est pas impliquée par la reconnaissance du primat de l'infra-conscient.

Une réforme de l'activité philosophique est donc indispensable : ou pour parler de manière plus exacte, une mise en accord de la philosophie avec son ambition, avec l'exigence qui la définit comme philosophie, dès qu'elle apparaît dans le monde grec. Et c'est cette réorientation mettant enfin la philosophie en accord avec elle-même que Nietzsche entend mettre en jeu à travers la modélisation de la philosophie par la médecine.

Mais la pointe de la difficulté que nous venons de mentionner indique aussi quelles seront les limites de l'image. De ces limites, de ce point de divergence entre sa pensée et la métaphorique médicale qui a la charge de l'exprimer, il se pourrait que Nietzsche, tel Socrate en quelque sorte, ne prenne vraiment la mesure que tardivement, au milieu des années 1880. Et que cela se répercute sur la pertinence de la modélisation médicale.

Le fond du problème est le suivant : pour réaliser une intervention modificatrice sur les valeurs en vigueur dans le cadre d'une culture donnée, il convient de penser ce que Nietzsche appelle un processus d'« incorporation », d'« *Einverleibung* », c'est-à-dire de transformation en corps, en quelque sorte. « Guérir », pour filer la métaphorique médicale, implique une assimilation qui fait passer une représentation à l'état inconscient, qui l'intègre à la vie du corps, pour en faire ainsi une régulation de la manière de vivre : car c'est bien cela, une valeur, à savoir une préférence devenue condition de vie[40] – c'est uniquement ainsi qu'elle peut jouer à terme un rôle régulateur de notre manière de vivre et d'agir. C'est là un nouveau trait qui

39 Cf. *Crépuscule des idoles*, « Le problème de Socrate », trad. Patrick Wotling, op cit. / *GD*, « Das Problem des Sokrates », § 12.

40 « [...] des évaluations, pour parler plus clairement, des exigences physiologiques liées à la conservation d'une espèce déterminée de vie » (*Par-delà bien et mal* / *JGB*, § 3).

confirme pleinement que la philosophie n'est pas une affaire principalement théorique. Mais qui explique surtout en quoi, comme nous l'avons dit, elle n'est pas non plus une activité pratique au sens usuellement prêté à ce terme dans la réflexion philosophique antérieure – car si la pratique concernait certes l'action, traditionnellement la philosophie ne concevait celle-ci que dans l'orbite de la conscience. Tel est très précisément, on le sait, le problème de ce que Nietzsche appelle la « *Züchtung* », l'« élevage », qui constitue le second versant de sa réflexion, après l'enquête conduisant à l'appréciation de la valeur des valeurs, que l'on pourrait, pour simplifier, ranger sous le titre général de « généalogie ».

Revenons-en maintenant à la difficulté que cela implique quant à l'usage de la modélisation médicale, difficulté qui concerne la stratégie d'expression de Nietzsche, et non pas la cohérence de la pensée elle-même. Cette situation représente un cas révélateur de la logique qui est celle du nouveau langage : le modèle médical est efficace pour dire la non-pertinence de la compréhension de la philosophie comme activité théorique, et donc pour signifier la nécessaire mise à l'écart de la logique régissant la pensée théorique (l'administration de la preuve et de la démonstration) ; il parvient également à faire comprendre la double dimension de la tâche philosophique : diagnostic d'une part, puis mise en œuvre d'une thérapie (généalogie et élevage) ; mais il trouve ses limites lorsqu'il s'agit d'expliciter précisément la nature et le contenu de l'action thérapeutique, donc de décrire le second versant de l'activité philosophique : l'image médicale s'efface alors au profit de, ou plutôt est *relayée* par celle de l'artiste et celle du législateur : le médecin devient un créateur, sculptant un type d'organisation pulsionnelle nouveau, c'est-à-dire une forme de vie humaine nouvelle – et c'est en cela que son instrument est le marteau, qui se met à occuper une place prépondérant dans les derniers textes –, ou un législateur qui crée et surtout *impose* des régulations axiologiques nouvelles. La logique que rencontrons ici à l'œuvre est celle de l'expression métaphorique ; elle a été non seulement signalée, mais décrite en détail par Éric Blondel, dont les analyses sur ce point sont aujourd'hui canoniques. Nous nous contenterons donc de les reprendre et d'en vérifier la pertinence sur ce cas spécialement important qu'est celui de la formulation du travail de modification des valeurs pour le philosophe. Le point capital, on doit y insister de nouveau, concerne la mise en place d'un réseau métaphorique, et de procédures d'enchaînement et de reports des métaphores. Ici, la situation est très intéressante s'agissant de la révélation de cette logique : l'image de la médecine est apte à faire comprendre les orientations-cadres de l'entreprise philosophique, et sa structuration en deux phases, comme on l'a dit ; mais elle s'avère insuffisante pour détailler la nature du processus recouvert par la seconde phase. On notera que si l'idée du philosophe médecin apparaît très tôt dans le corpus nietzschéen, dès le début des années 1870, et se maintient, en revanche celle du philosophe législateur est bien plus tardive et n'apparaît qu'avec le milieu des années 1880, en particulier dans *Par-delà bien et mal.* L'enquête menée par Nietzsche débouche la compréhension du philosophe comme éleveur (*Züchter*) et législateur. Aucune image, aucune métaphore, n'est jamais autosuffisante chez Nietzsche, ainsi que l'a fort bien montré Éric Blondel – ce trait est un acquis fondamental du commentarisme – ; pas plus celle de la médecine qu'aucune autre. On le voit ici pleinement à l'œuvre : la métaphore médicale est efficace pour suggérer de manière imagée certains aspects de la tâche authentique du philosophe ; mais il vient un moment où sa capacité expressive s'épuise – et où elle appelle par conséquent un relais : ici, le relais politico-artistique, celui du philosophe comme législateur, c'est-à-dire encore comme créateur de valeurs dont il impose ensuite l'autorité.[41] Et si l'on étudie précisément la situation dans *Par-delà bien et mal*, on constatera que la modélisation médicale est étonnamment très peu présente dans l'ouvrage, qui accorde au contraire une grande place à l'image du législateur et du *Züchter*, par exemple dans l'importance séquence constituée par les §§ 210–213.

Une certaine évolution s'opère donc dans ce que l'on pourrait appeler la politique d'écriture de Nietzsche, dans les dernières années de sa production, ou si l'on préfère, une différence d'accent dans l'exploitation du réseau métaphorique.

Que dit donc la métaphorique de la médecine dans le texte nietzschéen ? Avant tout que la philosophie n'est donc pas à penser comme une entreprise objective de conquête du vrai au moyen d'une manipulation d'idées attentive

41 Nous n'aborderons pas ici la question, centrale dans la réflexion nietzschéenne des dernières années, des techniques permettant de conférer de l'autorité aux valeurs. Nous rappellerons toutefois que c'est en particulier ce problème qui est au cœur des développements que Nietzsche lie à la doctrine de l'éternel retour.

et perspicace, mais de manière beaucoup plus profonde, beaucoup plus radicale, comme une intervention sur ce qui conditionne l'univers des idées, la strate infra-consciente des instincts et pulsions, donc des valeurs, où se joue la fixation des diverses formes de vie que peut épouser l'existence humaine. L'introduction du modèle médical pour caractériser le philosophe, déjà abondamment utilisée en philosophie depuis l'antiquité, prend donc chez Nietzsche une valeur extrêmement originale : et en particulier un sens fortement polémique : il s'agit d'indiquer en quoi la compréhension de la philosophie fixée par le platonisme et maintenue ensuite jusqu'à l'époque contemporaine, est fondamentalement erronée. Les philosophes se trompent de terrain, et trahissent de ce fait la radicalité de l'entreprise qu'ils sont censés accomplir : ils en restent à la strate superficielle des idées, alors qu'il s'agit d'intervenir sur les valeurs. Ce faisant, ils se trompent du même coup de logique : il ne s'agit pas de réfuter mais de soigner ; ce qui veut dire deux choses : que la philosophie rigoureusement comprise est une activité pratique, non spéculative. Et surtout, que sa tâche est fondamentalement positive : qu'il ne s'agit ni d'une censure ni d'une critique, pour utiliser le vocabulaire kantien, qu'il ne s'agit pas simplement, pour reprendre cette fois la métaphorique médicale, de réaliser un diagnostic, et éventuellement d'en tirer des prescriptions négatives à valeur prophylactique (s'abstenir de telle ou telle attitude, de telle ou telle manière de penser), mais bien d'intervenir de manière à opérer concrètement une transformation sur une forme de vie portée à l'extinction, d'intervenir donc au niveau axiologique.[42]

« On ne réfute pas une maladie » : la formule signifie ainsi que la philosophie ne s'occupe pas fondamentalement de réfutations. Et ce parce que la logique de la réfutation n'est pas celle qui gouverne l'univers des valeurs – car les valeurs ne sont pas des idées. On ne *réfute* pas une maladie, certes – mais on ne *soigne* pas véritablement une axiologie pathologique :

42 C'est notamment en cela qu'il nous semble y avoir une différence majeure par rapport à la pensée wittgensteinienne, qui, on le sait, recourt également au modèle médical. Sur la référence à la médecine et à l'idée de thérapie chez Wittgenstein, voir par exemple *Fiches*, § 382 : « En philosophie, on ne peut *mettre fin* à une maladie de la pensée. Elle doit suivre son cours naturel, et la guérison lente est ce qu'il y a de plus important. » (Paris, Gallimard, 2008, p. 94), ou encore les *Recherches philosophiques*, Paris, Gallimard, 2004, § 133, p. 189.

c'est le législateur-créateur de valeurs qui achève la tâche du médecin – parfait exemple, en cela, de la logique de relais d'images au sein du réseau métaphorique qui structure le nouveau langage de Nietzsche.

Epilog / Épilogue

Basileophobie? Nietzsches Leben und Leiden in Basel, 1869–1879

Andrea Bollinger

Friedrich Nietzsche spent ten years in Basel as professor for Classical Studies at the University and at the same time teaching Greek at the *Pädagogium*, a prep school. During his stay in the city on the Rhine, his health deteriorated, culminating in the famous, exasperated expression «Basileophobie» in a postcard to his friend Franz Overbeck, shortly before Nietzsche gave up the only steady job he ever had. My paper is a short overview of those important years of learning and yearning, of physical and psychological troubles and of the intellectual environment that enabled Nietzsche to finally begin his journey as an independent thinker.

Einleitung

Der folgende Beitrag gründet sich auf eine «Nietzsche-Führung» für die Teilnehmer der IX. Internationalen GIRN-Tagung, die am 20.–22. Juni 2016 an der Universität Basel stattfand. Diese Führung an für Nietzsches zehn «Basler Jahre» relevante Orte in der Stadt am Rheinknie wiederum wurde von mir zum Nietzsche-Gedenkjahr 2000 konzipiert. Damals arbeitete ich mit einer Kollegin an der Kommentierung des Briefwechsels Nietzsches während seiner Basler Zeit, und es erschien uns wichtig, dass auch die Stadt Basel sich in irgendeiner Form an einen seiner berühmtesten einstigen Mitbewohner erinnert. Mit der Führung, einer Ausstellung in der Basler Universitätsbibliothek (die ja selber ein kleines «Nietzsche-Archiv» mit wertvollen Dokumenten beherbergt) sowie einer Buchpublikation[1] wurde schließlich des sperrigen Denkers auch in der Stadt gedacht, in welcher er so viele Jahre verbrachte wie – bei seinem unsteten Leben – sonst nirgends an einem Ort.

---

1 Andrea Bollinger / Franziska Trenkle *Nietzsche in Basel*, Basel, Schwabe Verlag, 2000.

Basel wird sehr oft etwas stiefmütterlich behandelt in der Nietzsche-Literatur. Ohne in Lokalpatriotismus verfallen zu wollen, muss doch der Gerechtigkeit halber betont werden, dass diese alte Handelsstadt in der Schweiz dem jungen Nietzsche Gelegenheit bot, beruflich Fuß zu fassen, was wiederum eine Basis bildete für seine denkerische Weiterentwicklung hin zu dem Philosophen, den wir zu kennen glauben.

I Aufs Katheder katapultiert

Schon seine Berufung war außergewöhnlich, selbst für die etwas weniger komplizierte Vorgehensweise jener Zeit. Anfang Dezember 1868 war an der Universität Basel der Lehrstuhl für griechische Sprache und Literatur frei geworden durch den bevorstehenden Wegzug Adolf Kisslings. Dieser war, wie Nietzsche, ein Schüler des Leipziger Altphilologen Friedrich Ritschl und hatte die viel versprechenden Schriften des Studenten Nietzsche in Fachpublikationen gelesen. Auf Anfrage Kisslings fand Ritschl nur Worte der Bewunderung für seinen außerordentlich begabten Studenten. Kissling wiederum leitete das Lob an den Basler Wissenschaftler und Politiker Wilhelm Vischer-Bilfinger weiter, und nun ging alles sehr schnell: Bereits im Januar 1869 wurde dem überraschten Nietzsche in Aussicht gestellt, im kommenden Semester in Basel eine Professorenstelle antreten zu können – und dies, obschon Nietzsche zu jener Zeit weder promoviert noch habilitiert war. Zwei Monate später erteilte ihm die Fakultät in Leipzig einen ordentlichen Doktortitel, allein aufgrund der Qualität seiner bisher veröffentlichten Arbeiten.

Die Universität Basel, obschon die älteste der Schweiz und eine der älteren Europas (gegründet 1460), war nicht sehr gross und, trotz angesehener Professorenkollegen wie Jacob Burckhardt, nicht unbedingt prestigeträchtig zu Nietzsches Zeit. Meist diente eine Professorenstelle jungen, aufstrebenden Kräften, besonders Deutschen, als Sprungbrett für den Ruf an eine bedeutendere Ausbildungsstätte (so auch beim scheidenden Vorgänger Kissling). Basel aber, wo der junge Nietzsche im April 1869 seine erste Wohnung am

Spalentorweg 2 bezog (bevor er bald darauf an den Spalentorweg 5[2] übersiedelte), sollte sich aufgrund des intellektuellen und gesellschaftlichen Umfelds als durchaus günstige Umgebung für den künftigen Philosophen erweisen.

«Basel tickt anders», so lautet in unserer Zeit der Slogan von Basel Tourismus. Basel tickte schon im 19. Jahrhundert anders als andere Schweizer Städte (was, damals wie heute, unsere Popularität im Rest der Schweiz nicht unbedingt erhöhte). Bei Nietzsches Ankunft befand sich die altehrwürdige Handelsstadt im wirtschaftlichen Aufschwung und in einem Sog der Modernisierung, die Stadtmauern waren zehn Jahre zuvor erst geschleift worden, die «Seidenbandherren», Kaufleute, die mit den damals sehr populären modischen Accessoires (eben den seidenen Bändern) riesige Vermögen anhäuften, interessierten sich für Kunst und Wissenschaft und wirkten oft als Mäzene. Der erste große Museumsbau Europas, errichtet Mitte des 19. Jahrhunderts von Melchior Berri, stand und steht in Basel etwas unterhalb des Münsters und beherbergt unter anderem die noch heute zugängliche «Alte Aula der Universität», wo Nietzsche am 28. Mai 1869 seine Antrittsvorlesung über *Homer und die Klassische Philologie*[3] hielt.

Privatgelehrte wie Johann Jakob Bachofen[4] widmeten sich ihren höchst idiosynkratischen Studien zur antiken Lebensauffassung und stießen unverdrossen die «seriösen» Fachwissenschaftler beispielsweise mit Theorien über das «Mutterrecht» vor den Kopf. Der Theologe Franz Overbeck, der während seines Berufungsprozederes offen zugab, nicht eigentlich Christ zu sein, sondern sich aus rein wissenschaftlichem Interesse seinem Forschungsgegenstand zu widmen, wurde dennoch an die Universität berufen (und, glückliche Fügung, bald zu Nietzsches Freund und Mitbewohner am Spalentorweg). Kurz: Das geistige Umfeld im damaligen Basel kam Nietzsches bald einmal aufkeimenden Wunsch nach unkonventionellem Denken, Forschen und Schreiben durchaus entgegen. Auf diese – aus seiner Sicht bedauerliche – Wirkung des Basler Umfelds auf deutsche Geistesgrößen haben später

2 Das nach den späteren Besitzern «Baumannshöhle» genannte Haus hatte damals den Vordereingang am Schützengraben 45, heute 47; heute befindet sich der Haupteingang hinten am Spalentorweg 5, wo auch eine Gedenktafel angebracht ist.

3 Erschienen als Privatdruck, Basel 1869.

4 Die Gesamtausgabe der Werke Bachofens erscheint im Verlag Schwabe, Basel; der letzte Band (5) ist für 2019 geplant und in Bearbeitung.

nationalsozialistische Historiker wie Christoph Steding hingewiesen. In seinem (allerdings unvollendet gebliebenen und von anderen Historikern überarbeiteten) Werk *Das Reich und die Krankheit der europäischen Kultur*[5] strich Steding heraus, dass Deutsche, die in Basel lebten und wirkten, eigentlich bald keine echten Deutschen mehr gewesen seien. Als Beispiele führte er an: den Theologen Wilhelm Martin de Wette, den Germanisten Wilhelm Wackernagel, Karl Steffensen (Nietzsches Kollege auf dem Philosophielehrstuhl), Nietzsches Freund Franz Overbeck und natürlich Nietzsche selbst. Sie alle sind, wie er es ausdrückt, der «Baselianisierung» anheimgefallen, d. h. sie sind auf angeblich ungesunde Weise beeinflusst worden durch die eigentümliche Kultur dieser Grenz- und Handelsstadt, einer Kultur, die Steding charakterisiert als unentschlossen, dialektisch, ironisch, in der alles mit Vorbehalt oder zweideutig vorgetragen werde.[6]

II Karriere und ihre Schattenseiten

So viele Voraussetzungen für ein fruchtbar-provokatives Wirken wären also vorhanden gewesen – hätten da nicht die Krankheiten dazwischen gefunkt, die Nietzsche sehr bald zu schaffen machten.[7]

5 Christoph Steding *Das Reich und die Krankheit der europäischen Kultur*, 3. Aufl., Hamburg, Hanseatische Verlagsanstalt, 1942, S. 65 ff.

6 Siehe auch den Beitrag «Die Universität Basel – ein Demagogennest?» in der nur online verfügbaren Publikation *1460–2010* zu 550 Jahren Universität Basel, https://unigeschichte.unibas.ch/lokal-global/der-nationale-und-internationale-kontext/basel-als-demagogennest/index.html.

7 Neben dem Standardwerk von Pia Daniela Volz *Nietzsche im Labyrinth seiner Krankheit: Eine medizinisch-biografische Untersuchung*, Würzburg, Königshausen und Neumann, 1990, befassen sich weitere Schriften mit diesem offenbar unerschöpflichen Thema, welches sehr kontrovers diskutiert wird. Christiane Koszka stellt sich mit «MELAS, eine neue Diagnose von Nietzsches Krankheit», *Nietzsche-Studien*, Bd. 39, 2010, S. 573–578, gegen die Hypothese von der Progressiven Paralyse (als Folge einer Syphilis-Infektion). Ihre These von einer mitochondrialen Erbkrankheit wird aber wiederum von verschiedenen Medizinern abgelehnt (z. B. Roland Schiffter «Friedrich Nietzsches Krankheiten – eine unendliche Geschichte», *Nietzsche-Studien*, Bd. 42, 2013, S. 283–292.

Ich ergehe mich hier nicht in Vermutungen, was bei Nietzsche rein physisch bedingt und was vielleicht auch auf psychosomatischer Ebene seinen aufkeimenden Zweifeln geschuldet war, ob die ursprünglich so hoch erfreut und voller Elan angetretenen Verpflichtungen in Basel wirklich seinem innersten Wunsch entsprachen. Fakt ist, dass der sehr junge neue Dozent eine sehr grosse Arbeitslast zu tragen hatte. Basler Professoren, selbst «Koryphäen» wie ein Jacob Burckhardt, leisteten zusätzlich zu ihren Vorlesungen und Seminarien noch Beträchtliches als Lehrer am so genannten «Pädagogium», einer Vorbereitungsschule für die Universität (und Vorgängerinstitution für das spätere Humanistische Gymnasium, heute «Gymnasium am Münsterplatz»). So schrieb er im Mai an Ritschl in Leipzig:

> Jeden Morgen der Woche halte ich um 7 Uhr meine Vorlesung [...]. Der Montag bringt das Seminar mit sich ... Dienstag und Freitag habe ich am Paedagogium zweimal zu unterrichten. Mittwoch und Donnerstag einmal: dies thue ich bis jetzt mit Vergnügen. Bei der Lectüre des Phaedo habe ich Gelegenheit meine Schüler mit Philosophie zu inficieren.[8]

Vielleicht bereits ein Schlüsselbegriff – mit Philosophie «infiziert» war Nietzsche offenbar bereits selbst, was sich im Verlaufe seiner Basler Zeit bekanntlich noch steigern sollte. Zunächst aber kamen Infekte ganz anderer Art. Nietzsche hatte bei seiner Verbeamtung als Basler Universitätsdozent auf seine preussische Staatsbürgerschaft verzichtet, um nicht im Falle eines Kriegsausbruchs seine neue Heimat verlassen und der alten dienen zu müssen. Als im Sommer 1870 der Deutsch-Französische Krieg ausbrach, verspürte Nietzsche offenbar doch einen gewissen patriotischen Eifer und stellte sich, mit einem Dispens der Basler Behörden, als Kriegsfreiwilliger zur Verfügung. Aufgrund der schweizerischen Neutralität musste sich sein Einsatz auf Sanitätsdienste beschränken. Bei einem Verwundetentransport wurde Nietzsche mit Ruhr und Diphterie angesteckt, womit das Kriegserlebnis beendet war und eine lange Rekonvaleszenz ihren Anfang nahm. Es ist auffällig, wie er nach diesen Infektionen in seinen Briefen zunehmend über Magen-Darm-Probleme klagte. Eine Korrelation ist wohl zumindest nicht auszuschließen.

---

8 *Brief an Friedrich Ritschl, 10. Mai 1870, KGB* II, 1.

Einigermaßen wiederhergestellt, hörte Nietzsche im folgenden Winter Vorträge bei Jacob Burckhardt. Burckhardts nüchterne Geschichtsbetrachtungen dürften, zusammen mit dem traumatisierenden Kriegserlebnis, dazu beigetragen haben, Nietzsches anfänglichen Enthusiasmus für Krieg, Kaiser und deutsches Reich beträchtlich zu dämpfen. In einem Brief an Mutter und Schwester vom Dezember 1870 hält Nietzsche denn auch fest: «Für den jetzigen deutschen *Eroberungs*krieg nehmen meine Sympathien allmählich ab.»[9]

III Intellektueller Freiheitsdrang

Die darauffolgenden Weihnachtsfeiertage verbrachte Nietzsche nicht etwa bei seinen Angehörigen in Naumburg, sondern bei der Familie des Komponisten Richard Wagner, den er just kurz vor seiner Berufung nach Basel in Leipzig kennen gelernt hatte, für dessen Musik er (damals noch) schwärmte und den er, wie ein verzauberter Jünger, ohnehin fast jedes Wochenende von Basel aus besuchte, denn seit 1866 hatte Wagner seinen Wohnsitz im idyllischen Tribschen am Vierwaldstättersee, nahe Luzern. «Mit Philosophie infiziert» – schon einige Zeit trug sich Nietzsche mit dem Gedanken, die wissenschaftlich exakten, ihn offenbar beengenden Grenzen seines Fachs mit Arbeiten zu sprengen, welche in Gebiete verwiesen, für die er sich so leidenschaftlich interessierte: Kulturphilosophie und Musik. Gespräche mit Wagner, Konzerteindrücke in Tribschen, all dies gab ihm die Energie, in den ersten Wochen des Jahres 1871 eine erste Reinschrift des Werks *Die Geburt der Tragödie aus dem Geiste der Musik* niederzuschreiben. Offenbar war ihm in Basel überaus schnell und schmerzlich bewusst geworden, wie weit Beruf und Berufung auseinanderklafften. Klassische Philologen betrieben bereits zu jener Zeit minutiöse Quellenkritik, nicht weit ausgreifende, visionäre Gedankenspiele über die Verbindungen zwischen Dionysoskult, antikem Theater und – *horribile dictu* – den Musikdramen Richard Wagners. Kurzentschlossen bewarb sich Nietzsche daher um den frei werdenden, neben dem von Steffensen besetzten zweiten Lehrstuhl für Philosophie an der Universität Basel, ohne dieses Fach je studiert zu haben. Diesmal jedoch zeigten sich die Verantwortlichen der Universitäts-Kuratel nicht so kulant wie zuvor bei sei-

9 *Brief an Franziska und Elisabeth Nietzsche, 12. Dezember 1870, KGB* II, 1.

ner Berufung ohne Doktortitel. Nietzsche wurde als Kandidat nicht einmal in Betracht gezogen. Die Enttäuschung warf den offensichtlich in großem inneren Widerstreit sich befindenden, eben erst genesenen jungen Akademiker gesundheitlich zurück, und er ließ sich für den Rest des Semesters krankschreiben.

Zum ersten, aber natürlich nicht letzten Mal in seinem Leben trat er nun eine Reise in den «Süden» an, in ein angeblich der Gesundheit zuträglicheres Klima – allerdings ohne die Schweiz zu verlassen. Lugano, im Tessin, sollte die Erholung bringen, in Verbindung, auch dies eine Premiere, mit den pflegerischen Dienstleistungen seiner Schwester Elisabeth, die mit dem Bruder reiste. Von den Pflichten des Philologen- und Dozenten-Daseins befreit, hatte Nietzsche sofort wieder genügend Energie, weiter an seinem «Griechenbuch» zu arbeiten. Auf der Rückreise von Lugano machte er wiederum in Tribschen halt und besprach das Werk mit Wagner. Wagner war es auch, der den Verleger seiner eigenen Werke, E. W. Fritsch in Leipzig, veranlasste, Nietzsches Buch zu publizieren. Am 2. Januar 1872 trafen die ersten Exemplare beim glücklichen Autor in Basel ein.

Die Kontroverse um das Buch soll hier nicht im Detail nachgezeichnet werden, sie ist hinlänglich bekannt. Zunächst überwog bei Nietzsche ein Hochgefühl, was sich auch daran zeigte, dass sich seine Gesundheit im Winter 1872 offenbar einigermaßen stabilisierte. Mit diesem Elan gekräftigt, hielt er fünf populärwissenschaftliche Vorträge *Über die Zukunft unserer Bildungsanstalten* in der oben erwähnten Aula des Museums an der Augustinergasse. Die Stoßrichtung der Vorträge (die sich übrigens auf die deutschen Bildungsanstalten bezogen, nicht etwa die schweizerischen) – gegen staatliche Schulen, gegen die Teilhabe weiterer Bevölkerungskreise an höherer Bildung, gegen die Abwertung klassisch-humanistischer Bildungsinhalte zugunsten direkter «ökonomisch verwertbaren» Wissens – zeigt Ansätze der elitären Konzeption einer «Geistesaristokratie». Und dies zeigt auch m. E., wie dieser stets nicht einfach zu (er)fassende Mensch sowohl «umstürzend»-neuartiges als auch sehr konservatives Gedankengut in sich vereinte.

Die Geburt der Tragödie wurde von den meisten Fachkollegen Nietzsches schlicht als unwissenschaftlich abgetan und zumeist ignoriert. Der einzige, der sich endlich im Mai 1872 zu einem öffentlichen, aber dafür äußerst scharfen Tadel herabließ, war Ulrich von Wilamowitz-Moellendorff mit seiner Streitschrift *Zukunftsphilologie!*, auf die Nietzsches Freund Erwin Rohde seinerseits mit einer Schrift unter dem hübschen Titel *Afterphilologie* antwortete. In Basel hinterließ der Streit insofern vorübergehend Spuren in Nietzsches Karriere, als er im folgenden Wintersemester fast alle Lehrveranstaltungen absagen musste, da ihm kurzerhand die (wohl um ihre eigene Karriere besorgten) Studenten wegblieben. Ansonsten aber erwuchsen Nietzsche in Basel ob des unkonventionellen Werks keine Nachteile, das Buch wurde – vielleicht eben wegen des öffentlich ausgetragenen Streits – fleißig gekauft, wie Nietzsches Buchhändler ihm mitteilte[10]. Und auch die Studenten beendeten ihren «Boykott» des umstrittenen Dozenten im folgenden Semester.

Dass der «Daig» – so die lokale Bezeichnung der gebildeten Basler Geldaristokratie – und auch seine Universitätskollegen sich nicht von Nietzsche abwandten, obschon er sich mit der schwer einzuordnenden Schrift ein für allemal aus der wissenschaftlichen Philologenzunft hinauskatapultiert hatte[11], war eben auch typisch für die baslerische Geisteshaltung. In diesem in vielem einer griechischen *polis* verwandten, in manchen Belangen anachronistischen Stadtstaat, durchtränkt von Misstrauen gegenüber den wachsenden Nationalstaaten und deren Utilitarismus und Imperialismus, fanden «*quirky*», also «schrullige» junge Querdenker einen fruchtbaren Boden.[12]

IV Auf dem Weg zum «*provocateur*»

Nietzsche aber hatte die Kontroverse verändert. Er war nicht mehr nur «*quirky*»; mit dem Gift der Polemik in Berührung gekommen, wurde nun auch er polemisch. Erstes Ziel einer völlig überrissenen Attacke war der deut-

10 *Brief an Erwin Rohde, 7. Dezember 1872, KGB* II, 3.

11 Erst sehr viel später unternahm es einer seiner Nachfolger auf dem Basler Gräzistik-Lehrstuhl, Nietzsche als Fachwissenschaftler zu rehabilitieren und dessen philologische Verdienste hervorzuheben. Siehe dazu Joachim Latacz *Fruchtbares Ärgernis: Nietzsches «Geburt der Tragödie» und die gräzistische Tragödienforschung*, Basler Universitätsreden, Heft 94, 1998.

12 Siehe dazu die hervorragende Analyse von Lionel Gossman «Basel», in *Geneva, Zurich, Basel. History, Culture, and National Identity*, Nicolas Bouvier, Gordon A. Craig, Lionel Gossman (Hg.), Princeton, Princeton University Press, 1994, S. 63–99.

sche Theologe David Friedrich Strauß, der einst in München für einen Wagner-Gegner Partei ergriffen hatte. Der Wagner-Jünger Nietzsche zahlte es ihm nun stellvertretend für den «Meister» heim. Damit begannen die *Vier unzeitgemäße[n] Betrachtungen* (auf die ich nicht alle näher eingehe). Wieder entbrannte eine heftige Kontroverse; die deutschen «Bildungsphilister», wie Nietzsche sie nannte, warfen sich für Strauß in die Bresche und attackierten ihrerseits den respektlosen jungen Autor. Nun war Nietzsche darob nicht mehr überrascht, sondern erfreut, denn er wollte ja provozieren. Und wieder förderte der Streit den Verkauf der Schrift. Die Zeitschrift «Grenzboten» schäumte im Oktober 1873 besonders wütend, was Nietzsche befriedigt seinem Freund Carl von Gersdorff mitteilte: «Alle Gewalten sind gegen mich angerufen [...], ausdrückliche Erklärung, daß ich an jeder deutschen Universität in Verschiß getan würde, Erwartung, daß man das gleiche in Basel thut [...] Schmähungen auf Basel als ‹Winkeluniversität› [...] ich selbst werde als Feind des deutschen Reiches denuncirt ...»[13]. Den Begriff «Winkeluniversität» nahmen Nietzsches Basler Kollegen eher amüsiert auf und machten sarkastischen Gebrauch davon in den Reden bei der Rektoratsfeier in jenem Herbst. Wieder war man in Basel also geradezu stolz auf den jungen Professor, der das langweilige deutsche Bildungsbürgertum derart in Aufruhr versetzte.

Obschon Nietzsche sogleich weitere *Betrachtungen* plante, funkte wiederum die Physis dazwischen. Mehr und mehr überanstrengte das ständige Lesen und Schreiben seine seit seiner Jugend schwachen und kurzsichtigen Augen; umso glücklicher war der Umstand, dass er immer wieder Freunde, Studenten oder Schüler fand, die ihm als Schreibkräfte dienten. Im Sommer 1873 weilten sein Freund Gersdorff[14], der nach Diktat das Druckmanuskript der ersten *Unzeitgemäßen Betrachtung* schrieb, sowie Nietzsches Schwester Elisabeth in Basel.

In der vorlesungsfreien Zeit und in den Pädagogiumsferien begann Nietzsche schon als junger Basler Professor, so oft wie möglich den Aufenthalt in den Alpen in sein Gesundheitsregime einzubeziehen. Ob Zentralschweiz oder Graubünden, immer wieder hoffte er auf die wohltuende Wir-

13 *Brief an Carl von Gersdorff, 27. Oktober 1873, KGB* II, 3.

14 *Brief an Richard Wagner, 20. Mai 1873, KGB* II, 3.

kung der Höhenluft auf seine Beschwerden. Tatsächlich konnte Basel in dieser Hinsicht zum Problemort werden; wer sich eine beeindruckende alte Fotografie[15] im Basler Staatsarchiv ansieht vom kleinen Fluss Birsig, der damals teilweise offen sehr einfachen Behausungen entlang durch Teile der Innenstadt floss (oder vermutlich eher stagnierte), der mag sich lebhaft vorstellen, wie in den warmen Sommermonaten olfaktorische Beeinträchtigungen wohl eher die Regel waren. Basel liegt «eingeklemmt» in der oberrheinischen Tiefebene zwischen Jura, Schwarzwald und Vogesen; die geographischen und klimatischen (Hitzeperioden waren und sind in den Sommermonaten häufig) Gegebenheiten trugen sicherlich nicht zu Nietzsches Wohlbefinden bei.[16] Dazu kam, dass das idyllische Refugium in Tribschen am Vierwaldstättersee nicht mehr zur Verfügung stand. Richard Wagner hatte die kleine Villa bereits 1872 in Richtung Bayreuth verlassen, wo die Stadtväter ihm ein Grundstück für ein eigenes Festspielhaus zur Verfügung stellten (in der Schweiz fand Wagner diese Großzügigkeit nicht).

Zur zweiten *Unzeitgemäßen Betrachtung, Vom Nutzen und Nachtheil der Historie für das Leben*[17], nur so viel: Entstanden trotz großer Arbeitsbelastung und körperlicher Beschwerden, zeigt sie auf, wie sehr sich Nietzsches Sichtweise nun von derjenigen eines anderen Querdenkers unterschied. Johann Jakob Bachofen, der finanziell unabhängige Privatgelehrte, von dem oben schon kurz die Rede war, verband zwar mit Nietzsche das Bemühen um einen unmittelbaren, intuitiven Zugang zur Antike (in Bachofens Fall noch weiter zurück, in die Frühzeit der menschlichen Zivilisation). Für Bachofen, den Christen und guten Protestanten der Reformationsstadt Basel, war die Menschheitsgeschichte ein sinnvoller, linearer Weg von einem göttlichen Ursprung zu einem gottgegebenen Ziel, ein Sinn- und Heilsgeschehen. Das konnte für den Pastorensohn Nietzsche nicht mehr gelten, genauso wenig

15 Abgedruckt zum Beispiel in *Basel Short Stories*, Josef Helfenstein, Patrick Düblin und Maja Wismer (Hg.), «Nietzsche in Basel», S. 115. (Staatsarchiv Basel-Stadt, AL 45, 4–31–1.)

16 Obschon er seine Mutter, die Elisabeth Nietzsche einer Scharlachepidemie wegen nicht nach Basel gehen lassen mochte, hinsichtlich seiner Wohnsituation beruhigte: «Lisbeth und ich wohnen bekanntlich hier in Basel in der gesündesten Lage, dort wo die frischeste Luft weht.» *Brief an Franziska Nietzsche, 19./20. April 1874, KGB* II, 3.

17 Leipzig, E. W. Fritzsch, 1874.

wie für den Historiker Burckhardt und den Theologen Overbeck. Geschichte war einfach nur Zeit, Bewegung, ewiger Wechsel und Fluss, jede historische Erscheinung vergänglich; in der Geschichte ist nichts Überzeitliches anzutreffen.

V «Kein ehrliches Gewerbe»

Nietzsches in seinen Briefen immer wieder erkennbarem Schwanken zwischen Brotberuf, Status und finanzieller Sicherheit einerseits und dem Wunsch nach freierer Entfaltung andererseits kann hier aus Platzgründen nicht näher nachgegangen werden. Launisch schreibt er im März 1873 an Erwin Rohde: «Wenn wir nur noch eine andre Kunst gelernt hätten, theuerster Freund, um zusammen durch die Welt zu ziehen! Denn als Conjecturen-Dachshund hat man wahrlich kein ehrliches Gewerbe. Orgeldrehen ist besser.»[18] Ausdruck fand die Sehnsucht nach einer Privatgelehrtenexistenz in der *Unzeitgemäßen Betrachtung* zu *Schopenhauer als Erzieher*[19]. Die Schrift behandelt nicht Schopenhauers philosophisches System, sondern sie wählt die Person Schopenhauer als Beispiel für die Verwirklichung der Existenz als Philosoph: frei, unabhängig, ohne Rücksicht auf bürgerliche Sicherheit. Aber auch wenn Nietzsche an Rohde im Frühjahr 1874 von seinen eigenen Plänen schreibt, «mich ganz und gar zu verselbständigen und von aller officiellen Beziehung zu Staat und Universität mich in die unverschämteste Singulärexistenz zurückzuziehn, miserabel-einfach, aber würdig»[20], so sollte es noch ein halbes Jahrzehnt dauern, bis er den Schritt und Schnitt wirklich wagen würde.

Ob es wirklich ein Glücksfall war für Nietzsche, als 24jähriger Student quasi in einer Nacht- und Nebelaktion sehr früh in die Stellung eines Professors und Oberstufenlehrers katapultiert zu werden, darüber kann man natürlich mit Fug und Recht streiten. Besonders kritisch äußert sich der Forscher Josef Hofmiller in einem zunächst 1931/32 erschienenen und später überarbeiteten Nietzsche-Essay. Die Berufung nach Basel erachtet Hofmiller nicht

18 *Brief an Erwin Rohde, 22. März 1873, KGB* II, 3.

19 Leipzig, E. W. Fritzsch, 1874.

20 *Brief an Erwin Rohde, c. 14. Mai 1874, KGB* II, 3.

als «Glück», sondern als «Verhängnis», weil sie Nietzsche aus seiner Heimat gerissen und überfordert habe. «... sogar Schulstunden an einem Gymnasium» habe der junge Mann «im Nebenamt» geben müssen, empört sich der Autor (was, wie gesagt, Usus war in Basel – außerdem kann das Heranziehen und Formen des künftigen akademischen Nachwuchses ja auch als noble Aufgabe aufgefasst werden)[21]. Hofmillers Aussagen erscheinen etwas gar melodramatisch; ein nuancierterer Blick auf die «Basler Jahre», wie er hier versucht wird, zeigt Vor- und gewiss auch Nachteile des frühen Karrieresprungs. Es war, wie schon mehrfach betont, auch, aber nicht nur die sicherlich gewaltige Arbeitsbelastung, die Nietzsche zu schaffen machte. Das sich in den Briefen spiegelnde ständige Hinterfragen, ob der eingeschlagene Studien- und Berufsweg der richtige war, trug gewiss nicht zu seelischem und körperlichem Wohlbefinden bei. Über die positiven Seiten der Basler Jahre, die Freundschaften, die intellektuellen Anregungen, am Ende, ganz profan, die Frührente, die Nietzsche schließlich seinen Traum vom freien Philosophen verwirklichen ließ, verliert Hofmiller kein Wort.

VI Kuren, Reisen, Resignation

Mehrere Faktoren waren wohl verantwortlich für die labile Gesundheit, nicht zuletzt vielleicht auch die akribische Beschäftigung Nietzsches mit seinen Leiden. Jedenfalls schlug er sich weiterhin mit seinen Migräneattacken und Magenproblemen herum, suchte in Bäderkuren und abstrusen Diätprogrammen Linderung, die selten von Dauer war. Ein besonderes Beispiel war der Aufenthalt im deutschen Kurort Steinabad im nahe gelegenen Schwarzwald. Dort diagnostizierte ein «Experte» namens Dr. Wiel chronischen Magenkatarrh mit Erweiterung des Magens und Blutstauungen, erwähnte aber auch Gehirn und Nerven als Ursachen der Beschwerden.[22] Dr. Wiels Patentrezept bestand in massivem Fleischkonsum, unter anderem einem Steak bereits um 8 Uhr morgens.[23] Wiels Anordnungen leitete Nietzsche an seine Schwester

21 Josef Hofmiller *Friedrich Nietzsche*, Hamburg-Bergedorf, Stromverlag, 1947, S. 12f.

22 Zu diesem Thema verschiedene Briefe, als Beispiel *Brief an Carl von Gersdorff, 19. Juli 1875, KGB* II 5.

23 Siehe *Brief an Franziska und Elisabeth Nietzsche, 17. Juli 1875, KGB* II 5.

weiter, die während der Kur des Bruders damit beschäftigt war, eine neue Wohnung unweit des Hauses einzurichten, in dem Nietzsche bislang gelebt hatte. Das Junggesellendasein mit Restaurantbesuchen und offenbar zu wenig disziplinierter Lebens- und Ernährungsweise sollte aufgegeben werden zugunsten eines Hausstandes zusammen mit der getreuen Schwester, und so zogen die beiden im August 1875 in eine geräumige Wohnung am Spalentorweg 48. Umsorgt von der Schwester und einer Haushälterin, mit geregelten Mahlzeiten gemäß den (diskutablen) Anweisungen des Diätexperten Wiel, hoffte Nietzsche, seinen Gesundheitszustand nachhaltig zu verbessern. Die akademischen Pflichten wurden mit Elan wiederaufgenommen, zumal sich auf das Wintersemester 1875/76 hin ein junger Mann aus Leipzig immatrikulierte, der eine für Nietzsche und die Nietzsche-Forschung bedeutende Rolle einnehmen sollte: Heinrich Köselitz, der sich auf Nietzsches Rat hin später Peter Gast nannte. Er wurde zum unermüdlichen Helfer Nietzsches und später unverzichtbar für die Editionspläne Elisabeth Förster-Nietzsches, da er als einziger (neben Nietzsches Mutter) dessen krakelige Handschrift entziffern konnte.

Doch wiederum zeigte sich, dass auch der Hausstand mit der Schwester keine Wunder wirken konnte. Im Sommer 1876 kam dann noch die Enttäuschung über die ersten Bayreuther Festspiele hinzu, wo Nietzsche statt der erhofften kulturellen Erneuerung ein Defilee der Schönen und Reichen (und potentiellen Sponsoren) im brütend heißen Festspielhaus erleben musste. Einmal mehr angeschlagen, ersuchte Nietzsche um einjährigen Urlaub vom Oktober an, der ihm bewilligt wurde. Den Anstoß dazu gegeben hatte seine «muttergleiche Freundin», die Schriftstellerin Malwida von Meysenbug, die ihrerseits der Gesundheit wegen vornehmlich in Italien lebte. Zu ihr nach Sorrent zog Nietzsche nun in Begleitung eines Mannes, der für seine philosophische Entwicklung von eminenter Bedeutung werden würde: Paul Rée, der bereits 1873 einen Sommer in Basel verbracht hatte und mit dem Nietzsche in lockerem Briefkontakt geblieben war. Nietzsche reiste übrigens mit einem Dokument, ausgestellt von der Staatskanzlei des Kantons Basel-Stadt, das später für Verwirrung sorgen sollte: einem Reisepass, und das, obschon er nicht Schweizer und kein Basler Bürger war. Damals war das rechtlich zulässig, die Kantone konnten nach eigenem Ermessen auch für Nichtschweizer

Pässe ausstellen. Diesen «Passe-Port» hat Nietzsche bis zu seinem Zusammenbruch 1889 auf allen seinen künftigen Reisen benutzt.[24]

Was der Moralphilosoph Paul Rée und die von ihm angeregte Lektüre französischer Moralkritiker wie Montaigne, Diderot oder Voltaire für Nietzsches denkerische und schriftstellerische Weiterentwicklung bedeutete, ist bekannt und soll hier nicht vertieft erörtert werden. Sein Einfluss auf das in Entstehung befindliche Werk *Menschliches, Allzumenschliches* und der sich abzeichnende Wandel in Nietzsches Schreibstil und Methode gefiel längst nicht allen, am wenigsten der Gastgeberin und «Idealistin» Meysenbug und später schon gar nicht Richard Wagner, von dem sich Nietzsche gründlich emanzipierte.

Im Mai 1877 verließ Nietzsche Sorrent und verbrachte den Rest des Urlaubsjahres in verschiedenen Alpenkurorten. «Das Hochgebirge,» erklärte er Meysenbug in einem Brief aus Rosenlauibad, «hat immer einen wohlthätigen Einfluss auf mich gehabt»[25]. Im selben Brief bekräftigte er seine Absicht, im Herbst seine Arbeit als Dozent in Basel fortzusetzen: «Im October bin ich entschlossen, wieder nach Basel zu gehn und meine alte Thätigkeit aufzunehmen. Ich halte es nicht aus ohne das Gefühl, nützlich zu sein, und die Baseler sind die einzigen Menschen, welche es mich merken lassen, dass ich es bin.»

So nahm er erneut in Basel Wohnsitz, wieder mit der Schwester Elisabeth zusammen, an der Gellertstraße 22. Trotz der unermüdlichen Hilfe seines zu einer Art Privatsekretär mutierten Heinrich Köselitz hielt er aber der Arbeitsbelastung immer weniger stand. Im Februar 1878 ließ er sich definitiv von der Verpflichtung zum Pädagogiumsunterricht befreien. Mit der Dozentur versuchte er es noch zwei weitere Semester, mit der sich verdichtenden Ahnung, dass es auch damit bald nicht mehr gehen würde. Ende Juni 1878 lösten die Geschwister ihren gemeinsamen Haushalt auf, Elisabeth zog zur Mutter nach Naumburg zurück, Nietzsche bezog, nur mit dem Nötigsten versehen, eine einfache kleine Junggesellenbude am damaligen äußersten Rand der Stadt, an der Bachlettenstraße, oberhalb des wenige Jahre zuvor angelegten, parkähnlichen Zoologischen Gartens. Auch dort aber war die Hitze der Basler Sommer schwer zu ertragen, wieder sollten die Alpen

24 Das Dokument befindet sich im Basler Staatsarchiv, *Erziehungsakten* CC 15.

25 *Brief an Malwida von Meysenbug, 1. Juli 1877, KGB* II 5.

Erleichterung bringen: «Ich erwarte sehnlichst den Tag meiner Abreise, es ist sehr heiß geworden. Augen sehr schlimm daran»[26]. Die Abwärtsspirale war aber nicht mehr aufzuhalten. Im Wintersemester 1878/79 musste er öfters Veranstaltungen absagen («Seit gestern Abend ein fortgesetzter *wüthender* Schmerz. Was soll werden! – Kein Colleg»[27]). Im Frühjahr 1879 reiste er in den Semesterferien nach Genf; ob das klimatisch eine gute Wahl war, darf bezweifelt werden, kann doch die berüchtigte *bise noir* dieser Stadt für Migräneempfindliche genauso unangenehme Auswirkungen haben wie die Kessellage Basels. Dennoch versetzte ihn der Gedanke an die Rückkehr nach Basel geradezu in Panik. An Overbeck schreibt er von seiner «Basileophobie, eine wahre Angst und Scheu vor dem schlechten Wasser, der schlechten Luft, dem ganzen gedrückten Wesen dieser unseligen Brütestätte meiner Leiden …»[28]. Trotzdem bat er Overbeck, an der Universität für ihn Vorlesungen anzukündigen, die er dann allerdings nicht mehr halten konnte. Nach seiner Rückkehr musste er erkennen, dass eine Wiederaufnahme der Dozententätigkeit nicht mehr möglich war. Nach entmutigenden Arztkonsultationen schrieb er am 2. Mai sein Entlassungsgesuch an den Kuratel-Präsidenten Carl Burckhardt[29]. Seinem Wunsch wurde entsprochen; Mitte Juni wurde ihm, mit Ausdruck des Bedauerns, seine Entlassungsurkunde zugeschickt.

Zu diesem Zeitpunkt hatte Nietzsche Basel schon verlassen und sein Wanderleben begonnen, das er von nun an als freischaffender philosophischer Publizist bis zum geistigen Zusammenbruch zehn Jahre später führen sollte.

Die klimatischen Bedingungen in der Stadt am Rheinknie mit ihrer «zu Kopfleiden disponirende[n] Luft»[30] mögen für Nietzsche nicht optimal gewesen sein. Das intellektuelle Klima hingegen hat ihm mit Sicherheit manch entscheidende Anregung für seinen weiteren Werdegang mitgegeben.

---

26 *Brief an Elisabeth Nietzsche, 19. Juli 1878, KGB* II 5.

27 *Brief an Franz Overbeck, vermutlich Mitte Januar 1879, KGB* II 5.

28 *Brief an Franz Overbeck, 3. April 1879, KGB* II 5.

29 Siehe *Brief an Carl Burckhardt, 2. Mai 1879, KGB* II 5.

30 *Brief an Franz Overbeck, 11. April 1879, KGB* II 5.

Abkürzungsverzeichnis / Liste des abréviations

KGW	Friedrich Nietzsche *Sämtliche Werke. Kritische Gesamtausgabe*, Berlin / New York, De Gruyter, 1967-.
KSA	Friedrich Nietzsche *Sämtliche Werke, kritische Studienausgabe*, München / Berlin / New York, DTV/De Gruyter, 1980.
KGB	Friedrich Nietzsche *Briefwechsel. Kritische Gesamtausgabe*, Berlin / New York, De Gruyter, 1975-.
KSB	Friedrich Nietzsche *Sämtliche Briefe. Kritische Studienausgabe*, München / Berlin / New York, DTV/De Gruyter, 1986.

AC	Der Antichrist	
DD	Dionysos-Dithyramben	
EH	Ecce homo	
FW	Die fröhliche Wissenschaft	
	FWS	«Scherz, List und Rache»
	FWP	Lieder des Prinzen Vogelfrei
GD	Götzen-Dämmerung	
GM	Zur Genealogie der Moral	
GMD	Das griechische Musikdrama	
GT	Die Geburt der Tragödie	
JGB	Jenseits von Gut und Böse	
M	Morgenröthe	
MA	Menschliches, Allzumenschliches	
	VM	Vermischte Meinungen und Sprüche
	WS	Der Wanderer und sein Schatten
NW	Nietzsche contra Wagner	
PHG	Die Philosophie im tragischen Zeitalter der Griechen	
UB	Unzeitgemässe Betrachtungen	
	DS	David Strauss der Bekenner und der Schriftsteller
	HL	Vom Nutzen und Nachtheil der Historie für das Leben
	SE	Schopenhauer als Erzieher
	WB	Richard Wagner in Bayreuth
WA	Der Fall Wagner	
WL	Ueber Wahrheit und Lüge im aussermoralischen Sinne	
Za	Also sprach Zarathustra	

NPB	Nietzsches persönliche Bibliothek

Zu den Autoren

Clademir ARALDI ist Professor an der Universidade Federal dePelotas (Brasilien). Er ist Autor von *Niilismo, Criação, Aniquilamento. Nietzsche e a filosofia dos extremos* (2004) und Übersetzer von W. Müller-Lauter *Nietzsche: Seine Philosophie der Gegensätze und die Gegensätze seiner Philosophie* ins Portugiesische (2011).

Anne-Gaëlle ARGY hat über die Bedeutung der brahmanischen Quellen bei Nietzsche doktoriert (2009). Ihr Interesse gilt insbesondere der Frage nach der Philosophie als Praxis und Ethik. Sie betreibt unabhängige philosophische Forschung und ist im Bereich des Theaters und der Übersetzung tätig.

Martine BÉLAND ist Direktorin des Centre canadien d'études allemandes et européennes (CCÉAE) und assozierte Professorin am Département de littératures et de langues du monde der Universität von Montréal sowie Professorin für Philosophie am Cégep (Collège d'enseignement général et professionnel) Édouard-Montpetit. Sie publizierte Werke zu Nietzsche und zur deutschen Philosophie, unter anderem *Kulturkritik et philosophie thérapeutique chez le jeune Nietzsche* (2012) und Karl Löwiths *Écrits américains* (2019).

Éric BLONDEL ist emeritierter Professor der Universität Paris-I-Panthéon-Sorbonne. Er ist Autor von mehreren Büchern zu Nietzsche: *Nietzsche, le «cinquième ‹évangile›»?* (1980), *Nietzsche, le corps et la culture* (1986, 2. Aufl. 2006). Zudem übersetzte er zahlreiche Werke Nietzsches: *Crépuscule des idoles* (2007), *Ecce homo et Nietzsche contre Wagner* (1992), *L'Antéchrist* (1994), *Généalogie de la morale* (1996), *Le Cas Wagner* (2005) und *Aurore* (2012).

Andrea BOLLINGER studierte Anglistik und Amerikanistik, alte Geschichte, Philosophie und Hispanistik. In ihrer Doktorarbeit beschäftigte sie sich mit Henry David Thoreau. Als wissenschaftliche Mitarbeiterin arbeitete sie an Nietzsches Briefen (KGB, de Gruyter) und publizierte (zusammen mit Franziska Trenkle) das Werk *Nietzsche in Basel* (2000).

Jesús CONILL SANCHO ist Professor für Moralphilosophie und politische Philosophie an der Universität Valencia. Wissenschaftliche Forschungen an den Universität München, Bonn, Frankfurt, St. Gallen und Notre-Dame. Zu seinen Publikationen zählen: *El crepúsculo de la metafísica* (1988), *El enigma del animal fantástico* (1991), *El poder de la mentira* (1997), *Ética hermenéutica* (2006), *Intimidad corporal y persona humana* (2019).

Ivo DA SILVA Júnior ist Professor für Geschichte der Philosophie an der Universidade Federal de São Paulo (UNIFESP). Er ist Mitglied der Grupo de Estudos Nietzsche / Nietzsche-Forschungsgruppe (GEN), Herausgeber der *Cadernos Nietzsche* und Autor von *Em busca de um lugar ao sol: Nietzsche e a cultura alemã* (2007).

Céline DENAT ist *professeur agrégée*, Doktor der Philosophie, Dozentin an der Universität Reims und Koordinatorin des GIRN (Groupe International de Recherches sur Nietzsche). Sie hat *Nietzsche. Généalogie d'une pensée* (2016), eine neue Übersetzung von *La naissance de la tragédie* (2015), und zusammen mit Patrick Wotling das *Dictionnaire Nietzsche* (2013) publiziert.

Laurent ESMEZ ist Doktor der Philosophie. Seine Doktorarbeit untersuchte die Rolle des Ökonomie-Prinzips in der Erarbeitung des Willens zur Macht. Er publiziert regelmässig in Fachzeitschriften und arbeitet an einem Forschungsprojekt zum zeitgenössischen Nihilismus.

Marta FAUSTINO ist Forscherin am IFILNOVA (Instituto de Filosofia da Nova, Neue Universität Lissabon). Im Rahmen dieses Instituts koordiniert sie die Forschungsgruppe zum Thema Lebenskunst und erarbeitet ein Projekt zu Nietzsche und die Philosophie als Lebensweise. Sie ist Autorin mehrerer Artikel über Nietzsche, Foucault und die hellenistischen Philosophen. Sie ist Mitherausgeberin des Bandes *Nietzsche e Pessoa: Ensaios* (2016) et *Rostos do Si* (2019).

Alexandre Fillon ist *agrégé de philosophie* und Mitglied des GIRN. Zurzeit arbeitet er an seiner Doktorarbeit unter der Betreuung von Patrick Wotling an der Universität von Reims. In seiner Doktorarbeit setzt er sich mit dem Status des philosophischen Diskurses bei Nietzsche auseinander. Er veröffentlichte mehrere Aufsätze zu Nietzsche und edierte einen Sammelband über die Logiken des philosophischen Diskurses in Deutschland im 19. Jahrhundert, der demnächst beim Verlag Éditions et Presses de l'Université de Reims (EPURE) erscheinen wird.

Wilson Antonio Frezzatti Jr ist Doktor in Philosophie an der Universität São Paulo, Professor an der Universidade Estadual do Oeste do Paraná, Koordinator der GEN und Mitglied der GIRN. Er ist Autor von *Nietzsche contra Darwin*, *A fisiologia de Nietzsche: a superação da dualidade cultura/biologia* und *Nietzsche e a psicofisiologia francesa do século XIX*.

Florian Häubi hat Philosophie und Geschichte an den Universitäten Freiburg i. Ue., Tübingen und Nimwegen studiert. Er war Diplomassistent am Interdisziplinären Institut für Ethik und Menschenrechte und am Departement für Philosophie der Universität Freiburg i. Ue. Seine Doktorarbeit, *Scham und Würde. Eine thematische Untersuchung zu Nietzsches* Jenseits von Gut und Böse, ist vor kurzem im Schwabe Verlag in der Reihe «Beiträge zu Friedrich Nietzsche» erschienen.

Scarlett Marton ist Professorin an der Universität São Paulo. Sie ist Gründerin der GEN und Autorin von 16 Büchern zu Nietzsches Denken, erschienen in Brasilien. Als Mitglied der GIRN und von HyperNietzsche hat sie zudem zahlreiche Studien zu Nietszches Philosophie in mehreren Ländern Europas und Amerikas veröffentlicht.

Philip Mills verfasste seine Dissertation über die Poetik bei Nietzsche und Wittgenstein an der Royal Holloway Universität in London. In seinen Forschungen beschäftigt er sich mit der Kunstphilosophie, Sprachphilosophie, und der Geschichte der Philosophie im 19. und 20. Jahrhundert.

Eduardo NASSER ist Doktor in Philosophie an der Universität São Paulo (USP) mit einem Forschungsaufenthalt an der Universität Greifswald. Zurzeit ist er als Postdoktorand Stipendiat der CAPES/Alexander von Humboldt Stiftung an der Universität Freiburg im Breisgau. Er ist Autor des Buches *Nietzsche e a ontologia do vir-a-ser* (2015).

Emmanuel SALANSKIS ist maître de conférences an der Universität Strasbourg, ancien élève der École Normale Supérieure de Paris und *agrégé de philosophie.* Er ist Autor einer Dissertation zu «L'épreuve de l'élevage dans la pensée de Nietzsche», eines Buches *Nietzsche* (2015) und zahlreicher Artikel. Er erhielt das Stipendium *Marie Skłodowska-Curie Individual Fellowship* 2018 für sein Projekt mit dem Titel «Genealogical Thinking in Nietzsche's Wake (19th-21st Centuries)».

Andreas Urs SOMMER ist ordentlicher Professor für Philosophie an der Albert-Ludwigs-Universität in Freiburg im Breisgau, Leiter des *Nietzsche-Kommentars* an der Akademie der Wissenschaften in Heidelberg und der *Friedrich Nietzsche Stiftung* in Naumburg (Saale). Er hat zahlreiche Bücher zu Nietzsche und zur Kulturphilosophie veröffentlicht.

Isabelle WIENAND studierte Philosophie und Germanistik an der Sorbonne (Paris-I und Paris-IV). Sie lehrt und forscht in Moralphilosophie und Medizinethik an der Universitäten Basel und Freiburg i. Ue. Sie leitet gemeinsam mit Florian Häubi ein Nietzsche-Seminar an der Universität Bern. Ihre Veröffentlichungen sind Fragen der modernen Moralphilosophie besonders bei Nietzsche und Descartes gewidmet.

Patrick WOTLING ist ancien élève der École Normale Supérieure und Professor an der Universität Reims. Zu seinen Publikationen zählen: *Nietzsche et le problème de la civilisation* (1995, 2. Aufl. 2012), *La pensée du sous-sol* (1999, 2. Aufl. 2016), *La philosophie de l'esprit libre. Introduction à Nietzsche* (2008), und *«Oui, l'homme fut un essai». La philosophie de l'avenir selon Nietzsche* (2016). Er ist zudem, gemeinsam mit Céline Denat, Koautor des *Dictionnaire Nietzsche* (2013). Er hat mehrere Werke Nietzsches ins Französische übersetzt.

Présentation des auteurs

Clademir ARALDI est professeur à l'Université Fédérale de Pelotas (Brésil). Il est l'auteur de *Niilismo, Criação, Aniquilamento. Nietzsche e a filosofia dos extremos* (2004) et a publié une édition portugaise (2011) de l'ouvrage de W. Müller-Lauter *Nietzsche : Seine Philosophie der Gegensätze und die Gegensätze seiner Philosophie.*

Anne-Gaëlle ARGY est titulaire d'un doctorat portant sur les sources brahmaniques chez Nietzsche (2009). Elle s'intéresse particulièrement aux questions touchant la philosophie comme pratique et à l'éthique. Elle poursuit des recherches indépendantes en philosophie, des activités théâtrales et de traduction.

Martine BÉLAND est directrice du Centre canadien d'études allemandes et européennes (CCÉAE) et professeure associée au Département de littératures et de langues du monde de l'Université de Montréal, et professeure de philosophie au Cégep (Collège d'enseignement général et professionnel) Édouard-Montpetit. Elle a publié des livres sur Nietzsche et sur la philosophie allemande, dont *Kulturkritik et philosophie thérapeutique chez le jeune Nietzsche* (2012) et les *Écrits américains* de Karl Löwith (2019).

Éric BLONDEL est professeur émérite de l'Université Paris-I-Panthéon-Sorbonne. Il est l'auteur de plusieurs ouvrages sur Nietzsche : *Nietzsche, le « cinquième ‹ évangile › » ?* (1980), *Nietzsche, le corps et la culture* (1986, rééd. 2006). Il a également traduit et présenté de nombreux ouvrages de Nietzsche : *Crépuscule des idoles* (2007), *Ecce homo et Nietzsche contre Wagner* (1992), *L'Antéchrist* (1994), *Généalogie de la morale* (1996), *Le Cas Wagner* (2005) et *Aurore* (2012).

Andrea Bollinger a étudié l'anglistique et l'américanistique, l'histoire ancienne, la philosophie et l'hispanistique. Sa thèse de doctorat portait sur Henry David Thoreau. Elle a été collaboratrice scientifique de la correspondance de Nietzsche (KGB, de Gruyter) et a publié (avec Franziska Trenkle) l'ouvrage *Nietzsche in Basel* (2000).

Jesús Conill Sancho est professeur de philosophie morale et politique à l'Université de Valence. Recherches aux Universités de Munich, Bonn, Francfort, St Gall et Notre-Dame. Parmi ses publications, on peut citer : *El crepúsculo de la metafísica* (1988), *El enigma del animal fantástico* (1991), *El poder de la mentira* (1997), *Ética hermenéutica* (2006), *Intimidad corporal y persona humana* (2019).

Ivo da Silva Júnior est professeur d'histoire de la philosophie à l'Université Fédérale de São Paulo (UNIFESP). Il est membre du Grupo de Estudos Nietzsche / Groupe d'Études Nietzsche) (GEN), dirige actuellement les *Cadernos Nietzsche* et est l'auteur de *Em busca de um lugar ao sol : Nietzsche e a cultura alemã* (2007).

Céline Denat est *professeur agrégée*, docteur en philosophie, maître de conférences à l'Université de Reims, et coordinatrice du GIRN (Groupe International de Recherches sur Nietzsche). Elle a publié *Nietzsche. Généalogie d'une pensée* (2016), une nouvelle traduction de *La naissance de la tragédie* (2015), et en collaboration avec Patrick Wotling le *Dictionnaire Nietzsche* (2013).

Laurent Esmez est docteur en philosophie. Il a réalisé un travail de thèse sur le rôle du principe d'économie dans l'élaboration de l'hypothèse de la volonté de puissance. Il publie régulièrement des articles dans des revues spécialisées et poursuit actuellement ses recherches sur le nihilisme contemporain.

Marta Faustino est chercheuse à l'IFILNOVA (Instituto de Filosofia da Nova, Université Nouvelle de Lisbonne). Au sein de cet institut, elle coordonne le groupe de recherche « Art de vivre » et développe un projet sur Nietzsche et la philosophie comme manière de vivre. Elle a publié plusieurs articles sur Nietzsche, Foucault et les philosophes hellénistiques. Elle a codirigé les volumes suivants : *Nietzsche e Pessoa* : *Ensaios* (2016) et *Rostos do Si* (2019).

Alexandre FILLON est *agrégé de philosophie* et membre du GIRN. Il achève actuellement son doctorat sous la direction de Patrick Wotling à l'Université de Reims. Sa thèse porte sur le statut du discours philosophique chez Nietzsche. Il a publié plusieurs études sur Nietzsche et dirige un volume collectif sur les logiques du discours philosophique en Allemagne (XIXe siècle), à paraître prochainement aux Éditions et Presses de l'Université de Reims (EPURE).

Wilson Antonio FREZZATTI Jr est docteur en philosophie de l'Université de São Paulo, professeur à l'Universidade Estadual do Oeste do Paraná, coordinateur du GEN et membre du GIRN. Il est auteur de *Nietzsche contra Darwin, A fisiologia de Nietzsche : a superação da dualidade cultura/biologia* et *Nietzsche e a psicofisiologia francesa do século XIX.*

Florian HÄUBI a étudié la philosophie et l'histoire aux Universités de Fribourg (Suisse), Tubingue, Nimègue. Il a été assistant à l'Institut interdisciplinaire d'éthique et au département de philosophie de l'Université de Fribourg (Suisse). Sa thèse de doctorat, *Scham und Würde. Eine thematische Untersuchung zu Nietzsches* Jenseits von Gut und Böse, vient de paraître chez l'éditeur Schwabe dans la collection « Beiträge zu Friedrich Nietzsche ».

Scarlett MARTON est professeure à l'Université de São Paulo. Fondatrice du GEN, elle est l'auteure de 16 livres sur la pensée nietzschéenne parus au Brésil. En tant que membre du GIRN et de l'HyperNietzsche, elle a également publié de nombreuses études sur la pensée de Nietzsche dans plusieurs pays d'Europe et d'Amérique.

Philip MILLS a rédigé sa thèse de doctorat sur la poétique de Nietzsche et de Wittgenstein à la Royal Holloway University of London. Ses recherches portent sur la philosophie de l'art, la philosophie du langage et l'histoire de la philosophie des 19e et 20e siècles.

Eduardo Nasser est docteur en philosophie de l'Université de São Paulo (USP), avec un séjour de recherche à l'Université de Greifswald. Il est actuellement boursier postdoctoral de la fondation CAPES/Alexander von Humboldt à l'Université de Fribourg-en-Brisgau. Il est l'auteur du livre *Nietzsche e a ontologia do vir-a-ser* (2015).

Emmanuel Salanskis est maître de conférences à l'Université de Strasbourg, ancien élève de l'École Normale Supérieure de Paris et *agrégé de philosophie.* Il est l'auteur d'une thèse sur « L'épreuve de l'élevage dans la pensée de Nietzsche », d'un livre, *Nietzsche* (2015) et de nombreux articles. Il a obtenu la bourse *Marie Skłodowska-Curie Individual Fellowship* en 2018 pour un projet de recherche intitulé « Genealogical Thinking in Nietzsche's Wake (19th-21st Centuries) ».

Andreas Urs Sommer est professeur ordinaire de philosophie à l'Albert Ludwigs Universität de Fribourg-en-Brisgau. Il dirige *le Nietzsche-Kommentar* à l'Académie des Sciences de Heidelberg et la *Fondation Friedrich Nietzsche* à Naumbourg (Saale). Il a publié de nombreux livres sur Nietzsche et sur la philosophie de la culture.

Isabelle Wienand a étudié la philosophie et la germanistique à la Sorbonne (Paris-I et Paris-IV). Elle enseigne et mène ses recherches en philosophie morale moderne et en éthique de la médecine aux Universités de Bâle et de Fribourg (Suisse). Elle dirige avec Florian Häubi un séminaire Nietzsche à l'Université de Berne. Ses publications portent sur des questions de philosophie morale moderne, en particulier chez Nietzsche et Descartes.

Patrick Wotling est ancien élève de l'École Normale Supérieure et professeur à l'Université de Reims. Il a notamment publié *Nietzsche et le problème de la civilisation* (1995, rééd. 2012), *La pensée du sous-sol* (1999, rééd. 2016), *La philosophie de l'esprit libre. Introduction à Nietzsche* (2008), et *« Oui, l'homme fut un essai ». La philosophie de l'avenir selon Nietzsche* (2016). Il est également l'auteur, avec Céline Denat, du *Dictionnaire Nietzsche* (2013) et a traduit plusieurs ouvrages de Nietzsche.

Das Signet des Schwabe Verlags
ist die Druckermarke der 1488 in
Basel gegründeten Offizin Petri,
des Ursprungs des heutigen Verlags-
hauses. Das Signet verweist auf
die Anfänge des Buchdrucks und
stammt aus dem Umkreis von
Hans Holbein. Es illustriert die
Bibelstelle Jeremia 23,29:
«Ist mein Wort nicht wie Feuer,
spricht der Herr, und wie ein
Hammer, der Felsen zerschmeisst?»

Herstellerinformation:
Schwabe Verlag, Schwabe Verlagsgruppe AG,
Grellingerstrasse 21, CH-4052 Basel, info@schwabeverlag.ch

Verantwortliche Person gem. Art. 16 GPSR:
Schwabe Verlag GmbH,
Marienstraße 28, D-10117 Berlin, info@schwabeverlag.de